U0293126

经方祖药通释与应用丛书

吕志杰 主编

经方祖药通释

中国健康传媒集团
中国医药科技出版社

内 容 提 要

本书主要分为概论和各论两大部分。概论简要地论述了《神农本草经》的产生与发展史、经方的形成与发展、经方用药思路启示及本书之指要。各论将仲景书之用药164味适当归类，分为16章。内容旨在对文字古奥的《神农本草经》原文探微索隐、探索仲景书之252首经方运用164味药物的方法与规律、对经方与祖药（专指《神农本草经》之药）的"血缘关系"进行系统研究。这些研究成果，是作者几十年潜心经典，勤于临证，学用结合，深思领悟，缜密构思，精心通释之结晶，另有附录"论用好经方的十九大关系及案例"。

本书适合从事《中药学》《方剂学》教与学的人员学习，更适合研究《神农本草经》、经方及二者关系的学者参考。

图书在版编目（CIP）数据

经方祖药通释 / 吕志杰主编 . — 北京：中国医药科技出版社，2023.7

（经方祖药通释与应用丛书）

ISBN 978-7-5214-3873-4

Ⅰ . ①经… Ⅱ . ①吕… Ⅲ . ①经方－研究 Ⅳ . ① R289.2

中国国家版本馆 CIP 数据核字（2023）第 071115 号

美术编辑　陈君杞

版式设计　也　在

出版	**中国健康传媒集团** | 中国医药科技出版社
地址	北京市海淀区文慧园北路甲 22 号
邮编	100082
电话	发行：010-62227427　邮购：010-62236938
网址	www.cmstp.com
规格	710×1000mm $\frac{1}{16}$
印张	20 $\frac{3}{4}$
字数	405 千字
版次	2023 年 7 月第 1 版
印次	2023 年 7 月第 1 次印刷
印刷	三河市万龙印装有限公司
经销	全国各地新华书店
书号	ISBN 978-7-5214-3873-4
定价	**59.00 元**

获取新书信息、投稿、为图书纠错，请扫码联系我们。

吕志杰教授简介

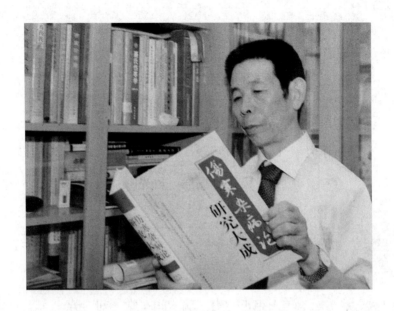

吕志杰，1952年生，河北省廊坊市文安县人。河北中医药大学教授、主任医师、硕士研究生导师、第六批与第七批全国老中医药专家学术经验继承工作指导老师、国家级中医优秀临床人才指导老师、河北省名中医。1977~1988年在河北省中医院内科从事临床工作；1988~2012年在河北中医学院（现河北中医药大学）从事《金匮要略》教学并坚持临床；退休后2012~2021年为海南省中医院特聘专家（在此期间每年利用几个月时间回到河北中医学院做学术讲座、为本科生开设选修课、在国医堂专家门诊出诊）；2022年起担任河北中医学院（现河北中医药大学）国医堂特聘专家。

吕志杰教授近半个世纪以来，热心临床、精心教学、潜心著述，专注于仲景医学的研究。临床擅长以经方、经方与时方合用治疗热性病、内科病、妇科病等。注重教书育人、为人师表，参编全国高等中医药院校教材5种。荣获省厅级科技成果奖4项。发表专业论文上百篇，编著、主编专著20余部，如《仲景方药古今应用》《伤寒杂病论研究大成》《中医经典名医心悟选粹》等。

吕志杰教授于"不惑"之年出版了第一部专著《金匮杂病论治全书》，如今主编本套丛书已年逾"古稀"，心心念念的还是中医事业。为了弘扬中医事业，老骥伏枥，壮心不已，著述不休，临证不止，授徒施教，服务民众，鞠躬尽瘁。

编委会

经方祖药通释与应用丛书

路志正 题

序

　　中医界同道在反复研究了中医临床大家的成才之路后，一致认为"读经典，勤临证，拜明师，有悟性"是中医临床家成才的基本条件。中医经典是中医理论和实践的源泉，学中医不学经典，就等于无本之木，无源之水。"纸上得来终觉浅，绝知此事要躬行"（陆游语），经典中的知识，如果不用于临床，躬行于实践，无异于坐而论道，纸上谈兵。但中医经典文辞古奥，义理幽深，怎样才能读懂，又如何用于临床？如果单纯自学，往往困难重重，步履维艰。如有明师指点，常会使人有醍醐灌顶、豁然开朗之感，进而就可能达到登堂入室、事半功倍的效果。至于"悟性"，我的理解应当指的是一个人的思考能力和思辨能力，经典上讲一，你能举一反三，闻一知十；老师讲此，你能由此及彼，触类旁通。

　　医家之有仲景，犹儒家之有孔孟；医学之有《伤寒》《金匮》，犹儒学之有四书、五经。不读孔孟著作，你肯定成不了国学大师；不读仲景之书，你绝对成不了国医圣手。学习张仲景的《伤寒论》和《金匮要略》，运用书中的辨证思路和经方祖药（指《神农本草经》所载之药），对于中医临床家的成才尤为重要。

　　半个多世纪以来，吕志杰教授潜心于读书、临证、讲学、笔耕，他酷爱经典，善用经方，学验俱丰，名闻遐迩。他主编的《经方祖药通释与应用丛书》分为五册：第1册是《经方祖药通释》，第2册是《经方类解与医案心悟》，第3

1

册是《祖药良方治验录》，第 4 册是《经方用药附余 19 味治验录》，第 5 册是《仲景方药临证思辨录》。第 1 册着重求索《神农本草经》原旨，研究经方用药的本源，并探索 252 首经方运用 164 味中药的方法与规律。第 2、3、4 册汇集古今医家及本书编著者对经方祖药的临证应用经验和感悟。第 5 册是本丛书参编者，上至国医大师、名家教授，下及乡村医师、青年才俊之运用经方祖药的论文。

总之，本套丛书是古今名家良师研读《伤寒》《金匮》的心得和运用经方祖药经验之集成，是临证如何思考、思辨的举例示范，更是当代老、中、青临床学者共同耕耘的成果与结晶。

凡欲学好中医者，都须学经典以夯基，拜良师以解惑。"然师岂易得？书即师也"（张之洞语），一本好书就是一名良师。本丛书可谓一套好书。在此书即将付印之际，欣然为之序。

郝万山

辛丑冬月　北京

前 言

张仲景撰集的《伤寒杂病论》（后世分为《伤寒论》《金匮要略方论》两书）之方，我们称为"经方"；经方所用的大多数药物源自《神农本草经》（以下简称《本经》），《本经》是中药学的本源，故我们将《本经》之药，称为"祖药"。本套《经方祖药通释与应用丛书》着重从经方与其用药两大方面进行理论和临床研究，根据侧重点的不同，分为 5 册，5 个分册之名称与内容简介如下

《经方祖药通释》（第 1 册） 本册分概论、分论及附录。概论对《本经》、经方之由来与发展，以及二者的关系深入探索。分论旨在从三个方面进行深入研究：一是对文字古奥的《本经》原文探微索隐（先是转录名家注释，后为编者之编者按）；二是探索仲景书之 252 首经方运用 164 味中药的规律；三是对经方与祖药的"血缘关系"进行系统研究。这些研究成果，是编者几十年潜心经典，勤于临证，学用结合，深思领悟，缜密构思，精心通释之结晶。其成文，再由弟子们认真校阅后提出修改建议，并征求同道的意见，集思广益，数易其稿，精益求精，终成本集。附录为"论用好经方的十九大关系及案例"。

《经方类解与医案心悟》（第 2 册） 国学大师章太炎评价说："中医之成就，医案最著。"学经方，读医案，此乃成

1

为良医的捷径之一。本册分概论、分论及附录。第一章概论对经方与医案之相关要点进行了系统讨论。第二章至第二十七章，即分证部分以经方为纲，每首经方一般有5项内容：原文温习、经方歌诀、医案精选、临证指要、实验研究。"原文温习"：每首经方在仲景书中涉及的原文多少不一，多者几十条，少者一二条，对原文多者只选录主要的若干条，其余的以"编者按"综述研究。"经方歌诀"：将重点的经方以切合仲景书本义为原则，以学以致用为旨归，独立思考而编成。"医案精选"：是从古今名医及本套丛书编著者的医案中优中选优而来。每首经方选录的古今医案少者几则，多者十几则、几十则，每则"经方医案"之原作者的"按语"称为"原按"，本丛书编著者加上的称为"编者按"，以利读者提高读案效果。"临证指要"：此乃于许多经方医案之个案中求索共性，寻找规律，概括总结出古今医家运用经方之要点，以为读者临证之指要。"实验研究"：是半个世纪以来，专家、学者们借助现代化的研究方法，从探索单味中药的研究，到逐步重视对经方复方之研究，取得的累累硕果。本册该项内容参考了经方实验相关研究文献，尤其是近三年的研究进展，归纳总结后摘其要点，以展示经方祖药治病的科学内涵和无穷魅力。最后附录"经方度量衡现代应用考究"。

《祖药良方治验录》（第3册） 本册分概论、分论。概论对祖药良方的定义、起源、治病要义等做了简要论述。祖药之义如前述，而本册"良方"之义有三：一是指单方，即一味药（单行）或两味药之方。二是指小方，《素问·至真要大论》曰："君一臣二，制之小也……"由此界定，三味之方为小方，而四五味之方也可归于小方范畴。三是专药之方，如此治验之方由较多药味组成，但必是祖药之某一味药为君，而这味药在方中起到了关键、主导作用。上述"良方"三义之核心要义，即都必须是祖药之方，或祖药为主之方，但又不是"经方"，以此与第2册的"经方医案"做区分。分论是将仲景全书之经方所用药物164味，按照功效分为16类，即16章。每章对每味药的功效与主治都是先列内容提要，此乃参阅诸家本草，含英咀华，述其专长。而本册重点内容是博采古今文献中名家及现代医者以祖药良方治病的独到经验，摘录下来，精心编辑，对内容多者，分科按病症归类，以便于学习。对选录的内容加了"编者按"，以此与读者心心相通，提高学习效果。学习本册内容，利于掌握古今名家、医者运用祖药良方的宝贵经验。

《经方用药附余19味治验录》（第4册） 本册对19味之每味药都有概述、临床验方、临床应用及结语四项。本册所述19味药，是目前临床上常用的中药品种，却都是经方未用之药。其中8味首载于《本经》、1味首载于《名医别录》(简称《别录》)、10味首载于汉代之后的诸家本草著作。本册的编写,广收博采古今中医药文献,查阅《中医杂志》"专题笔谈"专栏内容,将这19味药的相关文献,力图去粗取精,精心编撰,合理编辑,切合实用。这是名家、医者以19味之单味药治病,或以其某味药为主药治疗各科疾病的宝贵经验,读者学以致用,必能提高临床水平。

《仲景方药临证思辨录》(第5册) 本册旨在请参编本书之每个分册的主编、副主编、编委以及多年来与编者交往密切的专家教授,将自己多年来研究仲景书之方药为主的理论心得、临床经验、运用经方的验案(加按语),撰写成专题论文,编入本册。编者主编的这套丛书,虽然以通释仲景方药与其应用为主,但论方药离不开理法,离不开审病辨证。因此,这一册分为四章。第一章为"方药基础思辨录"。处方用药的基础涉及方方面面,首先是为医之道思辨,随后为传承典籍、审病辨证、平脉辨舌、治病法则等思辨,以上分为五节,每节选录论文若干篇。第二章为"经方运用思辨录"。该章内容为运用经方的理论心得与临床经验,分为七节,第一节为经方理论研究,随后六节为热病、危急重症与奇症、癌症、内科病、妇科病、儿科病等多种病症的临床经验。第三章为"祖药运用思辨录"。该章内容是对经方所用之药(祖药)的药论与临床经验。第四章为"针药并用思辨录"。该章求索仲景书针药并用内容,并选录数家名医教授的临床经验。

总之,编者主编的这套丛书,是多年来在研究中医药学之经典理论的基础上,着重研究经方与祖药的成果。这些成果是与医界同仁老、中、青三代同心协力,各尽所能,精诚合作的结果。古圣先贤发明了经方祖药,这些发明奠定了中华民族取乎自然的独特疗法,这些无与伦比的济世疗法,将在本套丛书中得到展现,以利于更好地传承和弘扬。特别说明的是,为保留医案原貌,对旧单位、旧名称以及现已禁用的药品,如虎骨等未予删改,读者在临证时注意换算并使用代用品。

本套丛书的主编单位是:我工作几十年的河北中医药大学与退休后特聘我工作10年的海南省中医院。参编者除来自河北、海南之外,还分别来自:北京、天津、山东、广东、内蒙古、湖南、湖北、江苏、浙江、陕西、新疆等地。人员构成:上至国医大师、名医教授,下至县、乡同仁,共同完成本套丛书的编著。

坦露点心境:我自青少年、中年到步入老年,一向身体很好,没有不良嗜好与习惯,唯酷爱读书,追求编著佳作。数十年的青灯黄卷,笔耕不辍,致使我的身体严重透支。在这套丛书的编著过程中，曾因劳累过度，不得不中断写作，休息数日后又振作精神继续工作。之所以如此，缘于我已将自己的生命与心爱的中医事业联系在一起。我曾赋《甲午抒怀》一首，尾联是"自许百年扬国粹，相携同道力同任"。愿同道们为了中医事业的传承与弘扬而共勉！

最后特别说明，本丛书呈请路志正国医大师题写书名、郝万山教授作序，谨此致以衷心的感谢！并向本丛书引录的文献所涉及之古今良医与诸位原作者致敬！

吕志杰

2023 年春

编写说明

经方者，医圣张仲景《伤寒杂病论》之方也。现代研究经方的大家刘渡舟先生说："仲景之方，我们叫'经方'。经方者，乃古之圣贤流传于世的传薪之作。经方药少而精，疗效惊人，有鬼斧神工之力，起死回生之妙。其方义隽永，药味精当，耐人寻味，不可思议。经方的实践性、科学性、创造性有无穷无尽的潜力，有待后来人去发掘提高，去弘扬光大。"

祖药者，《神农本草经》之药也。张璐撰著的《张氏医通》中，设专卷讨论"祖方"（即经方）。《说文解字》："祖，始庙也。"意为祭祀最早先人的庙。《尔雅·释诂》："祖，始也。"即最原始开创基业者也。《本经》是中药学现存最古老的典籍，《本经》之药称为"祖药"。《本经》是古圣先贤在漫长的临床实践中"去粗取精，去伪存真"，提炼升华，从而撰写的以单味药防病治病之经验总结，《别录》为《本经》最早注本。学习中药学要想从根本上学，学得其精华，就必须从读《本经》入手。学习经方，要想理解其所用药物之本义，就必须求索于《本经》。

关于经方与祖药之"血缘关系"，刘渡舟先生分析得简明扼要，他说："上古神农尝百草而著《本草经》，创药物治病之法；商朝伊尹据神农本草著《汤液经法》，开方剂组合之源；到了东汉末年，张仲景'勤求古训，博采众方'，以辨为纲，拉紧方证，而著《伤寒杂病论》，'论'，即辨也。"

本书是在整体把握张仲景学术思想的基础上，着重对医圣处方用药的规律潜心研究，精心编写而成。

本书主要分为概论与各论两大部分。概论简要论述以下四个方面：一是《本经》的产生与发展史略；二是经方的形成与发展史略；三是经方运用思路之启示；四是《经方祖药通释》指要。

各论将仲景书之经方252首对164种药物（其中135味首载于《本经》，23味首载于《别录》，6味首见于仲景书）的运用，以药为纲，以方为目，每味药从以下四个方面进行研究：一是基原与药材；二是用法与用量；三是本草经求索；四是经方用药论。前两个方面简要论述，这是每位中医学者都应该掌握的基本常识，后两个方面则为本书研究之重点，分述如下。

本草经求索：屈原《离骚》："路漫漫其修远兮，吾将上下而求索。"读仲景书，研究经方用药法律，必须寻根求源而潜心求索《本经》。编者求索多年，由于《本经》词古义深，难于窥测"（张志聪），终不得对其系统解析！力不从心，只好借助古代诸家本草之相关研究成果。在注家中，选录最多者是《本草经疏》《本草正义》《本经疏证》。编者对引录的医家之注释以及诸家相关论述，认真研读，提炼要点，加上"编者按"。这些按语，力图帮助读者提高学习效果。求索《本经》之目的，是搭建一座经方与祖药融会贯通之"桥"。

经方用药论：这是编者几十年来潜心研究仲景医学之成果。这些成果，与古人相关论述相比，独具一格，与现代《中药学》相比，有诸多不同。"经方用药论"之目的，在于揭示经方之用药对《本经》《别录》本义的传承及发挥运用的规律。掌握了这些规律，才能对经方用药的精当配伍"心明眼亮"，才能有望在临床上"观其脉证，知犯何逆，随证治之"，活用经方。

总之，"本草经求索"是名医注解《本经》之选萃与编者心得，"经方用药论"则是编者求索经方运用祖药规律之成果。这些成果，是编者殚精竭虑之心血的结晶！其中甘苦，有过经历者自能品味。

在此说明，本册的编写，是编者几十年潜心经典、精心研究之成果，是弟子与同道们鼎力相助、集思广益之成果。本册书稿由河北中医药大学扁鹊医学社学生刘静远、曾庆贺、姚佳琦、李家旺、柴翔五人校对过两遍。对本册编委会全体人员的精诚合作与弟子们的认真校对，深表感谢！

吕志杰

2023年4月

目　录

概　论

中医药学是一门古老而神奇的医学，是一门在中华民族古代文化大背景下产生的医学，是一门建立在自然科学与社会科学相互交融基础之上的医学，是一门传承了几千年、与时俱进的医学，是一门原始而高深、具有永久魅力的医学。总之，中医药学是在实践、认识、再实践、再认识中循环往复，在不断升华、不断完善的过程中形成的具有中华民族特色的医学。

中医药学趋于成熟而形成体系是在秦汉时期。其奠基之作是《本经》《黄帝内经》《八十一难经》（以下简称《难经》）《伤寒杂病论》四部经典。四部经典之内容有所不同。《本经》为中药学的源头；《黄帝内经》《难经》侧重中医学基础理论与针灸疗法；《伤寒杂病论》为张仲景"勤求古训，博采众方"，并结合临床，将理、法、方、药融会贯通，从而创建了辨证（病）论治之思想体系，乃方书之祖、医方之经也。"概论"试图对经方及其用药的源流本末以及古人的研究方法予以概括了解，简述如下。

一、《本经》的产生与发展史略

先民们为了生存而进行着各种活动，这些原始活动奠定了中医学实践的基础。也就是说，中医学源于生活实践。中医学自古至今防病、治病的方法，诸如导引、药物、针灸、外治法等，皆起源于生活实践。由此可知，药物疗法是中医学治病的原始方法之一。欲求索"经方"，必先求索"药物"，欲求索药物，必先求索中药学的源头——《本经》（编者将《本经》之药称为"祖药"）。为了使读者对《本经》有一个概括了解，依据史料，探讨如下。

1.《本经》的作者、成书年代、历史沿革及《别录》的由来　《本经》内容之文献记载，由来久矣，最早始于"商、周"间，历经秦汉，历代有增益。

《本经》原书四卷，著者不详，书名是根据神农尝百草的上古传说而命名。成书约在战国时期，即公元前4世纪至公元前3世纪或前后。

在中国医学史上，《本经》对药物学的发展产生了深远影响，历代药学著作多是采录其原文，并在其基础上有所补充和发挥。这部书的原本虽然早已失传，但它的文字却被辗转抄录，保存至今。

《本经》的书名及其略称，即《神农本草》《神农》《本草》等，在先秦时代的著作《礼记》《周礼》等书之古人注疏中已有所记载。而至汉、魏、六朝时期，已出现了不同种类的《本经》古传本与古注本。《本经》影响所及，已衍化与发展成许多类型的药学著作，其原文也被历代药典类本草学著作辗转引录。

从《本经》演变的历史来看，在此书写成后的数百年间（相当于秦、汉时期），曾有许多医家陆续做了注释和新药品种的补充。他们把《本经》的原文写成红色文字（即"朱字"），把新增的文字写成黑字（即"墨字"），以示区别。但是，这些医家都未能留下姓名，故学者将这种最早的《本经》注本称为《别录》。

2. **《本经》的传承、发展及辑注史略**　公元6世纪初，南北朝名医陶弘景将《本经》分成7卷，并为之撰写了详细的注文，名为《本草经集注》，此书除了仍用红字与黑字区分《本经》与《别录》的文字外，陶氏还将自己撰写的注文用黑色小字标记。

公元9世纪中期，唐朝政府大规模组织医学官员在《本草经集注》的基础上，通过全国范围内的广泛调查，征集药物品种，绘成图像，再次加以整理扩充，撰成《新修本草》（后世称为《唐本草》），共54卷。这是一部具有国家药典性质的著作。其著作体例仍将《本经》原文写成红字，其他均用黑字。

公元10世纪，北宋政府也组织医官撰成《开宝本草》（原名是《开宝新详定本草》，后改称《开宝重定本草》），共20卷。其内容是在《新修本草》正文20卷的基础上，加以增订和注释。

时隔不久，在公元11世纪中期，宋政府再次命掌禹锡及苏颂等医官增订《开宝本草》，并重新收集全国药材图像，撰成《嘉祐本草》20卷及《嘉祐图经本草》20卷。《嘉祐本草》的全称仍冠以"神农"二字，即《嘉祐补注神农本草》。这是因为，此书全部字数虽已较《本经》增加了很多倍，但在书中保存的《本经》原文，仍是历经上述各书多次忠实转录之结果。

以上所说的《本草经集注》《新修本草》《开宝本草》和《嘉祐本草》诸书，虽然都收载了《本经》的原文，但其原书也都相继失传，迄今为止只能看到《本草经集注》和《新修本草》残缺不全、数量不多的个别古代抄本或其抄本碎片。

直到公元11世纪末，北宋唐慎微更在《嘉祐本草》的基础上，参考引用了大量经史百家著作中的有关药学资料，撰成《经史证类备急本草》31卷（简称《证类本草》）。此书初刊于1108年，名《大观本草》，共31卷（全称《大观经史证类备急本草》）。其后于1116年曾由宋政府修订，改称《政和本草》（全称《政和经史证类备用本草》），内容大致相同，但卷数合并为30卷。由于这两类《证类本草》在编写体例上仍继续完整地转录了上述本草学著作，特别是宋代已采用刻版印刷术，将手写体的《本经》红字原文刻印成白字（又称"阴文"），仍将本草书中的其他内容用黑字（又称"阳文"）刻印，因而自12世纪以后，《证类本草》成为迄今为止保存《本经》原文最完整的一本古籍。

除了《证类本草》和个别的《本草经集注》《新修本草》残书外，《本经》古传本的原文还可见于公元 11~12 世纪以前各种传世的中医药文献或其他文史类书中，其中也包括流传国外（主要是日本）的中国古籍。上述古籍是考察《本经》原文的重要资料。

为了恢复《本经》原貌，自南宋以后，开始出现了多种《本经》的辑本和辑注本。从事这项工作的不仅有中国学者，还有一些日本学者。他们主要是以《证类本草》的白字与明代《本草纲目》中的《本经》原文为依据，并采用其他古籍中的原文做参考。

总之，自南宋以后，长期以来国内外学者均曾试图复原《本经》，并相继完成了《本经》的多种后世辑本和辑注本。所有这些辑复工作均在《本经》的研究上作出了很大贡献，但是他们各自的内容难免互有得失，这与各家学者有限的原始资料及其可信程度，以及对《本经》原书结构组成特点的考证分析结果等因素有着密切关系。

20 世纪末，中华人民共和国政府为了深入研究中国古代医药学的宝贵遗产，以便更好地继承与发展之，国家组织全国专家学者对中医药学之古代经典医籍进行精细的发掘整理，《神农本草经辑注》课题组为其一。该课题组在前人成果的基础上，通过对各种传世及不断出土文献的发掘整理与深入考察，有计划、分步骤地重新进行《本经》的辑复工作。《神农本草经辑注》首先从传世的各种早期古籍收集、分析、编排第一手《本经》原文资料入手，将原书四卷本原文及其在汉魏以前的古注（六朝以后的古注除外）加以辑复。其次，将辑复后的《本经》原文及其古注进行校注、考证和按语。立足于重辑佚文，辑、校、注三者并举，注重正本清源，考证翔实，注释精当。其原文的信实程度和校注的深度，比古人诸家辑本均有超越之处。

《神农本草经辑注》是由中国中医科学院研究员马继兴等专家学者，经过十余年的研究编著而成（1995 年由人民卫生出版社出版）。《神农本草经辑注》集研究《本经》历代文献之大成，具有很高的文献价值和实用价值，让读者对《本经》有了一个完整而清晰的认识。因此，这是中医工作者研究中药学，特别是研究《本经》必备的参考书。

3.**《本经》内容提要及其分类**　《本经》分为四卷，其主要内容卷一"序录"（又称"序例"）为药物总论部分。这部分又分为"序"与"录"两部分。

《本经·序录》之"序"的部分，乃根据药效性质将药物分为三大类，称为上、中、下三品。三品之义引述如下："上药一百二十种为君，主养命，以应天，无毒，多服久服不伤人。欲轻身益气，不老延年者，本上经。中药一百二十种为臣，主养性，以应人，无毒、有毒，斟酌其宜。欲遏病补虚羸者，本中经。下药一百二十五种为佐、使，主治病，以应地，多毒，不可久服。欲除寒热邪气，破积聚，愈疾者，本下经。三品合三百六十五种，法三百六十五度，一度应一日，以成一岁。"总论"序"的部分，乃简要论述药物的配伍原则、四气、五味、毒性、采药、制药、剂型和用药方法等。卷二至卷四为药物各论部分，按照三品分类法，将365种药物逐一论述，对于每种药物，分别记载了其正名与别名、性、味、毒性、功效、主治、产地、采制以及药物副品的应用等。《本经》收录药物365种，正符合一年365日之数。这意在说明，以防病、补虚、治疾为主的上、中、下三品药物，是人们一年日常生活中每日不可缺少的。《本经》三品分类的核心内涵，其要点有二：一是重视药物的功用；二是重视药物的毒性。毒之为义有二：一指四气五味之偏性；二指对人体有伤害之药。这两点对历代中药学的分类都具有指导意义。

《本经·序录》之"录"的部分，为《本经》全书所记载的药物目录。迄今为止，古籍中引录"《本经》（药物）目录"的最早医籍是《本草纲目·卷二》。该目录只有三品药名，未作进一步的分类。需要说明，与《本经》时代相近的《周礼》一书，已有"五药"分类之法。根据汉代郑玄注，五药即"草、木、虫、石、谷"（见《周礼》之"天官·疾医"）。马继兴主编的《神农本草经辑注》，是在《本经》三品药物与《周礼》五药古制的基础上，按照植物、矿物和动物分类的顺序排列各药。即如下所示。

草部、木部、谷部，包括果、菜、谷各类，以上均植物药。

石部，包括金、石各类，均矿物药。

虫部，包括人、兽、禽、虫、鱼各类，均动物药。

以上源于《周礼》按照自然属性之"五药"分类方法，对后世影响深远。在我国本草史上做出了杰出贡献的承前启后人物，南北朝时期的药物学家陶弘景，在其所著的《本草经集注》中，即采用自然属性作为一级分类、三品作为二级分类。明代李时珍所撰的《本草纲目》，亦按中药的自然属性分类，只是将收录的《本经》《别录》之药物标明三品。《本草纲目》收载的1892种药是《本经》的5倍还多，其分类更为精细而具体。

上述可知，中药的分类始于《本经》。"张仲景乃是神农学派的传人"（刘渡舟先生语），故仲景书之方所用的大部分药物，皆与《本经》有"母子血缘"关系。因此，下文探讨经方必然论及《本经》。

二、经方的形成与发展史略

方剂的起源历史悠久。我们的祖先在寻找食物的过程中发现了药物，这是用单味药治病的起源。经过长期的经验积累，逐步认识到几味药配合起来，其疗效好于单味药，故方剂应运而生。中医治病由单味药过渡到方剂，这是经验的丰富和升华，是历史性的飞跃！但是，在什么时候从以药治病过渡到以方治病，由谁创立的方剂？这很难定论。

从史料文物来看，方剂的形成至少迟于周代。例如，在周代《礼记》提到"君有疾饮药，臣先尝之；亲有疾饮药，子先尝之"。这体现了封建传统是讲究"忠心"与"孝道"的。当然，仅从这里，还不足以说明是否已经有了方剂。但从《史记·扁鹊仓公列传》的叙述中，的确已经有了方剂的记载。书中说，扁鹊的老师长桑君教给他"禁方"（即"秘而不传"之方），扁鹊在治疗一位"尸厥"即病重如死的患者时，用了"八减之剂"。其具体方药，无从得知，但却充分表明，方剂在那个时候已经具备了。

在现存史料中，最早记载方剂的是 1973 年在长沙市马王堆汉墓中出土的《五十二病方》。该书内容比较粗糙，从其内容和字义分析，成书年代早于《黄帝内经》。

在《黄帝内经》（约成书于战国、秦汉）这部书中，关于天、地、人的相互关系，关于人体生理功能、病因病机、针灸疗法、治病法则、方剂配伍等诸多方面的理论已经基本成熟且自成体系。也就是说，在《黄帝内经》中，方剂理论已大体完善了。但令人疑惑不解的是，《黄帝内经》全书仅仅记载了 13 个方，方药简单，相当原始，仅是中医方剂学的雏形。《黄帝内经》中医理论的成熟与方剂的原始之反差为何如此之大呢？答案可从《汉书·艺文志》中求索。班固在《汉书·艺文志·方技略》记载了"经方十一家"与"医经七家"，这就明确了，那个时代对"经方"与"医经"的论述是分开的。《黄帝内经》为"医经七家"之一，属于经书类，所以载方很少，而另外有专门记载经方类的书籍，其中就有《汤液经法》（方剂学专著）。总之，远在汉代，中医学就分为两大类，讨论中医理论为主的"医经七家"与讨论中医治疗为主的"经方十一家"。

尚需进一步探讨的是，《汉书·艺文志》中说的"经方"与仲景书中的经方是一种什么关系呢？这需要从中医文献中去寻找答案。

晋代皇甫谧在《针灸甲乙经·序》中云："汉张仲景论广《伊尹汤液》，为十数卷，用之多验。"又云："伊尹以亚圣之才，撰用《神农本草》以为《伊尹汤液》。"这就说明了仲景、伊尹、神农三者的关系是仲景本伊尹之法，伊尹本神农之经（林亿等《伤寒论·序》）。还可说明，伊尹撰《伊尹汤液》与《汉书》记载的"经方十一家"之一的《汤液经法》是一部书。可以推断，生活与汉代相近的皇甫谧曾亲眼见《伊尹汤液》，并亲眼见魏晋"王叔和撰次仲景遗论"。皇甫谧综合分析后作出明确判断，张仲景撰集的《伤寒杂病论》，是在《伊尹汤液》的基础上

"论广"而成。所谓"论"，乃指加以研究，使之条理化；而"广"者，是指扩大和补充之。还应当认识到，仲景书不仅"论广《伊尹汤液》"，还研究了《汉书》中讲到的"医经"类书籍，用张仲景自己的话说，他撰集的《伤寒杂病论》是"勤求古训，博采众方，撰用《素问》《九卷》《难经》《阴阳大论》《胎胪药录》，并平脉辨证"，以超人的智慧编著而成。

遗憾的是，班固所述的"经方十一家"未能流传至今。但庆幸的是，《伤寒杂病论》被保存下来。时至今日，中医界所言"经方"者，概指仲景书之方也。经方配伍严谨，遣药精当，疗效神奇，故被誉为"方书之祖"。其无与伦比的价值，垂训千古，为后世中医学的发展奠定了坚实的基础。

汉代之后，历代有建树的医家无不学本秦汉经典，历代有价值的方书无不源本经方。在一千多年的历史长河中，在中医药学传承与发展的历程中，有这样一个医家群体，他们专门研究仲景书、研究经方。另外，历代医家对经方的研究与发展，还有一条线索，贯穿于历代研究本草学的专著之中。请看下文分解。

三、经方用药思路之启示

《本经》为中药学的源头典籍。学习中药学要想从根本上学得其精华，就必须从读《本经》入手。但是，"《本经》词古义深，难于窥测"（张志聪），故读懂确实不容易。那么，如何去读呢？首先要明确，《本经》是古圣先贤在漫长的临床实践中"去粗取精，去伪存真"，提炼升华，从而撰集的以单味药防病治病之经验总结。古人与今人的语言表达差别很大，故今人读古人之书倍感古奥。其破解的方法如下。一是加强古文修养；二是借助历代本草学家之相关著作加深理解，读懂本义，以便学以致用。

关于如何读《本经》，综合历代本草学家研究《本经》的启示，总结三点如下。

1. 将《本经》与仲景书联系起来研究 前面说过，"是仲景本伊尹之法，伊尹本神农之经"（林亿等《伤寒论·序》）。由此可以这样推理，张仲景撰集《伤寒杂病论》，其"博采众方"就有《伊尹汤液》，故仲景可谓《本经》再传之人。纵览历代研究《本经》之专著，几乎都是联系仲景书、联系经方去研读。例如陈修园在《神农本草经读·凡例》中说："明药性者，始自神农，而伊尹配合而为汤液，仲景《伤寒杂病论》《金匮要略》之方，即其遗书也。开阴阳之和，泄天地之藏，所以效如桴鼓。"周岩在《本草思辨录》中更指出："读仲圣书而不先辨本草……非特无效，抑且贻害。"邹澍《本经疏证》一书的主线，皆以经方解释《本经》的主治，以《本经》所论分析古方的应用。总之，古代研究本草书籍之一大特点，就是都将仲景书融贯于《本经》的研究之中，以经方解释《本经》之功用主治，以《本经》药性推衍经方之用药配伍。这个门径找对了，登堂入室，潜心研究，必能破解经方用药难解之"谜"。

2. **从本草的形、色、气、味等辨识其功用**　中药的形、色、气、味等，是现在学习中医药者容易忽视却极为重要的内容，也是看懂《本经》并正确运用的切入点。徐大椿领悟《本经》用药的基本思路为："凡药之用，或取其气，或取其味，或取其色，或取其形，或取其质，或取其性情，或取其所生之时，或取其所成之地，各以其所偏胜而即资之疗疾，故能补偏救弊，调和脏腑。"（《神农本草经百种录》）如此据"气"以测知药物阴阳属性，据"味"以分辨药物作用之脏腑，据"色"以明了药物归属何经，据"形"以推断药物作用之部位，以及据药物之质地、性情、产地等不同来推断药物治病的机制与规律，为学者点亮发蒙解惑、拨云见日的引航之灯。

下面以厚朴为例，刘潜江说："草木或四时不凋者，或得于纯阴，或得于纯阳。如厚朴则所谓纯阳者，故取木皮为用，而气味苦辛，色性赤烈也。夫味之苦者，应于花赤皮紫，是味归形也；形色紫赤者，应于气温，是形归气也。苦能下泄，然苦从乎温，则不下泄而为温散。若苦从乎寒，则直下泄，如枳实是也。"（转录《本经疏证》）如此分析，法乎自然物化之性，本草气味形色相合之妙，便会对厚朴功用有新的领悟（详见各论之厚朴新解）。再以干地黄为例，《本草求真》说干地黄"专入肾，并入心、脾……张璐谓其心紫入心，中黄入脾，皮黑归肾"。可知干地黄不仅善于补肾益阴精，且可补益心脾之血虚。此辨药物之色以析功用也。以神奇的䗪虫功用为例，《本草经疏》说："䗪虫生于湿土壤中，得幽暗之气，故其味咸气寒，以刀断之，中有白汁如浆，凑接即连，复能行走，故今人用之治跌仆损伤、续筋骨有奇效……咸寒能入血软坚，故主心腹血积、癥瘕、血闭诸证。"这是以虫类药之生存环境及其生命特性推断其功用特点。上述例证可知，药物之形、色、气、味等，怎能不重视呢？

还有，黄宫绣在《本草求真》中运用《黄帝内经》理论辨识药用。他说"凡药色青、味酸、气臊、性属木者，皆入足厥阴肝、足少阳胆经""凡药色赤、味苦、气焦、性属火者，皆入手少阴心经、手太阳小肠经""凡药色黄、味甘、气香、性属土者，皆入足太阴脾、足阳明胃经""凡药色白、味辛、气腥、性属金者，皆入手太阴肺、手阳明大肠经""凡药色黑、味咸、气腐、性属水者，皆入足少阴肾、足太阳膀胱经"。由此编者联想到仲景书中一条原文"助用焦苦"的解释，即《金匮要略》第一篇第1条所曰"补用酸，助用焦苦，益用甘味之药调之"之义，这句经文"补用酸"与"益用甘味"都好理解，而"助用焦苦"之本义往往被曲解。用上述《黄帝内经》理论为指导就好理解了，即"凡药色赤、气焦的黄连之属，可入心清火也"。

读者应扪心自问，自己对上述中药之形、色、气、味等知识了解多少？若缺乏了解，则应重视起来，以便进入《本经》之门。

3.重视药物的归经及引经报使以提高疗效 《本经》于每味药之首，必论四气五味、有毒无毒，却不谈归经。虽不明言归经，但所述功用主治，实乃蕴含着归经之理。后世医家们在临证中观察之，研究之，昭示、完善了归经理论。在这方面非常重视并作出了突出贡献的医家是易水学派的创始人张元素。他在著作《珍珠囊》中十分重视药物的归经，在治方中皆加入引经药，总结出十二经常用引经药。由此引导全方，治有专主，从而提高疗效。例如，他针对泻火药的论述说："黄连泻心火；黄芩泻肺火、大肠火；白芍泻肝火；知母泻肾火；木通泻小肠火；石膏泻胃火；柴胡佐黄芩泻三焦火，佐黄连泻肝火、胆火；黄柏泻膀胱火。"所谓"黄连泻心火"，即黄连归心经，其他药类推。柴胡"佐"某药，乃指柴胡为"引经"药。尤在泾于《读书笔记》中说："兵无向导，则不达贼境；药无佐使，则不通病所。"故引经药即引导治病之药到达病所，以愈病而建功也。脾胃学家李东垣在遣方用药上深受张元素的影响，遂在张氏《珍珠囊》的基础上深入研究，加以完善，著成《珍珠囊补遗药性赋》。该书在《本经》之药物的归经理论等方面，很有建树。

中医药学在历史发展过程中，既不断传承，又逐步提高。医家们在临床实践中为了更好地发挥药物引经报使之功，采取了人造天功之法，即依据病位之不同将某药采用不同的炮制方法，以达到引经报使之功。例如黄连治"心火生用；虚火醋炒用；胆火猪胆汁炒；上焦火酒炒；中焦火姜汁炒；下焦火盐水炒，或童便炒；食积火黄土炒；湿在气分吴茱萸汤炒，在血分干漆水炒；眼赤人乳炒"(《本草求真》)。如此精细的炮制法，使黄连达到了治疗周身上下内外之各种火的目的。

上述可知，中药的归经不是绝对的，经过适当的配伍及炮制，可以改变其归经方位及其功用。这就是中医药学博大精深之处。

至此，尚需探讨一个问题，即《本经》不明言归经，我们又如何理解其隐含的归经之功呢？还举黄连为例，陈修园在《神农本草经读》中分析说："黄连气寒，禀天冬寒之水气，入足少阴肾；味苦无毒，得地南方之火味，入手少阴心。气水而味火，一物同具，故除水火相乱而为湿热之病。"陈氏用上述黄连之气味特性，以解读《本经》关于黄连所主诸证，既治湿热在上之"热气目痛、眦伤、泪出"，又治湿热在中之"肠澼腹痛下痢"，还治湿热在下之"妇人阴中肿痛"。如此恰如其分之精细解说，启人心扉，发人深省。

最后，还要提醒学者悟透一点，药物之归经及引经报使，与某药气、味、形、色、质等特性专长密切关联，应进行综合研究。前述张元素所说的黄连等七八味药擅长清泻不同脏腑之火，其某药泻某脏某腑之火，则该药必归某经。因此，记住药物功用主治之专长，就可以推断其归属某经。如此知其然，便知其所以然的衍义推理思想，乃善学善悟者也。

四、《经方祖药通释》指要

《经方祖药通释》旨在从三个方面进行深入研究。一是对文字古奥的《本经》原文探微索隐；二是将仲景书之经方252首对164种药物的运用规律潜心总结；三是对经方与祖药（此专指《本经》之药）的"血缘关系"综合研究。说明如下。

【本草经求索】 屈原在《离骚》中说："路漫漫其修远兮，吾将上下而求索。"读仲景书，研究经方用药之法，必须寻根求源而深入寻求探索《本经》。《本经》是中药学最古老的典籍，《别录》为《本经》最早的注本。由于《本经》《别录》的成书年代久远，多数内容文字古奥难解，非有专业知识者，很难正确理解其本义。编者虽深入研究多年，但还是不能对其系统解析。力不从心，又想帮助读者搭建一座研究经方用药与研究《本经》联系之"桥"，只好借助历代本草学家的相关研究成果了。这许多医家中，选录最多者是《本草经疏》《本草正义》《本经疏证》。将这三家注本的价值简述如下。

明代缪希雍（字仲淳）《本草经疏》 作者于梓行《本草经疏》题词中说："药性之道，具在本草，虽代有哲匠，演其奥义，然去古弥远，浸失其旨。予……于是检讨《图经本草》，求其本意，积累既久，恍焉有会心处，辄朴记之。历三十余年，遂成此《疏》。"于《本草经疏》自序中说："……予因据经以疏义，缘义以致用。"缪氏历经30年逐句疏解《本经》《别录》，阐发古圣"神农尝百草"之奥义，启迪吾辈之心智也。

清代邹澍（字润安）《本经疏证》 本书是在清初名医刘潜江《本草述》一书基础上加以阐释发挥而成。全书以《本经》为经，以《别录》《唐本草》《图经本草》为纬，兼取《伤寒论》《金匮要略》《千金要方》《外台秘要》等古方，互相印证，逐句详释，以《本经》原文分析古方的应用，以经方药物配伍理论注疏《本经》的内容，其间或以自己的临床经验加以验证。总之，《本经疏证》是将《本经》与经方相互验证阐释的好注本，但并非对《本经》原文逐句集中注释。

清末民初张山雷（字寿颐）《本草正义》 本书首列《本经》《别录》原文，下列诸项有"考正"，是对原文个别文字的校勘、考究等。"正义"，是阐述《本经》《别录》原文之义。"广义"，是综述《本经》《别录》以后各家论药之功用。"发明"，是张氏阐发自己对该药的见解。最后是"正讹"一项，是纠正诸家论该药不当之说。上述五项之重点是"正义"与"发明"两项。"正义"是在博采历代本草注本之长，在此基础上而诠释《本经》《别录》原文，并采取了证候鉴别的解析笔法，且对个别原文提出质疑，其文理通畅，联系临床，是注释《本经》《别录》难得的好注本。"发明"则是张氏对《本经》《别录》原文的引申阐发，不乏独到见解。张氏所在的年代，使他具备了博采历代本草学家之书的条件，加之精勤不倦，潜心著述，才成就了此博采众长之佳作。遗憾的是，由于张山雷积劳病逝（1872~1934 年），《本草正义》对《本经》《别录》部分药物没有著述。

编者按：编者对引录的上述医家之注释，认真阅读，全面理解之后，提炼其要点总结成文。这对读者必有裨益。

【经方用药论】 上述"本草经求索"主要是引录历代本草学家的研究成果，而"经方用药论"的内容则是编者几十年来潜心研究的成果。这些成果，与古人相关论述相比，独具一格，与现代中药学相比，也有诸多不同。"经方用药论"之目标，旨在揭示经方用药对《本经》《别录》的传承及发挥运用之规律。掌握了这些规律，才能对经方用药的精当配伍"心明眼亮"，才能有望在临床上"观其脉证，知犯何逆，随证治之"，而活用经方也。列举三味药之经方运用的提纲如下。

1. **甘草** 经方用甘草者共达 124 首，经方中使用次数最多的药物就是甘草。这么多的方子用甘草，有何规律呢？本书总结为三个要点。①调和诸药堪称"国老"（散剂，外而不内者用甘草；攻剂，下而不上者用甘草；温剂，燥而不濡者用甘草；清剂，冽而不和者用甘草；杂剂，众而不群者用甘草；毒剂，暴而无制者用甘草）。②作为主药治疗多病（经方以甘草为主药治咽痛、痛脓、心病、产后病、肺痿病、脚挛急及金疮等）。③甘草有益亦有弊。上述可知，经方用甘草有其精准的法度，临证处方不可信手随意用之。

2. **附子** 经方用附子者 37 首，本书概括为以下六大功用：①回阳救逆治危重病（回阳救逆剂必用附子，且必用辛热壮烈的生附子。经方中凡是用生附子的方剂，都是针对危急重症，如此之方有 8 首。治疗杂病则用炮附子）。②温阳散寒治痹证。③温阳利水治水气病。④助阳解表治阳虚外感证。⑤扶阳固表治卫阳不足证。⑥温里助阳治中寒证。此外，附子是佐使引导药，外用能治头风等。上述可知，凡阳气虚衰之病证，不论是危急重症，还是慢性久病，一切表里之患，脏腑诸病，皆可用附子治之而取得良效。

3. **大黄** 经方用大黄者 32 首，这 32 首方对《本经》所述大黄主治功效运用得丰富多彩！其运用之要点可归纳为八个字，即"推陈致新……安和五脏"（《本经》），分而言之，则为六大功用。①荡涤肠胃。②通利水道。③下瘀血、血闭。

④破癥瘕积聚。⑤调中去宿食。⑥治邪实寒热。于最后总结说大黄之功至大至广,神奇之药也!既可救治危急重症,如"良将"之勇,一战成功,又可调治慢性痼疾,如"良相"之谋,安抚八方。临证运用之时,全在于灵活变通,神明善变,则大黄出将入相之功发挥无遗矣。

仲景书中经方252首(统计标准详见编者所著的《经方新论·经方概论》),共用药164味。这每味药在经方中运用之规律的总结,都是编者殚精竭虑凝练而成的,这164味药之内容,可以说是一百多篇论文。这篇篇论文之成文,谈何容易!其中甘苦,读过后才能品味。

第一章 解表药与方通释

本章 12 味解表药，大体来说可分为辛温解表与辛凉解表两大类。如麻黄、桂枝、防风、细辛、生姜、葱白、苏叶 7 味，皆辛温之品，其中防风、苏叶较平和。后之柴胡、升麻、葛根、菊花、豆豉 5 味，皆辛凉之药，而其中葛根、菊花口感较好。这 12 味药虽皆有解表之功，然功效主治又各有特点，只有用之得当，才能充分发挥每味药之特性而药尽其用。还应明确，这类药不仅功在解表以治外感病邪，并且能治诸多杂病。

麻 黄

【基原与药材】 基原为麻黄科植物草麻黄、木贼麻黄或中麻黄的草质茎。药材分以下三种。①草麻黄，又名田麻黄。茎呈细长圆柱形而微扁，质脆，易折断，断面略纤维性，外圈为绿黄色，中央髓部呈红棕色。气微香，味微苦涩。②木贼麻黄。茎呈细长圆柱形，多分枝，较草麻黄稍细。③中麻黄。呈细长圆柱形。三者均以干燥、茎粗、淡绿色、内心充实、味苦涩者为佳。

【用法与用量】 内服：煎汤（宜先煎，去水面浮沫），2~10g；或入丸、散。

编者治外感风寒表实证用麻黄汤，麻黄用 30g，分三次温服，得汗止后服。而治肺有伏饮，或又外感之小青龙汤证，用麻黄 5~10g，分三次服，则每次 2~3g。

【本草经求索】

《**本经**》：麻黄，一名龙沙。味苦，温，无毒。主中风伤寒头痛，温疟，发表出汗，去邪热气，止咳逆上气，除寒热，破癥坚积聚。生川谷。

《**别录**》：麻黄，微温，无毒。主治五脏邪气缓急，风胁痛，字乳余疾，止好唾，通腠理，疏伤寒头痛，解肌，泄邪恶气，消赤黑斑毒。不可多服，令人虚。一名卑相，一名卑盐。生晋地及河东。立秋采茎，阴干令青。

《**本草经疏**》：麻黄，轻可去实，故疗伤寒，为解肌第一。专主中风伤寒头痛，温疟，发表出汗，去邪热气者，盖以风寒湿之外邪，客于阳分皮毛之间，则腠理闭拒，荣卫气血不能行，故谓之实，此药轻清成像，故能去其壅实，使邪从表散也。咳逆上气者，风寒郁于手太阴也。寒热者，邪在表也。五脏邪气缓急者，五缓六急也。风胁痛者，风邪客于胁下也，斯皆卫实之病也。卫中风寒之邪既散，则上来诸证自除矣。其曰消赤黑斑毒者，若在春夏，非所宜也。破癥坚积聚，亦非发表所能。洁古云：去荣中寒邪，泄卫中风热，乃确论也。多服令人虚，走散真元之气故也。

《本草正义》：破癥结积聚，消赤黑斑毒，则宣通其气机而瘀积亦得渐通，血热亦从而泄化矣。

《本草正义·发明》：麻黄质轻而空疏，气味俱薄，虽曰性温，然淡泊殊甚，故轻浮上升，专泄肌腠。凡风寒温热之邪自外感而来，初在肌腠者，无不治之。虽古今皆以为发表之药，仲景列之于太阳篇中，然表即皮毛之部，而皮毛即合于肺。总之外来之邪，皆自外入，伤于皮毛，则曰表病，触于口鼻，则为气病。而皮毛合于肺，口鼻通于肺，肺又专主气之出纳，故外感之第一步，皆气分先受其病，无论风寒温热之邪，肺家首当其冲。表病即气病，气病即肺病。寒邪则鼻塞身重，凛寒发热；温邪则鼻燥气浊，肌肤灼热。且必多兼咳嗽，寒邪则咳声不扬，温邪则咳痰不滑，又皆感邪犯肺伤气之明证。是以治外感之病第一要著，即在轻泄肺邪，疏达气分，无不立解。惟麻黄轻清上浮，专疏肺郁，宣泄气机，是为治感第一要药。虽曰解表，实为开肺；虽曰散寒，实为泄邪。风寒固得之而外散，即温热亦无不赖之以宣通。观于《本草经》主中风伤寒，去邪热气，除寒热之说，及后人并治风热斑疹，热痹不仁，温疟岚瘴，其旨可见。而俗人犹以为专主表寒之猛剂者，误矣。且仲景麻黄汤之专主太阳病寒伤营者，以麻黄与桂枝并行，乃为散寒之用。若不与桂枝同行，即不专主散寒发汗矣。抑麻黄之泄肺，亦不独疏散外来之邪也。苟为肺气郁窒，治节无权，即当藉其轻扬，以开痹著同着，如仲景甘草麻黄汤之治里水黄肿；《千金》麻黄醇酒汤之治表热黄疸；后人以麻黄治水肿气喘、小便不利诸法，虽曰皆取解表，然以开在内之闭塞，非以逐在外之感邪也。又凡寒邪郁肺，而鼻塞音哑；热邪窒肺，而为浊涕鼻渊；水饮渍肺，而为面浮喘促；火气灼肺，而为气热息粗，以及燥火内燔、新凉外束，干咳嗌燥等证，无不恃以为疏达肺金，保全清肃之要务，较之杏、贝苦降，桑皮、杷叶等之遏抑闭塞者，功罪大是不侔。而庸俗畏之，几如蛇蝎，岂真古今人之不相及耶？盖皆耳食之误，而未尝体验之耳。李濒湖《本草纲目》麻黄发明一条，极言其为肺经专药，申明仲景麻黄汤之功用，本不专为散寒发汗而设，谓伤寒无汗之用麻黄汤，虽治太阳，实即治肺。盖汗为津液所化，汗即血也。其在营则为血，在卫则为汗。寒邪伤营，则营血内涩，而气不能外通于卫，卫气闭塞，津液不行，故无汗发热而憎寒。风邪伤卫，则卫气外泄，而不能内护其营，营气虚弱，津液不固，故有汗发热而恶风。然风寒之邪，皆由皮毛而入。皮毛者，肺之合也。肺主卫气，包罗一身，是其证虽属太阳，而肺实受其病。其证必兼面赤怫郁，咳嗽有痰，喘而胸满，非皆肺病之明验乎？盖皮毛外闭，而邪热内攻，则肺气臌郁，故以麻黄、甘草同桂枝引出营分之邪，达之肌表，佐以杏仁泄肺而利其气。汗后无大热而喘者，则加石膏。朱肱《活人书》夏至后加以石膏、知母，是皆泄肺火之药，则麻黄汤虽曰太阳发汗重剂，而实为发散肺金火郁之药，其说极是。于此可见麻黄汤之发汗，更重在桂枝，而麻黄之治，则其主在肺而不在表，尤彰彰明矣。

《本草正义·正讹》：麻黄性质最轻，气味又淡，本草虽曰苦温，亦因其功用而悬拟之，不过言其温和升发之义耳。乃流俗畏之，几以为大温大热药，则李濒湖《本草纲目》"性热"一言误之也。甚且谓其出产之地，冬不积雪，而缪氏《经疏》更为过甚之词，竟有味大辛、气大热之说。又谓：自春深以至初秋，法所同禁。今试取麻黄而细嚼之，辛味何在？考古今各家本草，《别录》谓微温，则轻浮体质，必禀春升温和之气，最为有据。惟张洁古称其性温味苦甘辛，然亦谓其气味俱薄，不知缪氏何忽一变而为大辛，且加以"大热"二字，似此危词耸听，最足骇人，实属荒谬已极。而俗人闻声却步，大率为此谬说所累。不知麻黄发汗，必热服温覆，乃始得汗，不加温覆，并不作汗，此则治验以来，凿凿可据者。且亦惟寒邪在表，乃宜少少取汗，以解表邪之寒热。若用以泄肺开喑，亦且无取乎得汗，而奏效甚捷。何况轻扬之性，一过无余，亦必不能大汗濒（注：疑"濒"乃"频"字之误。频仍者，连续不断也）仍，留恋药力，酿为巨患。景岳已谓今人畏为毒药而不敢用，又有谓夏月不宜用麻黄者，皆可哂也。濒湖又谓：凡服麻黄药，须避风一日，不则病恐复作，亦是臆说，皆不足征。但性质甚轻，不可重用耳。

编者按：学习上述张氏之见解，总结麻黄之功用、特点有二。一者，麻黄质轻而空疏，气味俱薄，而性微温，故为疏散风寒外感之主药。风寒得之而外散，即温热蕴结于内，亦无不赖之以宣通而透邪于外。二者，麻黄轻清上浮，专疏肺郁，宣泄气机，故李时珍《本草纲目》言其为肺经专药，而善治外邪束肺，或邪热壅肺而致肺气膹郁证候。总之，麻黄专行于肌表而散皮毛之邪；专入肺经而宣透肺家之邪。伤寒取之祛邪，杂病可取之宣通气机以调治。邹澍总结得当，他说："麻黄气味轻清，能彻上彻下，彻内彻外，故在里则使精、血、津液流通，在表则使骨节、肌肉、毛窍不闭，在上则咳逆、头痛皆除，在下则癥坚积聚悉破也。"不可以为麻黄"为专主表寒之猛剂者"矣。如阳和汤为治阴疽名方，该方用麻黄颇有巧思。

【**经方用药论**】关于麻黄的性味，除以上《本经》所述之外，张洁古说"性温，味甘辛"。黄宫绣说"辛温微苦，中空而浮"。总之以辛温微苦还是以温为是。其功效从《本经》及《别录》所述可以看出，它的主要作用是发汗解表，宣肺止咳。仲景还依据《黄帝内经》肺可"通调水道"的理论，取麻黄宣肺之力，行水化饮，治疗痰饮、水气病及痹证。

经方中有 29 方用及麻黄，主治病证与功效可归纳为如下六点。

1. **发汗解表** 《本经》曰麻黄"治中风伤寒头痛"，又曰"发表出汗"，说明麻黄功擅发汗解表，"为治感第一要药"（《本草正义》）。仲景深谙于此，将麻黄与不同药物配伍，应用于表实证或伴有兼症。

（1）治疗太阳伤寒表实证 经方中使用麻黄治疗太阳伤寒表实证，一般与桂枝相配，这样可以增强其发汗解表之力。再与杏仁、甘草相配，即麻黄汤。若太阳伤寒表实证兼有经络不利而项背强几几，可用麻黄与葛根相配，加入桂枝汤内，即葛根汤。若太阳伤寒留恋日久，正虚邪微者，可用桂枝麻黄各半汤或桂枝二麻黄一汤。

（2）治疗伤寒表实兼内热烦躁证 若内有蕴热复感风寒，或风寒之邪闭郁，邪气入里化热，则形成外有伤寒表实之无汗、身疼痛、脉浮紧等，内有阳郁之烦躁等，即表寒里热俱重的大青龙汤证。若表寒里热俱轻证，可用桂枝二越婢一汤治之，此方较大青龙汤少杏仁增芍药，全方减其量，可视为大青龙汤之变方，微发其汗，兼清其热。

（3）治疗伤寒表实兼内饮证 外有风寒束表，内有寒饮停蓄，可用小青龙汤治疗。此为治疗外寒内饮的祖剂良方。

（4）治疗太少两感证 即太阳与少阴两经同时受邪而发病。由于少阴阳气较虚，外袭肌表的风寒之邪直入少阴，遂成两感之证。若病程较短，表实较甚而阳虚较轻者，可用麻黄细辛附子汤。若病程较久，表邪轻而少阴之阳虚较甚者，可用麻黄附子甘草汤。

综上所述，经方中用麻黄解表发汗的方剂共 11 首。其配伍特点是：专为发汗者，多与桂枝相配，陶弘景说麻黄"用疗伤寒解肌第一"，即指此配伍而言。若兼项背强几几或下利者，配葛根；兼呕吐者，加半夏；兼内热烦躁者，与石膏配伍；兼阳虚者，多与附子配伍；兼内有寒饮者，常配合干姜、细辛、半夏、五味子。

2. **止咳平喘** 《本经》明确指出麻黄能"止咳逆上气"，所以经方多用麻黄宣肺止咳平喘。这样的方剂共 7 首。①麻黄汤：适用于风寒袭表，皮毛闭塞，肺气失宣之咳喘证。②麻黄杏仁甘草石膏汤：适宜于邪热壅肺咳喘证。③小青龙汤：该方所治证候特点是外感风寒，内夹寒饮。④小青龙加石膏汤：适用于寒饮化热者。⑤厚朴麻黄汤：该方即小青龙加石膏汤去桂枝、芍药、甘草，加厚朴、杏仁、小麦而成，适宜"咳而脉浮"，胸满闷甚者。厚朴为表里兼治药，详见"厚朴"。⑥射干麻黄汤：适用于"咳而上气，喉中水鸡声"，即寒饮咳、喘、哮而以哮为主症者。⑦越婢加半夏汤：适用于肺胀病热饮闭肺之咳喘证。此外，由于麻黄能宣发肺气，故可治肺气郁闭之"喉咽不利、唾脓血"之症，方如麻黄升麻汤。

综上所述，用麻黄治咳喘配伍的特点是：平喘与杏仁相配；止咳配紫菀、款冬花；寒者加桂枝；热者合石膏；需利咽喉时配伍射干；需"解百毒"（《本经》），治"喉痛口疮"（《别录》）时配合升麻；需化饮者配以干姜（或生姜）、细辛、半夏；胸满者合用厚朴。仲景发现麻黄有极好的平喘作用，有时单用一味平喘，方如防己黄芪汤方后注曰"喘者加麻黄"。

现代药理学实验证明，麻黄确能解除支气管痉挛，且作用缓和而持久，故能使呼吸平顺而止喘。但应注意，麻黄治喘效果虽然确实，但长时间服用后效力大减，所以慢性咳喘一般不宜久服，可采用间断用药法。

3. 宣化痰饮　痰饮多为阳虚不运，津液凝聚而成，麻黄辛温发散，可以宣化痰饮。经方取如此功用者有三种证候：一是寒饮停于心下，证候较轻，仅见"心下悸者"，用半夏麻丸；二是阳虚寒凝，气结水聚而成"心下坚，大如盘，边如旋杯"者，用桂枝去芍药加麻辛附子汤；三是治疗溢饮的大青龙汤。

4. 宣肺利水　仲景书说的水气病的一部分内容即今之水肿病。水肿病的产生与肺、脾、肾三脏关系最为密切。肺为水之上源，肺失宣降，不能通调水道，即可形成水肿。麻黄宣肺通调水道，故经方亦用其治疗水肿。取如此功用者有三方。一是甘草麻黄汤，该方以麻黄四两与甘草二两相合宣肺利水，为主治"里水"方之一。二是在《伤寒论》治少阴病受寒之麻黄附子甘草汤，该方在《金匮要略》中名曰麻黄附子汤，用于治疗肾阳虚复感外寒的水气病。三是治疗风水化热的越婢汤与治疗邪结较深，形成皮水的越婢加术汤。上述可见，麻黄宣肺利水之功，无论寒证与热证均可配伍应用。现代药理研究证明，麻黄确能利水消肿。

5. 宣湿通痹　仲景创新处方用药思路，借麻黄发散之力，首开宣湿通痹之用。取如此功用者有四方。①麻黄加术汤：该方主治"湿家身烦疼"等症。该方"麻黄得术，虽发汗不致多汗；术得麻黄，并可行表里之湿"（喻嘉言）。②麻黄杏仁薏苡甘草汤：该方适用于风湿在表已化热之证。方以麻黄汤去桂枝之辛温，加薏苡仁之甘淡微寒，变辛温发汗之方为辛凉透湿之剂。③乌头汤：该方适用于寒湿历节以"不可屈伸，疼痛"为主症者。④桂枝芍药知母汤：该方适用于历节病日久，正虚邪痹而"诸肢节疼痛，身体尪羸，脚肿如脱"等证候。

6. 发汗透黄　《伤寒论》曰："伤寒，瘀热在里，身必黄，麻黄连轺（连翘根）赤小豆汤主之。"该方证为湿热疫毒瘀于血分之里，而营卫失调于表之类似太阳表证的证候。该方既用麻黄等从表透黄，又以赤小豆等从里泄黄。《金匮要略·黄疸病》篇附方之麻黄醇酒汤主"治黄疸"，即一味麻黄用清酒煎服。

综上所述，经方以麻黄发汗解表、止咳平喘、宣化痰饮、宣肺利水、宣湿通痹、发汗透黄六大功用，皆麻黄宣发疏通之力也。

桂　枝

【基原与药材】　为樟科植物肉桂的嫩枝。干燥的嫩枝，呈圆形，外表棕红色或紫褐色。易折断，断面不平坦。外有棕红色边，中心色较深。粗枝断面呈黄白色。气清香，味甜微辛。以幼嫩、棕红色、气香者为佳。

【用法与用量】　内服：煎汤，3~10g；或入丸、散。

编者治太阳中风用桂枝汤，方取原方折合剂量之三分之一，即用桂枝30g，煎服法及护理谨遵桂枝汤方后注。

【本草经求索】

《本经》：牡桂，味辛，温，无毒。主上气咳逆，结气，喉痹，吐吸，利关节，补中益气。久服通神，轻身，不老。生南海，山谷。

箘桂，味辛，温，无毒。主百病，养精神，和颜色，为诸药先聘通使，久服轻身不老，面生光华，媚好常如童子。生山谷。

《别录》：牡桂，无毒。主治心痛，胁风，胁痛，温筋通脉，止烦，出汗。生南海。

箘桂，无毒。生交趾、桂林岩崖间无骨，正圆如竹。立秋采。

《本经疏证》：《本经》桂有两种，有牡桂，有箘桂，诸家论之纷如，愚谓皆有所未确，盖古人采药，必以其地，必按其时，决不以非法之物施用，乃后世专嚼嘵（注：形容志大而言夸。嘵，音jiāo）于此，不知古人每以形似名物，按"箘，大竹也"，桂之本根，去心而留皮者象之，今所谓肉桂是也。牡对牝而言，门之轴所藉以辟阖者，曰门牡，箘桂去心而卷似牝，则桂之尖但去粗皮而不去心者，象牡矣，今所谓桂枝是也。仲景书用桂，而不云枝者二处，一是桂枝加桂汤，一是理中丸去术加桂。一主脐下悸，一主脐下筑，皆在下之病。东垣曰："气之薄者，桂枝也；气之厚者，桂肉也。气薄则发泄，桂枝上行而发表；气厚则发热，桂肉下行而补肾。此天地亲上亲下之道也。"刘潜江曰："亲下者，趋阴也，以消阴翳而发阳光；亲上者，归阳也，以达阳壅而行阴化。"又曰："气之厚者亲下，即走里而入阴分，凡在里之阴滞而阳不足者，皆可治也。"气之薄者亲上，即走表而入阳分，凡在表之阳壅而阴不和者，皆可治也，则桂枝、桂肉之用，岂不彰明较著哉！

凡药须究其体用，桂枝色赤条理纵横，宛如经脉系统，色赤属心，纵横通脉络，故能利关节、温经通脉，此其体也。《素问·阴阳应象大论》曰："味厚则泄，气厚则发热。"辛以散结，甘可补虚。故能调和腠理，下气散逆，止痛除烦，此其用也。盖其用之之道有六，曰和营，曰通阳，曰利水，曰下气，曰行瘀，曰补中。其功之最大，施之最广，无如桂枝汤，则和营其首功也。夫风伤于外，壅遏卫气，卫中之阳与奔逆相逐，不得不就近曳营气为助，是以营气弱卫气强，当此之时，又安能不调和营气，使散阳气之郁遏，通邪气之相逆耶！

至补中一节，尤属义精妙而功广博，盖凡中气之虚，有自馁而成者，有为他脏克制而成者。自馁者，参、术、芪、草所主，非桂枝可施，惟土为木困，因气弱而血滞，因血滞而气愈弱者，必通血而气始调，气既调而渐能旺（小建中汤、黄连汤、黄芪建中汤、桂甘姜枣麻辛附子汤、《千金》内补当归建中汤）。此其所由，又非直一补气可概也。

愚谓窥古人用药之意，于加减间尤其亲切，今计两书中，除桂枝加桂汤、理中九已具论外，其余小柴胡以"不渴，外有微热"加，四逆散以"悸"加，防己黄芪汤以"上气"加，其和营、通阳、下气之功，已显然无可疑也。

桂枝之利水，乃水为寒结而不化，故用以化之，使率利水之剂以下降耳，是故水气不行用桂枝者，多兼表证（如五苓散、茯苓甘草汤等是也）、悸（桂枝加桂汤、茯苓桂枝甘草大枣汤等是也）、上气（苓桂术甘汤、木防己汤等是也）、振（苓桂术甘汤、防己茯苓汤等是也）等候，不如是，概不足与也。以是知用桂枝者，仍用其和营、通阳、下气，非用其利水也。

攻瘀之方不皆用桂枝，浅言之，则云："瘀因寒阻则用，因热阻则不用。"

编者按：桂枝是临床常用之品，历代医家对其性味功能的研究颇多，其性味，通常认为是辛甘而温，其功效在邹澍《本经疏证》中总结得最为完善。邹氏对桂枝之体与"其用之之道有六"，联系仲景书对用桂枝的诸方做了具体解析。非融会贯通者，不可为之也。

《本经》中桂有两种，有牡桂，有菌桂。邹澍研究后认为菌桂即"今所谓肉桂是也"，牡桂即"今所谓桂枝是也"。桂枝、肉桂虽然相类（现代研究均含有桂皮醛等），但后世医家一般认为桂枝的作用偏于发汗解表，温经通阳，而肉桂则偏于温补肾阳。仲景时代，二者未明确区分，故经方中只有桂枝之名，或如《本经》只言"桂"。用桂枝，还是用肉桂，临证之时，适当选用也。

【经方用药论】 经方中直接用桂枝组方者达75方，方后加减者还有4方，共计79方，为我们临床应用积累了丰富的经验，可概括六大功用。据上述邹氏总结之要点，联系《本经》《别录》之论述，研究经方运用桂枝之规律，分析如下。

1.解肌散邪 《别录》云桂枝能"出汗"，《伤寒论》曰"桂枝（汤）本为解肌"，可见桂枝辛甘温发散之性，能调和腠理，治疗邪气在肌表之证。如此方证有如下三类。

一是治疗太阳中风表虚证的桂枝汤。仲景书针对太阳中风表虚证有一系列加减之方。例如：若表虚兼喘者，用桂枝加厚朴杏子汤；若表虚而兼项背强者，用桂枝加葛根汤；若表虚兼寒疝腹痛者，用乌头桂枝汤；若表虚兼阳虚漏汗者，用桂枝加附子汤；若表虚兼气营不足身痛者，用桂枝加芍药生姜各一两、人参三两新加汤；若少阳与太阳合病者，用柴胡桂枝汤。另外，还有桂枝去芍药汤证与桂枝去芍药加附子汤证。

二是治疗太阳伤寒表实证的麻黄汤。以桂枝与麻黄配合为主治表实证为主的方剂还有：治疗表实兼内热烦躁之大青龙汤；治疗表实兼内饮（咳喘）之小青龙汤及小青龙加石膏汤；治疗表实兼项背强及太阳与阳明合病下利之葛根汤与兼呕吐之葛根加半夏汤；治疗风湿在表，表实无汗之麻黄加术汤等。上述六方，皆用桂枝协助麻黄发汗。

三是治疗太阳病表郁轻证。表邪日久，邪气虽衰，但始终未得一汗或汗出不彻，邪气终不得去。此时不发汗则邪不得去，过汗又易伤正，两难之际，仲景用发汗小剂，方如桂枝麻黄各半汤、桂枝二麻黄一汤以及治疗兼有轻微内热的桂枝二越婢一汤。

上述之外，还有四类病证治方用桂枝。①治疗太阳痉病的栝楼桂枝汤。②治疗黄疸病与黄汗病的桂枝加黄芪汤与黄芪芍药桂枝苦酒汤。③治疗风热表证的竹叶汤。④治疗其他病兼有外邪证的桂枝人参汤、厚朴七物汤、白虎加桂枝汤、薯蓣丸等。四种病证，皆杂病兼风证，其病因病机复杂，制方用桂枝皆有深意存焉。

2. 温通化饮　《金匮要略》曰："病痰饮者，当以温药和之。"桂枝温通，振奋阳气，痰饮自然因之而化，故仲景治疗痰饮病的方中，多用桂枝。如此组合的方证有如下四类。

一是治疗上焦痰饮证者3方，即小青龙汤、小青龙加石膏汤及泽漆汤。上述3方用于水饮重而致咳喘等症，其使用桂枝的目的，则是借其通阳散饮之力。

二是治疗中焦停饮证者7方，即苓桂术甘汤、木防己汤、木防己去石膏加茯苓芒硝汤、茯苓甘草汤、茯苓泽泻汤、桂枝去芍药加麻辛附子汤及柴胡桂枝干姜汤。以上7方，皆以桂枝治疗中焦停饮证。属于热饮者，可与防己、石膏相配；属于寒饮者，可与麻黄、细辛、附子为伍；饮凝成实者，加用芒硝软坚"利大小便"；欲散胃中之饮者，多与生姜或干姜相协；欲健脾者，宜合白术；欲通阳利水者，可合茯苓与泽泻；若属枢机不利者，须与柴胡、黄芩配合。

三是治疗下焦停饮证的茯苓桂枝甘草大枣汤与五苓散。

四是治疗皮水证的防己茯苓汤。尤在泾解释说："防己、茯苓善驱水气，桂枝得茯苓则不发表而反行水，且合黄芪、甘草助表中之气，以行防己、茯苓之力也。"

3. 温经通脉　桂枝温经通脉，促进血行，故仲景亦将桂枝用于瘀血证，这是仲景对《本经》的充实与发展。如此功用的方剂有桃核承气汤、桂枝茯苓丸、温经汤、鳖甲煎丸、土瓜根散。上述之外，还有3方。一是主治"手足厥寒，脉细欲绝"的当归四逆汤；二是主治"若其人内有久寒者"的当归四逆加吴茱萸生姜汤；三是主治"血痹……身体不仁"的黄芪桂枝五物汤。这三个方证均非瘀血证，但都是血气虚弱而为病，故方中皆用桂枝温经通脉，并有和营补虚之义。通过对上述8首方剂分析可知，桂枝温经通脉之功，经适当配伍，既可用于实证、热证之蓄血，又可用于虚证、寒证之瘀血。由于桂枝性温，更适合用于虚寒性血瘀证。

4. 通利关节 仲景根据《本经》所谓桂枝有"利关节"的功效，加以发挥，用以治疗多种痹证。用桂枝治疗风湿痹证的方剂，除上述麻黄加术汤外，还有治风湿病阳虚证的桂枝附子汤、甘草附子汤2方与治历节病日久正虚邪痹者而设的桂枝芍药知母汤。

5. 通阳补虚 桂枝辛温通阳，甘可补虚，经方主治心阳不振、脾气虚及肾阳不足三种证候，皆用桂枝。

治疗心阳不振证有4首。一是桂枝甘草汤，主治"发汗过多，其人又手自冒心，心下悸，欲得按者"；二是桂枝甘草龙骨牡蛎汤，主治"火逆下之，因烧针烦躁者"；三是桂枝去芍药加蜀漆牡蛎龙骨救逆汤，适用于误用火劫所致心阳虚并痰浊扰心之"惊狂，卧起不安"等；四是炙甘草汤，适用于"伤寒"之后心之气阴两虚所致"脉结代，心动悸"等。

治疗脾虚木困证。邹澍论桂枝说："土为木困，因气弱而血滞，因血滞而气愈弱者，必通血而气始调，气既调而渐能旺。"如上所述的方证有二。一是小建中汤，适用于脾虚营弱证；二是黄芪建中汤，适用于"虚劳里急，诸不足"，该方证是由脾虚营弱证发展而来，即营损及气，脾气虚较甚者。上述2方之外，还有4方用桂枝。①桂枝加芍药汤：适用于脾虚气滞络瘀之腹满时痛证。②桂枝加大黄汤：该方即上方加大黄而成，适用于脾虚气滞络瘀而兼大肠腐秽积滞者。③黄连汤：适用于胃热脾寒之证。④竹皮大丸：适用于"妇人乳中虚，烦乱呕逆"者。

治疗肾虚不足证。《金匮要略》曰："虚劳腰痛，少腹拘急，小便不利者，八味肾气丸主之。"该方所治为肾之精亏气弱证。方中用小剂量桂枝、炮附子取"少火生气"之义，以助肾阳。

6. 通阳下气 桂枝本为升散之品，但亦可降冲，可知桂枝具有双向调节作用。仲景学承《本经》言其治"上气"之功，以桂枝疗冲逆证。这样的方剂除前面已述之苓桂术甘汤适用于中焦停饮、气上冲胸证之外，还有如下4首方及一首加味方。①桂枝加桂汤：适用于心阳不振，不能镇摄阴寒之气，肾寒之气上冲而发为奔豚之证。②枳实薤白桂枝汤：适用于痰凝气结较甚之胸痹证。③桂枝生姜枳实汤：适用于寒饮上逆所致的"心中痞，诸逆，心悬痛"。④桂苓五味甘草汤：适用于下焦真阳素虚、支饮上盛证候。此外，防己黄芪汤方后曰"气上冲者加桂枝三分"，均说明桂枝有降逆气之效。

防　风

【基原与药材】　为伞形科植物防风的根。干燥的根，呈圆锥形或纺锤形，稍弯曲，长 20~30cm，根头部直径约1cm，中部直径 1~1.5cm。表面灰黄色或灰棕色。根头部有密集的细环节，节上有棕色粗毛，顶端有茎的残痕。根部外皮皱缩而粗糙，有不整齐的纵皱及细横纹，除散生污黄色的横长皮孔外，点状突起的须根痕也随处可见。质松而软，易折断，断面不平坦，木部淡黄色，皮部黄棕色有裂隙，射线呈放射状。气微香，味微甘。以条粗壮、皮细而紧、无毛头、断面有棕色环、中心色淡黄者为佳；外皮粗糙、有毛头，带硬苗者次。

【用法与用量】　内服：煎汤，5~10g；或入丸、散。外用：研末调敷。

【本草经求索】

《本经》：防风，一名铜芸。味甘，温，无毒。主大风，头眩痛，恶风，风邪，目盲无所见，风行周身，骨节疼痹（痹，于《太平御览》引作"痛"），烦满。久服轻身。生川泽。

《别录》：防风，味辛，无毒。主治胁痛（《本草正义》引，于"胁痛"前有"烦满"两字），胁风，头面去来，四肢挛急，字乳金疮内痉。叶，主治中风热汗出。一名茴草，一名百枝，一名屏风，一名简根，一名百蜚。生沙苑及邯郸、琅邪、上蔡。二月、十月采根，暴干。又，叉头者令人发狂，叉尾者，发痼疾。

《本草正义》：防风，通治一切风邪，故《本经》以"主大风"三字为提纲。头痛恶风及风邪而目盲无所见，其外感风邪之盛可知，风行周身，而骨节为之痛痹，亦风邪之深且重者，而防风皆治之，诚风药中之首屈一指者矣。《别录》主烦满胁痛，亦风淫于外而遏抑其清阳之气，不得宣布也。"胁风"，二字太不经见，而下文接以"头面去来"一句，则所谓风者，盖即指头面去来之风邪，"胁"字误，濒湖《本草纲目》引此无'胁'字，亦疑而删之也。四肢挛急，即《本经》风行周身、骨节疼痹之证。字乳者，产育乳子之时。金疮则破伤也。"内痉"二字，直接"字乳金疮"作一句读，即新产之中风及破伤风二证，皆有发痉一候，是血虚而内风煽动，非外来之风邪，故曰"内痉"，而防风亦能通治，颇似合外风、内风而一以贯之。然古人以中风一证，无不从外来风邪治疗，是以产后发痉，角弓反张，《千金》《外台》均用豆淋酒等方，纯以发表祛风为主。究竟产后痉厥、金创破伤二者，虽有猝为寒风所乘，宜于解表之一证，要知二者皆在血脱之后，阴不涵阳，肝风内煽，发为痉瘈，尤其多数，此则宜于潜阳息风，镇定为亟，万不可再用风药，助其暴戾。《别录》"内痉"二字，必非防风之辛温发散者所可妄试。凡读古书，不可不窥破此中疑窦者也。

编者按：《本草正义》通释《本经》《别录》所曰防风功用，为"通治一切风邪"，即外风所致之证候。若内因所致"中风"等证候，非防风所宜也，即使用之，只能用之为佐使之药。李东垣说防风"乃风药中润剂也"。可知防风的主要功能是散风，既能解表，又能宣痹。

【经方用药论】 经方中有5方用及防风，其应用传承了《本经》。

1. **散邪** 《本经》云防风"主大风，头眩痛，恶风，风邪"说明防风能散风邪。

（1）治表邪轻证 仲景对防风散风的理解十分恰当，知其发散力量轻微。因此，太阳病伤寒不用此，而是用于里证为主而表证轻微者。经方用防风治疗表证的方剂有2首。①竹叶汤：适用于外感而兼元阳不固者。方用防风配合竹叶、葛根、桂枝、桔梗疏散外感，人参、附子益气扶阳，甘草、姜、枣调和脾胃，是一首表里兼顾之方。②薯蓣丸：适用于阴阳气血俱不足而兼感风邪者。该方在益气养血的基础上，配用防风、桂枝、柴胡等疏散风邪而解表。上述两方均属扶正祛邪之方，其用防风的目的均为疏风解表。但前者主治症状以表热为甚，故重用竹叶、葛根疏散风热之邪；后者主要症状为阴阳气血不足，故在益气补血药品中，少佐防风等以散风邪。

（2）治杂病中风证 由于历史条件的限制，汉唐以前对中风病因的认识，多从"正虚外中"立论，故其治疗多在扶正的基础上加用散风之品。如侯氏黑散，即在益气健脾、养血活血、清热散瘀的基础上，用防风协助菊花、细辛、桂枝等祛风散邪。随着时代的发展，对中风病因的认识由外因逐渐转变为内因，尤其是清代叶天士提出肝风内动的理论，为中风的治疗开辟了新的途径，祛风散邪之品已经很少应用。但是，以"风药"治疗中风仍是不可忘却的研究领域，防风仍然不失为一味祛邪（中风之内生病邪）之良品。

（3）治病如狂状 《金匮要略》防己地黄汤"治病如狂状，妄行，独语不休，无寒热，其脉浮"者。本方为血热生风而兼郁热在里，其方在重用生地黄清热凉血的基础上，少佐防风、防己、桂枝以发散郁热而息内风。此外，清代王清任在补阳还五汤之加（减）法中，就有加防风之方。

2. **宣痹** 《本经》云防风治"风行周身，骨节疼痹"，说明防风有宣痹之功。仲景利用防风宣痹之功，主要体现在治疗历节病的桂枝芍药知母汤中。李东垣说"防风治一身尽痛，随所引而至，乃风药中润剂"，说明防风是治疗风湿痹证不可或缺的良药，为后世所喜用。现代药理学实验证明，防风有镇痛作用。

细　辛

【基原与药材】　基原为马兜铃科植物辽细辛或华细辛的带根全草。药材有两种。①辽细辛，又名北细辛：叶片1~2枚，下连根茎及根，有时可见花或果实。叶柄长，有纵纹，叶片多皱缩或破损，质薄，灰绿色，有时带黄，质脆易碎。花单一，暗紫褐色，碗状。根茎为不规则圆柱形，纤细弯曲，具分枝，长1~4cm，直径2~4mm，灰棕色，粗糙，有节，节间2~3mm。根细长，密生节上，灰棕色，表面平滑，或有微细纵皱纹，下端长有细须根。质脆易断。断面平坦，黄白色。气辛香，味辛辣而麻舌。以根灰黄色、叶绿色，味辛辣而麻舌者为佳。②华细辛：外形与辽细辛相似，但根茎较长，长3~8cm，直径1~2cm，节间极短，仅达1mm。香气及辛辣味较弱，但麻木烧灼感较强。

【用法与用量】　内服：煎汤，1~3g。外用：研末撒、吹鼻或煎水含漱。

关于"细辛不过钱"之说，究其出处，《本草纲目》转录宋代陈承《本草别说》中说"承曰：细辛……若单用末，不可过一钱，多则气闷塞不通者死"。可见，细辛不可过一钱，应有三个先决条件：一是用单味；二是用散剂；三是用根部（《别录》曰"二月、十月采根"）。如果是用细辛的全草并加入复方汤剂中，则不必受"细辛不过钱"的限制。编者多年来用小青龙汤治肺饮咳喘病，常用细辛三钱（原方为细辛三两）即10g，从未发生不良反应。编者在《仲景医学心悟八十论·"细辛不过钱"论》一文，对其古今文献有详细探讨。

【本草经求索】

《本经》：细辛，一名小辛。味辛，温，无毒。主咳逆，头痛（注：《本草正义》引，有"脑动"两字），百节拘挛，风湿痹痛，死肌。久服明目，利九窍，轻身，长年。生山谷。

《别录》：细辛，无毒。主温中，下气，破痰，利水道，开胸中（注：《本草正义》引，有"滞结"两字），除喉痹、齆鼻、风痫、癫疾，下乳结，汗不出，血不行，安五脏，益肝胆，通精气。生华阴。二月、八月采根，阴干。

《本草经疏》：细辛，风药也。风性升，升则上行，辛则横走，温则发散，故主咳逆，头痛脑动，百节拘挛，风湿痹痛，死肌。盖痹及死肌，皆是感地之湿气，或兼风寒所成，风能除湿，温能散寒，辛能开窍，故疗如上诸风寒湿疾也。《别录》又谓温中下气，破痰开胸中，除喉痹齆鼻，下乳结，汗不出，血不行，益肝胆，通精气，皆升发辛散，开通诸窍之功也。其曰久服明目，利九窍，轻身长年者，必无是理。盖辛散升发之药，岂可久服哉？

《本草正义》：细辛味辛气温，禀阳升之性，辟除风寒湿邪，而芳香最烈，其气直升，故善开结气，宣泄郁滞，而能上达巅顶，通利耳目。又根荄盈百，极细且长，则旁达百骸，无微不至，内之宣络脉而疏通百节，外之行孔窍而直透肌肤。《本经》主咳逆者，以寒饮作咳而言，非痰热气冲之咳，可以并治。头痛脑动，则真寒犯脑之痛，所谓真头痛者，手足清冷至节，朝发夕死，是寒水暴溢，汨没微阳，非得此大辛大温之品，无以御阴霾而回阳气，正与肝胆阳邪上攻扰脑之头痛冰炭殊途，遥遥对峙。百节拘挛，即风寒痹着之证。死肌者，亦为寒湿所痹，而顽麻不仁，此皆辛温宣络之正治，固不可与血虚热痹作一例观。所谓明目、利九窍者，以能振动清阳之气，而过甚言之，须知温升开窍之品，通阳有余，伤阴亦捷，断无久服之理。《本经》中似此弊窦，殊是不少，盖皆方术之士，附会为之，必非上古医学正轨。《别录》温中下气破痰，即《本经》主寒饮咳逆之正治。利水道者，阳气无权，而肾与膀胱不司宣泄，温肾通阳则水道自利，非湿热蕴结，及津液枯涸之癃闭可知。开胸中滞结者，中阳不宣，则胸脘痹窒，凡当心结痛，胁肋支撑，心痛彻背，背痛彻心等症，属于饮邪凝聚，大气不司旋运者，非温和燠煦不为功。细辛禀阳和之气，助其乾运，譬如旭日当天，而群阴退舍，滞结安有不开之理？除喉痹者，亦是寒痰凝塞之痹，非阴虚火炎之喉痹所可妄试。鼻齆，亦以肺受外寒言之，正与风热痰火上壅，而燥金失其清肃者相反。若风痫癫疾，则古人无不共认为风寒外受，法当温散，岂知肝阳痰热，气升火升，最多此病。误与温散，适籍寇兵，此古人之疏，似亦不必强为讳饰。而其余下乳、发汗、行血等诸般功用，无非"温通"二字足以尽之矣。

编者按：《本草经疏》说"细辛者，风药也"；《本草正义》谓"细辛气味辛温，芳香最烈"，外之行毛窍，内之宣络脉，善治风寒湿痹及饮邪凝聚。《本草正义》解析经文，句句在理而指导临床，特别是张山雷采取"遥遥对峙"，用比较鉴别的笔法解析经文本义，颇能启迪读者，应细心领会。此外，张山雷对经文中附会的"方术之士"一类的离奇言辞，并非勉强解说。如此务实学风，应当借鉴。

【经方用药论】 经方中共有19首方剂用及细辛，其中有3首是方后加味用之。主要取其温化寒饮及散表里之寒。

1. 温化寒饮 《本经》曰细辛"主咳逆"，《别录》补充曰"破痰，利水道，开胸中"，可见，其咳逆的原因是痰饮阻肺。经方中用细辛治寒饮阻肺的方剂有9首，其主体方是小青龙汤。该方使用细辛的目的有三：一是与干姜、五味子相配，温肺化饮而止咳喘；二是配麻黄、桂枝解表散寒，发越水气（这也是小青龙汤能够治疗溢饮的道理所在）；三是协助干姜、半夏温胃化饮。若饮郁化热，则宜加上石膏清透邪热，即小青龙加石膏汤。若胸满气滞较盛，则用厚朴麻黄汤。若咳痰较盛，喉中有水鸡声，可用细辛与射干、麻黄、生姜、紫菀、款冬花、五味子、大枣、半夏相配，即射干麻黄汤。支饮"咳逆倚息不得卧"而体虚者，服小青龙汤以后随机应变加减 4 方，详见《金匮要略·痰饮咳嗽病》篇。此外，真武汤方后云："若咳者，加五味子半升，细辛、干姜各一两。"由此可见仲景治寒饮阻肺的咳喘证，最喜用细辛与五味子、干（生）姜相配。若寒邪阻遏较甚加麻黄、桂枝；夹热者，配石膏；胸满者配厚朴；痰阻咽喉者配射干。

2. 温经散表寒　经方用细辛温经散表寒的方剂有 2 首。一是麻黄附子细辛汤，该方如钱潢所说："三者合用，补散兼施，虽发微汗，无损于阳气矣。故为温经散寒之神剂。"二是侯氏黑散，该方主"治大风四肢烦重，心中恶寒不足者"。方中用细辛者，沈明宗说本方"防风、菊花、细辛、桂枝祛风散邪"。

3. 温脏除里寒　仲景不囿于《本经》的论述，而根据临床实践不断的充实和发展前人的认识。仲景将细辛用于里寒之证，就是对《本经》发展的实例之一。用于里寒证的方剂共 8 首，主方 6 首，加减 2 首。由于配伍不同，可治疗蛔厥、寒实积滞、寒气厥逆、水饮结聚及血虚寒凝致厥。①乌梅丸：该方用细辛配合附子、干姜、蜀椒、桂枝等辛热药温其"脏寒"，且可安蛔。②大黄附子汤：《金匮要略》云"胁下偏痛，发热，其脉紧弦，此寒也，以温药下之，宜大黄附子汤"。此乃寒实凝结之证。该方之功，程云来说"大黄苦寒，走而不守，得附子、细辛之热，则寒性散而走泄之性存是也"。③赤丸：赤丸之功诚如尤在泾所说"寒气厥逆，下焦阴寒之气厥而上逆也。茯苓、半夏降其逆；乌头、细辛散其寒"。④桂枝去芍药加麻辛附子汤：《金匮要略》用之治疗"气分，心下坚，大如盘，边如旋杯，水饮所作"者，此方实为桂枝去芍药汤与麻黄细辛附子汤合方。其用细辛一可助附子扶阳散寒，二可助麻黄、桂枝、生姜辛散通阳而化饮。⑤当归四逆汤：主治"手足厥寒，脉细欲绝者"。该方用当归、芍药养血通脉，细辛、桂枝、通草温经通脉，甘草、大枣甘以补中，用于血虚寒凝的手足厥冷或痹证。⑥当归四逆加吴茱萸生姜汤：《伤寒论》云"若其人内有久寒者，宜当归四逆加吴茱萸生姜汤"。细辛在此方与吴茱萸、生姜相须而用，更增其温里散久寒之力。此外，还有两方之方后注加味用之。一是治疗风湿表虚的防己黄芪汤方后云："下有陈寒者，加细辛三分。""陈寒"与"久寒"，皆属散内寒之例。二是主治妊娠而脾虚寒湿逗留之白术散方后云："心烦吐痛，不能食饮，加细辛一两，半夏大者二十枚。"

生　姜

【基原与药材】　为姜科植物姜的鲜根茎。鲜根茎为扁平不规则的块状，并有枝状分枝，各枝顶端有茎痕或芽，表面黄白色或灰白色，有光泽，有浅棕色环节。质脆，折断后有汁液渗出，断面浅黄色，有一明显环纹，中间稍现筋脉。气芳香而特异，味辛辣。以块大、丰满、质嫩者为佳。

【用法与用量】 内服：煎汤，3~10g；或捣汁。外用：捣敷，擦患处或炒热熨。

生姜在经方中用为辅佐药，其用量5~10g即可，但若在方中起主要作用，如小半夏汤，其生姜（原剂量为半斤）即应用至15~30g，或更多一些。

【本草经求索】

《本经》：生者，尤良。味辛，微温。久服去臭气，通神明。生川谷。

《别录》：生姜，味辛，微温。主治伤寒头痛、鼻塞，咳逆上气，止呕吐。生犍为及荆州、扬州。九月采。又，生姜，微温，辛，归五脏。去痰，下气，止呕吐，除风邪寒热。久服小志少智，伤心气。

编者按：生姜，在《本经》中已有记载，但附于干姜之后，《别录》将其单列。本品为辛温之品，功擅发汗解表，温中，降气而止呕、止咳。《本草经疏》："生姜所禀与干姜性气无殊。第消痰止呕、出汗散风、祛寒止泄、疏肝导滞，则功优于干者。"如何详细区别生姜与干姜之临床运用，详见第六章温里药"干姜"的"附文"。

《本草从新》：煨姜，和中止呕，用生姜惧其散，用干姜惧其燥，惟此略不燥散。凡和中止呕，及与大枣并用，取其行脾胃之津液而和营卫，最为平妥。

【经方用药论】 生姜、干姜之外，还有炮干姜。生姜是经方中常用之药，直接用其组成的方剂就达68首，还有2首方后注加减用及此药，共70首。生姜于经方中用为主药者，多为化饮止呕方，其他大多数方证用生姜为辅助药。归纳其五种功用如下。

1. 和胃降逆 经方将生姜用于各种呕逆，故药王孙思邈称赞生姜为"呕家圣药"。现代药理学证实，姜油能反射性地增加胃液分泌，增强胃肠蠕动，祛除秽气，调整胃肠功能而止呕。生姜能治疗多种原因引发的呕吐，分述如下。

（1）治疗痰饮呕吐 如此功用者有4首。①小半夏汤：这是一首治疗呕吐的千古名方，适用于支饮呕吐证。该方用生姜配半夏，既能化饮止呕，又能解半夏之毒。②生姜半夏汤：适用于寒饮搏结胸中之证候。该方用的是生姜汁，半夏的剂量由小半夏汤的一升减为半升，故其特点是"降逆之力少而散结之力多，乃正治饮气相搏，欲出不出者之良法也"。（《金匮要略心典》）③小半夏加茯苓汤：适用于心下停饮呕吐兼见水气上冲之眩悸证。该方用小半夏汤降逆止呕，加茯苓健脾利水。④茯苓泽泻汤：适用于饮停胃脘之反胃证。该方用生姜与茯苓、泽泻、桂枝、白术、甘草相配，具有健脾利水化饮之功。

（2）治疗寒性呕哕 用生姜治疗寒性呕哕证的方剂有2首。一是吴茱萸汤，适用于肝胃虚寒呕哕证。该方重用生姜配吴茱萸温肝暖胃，以人参、大枣补虚。二是橘皮汤，适用于胃寒气滞呕哕证。该方用大剂量生姜半斤散寒止呕，橘皮只用四两理气和胃。还有两种虚寒性方证之方后注加生姜。一是理中汤方后曰："吐多者，去术加生姜二两。"二是通脉四逆汤方后曰："呕者，加生姜二两。"总之，生姜是治疗寒性呕吐的良药。

（3）治疗热性呕吐　用生姜治疗热性呕吐的方剂，是由于胸膈之热引起胃气上逆，用生姜与栀子、香豉相配，清宣郁热，降逆止呕，方如栀子生姜豉汤。

（4）治疗虚性呕噫　生姜治疗虚性呕吐的方剂除上述治疗虚寒性呕吐之吴茱萸汤外，还有3首方剂。①干姜人参半夏丸：方用干姜、人参、半夏三味以"生姜汁糊为丸"，用意巧妙，全方具有益气温中，降逆化饮之功。②旋覆代赭汤：适用于脾胃虚弱，痰阻气逆所致的"心下痞鞭，噫气不除者"。该方用生姜、半夏相配，既能温胃化痰，又能加强旋覆花、代赭石降逆止呕之功，复用人参、甘草、大枣益气补虚。③橘皮竹茹汤：适用于脾胃虚热"哕逆者"。该方用生姜配人参、甘草、大枣、竹茹、橘皮，补虚清热，和胃降逆。上述可知，生姜用于治疗虚性呕吐、虚证一般配甘味药，如人参，或大枣与甘草。若虚寒性呕吐，宜配干姜、吴茱萸、半夏；虚热性呕吐，则与竹茹相合。

（5）治疗实性呕吐　这样的方剂有2首，即大柴胡汤与柴胡加芒硝汤。前方适用于正气不虚，以少阳胆腑邪热壅滞为主证；后方适用于正气已虚，以阳明肠腑燥结为主证，二方皆取生姜和胃止呕治标之功。

（6）治疗寒热错杂性呕吐　如生姜泻心汤，该方为小柴胡汤去君药柴胡，加干姜、黄连而成。

综上所述，胃气上逆引发的呕吐之病因，可为痰饮之邪，或因寒、因热、因虚、因实，以及寒热错杂阻结于中。上述呕吐皆可用生姜治之，以其为"呕家圣药"也。

2. 解表散邪　经方取生姜解表散邪常与桂枝相配，协助桂枝发汗，如此配伍的代表方剂是桂枝汤，以及用桂枝汤治太阳病的一系列加减之类方。经方用生姜还有一条规律，即多与大枣合用。生姜与大枣相配，诚如成无己所说："姜、枣味辛甘，专行脾之津液而和营卫。"现代药理学证实，姜油能促进周围血液循环，服后自觉全身温暖，故可发汗而散邪。

3. 通阳宣痹　经方治疗血痹之黄芪桂枝五物汤，治疗脉痹之炙甘草汤、当归四逆加吴茱萸生姜汤，皆以生姜为辅助药辛温通阳，和血宣痹。再就是治疗风湿病的防己黄芪汤、桂枝附子汤、白术附子汤与治疗历节病的桂枝芍药知母汤等，皆以生姜为辅助药外散风湿。

4. 散寒止痛　经方取生姜散寒止痛功用者有下列两种。一是治疗虚劳腹痛的小建中汤、黄芪建中汤及"产后腹中疠痛……腹中寒疝"的当归生姜羊肉汤，皆取生姜为辅助药散寒止痛。二是治疗太阴腹痛之桂枝加芍药汤与桂枝加大黄汤，用生姜为辅助药散寒止痛。

5. 宣化痰水 经方治疗痰饮咳喘的射干麻黄汤、泽漆汤、越婢加半夏汤，治疗水饮内停的茯苓甘草汤、桂枝去芍药加麻黄细辛附子汤、真武汤，治疗痰阻气滞的半夏厚朴汤与治疗脾虚痰阻气滞的厚朴生姜半夏甘草人参汤，以及治疗风水的越婢汤与治疗皮水的越婢加术汤等，皆取生姜为辅助药，宣化痰饮与水邪。

生姜为药食同源、家庭厨房常用之品，认识到其专长，随时可用之。

葱 白

【基原与药材】 为百合科植物葱的鳞茎。采挖后，应用时切去须根及叶，剥除外膜。

【用法与用量】 内服：煎汤，5~15g，或煮酒。外用：捣敷、炒熨、煎水洗或塞耳、鼻窍中。

【本草经求索】

《本经》：葱实，味辛，温，无毒。主明目，补中不足。其茎，平。可作汤，主伤寒寒热，出汗，中风，面目肿。

《别录》：葱实，无毒。葱白，平。主治寒伤，骨肉痛，喉痹不通，安胎，归目，除肝邪气，安中，利五脏，益目睛，杀百药毒。葱根，主治伤寒头痛。葱汁，平，温。主溺血，解藜芦毒。

《本草经疏》：葱，辛能发散，能解肌，能通上下阳气，故外来怫郁诸证，悉皆主之。伤寒寒热，邪气并也；中风面目肿，风热郁也；伤寒骨肉痛，邪始中也。喉痹不通，君相二火上乘于肺也，辛凉发散，得汗则火自散而喉痹通也。肝开窍于目，散肝中邪热，故云归目。除肝邪气，邪气散则正气通，血自和调而有安胎安中利五脏之功矣。其曰益目睛，杀百药毒者，则是辛润利窍而兼解散通气之力也。

编者按： 一根大葱可分为四部分，即根须、根往上之葱白、再往上之青茎、尖部之葱叶。张寿颐说："鲜葱白，轻用二三枚，重至五枚，以柔细者为佳……去青用白，取其轻清；或连须用，欲其兼通百脉；若单用青葱茎，则以疏通肝络之郁窒，与葱白专主发散不同。"

【经方用药论】 经方中有4方用及本品。

1. 通阳气 阴寒过盛，虚阳被格拒于上，出现下利肢冷，面色赤者，称为"戴阳证"。治疗戴阳证，经方在干姜、附子破阴回阳的基础上，加葱白宣通上下阳气，方如白通汤、白通加猪胆汁汤及通脉四逆汤，皆用葱白（前二方四茎，后一方九茎）。

2. 通气血 仲景治疗肝着证，即肝之络脉气血郁滞，用旋覆花汤。方由"葱十四茎"配旋覆花、茜草而组成，具有行气散结，活血通络之功。张寿颐说："若单用青葱茎，则以疏通肝络之郁窒，与葱白专主发散不同。"陶弘景说"葱亦有寒热，白热青冷，伤寒汤不得令有青也"。

综上可知，治伤寒通阳气 3 方应当用葱白部分，而旋覆花汤则用葱茎的青色部分。

苏 叶

【基原与药材】 为唇形科植物皱紫苏、尖紫苏的叶。干燥完整的叶呈卵形或圆卵形，多数皱缩卷曲或已破碎。气清香，味微辛。以叶大、色紫、不碎、香气浓、无枝梗者为佳。

【用法与用量】 内服：煎汤，5~10g。外用：捣敷或煎水洗。

【本草经求索】

《本经》：水苏，味辛，微温。主下气，辟口臭，去毒，辟恶。

《别录》：苏，味辛，温。主下气，除寒中，其子尤良。

编者按： 紫苏一物分为苏叶、苏子、苏梗三用，紫苏叶，《本经》《别录》记载其主要功能为理气降逆，温中散寒。因其香散，能发汗，故后人常用于治疗胃肠型感冒。

《本草正义·发明》：紫苏，芳香气烈。茎干中空，故能彻上彻下，外开皮毛，泄肺气而通腠理。上则通鼻塞，清头目，为风寒外感灵药；中则开胸膈，醒脾胃，宣化痰饮，解郁结而利气滞。《方言》云舒，苏也，楚通语也。是苏字有舒散之义，气疏以达，苏之得名以此，恒以茎、叶、子三者分主各症。盖此物产地不同，形状亦别，多叶者其茎颇细，而茎干大者则叶又少，故分析辨治，尤为精切。叶本轻扬，则风寒外感用之，疏散肺闭，宣通肌表，泄风化邪，最为敏捷；茎则质坚，虽亦中空，而近根处伟大丰厚，巨者径寸，则开泄里气用之，解结止痛，降逆定喘，开胃醒脾，尤为脚气要药，固与开泄外感之旨不同；而子则滑利直下，降气消痰，止嗽润肺，又是别有意味。此今人选药之密，已与宋金元明不同，不可谓非药物学之进步者。惟其子多油，能泄真气，石顽谓：气虚久嗽、阴虚喘逆、脾虚滑者，皆不可用，最是确论。

编者按：《本草正义》对紫苏之"茎、叶、子三者"功用特点的区别应用，分析得"精切"，可法也。

【经方用药论】 经方中仅《金匮要略》半夏厚朴汤一方用及苏叶，称"干苏叶"，主要取其"下气"之功。用治"妇人咽中如有炙脔"之症，即后世所谓"梅核气"。其病机是痰凝气滞。方中借用苏叶芳香调气，以加强厚朴、半夏、生姜散结降逆之力。现代药理学还发现本品能减少支气管分泌物，有祛痰作用，所以亦能增强半夏、茯苓祛痰之功。

柴 胡

【基原与药材】 基原为伞形科植物北柴胡、狭叶柴胡等的根。药材主要有两种。①北柴胡：又名硬柴胡。为植物北柴胡的根，并带有少许茎的基部。根呈圆锥形，主根顺直或稍弯曲，下部有分歧，根头膨大，呈疙瘩状，长6~20cm，直径0.6~1.5cm，外皮灰褐色或灰棕色，有纵纹及支根痕，顶部有细毛或坚硬的残茎。质较坚韧。不易折断，断面木质纤维性，黄白色。气微香，味微苦。以根条粗长、皮细、支根少者为佳。②南柴胡：又名软柴胡、香柴胡。为植物狭叶柴胡的根。外形与北柴胡相似，唯根较细，分枝少，多弯曲不直，长4~10cm，直径0.6~1cm，表面红棕色，有纵皱及须根痕，顶部无疙瘩头，而有地上茎叶枯死后遗留的毛状纤维。质脆，易折断，断面平坦，呈淡棕色。气味同北柴胡。以根条粗长、无须根者佳。柴胡药材中，尚有"竹叶柴胡"与"春柴胡"二种，其原植物主要为狭叶柴胡。前者系采收成长的全株，全长20~40cm，根同南柴胡，茎叶灰绿色至淡绿色。后者系春季采收幼嫩的全株，故又称"芽胡"，全长约15cm，根细，棕色，茎叶淡绿色而多卷曲皱缩。

【用法与用量】 内服：煎汤，3~20g；或入丸、散剂。

柴胡用量，因病证各异。用于益气升阳方，3~5g即可；用于调气解郁方，5~10g为宜；而用于主治寒热邪气方，非20~30g难得捷效。

【本草经求索】

《本经》：柴胡，一名地熏。味苦，平，无毒。治心腹肠胃结气，饮食积聚，寒热邪气，推陈致新。久服轻身，明目，益精。生川谷。

《别录》：柴胡，微寒，无毒。主除伤寒，心下烦热，诸痰热结实，胸中邪逆，五脏间游气，大肠停积水胀，及湿痹拘挛，亦可作浴汤。一名山菜，一名茹草。叶，一名芸蒿，辛香可食。生洪农及宛朐。二月、八月采根，暴干。

《本草经疏》：柴胡，为少阳经表药。主心腹肠胃中结气，饮食积聚，寒热邪气，推陈致新，除伤寒心下烦热者，足少阳胆也。胆为清净之腑，无出无入，不可汗，不可吐，不可下，其经在半表半里，故法从和解，小柴胡汤之属是也。其性升而散，属阳，故能达表散邪也。邪结则心下烦热，邪散则烦热自解。阳气下陷，则为饮食积聚，阳升则清气上行，脾胃之气行阳道，则饮食积聚自消散矣。诸痰热结实，胸中邪逆，五脏间游气者，少阳实热之邪所生病也。柴胡苦平而微寒，能除热散结而解表，故能愈以上诸病。大肠停积，水胀，及湿痹拘挛者，柴胡为风药，风能胜湿故也。

《本草经解》：柴胡，其主心腹肠胃中结气者，心腹肠胃，五脏六腑也，脏腑共十二经，凡十一脏皆取决于胆。柴胡轻清，升达胆气，胆气条达，则十一脏从之宣化，故心腹肠胃中，凡有结气，皆能散之也。其主饮食积聚者，盖饮食入胃，散精于肝，肝之疏散，又借少阳胆为生发之主也。柴胡升达胆气，则肝能散精，而饮食积聚自下矣。少阳经行半表半里，少阳受邪，邪并于阴则寒，邪并于阳则热。柴胡和解少阳，故主寒热之邪气也。

《本草经百种录》：柴胡，肠胃之药也。观《经》中所言治效，皆主肠胃，以其气味轻清，能于顽土中疏理滞气，故其功如此。天下惟木能疏土，前人皆指为少阳之药，是知其末而未知其本也。

再引录两家发挥性见解如下。

张山雷总结古代各家之对于柴胡的不同理解后说："约而言之，柴胡主治，只有二层。一为邪实，则外寒之在半表半里者，引而出之，使还于表，而寒邪自散；一为正虚，则清气之陷于阴分者，举而升之，使返其宅，而中气自振。此外还有肝络不疏一证，在上为胁肋撑撑，在下为脐腹膜胀，实皆阳气不宣，木失条达所致，于应用药中，加入少许柴胡，以为佐使而作向导，奏效甚捷。此则柴胡之真实功用，以外别无奥义。凡古今各家之论，苟有不合此三层作用者，皆其立说之不无可议者也。"（《本草正义·发明》）

李时珍说："劳有五劳，病在五脏。若劳在胆、肝、心及包络……则柴胡乃手足厥阴少阳必用之药；劳在脾胃有热，或阳气下陷，则柴胡乃引清气退热必用之药；惟劳在肺肾者，不可用尔。"脾胃中焦气虚之热与肝肾下焦阴虚之热不同，"中虚之热，为阳入于阴，以柴胡提出阴分，是使之返归本位，如人坠深渊，挈之登岸是也。若下虚之热，为阴出之阳，亦以柴胡举之上升，是使之脱离根柢，如百谷丽土，拔之石上，可乎"（《本草正义·正讹》）。

编者按： 以上选录的解析经文，《本草经疏》认为经文所述，皆邪热、饮食之结聚证候，柴胡"能除热散结而解表"，"为少阳经表药"也。《本草经解》从"少阳胆为生发之主也，柴胡升达阳气"而立论，以解析柴胡主治之证候。《本草经百种录》则认为柴胡为"肠胃之药也"，但又从"木能疏土"以解析经文所言治疗证候。张山雷总结出柴胡主治的"三层作用"，言简意赅，诚为运用柴胡之要点。李时珍从杂病角度谈论了应用柴胡之要点。总结诸医家之论可知，"柴胡之性，善泄善散"（《本草正》）。泄者，疏理胃肠之滞气；散者，疏散肝胆之病邪。用治内外实证宜大量，用于调气升阳宜小剂。

【经方用药论】 柴胡，《本经》言其"味苦平"，《别录》言其"微寒"，柴胡应为苦平微寒之品。经方中有9方用柴胡。

1. 和解少阳而除寒热 《本经》言柴胡治"寒热邪气"，《别录》言其"主除伤寒"，经方主要用其治伤寒少阳病。少阳病是指邪郁少阳，表现为口苦，咽干，目眩，寒热往来，胸胁苦满，心烦喜呕，默默不欲饮食，舌苔白或微黄，脉弦细或较数等。仲景以柴胡治少阳病邪为主的方剂有6首。

（1）少阳病经证　仲景重用柴胡为君，臣以黄芩清热透邪，疏泄少阳经之郁热，"所谓内热用黄芩，外热用柴胡，为和解要剂"（《药品化义》），再配半夏、生姜和胃，用人参、甘草、大枣扶正，这就是小柴胡汤。由于该方能调理枢机而通上下，故又能治产后郁冒以及阳微结之证。由于厥阴与少阳相表里，疏理少阳即能开通厥阴，故热入血室之证，仲景亦用该方治之。还由于该方具有清解少阳而和胃的作用，故亦可用治"诸黄，腹痛而呕者"。

（2）少阳病腑证　对少阳病邪以"热结在里"为主的腑病证候，仲景以小柴胡汤去扶正之人参、甘草，加枳实、大黄、芍药三药疏通胃肠，即大柴胡汤，使少阳胆腑邪热假道阳明而去之。

（3）少阳病兼阳明燥结证　如此病证，可用小柴胡汤加芒硝泄阳明燥结，即柴胡加芒硝汤。

（4）少阳病兼水饮证　若少阳郁热兼水饮凝聚证候，可用柴胡桂枝干姜汤治之。方用柴胡、黄芩清解少阳郁热，桂枝、干姜温化寒饮，栝楼根、牡蛎行水散结，其中柴胡加牡蛎尤散胁下之结。

（5）少阳病兼痰热扰神证　若少阳病兼痰热扰神出现烦惊谵语者，可用小柴胡汤去甘草，加大黄、茯苓、桂枝、龙骨、牡蛎、铅丹，方名柴胡加龙骨牡蛎汤。此方以小柴胡汤为主和解少阳并除痰清热。

（6）少阳病兼太阳中风证　若少阳病兼太阳病肢节烦疼等，可用柴胡桂枝汤解太阳、少阳之邪。

综上所述，柴胡是治疗少阳病的特效药，一般多与黄芩配伍。另外，柴胡所治之热型，亦不仅限于寒热往来。柯韵伯说："凡伤寒中风，无麻黄、桂枝证，但见喜呕一证，则发热者，便可用柴胡汤，不必具寒热往来而始用也。"由此编者认为，凡是发热患者，既非单纯太阳病表证，又非阳明病里实证，而是邪热、正虚、胃气不和三种证候兼备者，皆可以小柴胡汤为主方，随症加减治之。

2. 疏理气机而调气血 《别录》云柴胡除"胸中邪逆，五脏间游气"。仲景已确知柴胡有宣畅气机，调理气血之功。《药性论》说柴胡"宣畅血气"正源于此。

（1）用于阳郁证　《伤寒论》云："少阴病，四逆，其人或咳，或悸，或小便不利，或腹中痛，或泄利下重者，四逆散主之。"四逆散即以柴胡为主配枳实、芍药、炙甘草，以调理气血之郁滞。后世之柴胡疏肝散、逍遥散等皆源于此方。

（2）用于血瘀证　疟邪缠绵日久可形成疟母。经方治疗疟母的鳖甲煎丸，用鳖甲软坚消积为主，方中用柴胡之目的有二：一可引鳖甲直达胁下；二可宣通气血，协助鳖甲消积除癥。

（3）用于虚劳风气百疾　《金匮要略》曰："虚劳诸不足，风气百疾，薯蓣丸主之。"薯蓣丸在大堆补益气血的药物之中，配用柴胡、桂枝、防风等，有外邪者可外祛邪气，无则内调气血。李东垣创制的补中益气汤，可能受到了此方的启发。

在经方中柴胡用于治疗少阳病重证，用量达半斤，轻证为四两。若用于气滞血瘀或虚损证者，则用量较少，且多入丸散。

升　麻

【基原与药材】　基原为毛茛科植物升麻、兴安升麻和大叶升麻的根状茎。药材有三种。①西升麻：又名川升麻。为植物升麻的干燥根茎。无臭，味微苦。以个大、外皮黑色、无细根、断面白色或淡绿色者为佳。②北升麻：又名窟窿芽根、苦老菜根。为植物兴安升麻的干燥根茎。微臭，味微苦而涩。以肥大、外皮黑褐色、无细根、断面微绿色者佳。③关升麻：为植物大三叶升麻的干燥根茎。气无，味微苦。以个大、整齐、外皮黑色、无细根、断面灰色者为佳。

【用法与用量】　内服：煎汤，3~10g；或入丸、散。外用：研末调敷，煎水含漱或淋洗。

【本草经求索】

《本经》：升麻，一名周麻。味甘、苦，平，无毒。主解百毒，杀百精、老物、殃鬼，辟瘟疫、瘴邪、蛊毒。久服不夭，轻身长年。生山谷。

《别录》：升麻，味苦，微寒，无毒。主解毒入口皆吐出，中恶腹痛，时气毒疠，头痛寒热，风肿诸毒，喉痛口疮。久服轻身长年。生益州。二月、八月采根，日干。

《本草正义》：升麻体质轻清，气味皆薄，禀纯阳之气，故《本经》以为辟恶杀魅之用，而解百毒。温疾，即时邪之瘟疫。障邪，即山岚之障气。毒蛊，亦精魅之类。升麻辟恶，故皆主之。《别录》所载主治各病，皆四时不正之气，即《本经》瘟疫瘴疠之类，此其所以为解百毒之上剂也。

《本草正义·发明》：升麻体质甚轻，空松透彻，气味又淡，轻清上升，盖得天地纯阳之气。《本经》《别录》所主，皆四时不正之厉气。而以为解百毒者，纯阳之气，能辟除疫疠，而轻清之品能疏散外邪也。是以上之则能散巅顶头面之风邪；中之则能通脾胃郁遏之滞气；下之则可升举脾虚下陷之清阳；外之则祛逐皮肤之风寒，解散阳明之经热，皆其轻举升浮之功用。而透泄斑疹，宣发痘疮，又其疏表清胃之真旨。其性质颇与柴胡相近，金元以来，亦恒与柴胡相辅并行。但柴胡宣发寒邪郁窒之少阳，而疏达肝胆之抑遏；升麻宣发肌肉腠理之阳气，而升举脾胃之滞气。其用甚近，而其主不同，最宜注意。故脾胃虚、清气下陷诸证，如久泄久痢、遗浊崩带、肠风淋露、久痔脱肛之类，苟非湿热阻结，即当提举清阳，非升麻不可，而柴胡犹为升麻之辅佐。东垣益气升阳诸方，亦即此旨，并非以升柴并辔而驰也。至于肝肾之虚，阴薄于下，阳浮于上，则不可妄与升举，以贻拔本之祸，亦与柴胡同耳。

编者按：张山雷以上对于升麻治疗上、下、中、外各部病变之论，关于升麻与柴胡功用相近而所主不同之述，以及升麻禁忌之证，确实是对经文的"发明"，如此独立思考之见解，源于临证，又为指导临床之要点。

从《本经》及《别录》记载来看，升麻当为辛、苦而微寒之品，其功效特点有二。首先是解毒，即《本经》说的"解百毒……辟瘟疫"，《别录》说的主"时气毒疠……风肿诸毒，喉痛口疮"。二是透表，即《别录》说主"头痛寒热"，但升麻多适用于表邪郁闭者，正如《本草正义》所说升麻"透表发汗，其力颇大，惟表邪之郁遏者宜之"。此外，"其轻举升浮之功用"，为后世良医之发挥应用。

【经方用药论】 升麻在经方中虽仅有3方用之，却将其功效发挥得淋漓尽致。

1. 治肺热脾寒证 《伤寒论》曰："伤寒六七日，大下后，寸脉沉而迟，手足厥逆，下部脉不至，喉咽不利，唾脓血，泄利不止者，为难治，麻黄升麻汤主之。"本证乃伤寒误下邪陷阳郁，肺热脾寒证，用麻黄升麻汤发越郁阳，清上温下。本方用升麻的目的有三。一是借其解毒之功，治疗肺热郁闭生毒而致之喉咽不利、唾脓血之证；二是借其辛散之力，协助麻黄发越郁阳，使郁闭的肺热得散，即"火郁发之"之意；其三，本证上热下寒，为防止所用之石膏、黄芩等清热药下降进一步损伤脾胃，用升麻引之，使其上升，而解肺热。《本草汇言》说："诸药不能上升者，惟升麻可升之。"

2. 治疫毒阴阳毒 《金匮要略》曰："阳毒之为病，面赤斑斑如锦纹，咽喉痛，唾脓血，五日可治，七日不可治，升麻鳖甲汤主之。"又云："阴毒之为病，面目青，身痛如被杖，咽喉痛，五日可治，七日不可治，升麻鳖甲汤去雄黄、蜀椒主之。"尤在泾说："阳毒非必极热，阴毒非必极寒。"甚是。阴毒与阳毒均是感受疫毒之邪而致。阳毒之病乃感受疫毒之邪较浅者，故以升麻配甘草清热解毒。"辟温疫"主"时气毒疠"，兼以利咽；配当归、鳖甲益阴散瘀；用雄黄、蜀椒解毒而利于速散。阴毒之病为疫毒较深且伤阴尤甚者，故去掉雄黄、蜀椒，防其辛散而再度伤阴。后世治阳毒多配金银花、连翘，可增强其解毒之功；治阴毒则伍玄参、生地，更增养阴之力，其效果更佳，值得参考。

从上述 3 方对升麻的应用，说明仲景已认识到升麻具有良好的发散毒火、清热解毒、消斑、利咽止痛等功用。李东垣创新思路，以升麻与柴胡并用升阳举陷，即补中益气汤也。

葛 根

【基原与药材】 为豆科植物葛的块根。无臭，味甘。以块肥大、质坚实、色白、粉性足、纤维性少者为佳；质松、色黄、无粉性、纤维性多者质次。

【用法与用量】 内服：煎汤，4.5~9g；或捣汁。外用：捣敷。

【本草经求索】

《本经》：葛根，一名鸡齐根。味甘，平，无毒。主消渴，身大热，呕吐，诸痹，起阴气，解诸毒。

《别录》：葛根，无毒。主治伤寒中风头痛，解肌发表出汗，开腠理，疗金疮，止痛，胁风痛。生根汁，大寒，治消渴，伤寒壮热。

《本草经疏》：葛根，解散阳明温病热邪之要药也，故主消渴，身大热，热壅胸膈作呕吐。发散而升，风药之性也，故主诸痹。

《本草汇言》：《神农经》谓起阴气，除消渴，身大热，明属三阳表热无寒之邪，能散之清之之意也。如伤风伤寒，温病热病，寒邪已去，标阳已炽，邪热伏于肌腠之间，非表非里，又非半表半里，口燥烦渴，仍头痛发热者，必用葛根之甘寒，清肌退热可也，否则舍葛根而用辛温（如麻、桂、苏、防之类），不惟疏表过甚，而元气虚，必致多汗亡阳矣。然而葛根之性专在解肌，解肌而热自退，渴自止，汗自收。

《本草正义》：葛根气味俱薄，性本轻清，而当春生长迅速，故最能升发脾胃清阳之气，气又偏凉，则能清热。鲜者多汁，尤能助胃之津液，且离土未久，凉气更足，则专治胃火。《本经》以为消渴主药。《别录》亦称生葛汁大寒，专疗消渴，其旨如是。盖古人之所谓生者，即今之所谓鲜者也。且消渴为病，虽曰胃热炽甚，然其病机不仅在于火旺，而在燥令太过，胃气下行，有降无升，所以饮虽多而渴不解，食虽多而人益羸，多饮多溲，病皆因于降之太速。惟葛根既能胜热，又升清气，助胃输化而举其降气之太过，斯消可减而渴可已，此病情物理之自然感应者。可知《本经》主治精微玄妙，非躁心人所易领悟。若仅认为清火生津，则浅之乎读古人书矣。其治身有大热者，则即伤寒之阳明大热，与《别录》所谓治伤寒壮热同。寿颐窃谓此"伤寒"二字，所当注意，乃《难经》所称伤寒有五之二曰伤寒，必不可与温病热病之热，视同一例。仲景本论葛根为阳明主药，乃表寒初传阳明，遏抑其清阳之气，阳不敷布，则气不疏达，而身热乃益甚，惟以葛之轻清者升发之，则清阳得以疏达，而热乃自解。读仲景书阳明协热自利，葛根芩连之主治，其旨当可恍然，岂谓葛根太寒，能治阳明大热耶？惟能悟到此旨，则初传阳明而太阳未罢者，主以葛根汤，及太阳病项背强几几者，主以桂枝加葛根汤，皆可一以贯之矣。《别录》谓葛根疗伤寒中风头痛，解肌发表出汗，开腠理，皆以此轻扬升清之药，宣通遏抑之清阳，则肌表解，腠理开，得微汗而身热自已，头痛脊蹎。又能治痹者，则葛之蔓延甚长，而根又入土甚深，柔韧有余，故能直走经络，以通痹着之气血。解诸毒者，则根在土中，秉中土冲和之性，百毒得土则化，是其义也。起阴气，寿颐窃疑"阴"字为"阳"字之讹，盖葛之升举诸阳，人尽知之。若曰起阴，则自古及今，从未有作阴药用者。《别录》葛根止胁风痛，则即蔓延深远，宣通脉络之义，与肝络不疏及肝气横逆之胁痛，又各不同。

编者按：葛根之性味，《本经》曰"甘，平"；《别录》曰"生根汁，大寒"。可知其鲜者寒，而干者必亦偏凉。味甘，故入脾胃经。经文所述葛根主治，以伤寒热病为主，亦治杂病。所治外邪之病机，《本草经疏》说葛根为"解散阳明温病热邪之要药"；《本草汇言》说其主治范围，为在表之"寒邪已去，标阳已炽，邪热伏于肌腠之间"证候；《本草正义》学本仲景书，悟到其主治乃外邪"初传阳明而太阳未罢者"。编者认定，三家解说，以张山雷《本草正义》最切仲景方本义，且说得最明白。葛根治外邪热邪之功用特点，即"最能升发脾胃清阳之气，气又偏凉，则能清热"。其清热之功，又有两解。外感之热，"葛根之性专在解肌，解肌而热自退"；内生之热，葛根既能胜热，又升清气，助胃输化"而治消渴也"。《本草正义》解析经文，有具体而发挥性见解。认真潜心学习，才有收获。

【经方用药论】 葛根在经方中有6首方剂用及。主要取其升津舒筋，解肌退热之力，并据其性升的特点而治疗下利，分述于下。

1. 主太阳病兼项背强几几 经方用葛根治疗太阳病的方剂有2首。一是桂枝加葛根汤，《伤寒论》曰："太阳病，项背强几几，反汗出恶风者，桂枝加葛根汤主之。"一是葛根汤，《伤寒论》曰："太阳病，项背强几几，无汗，恶风者，葛根汤主之。"此外，《金匮要略》曰"太阳病……欲作刚痉，葛根汤主之"。项背强急是由于风寒之邪伤及太阳经络而津液敷布不利的表现。《本经》说葛根主"诸痹，起阴气"，说明葛根能开痹而输布津液。现代医学证明，葛根能扩血管，尤其能扩张心脑血管，所以对外感病以及其他各种病引起的项背强急、肌肉拘挛、肢体麻木等症，均可用之，确有实效。

2. 治表证兼下利者 经方用葛根治疗下利有两种情况。一是肠热下利，即葛根黄芩黄连汤证。一是风寒表邪影响阳明引起的下利，仲景称为太阳与阳明合病，即"太阳与阳明合病，必自下利，葛根汤主之"。前者为肠热下利为主兼有表邪，后者为风寒表证为主兼下利，可见葛根适宜于表证兼下利者。其实，葛根还用于虚性下利，正如李东垣所说："葛根，其气轻浮，能鼓舞胃气上行……治脾胃虚弱泄泻圣药也。"这是对仲景用葛根治疗下利的发展。

《本草正义》对《伤寒论》葛根汤与葛根芩连汤之用葛根解析得很好，引录如下："葛根，气味皆薄，最能升发脾胃清阳之气，《伤寒论》以为阳明主药，正惟表寒过郁于外，胃家阳气不能散布，故以此轻扬升举之药，捷动清阳，捍御外寒，斯表邪解而胃阳舒展，所以葛根汤中仍有麻黄，明为阳明表寒之主药，非阳明里热之专司，若已内传而为阳明热证，则仲景自有白虎诸法，非葛根汤之所宜用。其葛根黄芩黄连汤方，则主阳明协热下利，貌视之，颇似专为里有实热而设，故任用芩、连之苦寒，则葛根似亦为清里之品；抑知本条为太阳病桂枝证医反下之之变，邪热因误下而入里，里虽宜清，而利遂不止，即以脾胃清阳下陷之候，葛根只以升举陷下之气，并非为清里而设，此皆仲师选用葛根之真旨。"

3. 亦治风热表证 《金匮要略》曰："产后中风发热，面正赤，喘而头痛，竹叶汤主之。"该方重用葛根协竹叶疏散在表之风热，这可以说是开温病证治之先河。所以，《本草经疏》说："葛根为解散阳明温病热邪之要药。"

上述之外，《金匮要略》曰"奔豚，气上冲胸，腹痛，往来寒热，奔豚汤主之"。此肝郁化热引起的奔豚气证候。奔豚汤用李根白皮为主，配合葛根、黄芩以加强其清热平肝的作用。

菊　花

【基原与药材】 基原为菊科植物菊的头状花序。药材为干燥头状花序，外层为数层舌状花，呈扁平花瓣状，中心由多数管状花聚合而成，基部有总苞，系由3~4层苞片组成。气清香，味淡微苦。以花朵完整、颜色鲜艳、气清香、无杂质者为佳。

【用法与用量】 内服：煎汤，5~10g；泡茶或入丸、散。

【本草经求索】

《本经》：菊花，一名节华。味苦，平，无毒。主诸风头眩，肿痛，目欲脱，泪出，皮肤死肌，恶风，湿痹。久服利血气，轻身，耐老，延年。生川泽及田野。

《别录》：菊花，味甘，无毒。主治腰痛去来陶陶，除胸中烦热，安肠胃，利五脉，调四肢。一名日精，一名女节，一名女华，一名女茎，一名更生，一名周盈，一名傅延年，一名阴成。生雍州及田野。正月采根，三月采叶，五月采茎，九月采花，十一月采实，皆阴干。

《本草正义》：菊花秋深而始着花，不畏霜露，秉秋金肃降之气，故凡花皆主宣扬疏泄，独菊则摄纳下降，能平肝火，息内风，抑木气之横逆。《本经》主风头眩者，以阴虚阳浮，气火升腾，肝风上扰之眩晕言之，非外来风邪能令人眩也。肿痛，连上"风头眩"三字读。肝火直上顶巅而为眩、为肿、为痛，阳焰直升，其势最暴。凡是头风作痛，无非内火内风震撼不息，而菊花能治之，非肃降静镇，迥异寻常者，殆难有此力量。目如欲脱，乃肝阳内风之尤甚者。世谓有头风痛甚，至于丧明，其甚者且有目珠突出，形如雀卵，泪出亦阴虚于下，肝火上扬，真阴无摄纳之权，而风阳以疏泄为用，则迎风而泪下，此皆肝肾阴亏而浮阳上冗为虐，惟菊花之清苦泄降，能收摄虚阳而纳归于下，故为目科要药。又治皮肤死肌，恶风湿痹者，则血热而络脉不洁，渐以积秽成腐。菊花苦辛宣络，能理血中热毒，则污浊去而痹着之死肌可愈。石顽谓清利血脉，而痹着湿邪，得以开泄，持论甚正。惟此是冲和纯粹之品，以清经隧积瘀之浊血，断非旦夕可以速效，弗以王道无近功而遽疑《经》言之不可信也。《别录》谓治腰痛去来陶陶，盖言其悠久不已之状……是亦肾阴不足，而湿邪痹着为患，故其痛续续不息。菊花滋肾阴而清湿热，是以主之。又治胸中烦热而安肠胃，固无一非清肃泄热之功用也。

编者按：《本草正义》总结菊花之功效特点说"凡花皆主宣扬疏泄，独菊则摄纳下降，能平肝火，息内风，抑木气之横逆"上扰。以此要点解析经文所述菊花之主治证候。《本草经疏》解析经文，首先指出"菊花专制风木，故为去风之要药。"这与《本草正义》之见解类同。

菊花性味，《本经》曰"苦，平"，《别录》曰"甘"。从其功效主治，应为甘苦而偏凉之品。由于菊花的产地不同，其商品的性状互有差异，药材名称有白菊、滁菊、贡菊（皆主产安徽各县）及杭菊（杭白菊与杭黄菊，均产浙江）。还有一种野菊花，其味尤苦，善解毒，为疡科药。

【经方用药论】 经方中仅侯氏黑散一方用及菊花。《金匮要略》侯氏黑散主治"大风四肢烦重，心中恶寒不足者"。此为肝旺脾虚、湿痰素盛、外风引动内风之中风证。侯氏黑散重用菊花为君，既配当归、川芎、黄芩、牡蛎等清肝养肝以息内风；又配防风、桂枝等辛开疏泄以散外风。

现代药理证明，菊花确能治疗高血压病，改善头晕目眩等症。这与《本经》所言菊花"主诸风头眩"相吻。

香豉（淡豆豉）

【基原与药材】 为豆科植物大豆的种子经蒸罨加工而成。干燥品呈椭圆形，略扁。外皮黑色，微有纵横不整的皱折，上有黄灰色膜状物。外皮多松泡，有的已脱落，露出棕色种仁。质脆，易破碎，断面色较浅。有霉臭，味甘，以色黑，附有膜状物者为佳。

【用法与用量】 内服：煎汤，5~10g；或入丸剂。外用：捣敷或炒焦研末调敷。

【本草经求索】

《别录》：豉，味苦，寒，无毒。主治伤寒、头痛、寒热、瘴气、恶毒、烦躁、满闷、虚劳、喘吸、两脚疼冷，又杀六畜胎子诸毒。

编者按： 本品《本经》未载，《别录》称豉，《伤寒论》称香豉，《本草汇言》称淡豆豉，一直沿用至今。

《本草经疏》：豉，惟江右淡者治病。《经》云，味苦寒无毒，然详其用，气应微温。盖黑豆性本寒，得蒸晒之气必温，非苦温则不能发汗，开腠理，治伤寒头痛、寒热及瘴气恶毒也。苦以涌吐，故能治烦躁满闷，以热郁胸中，非宣剂无以除之。如伤寒短气烦躁，胸中懊恼，饥不欲食，虚烦不得眠者，用栀子豉汤吐之是也。又能下气调中辟寒，故主虚劳、喘吸、两脚冷疼。

编者按：《别录》云豉为苦寒之品，但其性升散。

《本草求真》：淡豆豉本于黑豆蒸窨（注：音 yìn，以酒或他物藏地下室叫窨）而成，按其味苦气寒，似属苦寒下行之味，而无升引上行之力也。然经火蒸窨，味虽苦而气则馨，气虽寒而质则浮，能升能散。

《本草汇言》：此药乃宣郁之上剂也，凡病一切有形无形，壅胀满闷，停结不化，不能发越致疾者，无不宜之。

编者按： 香豉是以黑大豆为原料，以辛凉药（桑叶、青蒿），或芳香（佩兰、藿香）辛温发散药（苏叶、麻黄、白芷……）为辅料，或酒渍等，经蒸罨、发酵、晒干而成。经如上加工后，性本寒之黑豆，则气香而"能升能散"，具有宣郁之功用。

【经方用药论】 经方中有 6 方用及香豉，皆取其宣散之性而除郁滞之邪。

1. 治疗伤寒余热留扰胸膈证 《伤寒论》云："发汗、吐、下后，虚烦不得眠。若剧者，必反复颠倒，心中懊恼，栀子豉汤主之。若少气者，栀子甘草豉汤主之；若呕者，栀子生姜豉汤主之。"经汗吐下后，大邪已去，但却遗留虚烦不得眠，反复颠倒，心中懊恼，这是无形之邪热留扰胸膈而致。栀子豉汤取香豉宣透，配伍泄热的栀子，可奏清宣膈热而除烦的作用。

2. 治疗劳复证 《伤寒论》治疗劳复的方剂枳实栀子豉汤，是由栀子豉汤加枳实并加重香豉用量所组成。这是因为劳复热自内生，郁而不发，阻滞了气机引起的心下痞塞。故加枳实以宽中下气，重用豆豉以宣郁热。

3. 治疗黄疸证 《金匮要略》治疗酒疸"心中懊恼或热痛"者，用栀子大黄汤治疗。本证之心中懊恼或热痛乃湿热蕴于中焦，上蒸于心而致。栀子大黄汤实际是枳实栀子豉汤加重枳实用量，再加大黄而成。方用栀子豉汤重用香豉质轻而升，大黄、枳实味浊而降，相互配合有利于湿热的上下分消。上述可知，豆豉对无形之热邪或湿热之邪郁滞扰心而致之烦躁证，具有良好的效果。

4. 治疗胸脘宿食停痰证 被历代医家视为涌吐剂之代表方瓜蒂散，其中就有香豉。瓜蒂具有强烈的催吐作用，与赤小豆相配，酸苦涌泄，再加香豉轻清宣泄，更能加强其催吐作用。对于胸中胃脘停痰宿食之邪，可一吐为快。

第二章　清热药与方通释

本章 19 味清热药之功效各有特点：有善清气分之热者，如石膏、竹叶；有善清血分之热者，如牡丹皮、生地黄；有清热兼润燥生津者，如知母、天花粉；有既能清热又能燥湿者，如黄连、黄芩、黄柏及苦参；有善清虚热、虚火者，如白薇、黄柏；有善于清透（既清又散）者，如石膏、连翘。还有专治之药，如寒水石善于清热降火，栀子善于清热治黄疸，白头翁、秦皮善于清热治痢疾，败酱草善清热治痈，射干善治咽喉痛等。另外，对幼儿与惧怕中药难闻气味者，石膏、竹叶甘寒清淡无味，为理想之药。

石　膏

【基原与药材】 为硫酸盐类矿物石膏的矿石。药材为长块状或不规则形纤维状的结晶集合体，大小不一。全体白色至灰白色。大块者上下两面平坦，无光泽及纹理。体重质松，易分成小块，纵断面有纤维状纹理，有绢丝样光泽。无臭，味淡。以块大、色白、质松、纤维状、无杂石者为佳。烧之，火焰为淡红黄色，能熔成白色磁状的碱性小球。烧至 120℃时失去部分结晶水即成白色粉末状或块状的煅石膏。

【用法与用量】 内服：煎汤，10~30g（大剂可用 180~240g）；或入丸、散。外用：煅研撒或调敷。

石膏在经方中的用量，汤剂最多者一斤，最小者六铢，现代一般用 10~30g，热盛者可用 60~180g。多入煎剂，亦可入丸散。历代不乏善用生石膏者，张锡纯是其中一位，详见第 3 册。

【本草经求索】

《本经》：石膏，味辛，微寒，无毒。主中风寒热，心下逆气，惊喘，口干，舌焦，不能息，腹中坚痛，除邪鬼，产乳，金创。生山谷。

《别录》：石膏，味甘，大寒，无毒。主除时气，头痛，身热，三焦大热，皮肤热，肠胃中膈热，解肌发汗，止消渴，烦逆，腹胀，暴气喘息，咽热，亦可作浴汤。一名细石，细理白泽者良，黄者令人淋。生齐山及齐卢山、鲁蒙山，采无时。

《本草经疏》：石膏，辛能解肌，甘能缓热，大寒而兼辛甘，则能除大热，故《本经》主中风寒热，热则生风故也。邪火上冲，则心下有逆气及惊喘；阳明之邪热甚，则口干舌焦不能息；邪热结于腹中，则腹中坚痛；邪热不散，则神昏谵语，同乎邪鬼；肌解热散汗出，则诸证自退矣。惟产乳、金疮，非其用也。《别录》：除时气头痛身热，三焦大热，皮肤热，肠胃中膈热，解肌发汗，止消渴烦逆，腹胀暴气，喘息咽热者，以诸病皆由足阳明胃经邪热炽盛所致。惟喘息咽热，略兼手太阴病。此药能散阳明之邪热，降手太阴之痰热，故悉主之也。

编者按：《本草经疏》对《本经》主治提出质疑，认为"惟产乳、金疮，非其用也"，不准确。经方治产后病之竹皮大丸方就用了石膏。张锡纯说："《神农本草经》谓其微寒，则性非大寒可知。且谓其宜于产乳，其性尤纯良可知……《本经》谓石膏治金疮，是外用以止其血也。愚尝用煅石膏细末，敷金疮出血者甚效。"

《本经》云石膏"味辛，微寒"，《别录》曰"味甘，大寒"。细察石膏味淡无臭。言其辛者，谓其能解肌热之功；言其大寒，谓疗大热之证，非此莫属；言其微寒者，谓清大热非重用本品不可。

【经方用药论】经方中使用石膏者共计15方，大略皆取其辛以散邪、寒以清热之功。分析如下。

1. **清阳明（气分）邪热** 《别录》说石膏能清"身热，三焦大热，皮肤热，肠胃中膈热"，盖诸热皆由于伤寒、温病发展至邪热炽盛在气分证候。也就是说，邪热既可由太阳病入里化热而成，也可因直接感受温热之邪而成。经方以石膏配知母、甘草、粳米，即古今医家推崇备至的白虎汤。若热盛气阴两伤者加人参，即白虎加人参汤。该方亦主治中暍或肺胃热盛消渴者。若"伤寒解后，虚羸少气，气逆欲吐"，以白虎加人参汤方去知母，加竹叶、麦门冬、半夏，即竹叶石膏汤，主治热病后期，余热未清，津气两伤证。

2. **清里透表** 《本经》云石膏"主中风寒热"，《别录》谓其能"解肌发汗"。可知石膏辛寒之性既能清又能散，可用于治疗风寒表证而兼见里热烦渴之证候，但应与解表散寒之药相配伍为宜，如大青龙汤、桂枝二越婢一汤、文蛤汤及白虎加桂枝汤等。

3. **清宣肺热** 《本经》曰石膏治"惊喘"，《别录》云除"暴气喘息"。皆因邪热壅肺所致。经方对肺热壅盛而见咳喘者，以石膏配麻黄、杏仁、甘草，即麻杏甘石汤。该方具有良好的清宣肺热之功，至今仍为治疗肺热咳喘的首选方药。

4. **清饮结化热** 石膏还是经方治疗痰饮水气与热相结的要药，如《金匮要略》云："膈间支饮，其人喘满，心下痞坚，面色黧黑，其脉沉紧，得之数十日，医吐下之不愈，木防己汤主之。"该方以防己、桂枝通阳利水，人参扶正补虚，石膏消除饮结之处所化生之郁热。尤在泾解析方义十分在理，他说："木防己、桂枝一苦一辛，并能行水气而散结气；而痞坚之处，必有伏阳，吐下之余，定无完气，书不尽言，而意可会也，故又以石膏治热，人参益虚，于法可谓密矣。"

5. 清热息风 《金匮要略》风引汤主"除热瘫痫"。风引汤用药较多，其中用石膏配大黄、滑石清泻胃热以治本。现代药理研究证明，石膏既能解热，又能镇静，为治疗热极生风之要药。

6. 亦清虚热 《本经》曰石膏"主……产乳"。《说文·乙部》："乳，人及鸟生子曰乳。"《广雅·释诂》："乳，生也。"妇人产中失血伤气，气阴不足，虚热扰心则心中烦乱；中气不足，胃失和降则呕逆。仲景对"妇人乳，中虚，烦乱呕逆"者，治用竹皮大丸。该方甘草七分与桂枝一分合用，重甘微辛，枣肉和丸，着意补中之虚，以少量石膏、竹茹、白薇甘寒清热，止呕除烦。由此方可知，用石膏不可拘于"胎前宜凉，产后宜温"之说。

综上所述可知，石膏主要具有清透邪热之功。由于配伍不同，可用于治疗外感热病气分证、肺热壅盛证，亦可用于治疗内科杂病及妇人产后热证。

需要强调的是石膏用于实热证，若兼虚者应加人参，一般应配甘草、粳米之类以顾护中气。石膏入汤剂应打碎先煎，内服只用生石膏，外用可用煅石膏。

寒水石

【基原与药材】 为硫酸盐类矿物芒硝的晶体。《本经》所载之寒水石，据考证应为芒硝的天然晶体，唐以后所用之寒水石有红石膏及方解石二种。前者多用于北方，后者多用于南方。红石膏药材见"石膏"。方解石药材多呈不规则的块状结晶，常呈斜方柱状，有棱角，无色或黄白色，透明至不透明，表面平滑有玻璃样光泽。质坚硬，易砸碎，碎块为方形或长方形。气微，味淡，以色白、透明、易碎者为佳。

【用法与用量】 内服：煎汤，9~15g；或入丸、散。外用：研末调敷。

【本草经求索】

《本经》：凝水石，一名白水石。味辛，寒，无毒。主身热，腹中积聚邪气，皮中如火烧，烦满。水饮之，久服不饥。生山谷。

《别录》：凝水石，味甘，大寒，无毒。主除时气热盛，五脏伏热，胃中热，烦满，止渴，水肿，少腹痹。一名寒水石，一名凌水石。色如云母，可折者良，盐之精也。生常山山谷，又中水县及邯郸。

《本草经疏》：凝水石，《本经》味辛气寒，《别录》加甘，大寒无毒。经曰：小热之气，凉以和之；大热之气，寒以取之。又曰：热淫于内，治以咸寒。大寒微咸之性，故主身热邪气，皮中如火烧，烦满，及时气热盛，五脏伏热，胃中热也。易饥作渴，亦胃中伏火也。甘寒除阳明之邪热，故能止渴。不饥水肿者，湿热也。小便多不利，以致水气上溢于腹，而成腹痹。辛咸走散之性，故能除热利窍消肿也。疗腹中积聚者，亦取其辛散咸软之功耳。

《本草纲目》：凝水石，其气大寒，其味辛咸，入肾走血，除热之功，同于诸盐。

《本经逢原》：寒水石，治心肾积热之上药，《本经》治腹中积聚，咸能软坚也；身热皮中如火烧，咸能降火也。《金匮》风引汤、《局方》紫雪，皆用以治有余之邪热也。如无真者，戎盐、玄精石皆可代用，总取咸寒降泄之用耳。

编者按： 上述三家注解，可帮助理解并掌握寒水石（凝水石）之功效特点。《本草纲目》对寒水石有考证与研究，说"古方所用寒水石，是凝水石。唐、宋以来诸方所用寒水石，即今之石膏也"。当今医者，一般都熟悉石膏，却不了解寒水石，故罕见用之者。

【经方用药论】 经方中仅风引汤一方用寒水石，取其协助石膏清胃热以除生风之源，兼能重镇息风。

知 母

【基原与药材】 为百合科植物知母的根茎。①毛知母：气微、味微甘而略苦，带黏性。以肥大、质硬、表面被金黄色绒毛、断面黄白色者为佳。②光知母：又名知母肉。气味同毛知母。以肥大、滋润、质硬、色黄白，嚼之发黏者为佳。

【用法与用量】 内服：煎汤，6~15g；或入丸、散。

【本草经求索】

《本经》：知母，一名蚔母，一名连母，一名野蓼，一名地参，一名水参，一名水浚，一名货母，一名蝭母。味苦，寒，无毒。治消渴，热中，除邪气，肢体浮肿，下水，补不足，益气。生川谷。

《别录》：知母，无毒。主治伤寒久疟烦热，胁下邪气，膈中恶，及风汗内疸。多服令人泄。一名女雷，一名女理，一名儿草，一名鹿列，一名韭逢，一名儿踵草，一名东根，一名水须，一名沈燔，一名薅。生河内。二月、八月采根，暴干。

《本草经疏》：知母禀天地至阴之气，故味苦气寒而无毒。《药性论》：兼平，《日华子》：兼甘，皆应有之。入手太阴、足少阴经。苦寒能除烦热，至阴能入骨，故主消渴热中，除邪气。脾肾俱虚则湿热客之，而成肢体浮肿，肺为水之上源，肾属水，清热滋肺金，益水脏，则水自下矣。补不足者，清热以滋金水之阴，故补不足。热散阴生，故益气。苦寒至阴之性，烦热得之即解，故疗伤寒，久疟烦热，及胁下邪气。凡言邪者，皆热也。膈中恶，即邪恶之气中于膈中也。风汗者，热则生风，而汗自出也。内疸者，即女劳色疸也。热火既散，阴气即生，故主上来（注：疑"来"为"述"字）诸证也。多服令人泄者，阴寒之物，其味复苦，则必伤脾胃生发之气，故作泄也。

《本草正义》：知母苦寒，皆主实火有余之病。《本经》主消渴、热中，性寒而质润也。除邪气者，即指燥热之邪气。《本草经》文"邪气"二字颇多，而所赅者亦甚广。凡寒热风湿诸邪，内干脏腑，外侵肢体者，皆是。盖六淫之病，本非正气之所固有，则统而称之曰邪气，原无不可。然读者必须看得活泼，分得寒热，方能辨别虚实，而无差忒。其主肢体浮肿者，以肺热郁室，气不下降，而水道不通，溢于肌表者言之。知母清热而苦寒泄降，则水道通而肿自消，非脾阳不振，肾水泛溢之肿病，故急以"下水"二字申明之，宜联作一气读。然浮肿之病，实热证殊不多见，慎勿误读古书，不知区别，以铸大错。补不足、益气者，则邪热既除，即是补益之意。张石顽谓相火有余，灼烁精气以此清之，邪热去而正气自复，说得最是清澈。而张隐庵竟谓补肾水之不足，益肺气之内虚。叶天士且谓苦寒益五脏阴气，是直以阴寒为补养之上品。试问恃霜雪为雨露，松柏或可忍，而蒲柳将奈何？《别录》疗伤寒，则时病中之热病也。主久疟者，疟病久缠，阴津必耗。且疟之寒热，汗出必多，故必以知母滋润苦寒，驱其燔灼津液之邪。而热少寒多、无汗不渴者，非其治也。其主烦热者，苦以清心，寒能胜火，斯热邪退而烦自除。胁下乃肝胆循行之络，水火不疏，是为邪气。膈中乃心肺安宅之乡，邪热郁蒸，是为恶气。知母静肃，清肺泄肝，而除膈热，固其长也。风汗者，风热袭于肌表，而自汗灼热，本是白虎汤主治。内疸，盖即胃热之黄疸。缪仲淳以"内"字作"接内"解，谓即女劳之色疸，未免故作奇异。究竟相火炽盛者，或可暂投。若其人阴阳两伤，岂非鸩毒？要之实热成疸，则知母苦寒胜热，是其专职，故结之以"多服令人泄"五字，可知寒凉滑润，无不戕贼脾胃，而伐生机。世有治丹溪之学者，宜书此五字。以作座右之铭。

编者按： 以上两家注解，《本草经疏》难免有顺文解义之词，《本草正义》则多发人深省，启人心扉。例如，《本草正义》首先总结知母主治，皆"实火有余之病"，而性味特点，为"性寒而质润也"。对《本经》所曰"邪气"二字的解说，切中本义，令人思路洞开，心明眼亮！

【经方用药论】 经方中有7方用及知母，主要取其清热润燥及安神之功。

1. 清胃热并润燥 经方中用知母治疗阳明热证的方剂共有三首。①白虎汤：该方知母佐石膏以加强石膏清热之功，这就是《本经》说知母主"热中"的具体应用。再者，知母苦寒而润，陶弘景说知母"形似菖蒲而柔润"，《本经》也明确提出知母主"消渴"，这些记载都充分说明知母苦寒而润，具有生津润燥之功。因此，白虎汤中使用知母，不仅是为了增强石膏清热的作用，而且寓有润燥生津，防止热邪伤津之意。②白虎加人参汤：即上方白虎汤加人参而成，适用于阳明热证而兼气阴两伤者。③白虎加桂枝汤：适用于温疟而兼见骨节疼烦之证。

2. 清肺热而养肺阴 经方对于《本经》诸药之功能主治，既有继承，也有发展。如经方不仅将知母用治"热中"之证，还用于治疗肺热之证，例如麻黄升麻汤。该方证是肺热闭郁，兼脾虚下利证候，方中以麻黄、升麻发越肺中郁热及解毒，并用知母协助当归、黄芩、石膏等，清肺热而养肺阴。

3. 清虚热以止烦 经方不仅用于实证高热，亦用于虚证烦热。经方中用知母治疗虚烦的方剂有2首，即酸枣仁汤与百合知母汤。现代实验证实，知母确有解热作用，并能镇静安神，抑制大脑皮层的过度兴奋。

4. 治火阻止痹痛 《金匮要略》云："诸肢节疼痛，身体尪羸，脚肿如脱，头眩短气，温温欲吐，桂枝芍药知母汤主之。"该方以知母为方名者，陶弘景谓其"甚疗热结"也。本证乃风寒湿痹日久，邪有化热之趋势，形成了风寒湿热痹阻关节的证候，主症特点是关节肿大畸形而身体瘦弱。《本草经疏》说："凡肿在一处，他处反消瘦者，多是邪气勾留，水火相阻之候。"正是指此而言。该方既用附子、桂枝、防风、白术等温阳散寒化湿药，又以知母、芍药清热养阴，通其火阻。因此，《本草经疏》指出本方的配伍要点是"桂、术治水之阻，知母治火之阻"，一言破的。由于《本经》曾明确指出知母"治肢体浮肿，下水"，故陈修园说："《金匮》有桂枝芍药知母汤，治肢节疼痛，身体尪羸，脚肿如脱，可知长沙诸方，皆从《本经》来也。"现代实验研究发现，知母与桂枝相配可加强对风湿性关节炎的镇痛作用，与白芍相配，可治疗由于神经肌肉兴奋性增高引起的肌肉抽搐疼痛之症。这有助于破解桂枝芍药知母汤方名之深意。

栝楼根（天花粉）

【基原与药材】 为葫芦科植物栝楼的根。气微，味微苦。以色洁白、粉性足、质细嫩、体肥满者为佳；色棕、纤维多者为次。

【用法与用量】 内服：煎汤，10~15g；或入丸、散。外用：研末撒或调敷。

【本草经求索】

《本经》：栝楼根，一名地楼。味苦，寒，无毒。主消渴，身热，烦满，大热，补虚，安中，续绝伤。生川谷及山阴地。

《别录》：栝楼根，无毒。主除肠胃中痼热，八疸，身面黄，唇干口燥，短气，通月水，止小便利，一名果蠃，一名天瓜，一名泽姑。

《本草正义》：仲景方楼根、蒌实，分别主治，而《本经》只有栝楼根一条，知上古治疗，尤以根为之主也。《本经》气味虽曰苦寒，然仅微苦而已，故濒湖谓微苦降火，苦不伤胃。《本经》主治以"消渴"二字为之总纲，正与仲景凡渴者必加楼根同意，此中古药物学一以贯之真传。成聊摄（注：为人名。《本草发挥》成聊摄云津液不足而为渴，苦以坚之。栝楼根之苦，以生津液）谓：津液不足，则为渴。楼根味苦微寒，润枯燥而通行津液。濒湖谓：味甘微苦酸，其茎叶味酸，酸能生津，感召之理。其治身热烦满大热者，燥热耗津，气机枯涩，则烦而中满，非痰湿实结之胸满，此与蒌实之专治胸痹结痛者不同。彼以子之滑痰涤垢，则能通泄痰浊之窒塞，而楼根但以清热润燥为功，则痰湿之实满，必非其治。此有几微疑似之别，读者不可以不辨。所谓补虚安中者，亦以热则耗伤阴液，即中气虚而不安，清其热，益其阴，斯虚可补而中可安，亦非泛言一切之虚弱也。其能续绝伤者，茎叶蔓生，柔而且韧，则通行络脉而续绝伤。又以情性言之，不仅在物质之治疗矣。《别录》除肠胃痼热，亦以燥热而言。治疸及身面黄，则惟津液已耗者为宜，而湿滞之未化者，尚非其治。唇干口燥，固即消渴。短气者，亦以热伤中气而言，非痰湿窒塞之短气。其能止小便利者，溺愈利则津液愈耗，此能益阴生津，则津液回而溲不复多，盖与下消证之饮一溲二者相类。其能通月水者，亦为热炽灼烁，血瘀不利而言，清以润之，斯阴得滋养，而冲任自调矣。

《本草纲目·草部·第十八卷》：栝楼根，味甘微苦酸，其茎叶味酸。酸能生津，感召之理，故能止渴润枯。微苦降火，甘不伤胃。昔人只言其苦寒，似未深察。

编者按：细校《本草正义》对《本草纲目》引文，与《本草纲目》原著，其文字略有差异。《本草正义》引文："濒湖谓微苦降火，苦不伤胃……濒湖谓味甘微苦酸……"《本草纲目》原文："栝楼根（附文于瓜蒌之后），味甘微苦酸……微苦降火，甘不伤胃。"细细品味"引文"与"原文"之前后文义，则《本草正义》说"苦不伤胃"与《本草纲目》说"甘不伤胃"，均准确无误。古代名家做学问，著书立说，字斟句酌，文理严谨。足供我辈学习。

《本经》是中药学的源头，是古人临床实践升华为理论之结晶。但是，这部经典并非完美无瑕，有不完善的内容在所难免。后世医家精益求精者，对其内容有所修订，使之更加完善，功莫大焉！如濒湖认为，《本经》曰"味苦"不准确，改为"味甘微苦"。张山雷根据临床经验赞同之，亦说"仅微苦而已"。如此后贤完善先圣内容，前后诸药间皆有之，读者细心学习比较，自然明了。

【经方用药论】 经方中有8方用及栝楼根，还有2方于方后注加减用之，共计10方。分析如下。

1.**开胸涤痰治胸痹病** 治疗胸痹有3方用栝楼，即栝楼薤白白酒汤、栝楼薤白半夏汤及枳实薤白桂枝汤。《金匮要略》云"胸痹之病，喘息咳唾，胸背痛，短气，寸口脉沉而迟，关上小紧数，栝楼薤白白酒汤主之""胸痹不得卧，心痛彻背者，栝楼薤白半夏汤主之""胸痹，心中痞，留气结在胸，胸满，胁下逆抢心，枳实薤白桂枝汤主之"。这3首治疗胸痹的方剂都使用了栝楼根，而且前两首还是以栝楼根为君，说明栝楼根是仲景治疗胸痹的主要药物之一。栝楼薤白白酒汤是仲景治疗胸痹的基础方剂。其用栝楼根开胸涤痰，薤白疏滞散结，这是仲景治疗胸痹的基本配伍结构；以白酒与二味同煮更是本方特点，取其气轻扬善行，以通阳散痹也。栝楼根虽为涤痰开胸通痹之品，但其性较柔缓，若胸痹病由胸背痛发展为心痛彻背，由喘息咳唾进一步加重而不得卧，这是由于过多的痰涎壅塞胸中所致，故上方再加半夏，以增强其辛滑涤痰逐饮之功，这就是栝楼薤白半夏汤。若胸痹气机阻滞较甚，出现"心中痞，留气结在胸，胸满，胁下逆抢心"，仲景则改用枳实薤白桂枝汤治疗，本方仍用栝楼根、薤白宽胸散结，通阳豁痰；配枳实消痞除满，厚朴宽胸下气；其用桂枝，一可助薤白温通心阳，一可降逆气。

2. 润燥止渴　①《金匮要略》云："百合病，渴不瘥者，栝楼牡蛎散主之。"此属虚热上扰灼津口渴，方用栝楼根清热生津止渴，配牡蛎益阴潜阳，以降虚火。②《金匮要略》云："小便不利者，有水气，其人若渴，栝楼瞿麦丸主之。"尤在泾说此证是"水寒偏结于下，而燥火独聚于上"。故方以栝楼根配山药清热生津，以去上浮之燥火，下之寒水，用附子配瞿麦、茯苓温利之。③《伤寒论》云："伤寒五六日，已发汗而复下之，胸胁满微结，小便不利，渴而不呕，但头汗出，往来寒热，心烦者，此为未解也，柴胡桂枝干姜汤主之。"此证乃由胆火郁滞，枢机不利，三焦决渎失司，致水饮留于胁下，上焦燥热而渴，下焦小便不通。该方用栝楼根清润上焦之燥热而止渴。此病之本在相火郁结，枢机不利，故用柴胡、黄芩清泻胆火而利枢机；"病痰饮者，当以温药和之"，故用干姜、桂枝温中化饮；饮结胁下，故以牡蛎之咸，软坚散结，破胁下之水结。④小柴胡汤方后加减曰："若渴，去半夏，加人参，合前成四两半，栝楼根四两。"⑤小青龙汤方后加减曰："若渴，去半夏，加栝楼根三两。"邹澍说："观小青龙汤、小柴胡汤、柴胡桂枝干姜汤中用之，皆不过以渴不得用半夏……乃处处代以栝楼根……寒且湿之动，为呕为哕；热且燥之动，为烦为渴……是故呕哕者，用半夏以止逆……烦渴者，用栝楼根以滋液。"邹氏之论，使我们明晰了半夏与栝楼根不可同用之道理。

3. 滋液养筋　《金匮要略》曰："太阳病，其证备，身体强几几，脉反沉迟，此为痉，栝楼桂枝汤主之。"该方用栝楼根清热生津，滋养筋脉，桂枝汤调和荣卫，以解太阳之邪，表解热清津复，筋脉得滋，痉强自柔。

4. 反佐利水药　《伤寒论》曰："大病瘥后，从腰以下有水气者，牡蛎泽泻散主之。"该方在破结逐水的药物中，加一味栝楼根，是取其生津之功以为反佐，逐水而防止伤津液，成为有制之师。

竹 叶

【基原与药材】 为禾本科植物淡竹的叶。叶呈狭披针形。叶面深绿色，无毛，背面色较淡，基部具微毛，质薄而较脆。气弱，味淡。以色绿、完整、无枝梗者为佳。

【用法与用量】 内服：煎汤，5~10g。

【本草经求索】

《本经》： 竹叶，味苦，平，无毒。主咳逆上气，溢筋急，恶疡，杀小虫。

《别录》： 竹叶，芹竹叶，大寒，无毒。主除烦热，风痉，喉痹，呕逆。根，消毒。生益州。淡竹叶，味辛，平，大寒。主治胸中痰热，咳逆上气。苦竹叶及沥，治口疮，目痛，明目，通利九窍。

《本草经疏》： 阳明客热，则胸中生痰；痰热壅滞，则咳逆上气。竹叶辛寒能解阳明之热结，则痰自消，气自下，而咳逆止矣。

编者按： 古来竹叶分为三种，为芹竹、淡竹与苦竹。三种作用大体相类，今多以淡竹之叶入药。

【经方用药论】 经方中有2方使用竹叶，均取其清热之功。

一是《伤寒论》竹叶石膏汤，治"伤寒解后，虚羸少气，气逆欲吐"。此乃热病之后，余热未尽，气阴已伤，胃气上逆之证候。该方用竹叶配石膏为主药清除胃热，此即《别录》说竹叶"除烦热"之意，又配人参、麦门冬、甘草、粳米益气养胃，以半夏和胃降逆，共奏清热和胃，益气生津之功。

二是《金匮要略》竹叶汤，治"产后中风，发热，面正赤，喘而头痛"。产后必虚，感受外邪，若是风寒，治宜辛温解表药为君，若是夏暑感受风热，《本经》曰"治温以清"，不可用辛温之品。《药品化义》："竹叶清香透心，微苦凉热，气味俱清……主治暑热……为良剂也。"竹叶汤以竹叶清透邪热为主药，并配伍数味走表之药与参、附温补之品，共奏扶正祛邪之功。

后人使用竹叶，除取其清热之外，还用其清心火而止惊，清心热利尿而通淋。尤其是在夏季感受暑热之邪，出现心火证时，以淡竹叶解之最佳。

栀 子

【基原与药材】 为茜草科植物山栀的果实。干燥果实呈长椭圆形或椭圆形，表面深红色或红黄色，果皮薄而脆，内有多数种子，黏结成团。种子扁圆形，深红色或红黄色，浸入水中可使水染成鲜黄色。气微，味淡微苦。以个小、完整、仁饱满、内外色红者为佳。个大、外皮棕黄色、仁较瘪、色红黄者质次。

【用法与用量】 内服：煎汤，5~10g；或入丸、散。外用：研末调敷。

【本草经求索】

《**本经**》：栀子，一名木丹。味苦，寒，无毒。主五内邪气，胃中热气，面赤，酒疱皶鼻，白癞，赤癞，疮疡。生川谷。

《**别录**》：栀子，大寒，无毒。主治目热赤痛，胸心大小肠大热，心中烦闷，胃中热气。一名越桃。生南阳。九月采实，暴干。

《**本草经疏**》：栀子……入手太阴、手少阴、足阳明经。少阴为君主之官，邪热客之，则五脏皆失所主。清少阴之热，则五内邪气自去，胃中热气亦除。面赤酒疱皶鼻者，肺热之候也，肺主清肃，酒热客之，即见是证，于开窍之所延及于面也。肺得苦寒之气，则酒热自除而面鼻赤色皆退矣。其主赤白癞疮疡者，即诸痛痒疮疡，皆属心火之谓。疗目赤热痛，及胸心大小肠大热，心中烦闷者，总除心肺二经之火热也。此药味苦气寒，泻一切有余之火，故能主如上诸证。

编者按： 栀子之功用可归纳为三点。一者，泻火除烦，适用于热扰心神（《医学启源》说"疗心经客热，除烦躁，去上焦虚热"）；二者，凉血解毒，用于血分热毒证（《本草纲目》说"治吐血、衄血、血痢、下血、血淋"《本草备要》说"生用泻火，炒黑止血"）；三是清利湿热，用于肝胆及下焦湿热证。总之，栀子能清泄上、中、下三焦之火热（朱丹溪："泻三焦火，清胃脘血，治热厥心痛，解热郁，行结气。"）经方用之有发挥。

【经方用药论】 经方中有10首方剂用栀子，主要用于以下两个方面。

1. 清热除烦 邹澍说"栀子为治烦要剂"。《本经》言主"治五内邪气，胃中热气"，《别录》言主"心中烦闷，胃中热气"，可见栀子所治之烦，由热邪而致。栀子虽属苦（尝之微苦）寒之品，但气味芳香，其特性是降中有升，宣中有降，故其所治之热皆属胸膈无形之郁热。经方中使用栀子清热除烦的方剂共6首，即栀子豉汤、栀子甘草豉汤、栀子生姜豉汤、枳实栀子豉汤、栀子厚朴汤、栀子干姜汤。从以上六种方证不难看出，栀子是清热除烦的一味佳品，与香豉相配之栀子豉汤是宣泄郁热的一首经典小方。随症加减：兼呕者，可加生姜；兼少气者，可加甘草；兼心下痞塞者，可加枳实。若邪热壅滞三焦，心烦兼腹满者，则取栀子与枳实、厚朴相配伍。若上热中寒者，栀子与干姜二味为伍，寒热并用。

2. 治黄良药 用栀子治疗黄疸病，这在《本经》《别录》均未记载。而在治疗黄疸病的经方中，确实常用栀子，把栀子当成治黄专药之一。那么要问，治黄用栀子取其何种功效呢？这需要了解黄疸病的病因病机及常用方药。《金匮要略·黄疸病》篇曰"黄家所得，从湿得之"。又曰"脾色必黄，瘀热以行"。即湿毒蕴结化热，成为湿热疫毒，深入血分，血分瘀热溢于周身而表现尿黄、目黄、身黄等证候。《金匮要略》治疗黄疸病的 4 首主方（茵陈五苓散、茵陈蒿汤、栀子大黄汤、大黄硝石汤），只有治疗湿重的茵陈五苓散不用栀子。《伤寒论》治黄疸病 3 首主方（茵陈蒿汤、栀子柏皮汤、麻黄连轺赤小豆汤）只有治疗表邪不解（实际很可能为黄疸病初起类伤寒证候）的麻黄连轺赤小豆汤不用栀子。这就可以得出结论，黄疸病除了湿重证候与兼有表证者不可用栀子外，凡"瘀热"在血分的证候，可以栀子为君药，或为辅助药。因此，还可以进一步得出栀子是一味凉血解毒而治黄的良药。再与清利湿热之茵陈、黄柏配伍，与"下瘀血、血闭"之大黄以及破结泄热之硝石配合，则更能清利血中湿毒，攻逐血中"瘀热"。

现代药理研究证实，本品不仅具有抑制发热中枢起到解热的作用，还具有利胆作用，既能增进胆汁的分泌，又能引起胆囊的收缩。因此，栀子是治疗黄疸的一味要药。

地 黄

（干、生、汁三种）

【基原与药材】 为玄参科植物地黄的根茎。质柔软，干后则坚实，体重。不易折断，断面平坦，紫黑色或乌黑色而光亮，显油润，具黏性。气微香，味微甜。以肥大、体重、断面乌黑油润者为佳。

【用法与用量】 内服：煎汤 5~15g，大剂量 30~60g；熬膏或入丸、散。外用：捣敷。

【本草经求索】

《本经》：干地黄，一名地髓。味甘，寒，无毒。主折跌绝筋，伤中，逐血痹，填骨髓，长肌肉。作汤，除寒热、积聚，除痹。生者尤良。久服轻身，不老。生川泽。

《别录》：干地黄，味苦，无毒。主治男子五劳、七伤，女子伤中、胞漏、下血，破恶血、溺血，利大小肠，去胃中宿食，饱力断绝，补五脏内伤不足，通血脉，益气力，利耳目。

生地黄，大寒。主治妇人崩中血不止，及产后血上薄心、闷绝、伤身、胎动、下血，胎不落，堕坠，踠折，瘀血，留血，鼻衄，吐血，皆捣饮之。一名苄，一名芑，一名地脉。生咸阳黄土地者佳。二月、八月采根，阴干。

《本草正义》：地黄味甘色黄，最合土德，故能补养中土，为滋养之上品。《本经》主折跌绝筋者，即补血补伤之义也。主伤中者，即其补阴补血之功。气味和平，凡脏腑之不足，无不可得其滋养。《别录》主男子五劳七伤，女子伤中、胞漏下血，补五脏内伤不足，皆即此旨。逐血痹者，则血不足而痹着不行，补养充足，自然流动洋溢，而痹者行矣。填骨髓，长肌肉，则充其补益之意而极言之。《别录》之所称通血脉、益气力、利耳目，又即此义之引申耳。作汤除寒热积聚、除痹，则言其入煎剂，尤为流动活泼，所以积聚、痹着皆除。此以补养为磨积之计，乃正气旺而病自退，非谓地黄滋补之药，竟能消积通痹也……生者尤良，则采取鲜新，其力尤足耳。《别录》又谓：去胃中宿食，亦养其正而消化力充，可以运行宿滞，必非谓滋润厚腻之质，竟有消克之功，此宜看得灵活，不可泥煞字面。其治溺血，利大小肠者，甘寒清热，又能养阴，固通利二腑热结之正治也。惟破恶血一层，似乎寒凉黏滞性质，必无破瘀导滞之功。然凡跌仆敲仆，肌肉血瘀发肿青紫者，以鲜生地捣烂厚敷，自能去瘀消肿，活血定痛。乃知地黄去瘀，自有天然作用，不可误认其腻滞物质，而遂疑古人之言。惟唐宋以降，破血逐瘀诸方，已无复采用及此者。盖亦嫌其厚腻有余，终非攻坚陷阵之将。此读古书者所以不可执而不化也。《别录》又有"饱力断绝"四字，义不可通，疑有讹误，删之。《别录》又出生地黄一条，云大寒，则以新采者而言，即今之所谓鲜生地，故结以"皆捣饮之"四字，谓捣饮其自然汁也。盖鲜者得土气，至阴之性，尤为纯粹未漓，故其气大寒，较之干者，已经日曝，自有不同。其治鼻衄吐血者，指气火升腾，夹血上逆，妄行汹涌而言，如大吐大衄之属于气火有余者，是宜以大寒直折其逆上之势，而下血溺血之实证、火证，亦同此例。若去血已多，火焰已减，即非所宜。而所失太多，气营两惫者，更无恣用大寒之理。又谓：主妇人崩中血不止。则血崩一症，多属冲任无权，下元失其固摄之力，虚证极多，实火绝少，必无纯事寒凉，可以止崩之法。盖诸失血之宜于清火者，惟阳热炽盛，邪焰鸱张，而正气未衰，脉洪神旺之时，可以寒凉灌溉，推动其凭依之势。一至所失不少，虽余火未熄，形神未馁，而脉象已虚，即非一味清凉所可奏绩。若更形消色夺、气怯神疲，则虚惫之余，固摄扶元，犹惧不逮，安可寒凉无忌，更戕其正？况乎大寒止血，更必有血凝积瘀之害。虽曰地黄散瘀，是其特长，或尚不至积寒生瘀。然大寒之性，必非通治诸般失血，无往不宜，《别录》所言，似嫌呆板，乃更以主治产后血上薄（注：读为迫，逼也）心闷绝，则气逆上冲，法宜降逆逐瘀，亦非甘寒所宜。纵曰此物果能破瘀，产后未必皆宜温药，然"大寒"二字，终非新产通用之品，亦当存疑，未敢轻信。又主胎动下血，则症与崩中近是，亦难泛用。又接以"胎不落"三字，则指胎元已坏，欲堕未堕者言之，以为破血下胎之用。盖古人固以鲜地为逐瘀破导品也，又主堕坠踠折、瘀血留血之说。寿颐窃谓：伤瘀发肿发热，用以外治，清热定痛，散血之功，固不可没。若内伤有瘀，则必非大寒之性所能破导者矣。

《本草正义·发明》：地黄产于中原土脉最厚之地，色黄而味甘，禀土之正气，质又厚重，味最浓郁，而多脂膏，故为补中补血良剂。古恒用其生而干者，故曰干地黄，即今之所谓生地也。然《本经》独于此味用一干字，而又曰生者尤良，则指鲜者言之。可知干地、鲜地，六朝以前，本已分为两类，但辨别主治，犹未甚严。至《名医别录》更出生地黄一条，显与干地黄区别。其主治则干者补血益阴，鲜者凉血清火，功力治疗，不复相混。然究属寒凉之品，惟虚而有热者为宜。若真阴不充，而无热证，则用干地，犹嫌阴柔性质，不利于虚弱之脾胃。于是唐宋以来，有制为熟地黄之法，以砂仁和酒拌之，蒸晒多次，至中心纯黑极熟为度，则借太阳之真阳，以变化其阴柔性质，俾中虚者服之，不患其凝滞难化，所以熟地黄且有微温之称，乃能补益真阴，并不虞其寒凉滑泄，是以清心胃之火者，一变而为滋养肝脾肾之血，性情功效，已非昔比。而质愈厚重，力愈充足，故能直达下焦，滋津液，益精血。昔人但谓色黑入肾，犹是皮相之见。凡津枯血少，脱汗失精及大脱血后，产后血虚未复等证，大剂频投，其功甚伟。然黏腻浊滞，如大虚之体服之，亦碍运化。故必胃纳尚佳，形神未萎者，方能任受。不然则窒碍中州，必致胀闷，虽有砂仁拌蒸，亦属无济，则中气太弱，运动无权之弊也。近世遂有再用砂仁末拌炒成炭，专为此种虚证设法者，则真是无可奈何之作为，虽曰费尽心机，亦属矫揉造作，其亦思其功力之果何如耶？

编者按：《本经》只记述"干地黄"，仅言"生者，尤良"。《别录》则将干、生地黄分为两种，并分述其功能主治。考究《本经》与《别录》干地黄与生地黄，皆具滋阴养血、通痹与止血之功。但生地黄苦重于甘，其气大寒，故偏于清热凉血；干地黄甘重于苦，偏于滋阴养血。《本经》说"生者，尤良"，当指清热凉血而言。《别录》所谓"生地黄"者，乃今之鲜地黄，"干地黄"者，乃今之生地黄是也。

《本草正义》对经文的解析，详细中肯，颇能指导临床。其《本草正义·发明》对熟地黄功效特点及利弊的解析，句句在理。若非临床之经验，怎会有如此中肯之解说？简而言之，熟地黄为补益精血至善之品，"凡津枯血少等证，大剂频投，其功甚伟"（见后第3册附录的熟地黄案例）。然脾胃虚者，不可重用。总之，临证之时，用鲜地黄已不现实。干地黄（生而干者）属甘寒之品，阴虚而有热者为宜。生地黄经蒸晒，或以黄酒蒸制，或以黄酒与砂仁蒸制后，则为甘而微温的熟地黄，主治精血亏虚之病证。

【经方用药论】 经方中有8方用地黄，分干、生、汁三种，尽备其功。

1. 补肾益阴 肾主骨生髓，《本经》言干地黄能"填骨髓"，可见其有补肾之功。《本草经疏》概括干地黄的功效云："干地黄乃补肾家之要药，益阴血之上品。"经方用其治肾虚的方剂，只有八味肾气丸一方。方中用干地黄为主，配山萸肉、山药间接补肾，则其填精补肾之功更著，又与少量桂、附相合，能从阴引阳以生少火，收阴阳并补而侧重补阳之功。肾气丸中还配有茯苓、泽泻、牡丹皮，故又擅升清降浊，通利小便。尤在泾说本方"补阴之虚，可以生气，助阳之弱，可以化水"，可谓言中肯綮。本方对肾气虚衰，水液代谢失常的多种疾病，都具有治疗作用。如"虚劳腰痛，少腹拘急，小便不利"者、肾虚痰饮短气、妇人转胞及消渴等病证。

2. 补血通脉　《本草求真》说干地黄"专入肾，并入心、脾……张璐谓其心紫入心，中黄入脾，皮黑归肾"。可知干地黄不仅善于补肾益阴精，且可补益心脾之血虚，还可治血虚所致的血脉痹阻之病证。经方中用干、生地黄补血治疗血虚病证的方剂有3方。①薯蓣丸：薯蓣丸证为气血两虚兼夹外风之证。故用干地黄配芍药、阿胶等补其血虚，配山药、人参、白术、茯苓等益气调中，柴胡、桂枝、防风等祛风散邪。②大黄䗪虫丸：用于治疗干血劳证。所谓干血劳乃是血燥而枯，血枯而瘀。大黄䗪虫丸用干地黄配芍药，补血润燥，辅以大黄、桃仁及大队的虫类蠕动血之物行其瘀血。补中寓通，适用于血虚而瘀者。③炙甘草汤：适用于心之阴阳气噗血皆虚而致的"脉结代，心动悸"证。是方重用生地黄，配阿胶、麦门冬、麻仁补血充脉以养心体，辅炙甘草、人参、桂枝、生姜、大枣、清酒，宣通阳气以助心气而鼓动血行，合用具有养血通脉之功。

需要进一步研究和明确的是，《本经》云地黄有"逐血痹"之功，《别录》云其有"通血脉"之功，故大黄䗪虫丸及炙甘草汤中所用地黄，除取其养血之功外，亦取其"滋水行舟"而通血脉之功。因其一药两用，故两方之中用量最大的均为地黄。

3. 补虚止血　地黄不仅具有滋养阴血及通血脉之功，并且能够止血。《别录》明文干地黄主治"胞漏，下血"。经方用地黄止血之病有二。一是治疗妇人漏下、半产下血及胎漏病的胶艾汤中用干地黄；二是治疗"下血，先便后血"之黄土汤用干地黄。据现代动物实验证实，从生地黄中提取的物质有促进血液凝固的作用。故仲景治疗出血证使用干地黄既能补虚以治本，又能止血以治标，标本兼顾，一药二用，至善之法也。

4. 凉血安神　经方中用生地黄（汁）凉血安神的方剂有二。一是防己地黄汤，一是百合地黄汤。此两方所治证候，说明生地黄具有清热凉血安神之功，特别适用于血虚内热之证候。兼外感或郁热者，配伍辛甘发散之品以祛外邪或散郁热；无外邪者，与养阴清热安神之品相合。后世温病学家清热凉血、生津止渴，都喜用生地黄汁，乃源于仲景。

仲景使用地黄分干、生两种入药，既入煎剂，亦入丸剂。其中生地黄还有用汁与用体之别。干地黄偏于补，故治疗虚证多用之；生地黄清热凉血且具流通之性，故清热凉血通痹多用之。地黄在经方中用量较大，生地黄取汁量多者达二斤，生地黄入煎剂多用者为一斤，干地黄入煎剂多用者达六两。其用量不可谓不大（详见《仲景医学心悟八十论·经方剂量古今折算论》）。

《本草纲目》："《本经》所谓干地黄者，即生地之干者也。"《本经逢原》："干地黄，内专凉血滋阴，外润皮肤荣泽，病人虚而有热者宜加用之。"这是对干地黄功效特点的概括。

地黄滋腻寒凉，故脾虚泄泻、胃虚食少及胸膈多痰者慎服。《本草纲目》言其炮制之法说："干地黄，姜汁浸则不泥膈，酒制则不妨胃。"唐代将地黄加以炮制后，称为熟地黄。

药理研究证明，干地黄有抗菌、抗炎、强心、降压、保护肝脏和抑制变态反应等作用。

干地黄在《本经》《别录》等古代医书所记载的功能与主治，在当今临床都能得到验证，例如所谓"逐血痹""通血脉"之功，现代用其保护心肌，减轻心肌缺血缺氧时的损伤，并能扩张血管、利尿而降低血压。古人谓其"填骨髓，长肌肉……除寒热积聚，除痹"之旨，现代用之治疗风湿性关节炎、类风湿关节炎者大显其效。所谓"利耳目"之功，乃是治疗头面五官科疾病而取得清热凉血之功效。所谓"主折跌绝筋、伤中"而"破恶血"，乃是指生地黄可治疗跌打损伤。此外，生地黄还可治疗痈疮疖等。

牡丹（皮）

【基原与药材】 为毛茛科植物牡丹的根皮。药材主要有原丹皮与刮丹皮（又名粉丹皮）两种。气芳香，味微苦而涩。均以条粗长、皮厚、粉性足、香气浓、结晶状物多者为佳。

【用法及用量】 内服：煎汤，5~10g；或入丸、散。

【本草经求索】

《本经》：牡丹，一名鹿韭。一名鼠姑。味辛，寒，无毒。主寒热，中风，瘛疭，痉，惊痫，邪气，除癥坚，瘀血留舍肠胃，安五脏，疗痈疮。生山谷。

《别录》：牡丹，味苦，微寒，无毒。主除时气，头痛，客热，五劳，劳气，头腰痛，风噤，癫疾。生巴郡及汉中。二月、八月采根，阴干。

《本草经疏》：牡丹皮，其味苦而微辛，其气寒而无毒……辛以散结聚，苦寒除血热，入血分凉血热之要药也。寒热者，阴虚血热之候也。中风、瘛疭、痉、惊痫，皆阴虚内热，营血不足之故。热去则血凉，凉则新血生，阴气复。阴气复则火不炎，而无因热生风之证矣，故悉主之。痈疮者，热壅血瘀而成也。凉血行血，故疗痈疮。辛能行血，苦能泄热，故能除血分邪气，及癥坚瘀血留舍肠胃。

脏属阴而藏精，喜清而恶热，热除则五脏自安矣。《别录》并主时气头痛，客热五劳，劳气头腰痛者，泄热凉血之功也。

编者按：《本经》及《别录》所载之证，皆血热为病。牡丹皮为"凉血热之要药"，对于"阴虚血热"之证、"热壅血热"之候，牡丹皮具有"泄热凉血之功也"。总之，牡丹皮功用有三：清热、凉血、消瘀。

《本经疏证》对桂枝与牡丹皮的功效作了比较，读之更能了解牡丹的功效特点，引述如下："大抵牡丹入心，通血脉中壅滞，与桂枝颇同。特桂枝气温，故所通者血脉中寒滞；牡丹气寒，故所通者血脉中热结。桂枝究系枝条，其性轻扬，故凡沉寒痼冷，未必能通。牡丹则本属根皮，为此物生气所踞，故积热停瘀，虽至成脓有象，皆能削除净尽，此则非特性寒、性热之殊矣。"

编者按：桂枝与牡丹皮皆"通血脉中壅滞"，其"寒滞"者宜用桂枝，但"沉寒痼凉，未必能通"，"热结"者宜用牡丹皮，凡积热停瘀，皆能削之。

【经方用药论】 经方中虽仅有 5 首方剂用及牡丹皮，但已尽显其功用。

1. 清除客热 肾气丸中用牡丹皮为佐药，从肾气丸制方本义而言，本方为补肾阴、助肾阳以治本，除客热、利水邪以治标。肾虚不能化气行水则水湿内停，故佐茯苓、泽泻以利水湿；肾水（指阴精）不足，不能克火生木，则心火易亢，肝火易炽。《素问·逆调论》曰此为"一水不能胜二火"，故佐牡丹皮以除虚浮之火，《别录》谓之"客热"。

2. 凉血消瘀 《本草经疏》说牡丹皮为"凉血热之要药"。《重庆堂随笔》说"丹皮虽非热药，而气香味辛，为血中气药，专于行血破瘀"。仲景据《本经》载牡丹皮可以"除癥坚瘀血"，最喜欢将牡丹皮用于瘀血证。经方中有 4 方用之。一是用于治疗癥瘕疟母的鳖甲煎丸；二是用于治疗妇人癥病的桂枝茯苓丸；三是用于治疗冲任虚寒兼夹瘀血证的温经汤；四是用于治疗肠痈的大黄牡丹汤。以上 4 方虽皆用牡丹皮，但由于四种病证之病因、病位、瘀血轻重等情况不同，故方药配伍不同。具体来说，牡丹皮虽主要用于瘀血证，但其破结之力较弱，对血结深重者，只能作为辅助之品，必须配伍软坚破结之品。虚证癥坚，可与鳖甲为伍；实证结聚，可与芒硝、大黄相配；若属虚寒者，又可与人参、吴茱萸、桂枝同用；若血虚而瘀者，又可与当归、芍药结合应用，以养血祛瘀。

黄 连

【基原与药材】 为毛茛科植物黄连、三角叶黄连、峨眉野连或云南黄连的根茎。由于原植物及产地不同，主要有 4 种。①味连：又名川连、鸡爪连、光连。为植物黄连的干燥根茎，多分枝。无臭，味极苦，嚼之唾液可染成红黄色。以条肥壮、连珠形、质坚实、断面红黄色、无残茎及须根者为佳。②雅连：又名峨眉连、嘉定连、刺盖连，为植物三角叶黄连的干燥根茎。多为单枝，少有分枝。气微焦，味极苦。以条肥、连珠形、质坚实、断面黄色、无残茎及须根者为佳。③野黄连：又名凤尾连。为植物峨眉野黄连的干燥根茎。外形与雅连相近。断面木部鲜黄色。产量极小，但一般认为品质最优。④云连：主要为植物云南黄连的干燥根茎。较细小，多弯曲，拘挛，多为单枝，形如蝎尾。外皮黄绿色或灰黄色。其余特征与以上品种大致相同。

【用法及用量】 内服：煎汤，3~5g；或入丸、散。外用：研末调敷、煎水洗或浸汁点眼。

【本草经求索】

《本经》：黄连，一名王连。味苦，寒，无毒。主热气，目痛，眦伤泣出，明目，肠澼，腹痛，下利，妇人阴中肿痛。久服令人不忘。生川谷。

《别录》：黄连，微寒，无毒。主治五脏冷热，久下泄澼、脓血，止消渴、大惊，除水，利骨，调胃，厚肠，益胆，治口疮。生巫阳及蜀郡、太山。二月、八月采。

《本草经疏》：黄连为病酒之仙药，滞下之神草。六经所至，各有殊功，其主热气，目痛眦伤泪出、明目、大惊、益胆者，凉心清肝胆也。肠澼腹痛下利，《别录》主泄澼，泄者，泻利也；澼者，大肠下血也，俗呼为脏毒。除水、利骨、厚肠胃、疗口疮者，涤除肠、胃、脾三家之湿热也。久服令人不忘者，心家无火则清，清则明，故不忘。

《本草正义》：黄连苦寒，所主皆湿积热郁之证。目痛眦伤泣出，湿热之郁于上者也。目为肝之窍，肝有郁热，目为之病。苦寒清肝，则目自明。肠澼腹痛，乃脓血交黏之滞下病。澼，古作"辟"，即"帷裳襞积"之"襞"，故"辟"字有"积聚"之义。肠澼者，谓肠间积聚之湿热也。燥湿清热，故黄连为治疗滞下之主药。下利，则泄泻也。惟泄泻之病，有因于暑热，亦有因于脾虚。暑热者，宜苦以坚之，而脾虚则非其治矣。妇人阴中肿痛，亦湿滞热郁证也。《别录》主五脏冷热，久下泄澼脓血，即《本经》之"肠澼"也。消渴为胃肠之热证，大惊为心肝之热证，苦寒清热，是以主之。除水者，以热结之水道不通言之，非通治脾胃虚寒之水病也。利骨者，苦以坚之耳。调胃厚肠，谓泄化湿热，而肠胃调和。益胆者，清肝热，即所以祛胆邪，亦即上文主大惊之意。疗口疮者，亦清脾胃之热邪也。

《本草正义·发明》：黄连大苦大寒，苦燥湿，寒胜热，能泄降一切有余之湿火，而心脾肝肾之热，胆胃大小肠之火，无不治之。

编者按：黄连为大苦大寒之品，功专清热燥湿，泻火解毒。《本经》及《别录》所述之证，皆邪火或湿热所致人身局部之病证。又为治疗"滞下之神草""之主药"也。滞下，现今称之为"痢疾"；《本经》曰"肠澼"；《别录》曰"泄澼脓血"。尚需明确，《本经》所曰"下利"，与《金匮要略·呕吐哕下利病》篇所曰"下利"含义有所不同，《本经》所曰"下利"乃专指"泄泻"，《金匮》所曰"下利"则包括了"痢疾"与"泄泻"两种病候。

上述可知，理清中医病名之古今沿革很不容易！但又必须梳理清楚，才能准确地审病辨证论治，精选专方及特效药物，以提高疗效。

【经方用药论】 经方中用及黄连的方剂达15首。其中黄连粉一方已佚，现存14方，多取其清湿热之功，或清胃热，或清肠热，或清心火，或疗湿热交结之疮疡。

1. 清胃热 《本经》说黄连治"热气"，《别录》说黄连能"调胃"，二者结合起来，说明黄连具有清胃热之功。经方中用黄连清胃热的方剂有9首，主要用于下列几种病证。

（1）胃热呕吐 胃气以通降为顺，胃中有热，则可引起胃气上逆出现呕吐。仲景以黄连清胃热的方剂有3首，即黄连汤、干姜黄芩黄连人参汤、乌梅丸，以上三方所治均是胃热肠寒证候。胃热轻者，可单用黄连清之，热重者，可并用黄连、黄芩或黄柏。肠寒用干姜温之，寒重者可再加桂枝，尤甚者附子、细辛、蜀椒亦可加入。为加强黄连降逆止呕的作用，亦可与半夏并用苦辛通降，其效更佳。

（2）胃热痞满 胃热壅滞，气机痞塞，可致心下痞满之证。仲景治疗心下痞的有大黄黄连泻心汤、附子泻心汤、半夏泻心汤、生姜泻心汤及甘草泻心汤等5个泻心汤均有黄连，可见黄连泄热消痞之功确实，且多与黄芩配伍。夹有脾虚痰湿者，又与干姜（生姜）、半夏、人参、甘草、大枣相配，以健脾温中化痰湿；若兼肾阳虚者，可与附子相配。

（3）胃热出血 《金匮要略》云："心气不足，吐血衄血，泻心汤主之。"肺胃热盛，迫血妄行，胃络伤则吐血，肺络伤则衄血。本方以黄连、黄芩苦寒清热泻火，君以大黄泻血中之实热，导火热下行，并具釜底抽薪之意，热去则血宁。

2. 清肠热 大肠为传导之官，若大肠为邪热所迫，则会出现下利急迫之证。《本经》说黄连"治热气……肠澼，腹痛，下利"。刘完素说"古方以黄连为治痢之最"。经方用黄连治疗肠热下利者有3方，即葛根芩连汤、白头翁汤、白头翁加甘草阿胶汤，这3方多与黄芩或黄柏相配。热毒盛者可加白头翁与秦皮；血虚中气不足者，又可与阿胶、甘草相伍。

3. 清心火 仲景用黄连清心火的代表方是黄连阿胶汤。本方用于肾阴亏损，心火亢盛之虚实错杂证。方以黄连、黄芩清心火，阿胶、白芍、鸡子黄填补真阴，五药相合，清上滋下，使火降水升而归于宁静，故可治疗"心中烦、不得卧"之证。

4.疗疮疡 黄连苦寒，功擅清热燥湿。《本经》曰主"妇人阴中肿痛"，《别录》曰治"口疮"，说明黄连可以治疗湿热所致的疮疡。经方中用其治疗疮疡的方剂有2首，即治疗狐惑病之主方甘草泻心汤与治疗"浸淫疮"的黄连粉。

《本草思辨录》："黄连之用，见于仲圣方者。黄连阿胶汤、泻心汤治心也；五泻心汤、黄连汤、干姜黄芩黄连人参汤，治胃也；黄连粉，治脾也；乌梅丸，治肝也；白头翁汤、葛根黄芩黄连汤，治肠也。其制剂之道，或配以大黄、芍药之泄，或配以半夏、瓜蒌实之宣，或配以干姜、附子之温，或配以阿胶、鸡子黄之濡，或配以人参、甘草之补，因证制宜，所以能收苦燥之益而无苦燥之弊也。"这是对经方运用黄连以及"制剂之道"的简要总结，可看作是对以上具体分析的高度概括。

现代药理研究证明，黄连有广谱抗感染作用，并有抗病毒、抗原虫及抑制皮肤真菌等的作用，还可降压、利胆、降胆固醇，并能松弛血管平滑肌等。

总之，黄连内服可治全身性疾病，外用可治局灶性病变。其功用特点"能泄降一切有余之火"（《本草正义》）。

黄　芩

【基原与药材】 为唇形科植物黄芩的根。老根断面中央呈暗棕色或棕黑色朽片状，习称"枯黄芩"或"枯芩"；或因中空而不坚硬，呈劈破状者，习称"黄芩瓣"。根遇潮湿或冷水则变为黄绿色。气微焦，味苦。以条粗长、质坚实、色黄、除净外皮者为佳。条短、质松、色深黄、成瓣状者质次。

【用法与用量】 内服：煎汤，5~10g；或入丸、散。外用：煎水洗或研末撒。

【本草经求索】

《本经》：黄芩，一名腐肠。味苦，平，无毒。主诸热，黄疸，肠澼，泄利，逐水，下血闭，恶疮，疽蚀，火疡。生川谷。

《别录》：黄芩，大寒，无毒。主治痰热，胃中热，小腹绞痛，消谷，利小肠，女子血闭、淋露、下血，小儿腹痛。一名空肠，一名内虚，一名黄文，一名经芩，一名妒妇。其子，主肠澼脓血。生秭归及宛朐。三月三日采根，阴干。

《本草经疏》：黄芩，其性清肃，所以除邪，味苦所以燥湿，阴寒所以胜热，故主诸热。诸热者，邪热与湿热也。黄疸、肠澼、泄痢，皆湿热胜之病也。折其本，则诸病自瘳矣。苦寒能除湿热，所以小肠利而水自逐，源清则流洁也。血闭者，实热在血分，即热入血室，令人经闭不通，湿热解，则荣气清而经自行也。恶疮疽蚀者，血热则留结而为痈肿溃烂也。火疡者，火气伤血也，凉血除热则自愈也。《别录》消痰热者，热在胸中则生痰火，在少腹则绞痛，小儿内热则腹痛，胃中湿热去，则胃安而消谷也。淋露下血，是热在阴分也。其治往来寒热者，邪在少阳也。五淋者，湿热胜所致也。苦寒清肃之气胜，则邪气自解，是伐其本也。

《本草正义·发明》：黄芩亦大苦大寒之品，通治一切湿热，性质与黄连最近，故主治亦与黄连相辅而行。且味苦直降，而气亦轻清，故能彻上彻下，内而五脏六腑，外而肌肉皮毛。凡气血痰郁之实火，内外女幼诸科之湿聚热结病证，无不治之，为寒凉剂中必备之物。然苦降碍胃，必伐生气，且大苦大燥，苟非湿漫，亦弗浪用。所宜所忌，无不与黄连同归。

编者按：黄芩之功效特点，以上《本草正义·发明》总结得言简意明。黄芩、黄连皆苦寒之品，皆主治热邪或湿热之病证，故"相辅而行"，可协同增效。但二者功效特点，又略有不同。如黄连善于"厚肠"（即清除肠中湿热邪毒，以恢复肠道功能）；黄芩善"治诸热"，特别是胆热。还有，二者性味也有区别，黄连之苦味与寒凉更胜于黄芩一两倍。此乃编者之临床经验。对《本经》《别录》论述之性味，既应相信而尊重之，又不可盲目绝对崇信之。古圣之人的认识也有一定的局限性，故后贤诸家在临证中对本草深入研究后，对经文性味等内容提出不同见解。这是历史的发展，是中医药学完善的过程。当今我辈，理应学贯古今，吸取古圣先贤之学术精华，更精准地把握中医药学。但愿同道协力为之吧！

【经方用药论】 经方中用黄芩组成的方剂26首，主要取《本经》所云"治诸热"之功。《滇南本草》解析说，黄芩能"上行泻肺火，下行泻膀胱火。（治）男子五淋；女子暴崩，调经清热；胎有火热不安，清胎热；除六经实火实热"。总之，黄芩能够清除多脏腑之火热。仲景用其治疗多种热证如下。

1.清透少阳胆经邪热 其代表方剂是小柴胡汤。该方的制方大法是祛邪（柴胡、黄芩）、和胃（半夏、生姜）、扶正（人参、炙甘草、大枣）三法并用。方中柴胡与黄芩相须为用，清少阳邪热假道太阳从肌表汗出而去，即《伤寒论》所谓"复与柴胡汤，必蒸蒸而振，却复发热汗出而解"。另外，柴胡桂枝干姜汤、柴胡加龙骨牡蛎汤、柴胡桂枝汤及柴胡加芒硝汤4方，均使用黄芩，亦均取其与柴胡相须为用，以清透少阳胆经邪热。这些方剂，有的兼去阳明之里实，如柴胡加芒硝汤；有的兼破结去饮，如柴胡桂枝干姜汤；有的兼去痰热镇惊，如柴胡加龙骨牡蛎汤；有的兼解太阳之表，如柴胡桂枝汤。

2.清泄少阳胆腑邪热 《伤寒论》曰："太阳病，过经十余日，反二三下之，后四五日，柴胡证仍在者，先与小柴胡。呕不止，心下急，郁郁微烦者，为未解也，与大柴胡汤，下之则愈。"又曰："伤寒十余日，热结在里，复往来寒热者，与大柴胡汤……"综合分析可知，大柴胡汤证是少阳胆腑证（编者曾撰文"大柴胡汤证是少阳腑证论"）。大柴胡汤为小柴胡汤去人参、甘草，加芍药、枳实、大黄而成，总为清泄在里之热，假道阳明下之而去。"热结在里"为何？少阳胆腑之热蕴结也。胆热从何而去？以胆管开口于肠，故胆腑之热只能假道阳明而去。还有，主治"太阳与少阳合病，自下利"之黄芩汤（黄芩、芍药、炙甘草、大枣），以黄芩为主药清泄少阳胆热。这就是《本经》所曰黄芩主治"肠澼、泄利"之意。

需要探讨和明确的是，上述黄芩汤所治"下利"，实为肠热下利。虽曰"太阳与少阳合病"，其实是病在内（肠）影响于外而表现振寒发热、周身酸楚等"状如太阳病"。仲景透过现象抓本质，治病求本，用黄芩汤清里热，不用治太阳病之药。

3. 治肠热下利　大肠有热则逼迫津液及糟粕下奔而成下利，清其热邪，即可坚阴止利。《伤寒论》中的葛根黄芩黄连汤即其代表。此方适用于表证误下，热邪内陷大肠所致的肠热下利证。该方黄芩与黄连相配，清热于里；葛根升阳，辛凉解肌于表；甘草调和药性并安中。

4. 治肝热证　用黄芩治肝热者有2方。①奔豚汤：该方证乃肝郁化热，冲气上逆所致，故该方以善治奔豚的甘李根白皮为主，清热降冲，配黄芩协助其清热平肝，合当归、芍药、川芎养血润肝。②侯氏黑散：适用于肝旺脾虚痰湿素盛、外风引动内风之证。该方用黄芩配合菊花清肝热而息风。

5. 治肺热证　《滇南本草》说黄芩"上行泻肺火"，此说可能源于经方。经方用黄芩清泻肺火的方剂有2首。①麻黄升麻汤：适用于肺中郁热而"喉咽不利，唾脓血"及脾虚下利的上热下寒证。该方用黄芩配合石膏、知母等清肺热。因为是郁热，故又与麻黄、升麻发越郁阳之药相伍，正合"火郁发之"之意。②泽漆汤：适用于肺中伏饮痼疾并正气亏虚、饮郁化热之咳喘证。该方用黄芩的目的，自然也是清泻肺热，但本方证为痼疾饮郁化热，治病必求其本，故治之重在消痰逐水，以泽漆为君药也。

6. 治胃热证　《本经》说黄芩"治诸热"，《别录》特别指出能治"胃中热"，说明黄芩清胃热的功效颇佳。经方中大黄黄连泻心汤、附子泻心汤、干姜黄芩黄连人参汤、半夏泻心汤、生姜泻心汤、甘草泻心汤6方，皆用黄芩清胃热。

7. 治心火证　黄芩用于清心火的方剂是黄连阿胶汤。

8. 治血热证　《金匮要略》治疗邪热迫血妄行所致"吐血、衄血"之泻心汤用了黄芩。

9. 治瘀热证　瘀血的成因复杂，对瘀血化热者，仲景往往喜用黄芩，能清血分之热，这样的方剂有2首。一是治疗癥瘕疟母的主方鳖甲煎丸；二是治疗"内有干血"（即瘀血日久），正气亏损证候之大黄䗪虫丸。二方均取黄芩清血分之瘀热。

10. 治胎热证 《金匮要略》对于妇人妊娠而血虚湿热者，治用当归散。该方中当归、芍药补肝养血，川芎疏气血之滞，白术健脾除湿，黄芩清热坚阴，合而用之，可以养血健脾，清化湿热，以奏安胎之效。朱丹溪说："黄芩、白术乃安胎圣药，俗以黄芩为寒而不敢用，盖不知胎孕宜清热凉血，血不妄行，乃能养胎，黄芩乃上、中二焦药，能降火下行，白术能补脾也。"

11. 为反佐药 《金匮要略》治疗中气虚寒，不能摄血而便血的黄土汤与治疗金疮（"身有疮，被刀斧所伤"）失血的王不留行散均用了黄芩，可能取其反佐之功。这两方用黄芩是否还有特殊效用，有待研究。

关于黄芩的经方配伍，《本经疏证》概括说："仲景用黄芩有三耦（音义同'偶'，双、对也，跟'奇'相对）焉，气分热结者，与柴胡为耦（小柴胡汤、大柴胡汤、柴胡桂枝干姜汤、柴胡桂枝汤）；血分热结者，与芍药为耦（黄芩汤、大柴胡汤、黄连阿胶汤、鳖甲煎丸、大黄䗪虫丸、奔豚汤、王不留行散、当归散）；湿热阻中者，与黄连为耦（半夏泻心汤、甘草泻心汤、生姜泻心汤、葛根黄芩黄连汤、干姜黄芩黄连人参汤）。以柴胡能开气分之结，不能泄气分之热；芍药能开血分之结，不能清迫血之热；黄连能治湿生之热，不能治热生之湿。譬之解斗，但去其斗者，未平其致斗之怒，斗终未已也。故黄芩协柴胡，能清气分之热；协芍药，能泄迫血之热；协黄连，能解热生之湿也。"上述归纳总结，切中要点，这是对"对药"相须为用的精细解析。经方之黄芩配伍除了上述"三耦"外，还可补充总结如下：黄芩与姜、夏相配，能辛开苦降清热和胃；与麻黄相配，能清解肺中郁热；与大黄相配，能泄热消痞；与当归、芍药相配，可养血清肝；与甘李根白皮相配，能清肝降逆而平冲；与白术相配，可清热燥湿而安胎；与阿胶、鸡子黄相配，能交通心肾而安神。

综上所述，经方中用黄芩组成的方剂26首，其治疗的病证既有热性病发展过程中之少阳病，又有内科杂病诸多脏腑之热证，以及妇人妊娠胎热、外科金疮等，故《本经》曰黄芩"治诸热"也。

药理研究证明，黄芩解热抗炎、抗变态反应作用显著，有较广的抗感染谱，能抑制多种微生物，还有降压、利尿、利胆、镇静等作用。

黄　柏

【基原与药材】 为芸香科植物黄檗或黄皮树的树皮。药材分二类。①东黄柏，又名关柏、关黄柏：为植物黄檗的干燥树皮。气微，味苦。粉末遇水即带黏性，并使水染成黄色。②川黄柏：为植物黄皮树的干燥树皮。气微，味苦，嚼之有黏滑性，能使水染黄色。以片张厚大、色鲜黄、无栓皮者为佳。

【用法与用量】 内服：煎汤，5~10g；或入丸、散。外用：研末调敷或煎水浸渍。

【本草经求索】

《本经》：柏木，一名檀桓。味苦，寒，无毒。主五脏肠胃中结热，黄疸，肠痔，止泄利，女子漏下赤白，阴伤，蚀疮。生山谷。

《别录》：柏木，无毒。主治惊气在皮间，肌肤热赤起，目热赤痛，口疮。久服通神。根，名檀桓，治心腹百病，安魂魄，不饥渴。久服轻身，延年通神。生汉中及永昌。

《本草经疏》：黄柏禀至阴之气而得清寒之性者也，其味苦，其气寒，其性无毒，故主五脏肠胃中结热。盖阴不足则热始结于肠胃。黄疸虽由湿热，然必发于真阴不足之人。肠澼、痔漏，亦皆湿热伤血所致。泄痢者，滞下也，亦湿热干犯肠胃之病。女子漏下赤白、阴伤蚀疮，皆湿热乘阴虚流客下部而成。肤热赤起、目热赤痛、口疮，皆阴虚血热所生病也。以至阴之气，补至阴之不足，虚则补之，以类相从，故阴回热解湿燥而诸证自除矣。乃足少阴肾经之要药，专治阴虚生内热诸证，功烈甚伟，非常药可比也。

《得配本草》：黄柏补水，以其能清自下泛上之阴火，火清则水得坚凝，不补而补也。盖阴中邪火，本非命门之真火，不妨用苦寒者除之，若肾中真水不足，水中之真火虚浮于上，宜用二地以滋之，水足火自归脏也。如误服知、柏，水愈燥而火愈炎，反成孤阳飞越，莫可救矣。

《重庆堂随笔》：黄柏之功，昔人已详之矣，或竟视为毒药，痛戒勿用，毋乃议药不议病之陋习耶？经言肾欲坚，急食苦以坚之。凡下部不坚之病多矣，如茎痿、遗浊、带漏、痿躄、便血、泻痢诸证，今人不察病情，但从虚寒治之，而不知大半属于虚热也。盖下焦多湿，始因阴虚火盛而湿渐化热，继则湿热阻夫气化，反耗精液，遂成不坚之病，皆黄柏之专司也。去其蚀阴之病，正是保全生气，谁谓苦寒无益于生气哉？盖黄柏治下焦湿热诸证，正与蛇床子治下焦寒湿诸证为对待。

《本草求真》：论黄柏为"大泻肾火及除膀胱湿邪"。

编者按： 黄柏苦寒，凡苦寒药都有清热燥湿，泻火解毒之功效，这是共性。而每一味药又都有其功效特性。那么，黄柏有何特性呢？为了准确理解黄柏功效特性，先引录几家著述，再谈个人见解。对以上四家之论综合分析可知，黄柏的适应证候是正虚与邪盛。正虚是指真阴不足；邪盛为火热亢盛。热盛煎熬津液化生湿浊，则形成湿热之邪。黄柏之功，乃专治阴虚所生之热（李东垣"若邪热在下焦血分……法当用气味俱厚，阴中之阴药治之，黄柏、知母是也"），热清火降，则杜绝了伤阴、生湿化热之根由。由此可知，"肾无实证"绝非虚语。肾之病，始于真阴之虚（肾藏精，肾之虚，必始于阴精亏损），纯虚者，补之可也，二地之属；因虚生热化火者，黄柏之属清火（朱丹溪说"黄柏走至阴，有泻火补阴之功，非阴中之火，不可用也"。）《药品化义》中说"《内经》曰，肾欲坚，以苦坚之，坚即为补"，火清热消而不伤肾阴，不补而有补之功。若虚热劫烁津液化生湿热，则形成阴虚与湿热兼夹证候，又正合黄柏之治。总之，黄柏之专长，善"泻肾火（阴虚而生热化火）及除膀胱湿邪"。

以上对诸位本草学家解析黄柏的综合分析，对黄柏的功效特点有了一个明确了解，为解析经方运用黄柏开拓了思路。

【经方用药论】 经方用黄柏者有5首，用于治疗黄疸、下利及蛔厥。

1. 清湿热以退黄 《本经》言黄柏主"黄疸"。经方中使用黄柏治疗阳黄的方剂有2首。一是栀子柏皮汤，该方取黄柏清热燥湿，配栀子泄热利湿，加甘草缓急护中，共奏清泄湿热兼以护中之功。二是大黄硝石汤，该方即栀子柏皮汤去甘草之缓，加大黄、硝石泄热攻坚，并加重黄柏之用量。本方对湿热郁结而热盛证候者，具有攻坚泻实，摧枯拉朽之功，是经方治疗黄疸病诸方中攻下之力最强的方剂。两方所治皆黄疸病湿热证而血热偏盛证候。

2. 清湿热而治利 《本经》说黄柏能"止泄利"，泄利之因，有寒热虚实之别。黄柏苦寒，具清热燥湿泻火之功，故仅适用于湿热下迫大肠之下利。经方中使用黄柏治疗湿热下利的方剂也有2首，即白头翁汤、白头翁加甘草阿胶汤。

3. 清虚热可安蛔 乌梅丸治蛔厥用黄柏，一般解释为蛔虫"得苦则安"，故方中用黄柏、黄连之苦味药。再者，乌梅丸所治为寒热错杂、虚实并见证候，方取黄柏、黄连之寒可清热。

现代药理研究证明，黄柏对多种细菌有抑制作用，且降压效果显著而持久。还可抑制中枢神经，促进胰液分泌，降低血糖等。

苦 参

【基原与药材】 为豆科植物苦参的根。气微，味极苦。质坚硬，切面淡黄色，有环状年轮，木质部有放射纹。以整齐、色黄白、味苦者为佳。

【用法及用量】 内服：煎汤，5~9g；或入丸、散。外用：煎水洗。

【本草经求索】

《本经》：苦参，一名水槐，一名苦薏。味苦，寒，无毒。主心腹结气，癥瘕积聚，黄疸，溺有余沥，逐水，除痈肿，补中，明目，止泪。生山谷及田野。

《别录》：苦参，无毒。养肝胆气，安五脏，定志，益精，利九窍，除伏热，肠澼，止渴，醒酒，小便黄赤，治恶疮，下部䘌，平胃气，令人嗜食，轻身。一名地槐，一名菟槐，一名骄槐，一名白茎，一名虎麻，一名岑茎，一名禄白，一名陵郎。生汝南及田野。三月、八月、十月采根，暴干。

《本草正义》：苦参亦苦寒燥湿之品。主心腹结气，癥瘕积聚，皆瘀热蕴积之证也。黄疸为胃中之湿热。溺有余沥，小溲黄赤，则膀胱之湿热也。逐水者，以蕴热而水道不利，非通治虚寒之蓄水。痈肿则湿热凝结之肿疡也。目泪乃肝经湿热之病，泄湿退热，则目自明而泪自止。其所谓补中，养肝胆气，安五脏，定志益精，利九窍，除伏热，平胃气，令人嗜食，种种功用，皆湿热既清而正气自旺耳。《别录》治肠澼者，清理其湿热之积滞也。止渴、醒酒，皆清热之效。疗恶疮及下部䘌疮，则燥湿清热，又能杀虫耳。

《本草正义·发明》：苦参大苦大寒，退热泄降，荡涤湿火，其功效与芩、连、龙胆皆相近。而苦参之苦愈甚，其燥尤烈，故能杀湿热所生之虫，较之芩、连力量益烈。近人乃不敢以入煎剂，盖不特畏其苦味难服，似嫌其峻厉而避之也。然毒风恶癞，非此不除。

编者按：苦参与黄芩、黄连皆苦寒，"而苦参之苦愈甚"。临床用之，黄连之苦可以止呕，苦得令人"可爱"！苦参极苦味浊，苦得令人"恶心"，甚至呕吐！医圣张仲景早就认识到了苦参之苦浊难服，故只有一个外洗方，一个丸剂。老药新用，近几十年以来，医家们认识到苦参内服、外用之广泛用途及专功特效，详见下文与第3册。

【经方用药论】《本经》及《别录》对苦参的认识都十分深刻而细致，说明汉以前对本药的应用已十分广泛，其功效主要是清热燥湿，杀虫止痒。可惜经方中记载使用苦参的方剂仅有2首。一首治疗小便不利证；一首治疗狐惑病。

1. **清湿热而通淋湿，以治妊娠小便不利** 《本经》言苦参具有治疗"溺有余沥，逐水"之功。《金匮要略》曰："妊娠，小便难，饮食如故，当归贝母苦参丸主之。"魏荔彤认为此病乃"血虚生热，津液伤而气机不利也"。仲景治以当归贝母苦参丸，方在当归活血润燥治本之基础上，用苦参与贝母配合，上能清肺开水之上源，下能逐膀胱郁热而启泄水之闸。现代临床治疗血吸虫腹水，每天用苦参6~8g煎服。观察25例，大多数患者2日内小便次数即增多，腹围减小，说明本药确有利尿作用。

2. **杀湿热所生之虫，以治狐惑病前阴蚀烂** 《金匮要略》曰："蚀于下部则咽干，苦参汤洗之。"本条叙述的是湿热之毒侵于阴部，即前阴蚀烂的证治。《别录》明确指出，苦参能"治恶疮，下部䘌"。䘌，《广韵》云："音匿，虫食病也。"中医认为，湿热可以生虫。苦参苦寒清热燥湿并能杀虫，故为治疗狐惑病之要药。仲景这一宝贵经验，已被今人的科学实验及临床实践所证实。实验证实，苦参煎剂或浸剂，对多种皮肤真菌有抑制作用，对滴虫有杀灭作用。临床实践也证明，不论是滴虫引起的前阴瘙痒，还是眼口生殖器综合征引起的下部溃疡，使用苦参汤熏洗，都可收到满意的疗效。

当前对苦参的认识大有进展，其药理作用和用途远远超出古代医书所载的范围。①对心血管系统疾病疗效显著，目前已作为治疗各类心律失常，尤其是快速心律失常的主要药物。它能扩张血管，主要是冠状动脉，从而增加冠脉血流量，抗心肌缺血。还可降血压、降血脂。所以邪热侵袭、湿热郁滞、痰火扰心引起的心肌炎后遗症、冠心病等，苦参也是常用药物。②对中枢神经系统作用明显，具有镇静、催眠、抗惊厥、稳定精神及肢体活动等功效，多用于失眠、嗜睡、躁狂等疾病。③能抑制呼吸中枢而平喘，可控制哮喘发作，治疗肺组织和气管、支气管的各种病变。④该药还有抗炎、抗肿瘤、利尿、免疫抑制等多种作用。以上研究成果，为大力开发利用苦参提供了重要的线索和依据。

苦参可内服，可外用，疗效显著。药源广泛，药价便宜，是治疗各种疾病值得推广应用的药物。但用之不当或用量过大可致苦寒败胃，甚至导致心律失常，不可不慎。

秦　皮

【基原与药材】　为木犀科植物苦枥白蜡树、小叶白蜡树或秦岭白蜡树的树皮。干燥的枝皮呈卷筒状或槽状长条形。表面灰褐色或灰黑色，往往相间杂不匀，内面黄白色或棕色，有光泽，质硬，易折断，断面黄白色，纤维性。无臭，味苦。水浸液黄碧色，并有荧光。干燥的干皮为长条状块片，不成卷。外皮红棕色，内面浅红棕色，平滑。以整齐，长条呈筒状者为佳。

【用法与用量】　内服：煎汤，5~10g；或入丸剂。外用：煎水洗。

【本草经求索】

《本经》：秦皮，味苦，微寒，无毒。主风寒湿痹，洗洗寒气，除热，目中青翳白膜。久服头不白，轻身。生川谷。

《别录》：秦皮，大寒，无毒。主治男子少精，妇人带下，小儿痫，身热，可作洗目汤。久服皮肤光泽，肥大，有子。一名岑皮，一名石檀。生庐江及宛朐。二月、八月采皮，阴干。

编者按：对于《本经》《别录》所述，《本草经疏》与《本草正义》皆无解，《本经疏证》解析简略，并且抽象。根据《本经》及《别录》所载，秦皮具有祛风湿痹、解热及清肝明目等功用。

【经方用药论】　仲景以秦皮"除热"之功，用秦皮治疗热利，一直沿用至今。经方使用秦皮治疗热利的方剂即白头翁汤，该方适用于厥阴热利，以秦皮清肝热之功与白头翁相配，清热凉肝、解毒止利，配黄连、黄柏清热燥湿、解毒止利。临床观察本方治疗菌痢的效果甚佳。

白头翁汤加甘草、阿胶，方名白头翁加甘草阿胶汤，适用于产后热利伤阴之证。

连轺（连翘）

【基原与药材】　连轺为木犀科植物连翘之根。连翘为木犀科植物连翘的果实。干燥的果实呈长卵形，青翘多不开裂，绿褐色。老翘自尖端开裂或裂成两瓣，表面黄棕色或红棕色，内表面多为黄棕色，种子多已脱落。气微香，味苦。青翘以色青绿、无枝梗者为佳；老翘以色黄、壳厚、无种子、纯净者为佳。

【用法与用量】　内服：煎汤，10~15g；或入丸、散。外用：煎水洗。

【本草经求索】

《本经》：翘根，味甘，寒，有小毒。主下热气，益阴精，令人面悦好，明目。久服轻身，耐老。生平泽。连翘，一名异翘，一名兰华，一名轵，一名三廉。味苦，平，无毒。主寒热，鼠瘘，瘰疬，痈肿，恶疮，瘿瘤，结热，蛊毒。生山谷。

《别录》：翘根，有小毒。以作蒸饮酒病人。生蒿高。二月、八月采。连翘，无毒，去白虫。生太山。八月采，阴干。

《本草正义·正讹》：仲景麻黄连轺赤小豆汤，治瘀热在里发黄。注家谓连轺即连翘之根，且谓无根则以实代。考《尔雅·释草》：连翘。郭注一名连苕。盖翘之与轺、苕，即一声之转，古书极多同音通用之例。则连翘、连苕、连轺，明是一物。既能清湿热而通利小水，自然可治瘀热之发黄，何必强以根实妄为区别。然注《伤寒论》之为是说者，固亦别有所本。以《本草经》别有翘根一条。然《本经》翘根虽称其主下热气，而无利水治黄之明证。且于连翘则曰生山谷，于翘根则曰生平泽。《别录》谓：连翘生太山，翘根生蒿高，皆大有分别，其非一物甚明。是以陶弘景已谓翘根方药不用，人无识者。而《唐本草》列于有名未用类中，乃海藏强作解释，竟谓即连翘之根，而李濒湖从之，非也。

《本经逢原》：连翘根寒降，专下热气，治湿热发黄。仲景治瘀热在里发黄，麻黄连轺赤小豆汤主之。如无根以实代之。

《本草经疏》：连翘，《本经》虽云味苦平无毒，平应作辛，乃为得之。其主寒热、鼠瘘、瘰疬、瘿瘤、结热者，以上述诸证，皆从足少阳胆经气郁有热而成。此药正清胆经之热，其轻扬芬芳之气，又足以解足少阳之郁气，清其热，散其郁，靡不瘳矣。痈肿恶疮，无非营气壅遏，卫气郁滞而成，清凉以除瘀热，芬芳轻扬以散郁结，则营卫通和而疮肿消矣。湿热盛则生虫，清其热而苦能泄，虫得苦即伏，故去白虫。

编者按： 上述可见，连翘的主要功能是清热散结。《本草正义》从《尔雅》等解字考究，说明"连翘、连苕、连轺，明是一物"。并进一步对比解析《本经》《别录》翘根与连翘之异，否认了翘根即连翘之根。如此《本草正义·正讹》，令疑惑者自明。总之，仲景方"连轺"即连翘也。再引述如下，以广见识。

《医学衷中参西录》说："连翘具升浮宣散之力，流通气血，治十二经血凝气聚。"《药品化义》说："连翘治血分功多，柴胡治气分功多。"《金匮要略·黄疸病》篇说，其病机为"瘀热以行"。病在血分才能称"瘀"。黄疸病候之实质，是血分中湿热疫毒而为病也。

【经方用药论】 经方中用连轺（即连翘）者仅1方。《伤寒论》云："伤寒，瘀热在里，身必黄，麻黄连轺赤小豆汤主之。"发黄是湿热遏于里而致，麻黄连轺赤小豆汤证是湿热发黄而兼表实之证。方用麻黄、生姜解表；连轺、生梓白皮清热散结，与麻黄、生姜相配，能使热邪由表而散；杏仁宣降肺气而通调水道，配赤小豆清热利湿，合连轺、生梓白皮，可使湿热之邪从小便而出；甘草、大枣调和脾胃与诸药。诸药相协，共奏解表散邪，清热除湿退黄之功。

现代药理研究认为，连翘抗感染作用显著，可治疗多种细菌引起的热性病及内科杂症，如痢疾、伤寒等，临床多与金银花、黄芩、黄连等药物相伍。连翘还有强心、利尿、抑制变态反应等作用，所以对急性肾小球肾炎、紫癜等病证效果亦佳。

败酱（草）

【基原与药材】 为败酱科植物白花败酱、黄花败酱或其近缘植物的带根全草。全株有陈腐的豆酱气，味微苦。以干燥、叶多、气浓、无泥沙杂草者为佳。

【用法与用量】 内服：煎汤，干者10~15g（鲜者60~120g）。外用：捣敷。

【本草经求索】

《本经》：败酱，一名鹿肠。味苦，平，无毒。主暴热，火疮赤气，疥瘙，疽，痔，马鞍热气。生川谷。

《别录》：败酱，味咸，微寒，无毒。主除痈肿，浮肿，结热，风痹，不足，产后疾痛。一名鹿首，一名马草，一名泽败。生江夏。八月采根，暴干。

《药性论》指出败酱之性味是"味辛苦，微寒"。《本经疏证》："《本经》取治火疮、赤气、疥瘙、疽、痔之因暴热而成者。"《本草纲目》："败酱，善排脓破血，故仲景治痈，及古方妇人科皆用之。"《本草正义》总结性地说败酱草"惟……实热瘀滞之症……为宜"。故其主要功能是解毒排脓。

【经方用药论】 经方仅1方用之。《金匮要略》曰："肠痈之为病，其身甲错，腹皮急，按之濡，如肿状，腹无积聚，身无热，脉数，此为腹内有痈脓，薏苡附子败酱散主之。"此乃肠痈脓已成而迁延较久者。本方以败酱解毒排脓，薏苡利湿排脓，少佐附子温通气血。

后世以本方治疗肠痈，多是辨证加清热解毒、活血化瘀药，如金银花、连翘、桃仁、冬瓜仁等。另外，有的医家以薏苡附子败酱散加香附、白芷、蒲公英、川楝子等，治疗附件炎、盆腔积液，取得良好疗效。

白头翁

【基原与药材】 为毛茛科植物白头翁的根。质硬而脆，断面较平坦，外部黄白色或淡棕色，木心淡黄色。气微，味苦涩。以条粗长、整齐、外表灰黄色、根头部有白色毛茸者为佳。

【用法与用量】 内服：煎汤，干者9~15g（鲜者15~30g）；或入丸、散。外用：捣敷。

【本草经求索】

《本经》：白头翁，一名野丈人，一名胡王使者。味苦，性温，有毒。主温疟，狂易（注：音羊。狂易，即阳狂），寒热，癥瘕积聚，瘿气，逐血，止痛，治金疮。生山谷及田野。

《别录》：白头翁，有毒。主治鼻衄。一名奈何草。生嵩山及田野，四月采。

《本经逢原》：白头翁，《本经》言苦温者，传写之误也。

《本草经疏》：白头翁……入手足阳明经血分。暑伏足阳明经，则发温疟；伏手阳明经，则病毒痢，滞下纯血；狂易，鼻衄者，血热也；寒热者，血瘀也；癥瘕积聚，瘿气，靡不由血凝而成。积滞停留则腹痛，金疮血凉则痛自止。苦能下泄，辛能解散，寒能除热凉血，具诸功能，故悉主之，殆散热凉血行瘀之要药欤！

《本草正义》：今以通治实热毒火之滞下赤白，日数十次者，颇见奇效。

编者按： 综合以上注家之见解，可知白头翁性味苦寒，功能清热凉血解毒，尤擅清除肠胃之热毒蕴结，为治疗热痢之要药，对赤痢功效尤著。

【经方用药论】 经方治痢仅2方用白头翁。《伤寒论》曰："热利下重者，白头翁汤主之。"又曰："下利，欲饮水者，以有热故也，白头翁汤主之。"下利而欲饮水，为热利，热利而下重，是热而兼湿，为湿热痢疾无疑。方用白头翁为君，清热解毒，凉血止痢；与秦皮相配，清热凉肝；佐黄连、黄柏，清热燥湿，坚阴厚肠。共奏清热燥湿，凉肝解毒之功。《金匮要略》曰："产后下利虚极，白头翁加甘草阿胶汤主之。"以白头翁汤清热解毒凉血止痢，加阿胶、甘草以扶正补虚也。

现代药理实验证实，白头翁有止痛、镇静及解痉作用，对肠黏膜有收敛、止泻、止血作用，对金黄色葡萄球菌、铜绿假单胞菌、阿米巴原虫等，均有抑制作用，并能杀死阴道滴虫，是临床治疗菌痢、阿米巴痢疾的特效药物。

射　干

【基原与药材】　为鸢尾科植物射干的根茎。质坚硬，断面黄色，颗粒状。气微，味苦。以肥状、肉色黄、无毛须者为佳。

【用法与用量】　内服：煎汤，5~10g；入散剂或鲜用捣汁。外用：研末吹喉或调敷。

【本草经求索】

《本经》：射干，一名乌扇，一名乌蒲。味苦，平，有毒。主咳逆上气，喉痹，咽痛，不得消息，散结气，腹中邪逆，食饮大热。生川谷田野。

《别录》：射干，微温，有毒。主治老血在心肝脾间，咳唾，言语气臭，散胸中气。久服令人虚。一名乌翣，一名乌吹，一名草姜。生南阳田野。三月三日采根，阴干。

《本草经疏》：射干，苦能下泄，故善降；兼辛，故善散，故主咳逆上气，喉痹咽痛，不得消息，散结气，胸中邪逆。既降且散，益以微寒，故主食饮大热。《别录》又主老血在心脾间，咳唾言语气臭，散胸中热气……悉取其泄热散结之力耳。故古方治喉痹咽痛为要药。

《本草正义·存疑》：不得消息，当作不得息，言其喘逆气急，不得呼吸之常度也。古医书言喘逆不得息甚多，《本草经》此条作不得消息，义不可解，恐系衍文。虽旧本皆有"消"字，甚觉无谓。

编者按：《本草正义》质疑经文曰"不得消息"之"消"字为衍文，有道理。射干为苦而微寒之品，概括《本经》及《别录》所言功用为二。一是降气利咽；一是散热结。

【经方用药论】　经方用射干者有2方。

1. 治咳逆上气　《金匮要略》云："咳而上气，喉中水鸡声，射干麻黄汤主之。"此证为寒饮闭肺所致。方以射干为君治"喉痹"，与麻黄并用，宣降肺气而平喘；与紫菀、款冬花、半夏相配，降气化痰止咳；与生姜、细辛、五味子相配，散饮温肺止咳；大枣安中，兼以调和诸药。全方共奏宣肺降逆，化痰散寒之功。后世多将射干用于风热咳嗽、咽喉肿痛等证。现代药理学证明，本品确有消炎祛痰之功。

2. 治疟母 《金匮要略》治疗疟母的鳖甲煎丸中，亦有射干（即乌扇）。疟母是水、血与热互结而成，其用射干理气散结，以助清热、行水、化瘀之功。

白 薇

【基原与药材】 为萝摩科植物直立白薇或蔓生白薇的根。气微，味微苦。以根色黄棕、粗壮、条匀、断面白色实心者为佳。

【用法及用量】 内服：煎汤，5~10g；或入丸、散。

【本草经求索】

《本经》：白薇，味苦，平，无毒。主暴中风，身热，支满，忽忽不知人，狂惑，邪气，寒热，酸疼，温疟洗洗，发作有时。生平原、川谷。

《别录》：白薇，味咸，大寒，无毒。主治伤中淋露，下水气，利阴气，益精。一名白幕，一名薇草，一名春草，一名骨美。久服利人。生平原。三月三日采根，阴干。

《本草经疏》：白薇，诸证，皆由热淫于内之所发。经曰热淫于内，治以咸寒。此药味苦咸而气大寒，宜其悉主也。《别录》疗伤中淋露者，女子荣气不足则血热，血热故伤中，淋露之候显矣。除热益阴，则血自凉，荣气调和而前证自瘳也。水气亦必因于湿热，能除热则水道通利而下矣。终之以益精者，究其益阴除热功用之全耳。

《本草正义》：白薇味苦，《本经》虽谓其平，然详其主治，皆属清热之功用，是以《别录》竟作咸寒。主暴中风身热者，苦寒能除风热也。"支满"之"支"，读如"搘拄"，"搘撑"之"搘"，古书本多通用，言邪热之气，搘拄于胸中而气逆满闷，苦寒以泄降之，则搘撑可解，而满闷开矣。自旧本多误作"肢满"，而张隐庵《本草注》竟谓风邪淫于四末，则认作"四肢"之"肢"。试问"满"字将作何解？此既不知古书假借之理，而又依据俗本，遂成话柄。医家不通小学，亦是一大憾事。忽忽不知人及狂惑邪气，皆热盛火升，震扰脑神经而变易常度也。寒热酸疼，则热邪之留于脉络也。温疟发作有时，则热邪之伤及营卫也。白薇清热，是其治矣。《别录》主伤中淋露，下水气，皆指热郁而言。苦寒清之，斯中气安而淋露自通，水道自利。所谓利阴气、益精者，则言其邪热既除，而阴精得所耳。

《本草正义·发明》：白薇之性，《本经》谓之平，而主治皆温热之邪，则"平"当作"寒"。《别录》乃作大寒，当有所本。考《金匮》竹皮大丸，云有热者倍白薇，则白薇为寒是其确证。凡苦寒之药，多偏于燥，惟白薇则虽寒而不伤阴液精血，故其主治各病，多属血分之热邪，而不及湿热诸证。盖于清热之中，已隐隐含有养阴性质，所以古方多用于妇女，而《别录》有"利阴气，益精"之文。盖实有滋阴益精之效力，初非因其能清热而推广言之也。陶隐居称其治惊邪风狂，百邪鬼魅，则邪热去而阴精充，斯正气自旺，鬼魅自远，亦实有其理，非荒唐之空言可比。此则白薇之寒凉，既不嫌其伤津，又不偏于浊腻，诚清热队中不可多得之品。凡阴虚有热者，自汗、盗汗者，久疟伤津者，病后阴液未复，余热未清者，皆为必不可少之药，而妇女血热又为恒用之品矣。

编者按：白薇为苦咸而寒之品，功擅清血中之虚热。《要药分剂》将其功用特点概括为"清虚火，除血热"。《本经》所载诸证，"多属血分之热邪"所致的证候。《本草正义·正讹》说："白薇虽亦苦寒之物，而不燥不泄，其弊最少。"

【经方用药论】 经方中仅竹皮大丸 1 方用之，取其清虚热也。

《金匮要略》曰："妇人乳中虚，烦乱呕逆，安中益气，竹皮大丸主之。"方用少量白薇、竹茹、石膏清虚热以安中，重甘（甘草七分）微辛（桂枝一分）以益气。方后云"有热者倍白薇"，可见白薇善于清虚热也。

梓白皮

【基原与药材】 为紫葳科植物梓的根皮或树皮的韧皮部。呈块片状，大小不等，多卷曲。外表栓皮棕褐色，皱缩，有小支根脱落的痕迹，但无明显的皮孔，栓皮易脱落；内表面黄白色，平滑细致，有细小的网状纹理。断面不平整，有纤维，撕之不易成薄片。以皮块大、厚实、内色黄者为佳。

【用法及用量】 内服：煎汤，3~9g。外用：研末调敷或煎水洗浴。

【本草经求索】

《本经》：梓白皮，味苦，寒，无毒。主热，去三虫。花、叶，捣傅猪疮。饲猪，肥大三倍。生山谷。

《别录》：梓白皮，无毒。主治目中患。生河内。又，皮主吐逆胃反，去三虫，小儿热疮，身头热烦，蚀疮。汤浴之，并封薄散傅。嫩叶，主烂疮也。

编者按：对于梓白皮，古今医家很少论之。经文记载其性味苦寒，主治热证。经方仅 1 方用之，当今临床常用桑白皮代梓白皮。

【经方用药论】 经方仅麻黄连轺赤小豆汤 1 方用梓白皮。《伤寒论》曰："伤寒，瘀热在里，身必黄，麻黄连轺赤小豆汤主之。"该方用麻黄、杏仁、生姜宣散郁热，用梓白皮、赤小豆、连轺清泄湿热而退黄，以大枣、甘草护正补中，共奏散热利湿退黄之功。

第三章　祛痰药与方通释

本章 13 味药以祛痰为主治功效，但功力有大小，寒凉有不同，且有的药兼有其他功用。诸如皂荚、葶苈子、桑白皮、白前，皆泻肺祛痰，特别是前二味，其力更大，四味寒温之性质不同，用当区别。余药则祛痰力较缓，且有化痰功能者为多数，因之性味有所不同，故适应证有别。如湿痰者，宜半夏燥湿化痰；热痰者，宜瓜蒌实、竹茹清热化痰；燥痰者，宜贝母润燥化痰；紫菀、款冬花性味平和，润肺化痰，适应证较广。另外，杏仁宣通肺气，桔梗开提肺气，旋覆花疏通血气。脾为生痰之源，肺为贮痰之器。痰浊中阻，脾失运化则心下痞，胃失和降而上逆则呕，化痰之半夏并有消痞止呕之功；痰阻化热，痰热扰心则烦，化痰之竹茹微寒之性又能除烦。痰浊上贮于肺，肺失宣肃，势必或咳或喘，入肺祛痰之药多有止咳平喘功效，咳喘之治应辨其偏寒偏热之不同而选择适当的药物。此外，本章之杏仁、瓜蒌仁等质润药多兼有润肠作用。

半　夏

【基原与药材】　为天南星科植物半夏的块茎。质坚实，致密。纵切面呈肾脏形，洁白，粉性充足。粉末嗅之呛鼻，味辛辣，嚼之发黏，麻舌而刺喉。以个大、皮净、色白、质坚实、粉性足者为佳。

【用法与用量】　内服：煎汤，5~10g；或入丸、散。外用：研末调敷。

临床用半夏治呕吐、痞证及失眠，其剂量至关疗效，牛元起医生将清半夏的用量分为三类。①停饮呕逆用 9~15g，常与等量生姜并用。②心下痞甚，呕吐顽固或不寐证，用 30~60g，甚至达 120g（久煎）。吴瑭就有"一两降逆，二两安眠"的论述。③阴虚气逆、脾虚生湿、胃气呆滞诸证，用小量 6~9g（详见第 3 册）。编者辨证以半夏泻心汤为主方治（胃炎）痞满用半夏 30g，治呕吐用半夏与生姜各 30g（水煎后小量频服），皆疗效显著。

【本草经求索】

《本经》：半夏，一名地文，一名水玉。味辛，平，有毒。主伤寒，寒热，心下坚，下气，喉咽肿痛，头眩，胸胀，咳逆，肠鸣，止汗。生山谷。

《别录》：半夏，生微寒、熟温，有毒。主消心腹胸中膈痰热满结，咳嗽上气，心下急痛坚痞，时气呕逆，消痈肿，堕胎，治萎黄，悦泽面目。生令人吐，熟令人下。用之汤洗，令滑尽。一名守田，一名示姑。生槐里。五月、八月采根，暴干。

《本草正义》：半夏味辛，辛能泄散，而多涎甚滑，则又速降。《本经》以主伤寒寒热，是取其辛散之义。又治心下坚满而下气者，亦辛以开泄其坚满，而滑能降达逆气也。咽喉肿痛、头眩咳逆，皆气逆上冲，多升少降使然，滑而善降，是以主之。胸胀即心下之坚满，肠鸣乃腹里之窒塞，固无一非泄降开通之效用。止汗者，汗出多属气火上逆为病，此能抑而平之，所以可止，固非肌腠空疏，卫气不固之虚汗可知。后人止知半夏为消痰主将，而《本经》乃无一字及于痰饮，然后知此物之长，全在于"开宣滑降"四字，初非以治痰专长。其所以能荡涤痰浊者，盖即其开泄滑下之功用。《本经》主治，皆就其力量之所以然者而诠次之，固非如后世药物学之多说呆话可比。至《别录》主治，大率皆与《本经》同意，惟多痈肿、萎黄两者。盖痈肿仍是脉络之结滞，萎黄又多湿热之不通，此能主之，亦犹是开泄之力。悦泽面目，则外敷之面脂药也。

《本草正义·发明》：半夏最多涎沫，其体极滑，而味甚辛。生者以舌舐之，螫人口吻，故善能开泄结滞，降气定逆。《本经》所主诸病，皆是开宣抑降之力，本非专治痰饮，而所以能消痰止咳者，亦即此能开能降之功用，又非以燥胜湿，专治湿痰而燥脾湿之意。石顽谓：古方治咽痛喉痹吐血，多用南星、半夏，并非禁剂。世俗皆以二物为性燥，误矣！寿颐按：俗本医书皆谓半夏专治湿痰，贝母专治燥痰，此其说实自汪讱庵开之。究之古用半夏治痰，惟取其涎多而滑降，且兼取其味辛而开泄，本未有燥湿之意。惟其涎荟甚，刺激之力甚猛，故为有毒之品，多服者必有喉痛之患。而生姜则专解此毒，古无制药之法，凡方有半夏者，必合生姜用之，正取其克制之义。而六朝以降，始讲制药，且制法日以益密，而于此物之制造，则尤百出而不穷，于是浸之又浸，捣之又捣，药物本真，久已消灭。甚至重用白矾，罨之悠久，而辛开滑降之实，竟无丝毫留存，乃一变而为大燥之渣滓，则古人所称种种功用，皆不可恃，此所谓矫枉而过其正，最是魔道。或者又疑古书之不可信，不亦冤耶！《灵枢》谓阳气满则阳跷盛，不得入于阴，阴虚则目不瞑，饮以半夏汤通其阴阳，其卧立至。昔人解此说者，辄曰半夏生于夏之半，故能通阴阳。寿颐尝求其义而不可得，终无解于当夏之半，何以能通阴阳。其实所谓阳跷盛者，止是阳升太过，阴不涵阳，故不得眠。惟此善降，则阳入于阴矣，此治不得眠之真旨也。然如以久浸久制之半夏用之，吾知其亦必无济。近人已有谓半夏止当以生姜汁少许拌之，已能解毒，不当多制，是说也，余极佩之。

编者按：《本草正义》指明半夏之专长，在于"泄降开通之效用……其所以能荡涤痰浊者，盖即其开泄滑下之功用""非以燥胜湿，专治湿痰而燥脾湿之意"。《本草正义·发明》进一步解析生半夏之功用、后世制半夏之弊端、生姜专解半夏毒以及《灵枢》半夏汤治失眠之机制。张山雷见解，剖析经文之本义，纠正后世之流弊，真乃学贯古今之明哲也。

【经方用药论】 半夏在汉代应用已十分广泛，经方中使用半夏者达42首，方后加减用之者3首，加起来45首。《本经疏证》说："《本经》主治，惟'止汗'一语，仲景无专方，余则悉相印合。"分述如下。

1. **调中气治寒热** 半夏在小柴胡汤中之功用虽为止呕，但其辛散调中之性亦助柴胡、黄芩宣泄伤寒半表半里之寒热，故《本经》曰治"伤寒，寒热"。余如大柴胡汤、柴胡桂枝汤等方中皆用半夏，皆有宣泄寒热之用。

2. **散结气消痞满** 半夏辛散质滑，善于散结气，消痞坚，除满胀。对寒热互结，痰气交阻于心腹胸膈部所致的诸症皆可治之。所以《本经》言半夏疗"心下坚""胸胀"。《别录》言其善"消心腹胸膈痰热满结……心下急痛坚痞"。经方取半夏如上功用的方剂如下。一是治小结胸病的小陷胸汤；二是治心下痞、心下痞鞭的半夏泻心汤、生姜泻心汤、甘草泻心汤及小半夏加茯苓汤；三是治心下坚满的甘遂半夏汤；四是治腹胀满的厚朴生姜半夏甘草人参汤；五是治胸痹的栝楼薤白半夏汤等。

3. **降胃气止呕吐** 《本经》谓半夏能"下气"，《别录》曰止"呕逆"。可知半夏具有降胃气而止呕吐之功。例如《金匮要略》之小半夏汤、生姜半夏汤治疗痰饮呕吐；半夏干姜散治中阳不足，寒饮内盛之"干呕，吐逆，吐涎沫"；大半夏汤治虚寒性"胃反呕吐"；干姜人参半夏丸治中虚胃寒之"妊娠呕吐不止"。《伤寒论》竹叶石膏汤配半夏则治伤寒余热未清，气阴两伤，胃气上逆之"气逆欲吐"。还有，《伤寒论》治"太阳与阳明合病，不下利，但呕者，葛根加半夏汤主之。"《金匮要略》中的竹叶汤方后云："呕者，加半夏半升洗。"厚朴七物汤方后云："呕者，加半夏五合。"这充分表明，半夏下气止呕有殊功。

4. **通腑气息肠鸣** 《本经》云半夏所治"肠鸣"之机制，《灵枢·五邪》篇解释曰："邪在脾胃……阳气不足，阴气有余，则寒中肠鸣腹痛。"张仲景又称"肠鸣"为"雷鸣"，即腹中肠鸣，如雷之声。方如《伤寒论》生姜泻心汤、甘草泻心汤及《金匮要略》附子粳米汤证均有腹中"雷鸣"一症，而《金匮要略》论半夏泻心汤证又曰"肠鸣"。上述四方均用半夏配合他药通调胃肠之气，以治肠中雷鸣等症。

5. **化寒饮平喘咳** 《本经》说半夏能疗"胸胀咳逆"；《别录》说能治"咳嗽上气"。因此张仲景将半夏广泛用于治疗咳喘之证。例如，《伤寒论》《金匮要略》治疗寒饮咳喘的小青龙汤、射干麻黄汤，治疗寒饮化热的小青龙加石膏汤、厚朴麻黄汤、越婢加半夏汤以及治疗水饮内停、喘咳身肿的泽漆汤等，皆用半夏配合他药祛寒化饮，止咳平喘。

6.祛痰饮治头眩 《金匮要略》痰饮病篇第38条曰："……支饮者法当冒，冒者必呕，呕者复内半夏，以去其水。"这说明，《本经》谓半夏所治之"头眩"，即由痰饮上蒙清窍所致之冒眩。还有，《金匮要略》小半夏加茯苓汤所治"眩悸"等症，亦痰饮为患，取半夏去水饮以治头眩等症。

7.开痰结利咽喉 《本经》说半夏疗"喉咽肿痛"。张仲景治疗喉咽病用半夏者有三方。一是苦酒汤；二是半夏散及汤；三是半夏厚朴汤。三方均用半夏涤痰开结，一属痰热且已溃破，故君以苦酒清热消毒敛疮；一属寒痰，故臣以桂枝散寒；一属痰气，故臣以厚朴通降气机。此外，麦门冬汤主治肺胃阴虚，虚火上炎所致之"咽喉不利"，方中重用麦门冬为君，甘寒之性，润肺养胃，并清虚火，辅佐少量半夏"止逆下气"，开结利咽，两药用量悬殊。

皂荚

【基原与药材】 为豆科植物皂荚的果实。干燥荚果呈长条形而扁，或稍弯曲。表面不平，红褐色或紫红色，被灰白色粉霜，擦去后有光泽。两端略尖，基部有短果柄或果柄断痕，背缝线突起成棱脊状。质坚硬，摇之有响声。剖开后呈淡黄色，内含多粒种子。种子扁椭圆形，外皮黄棕色而光滑，质坚。气味辛辣，嗅其粉末则打喷嚏。以肥厚、饱满、质坚者为佳。

【用法及用量】 内服：研末或入丸剂，1~1.5g。外用：煎汤洗、捣烂或烧灰存性研末敷。

【本草经求索】

《本经》：皂荚，味辛，咸，温，有小毒。主风痹，死肌，邪气，风头，泪出，利九窍，杀精物。生川谷。

《别录》：皂荚，有小毒。主治腹胀满，消谷，破咳嗽囊结，妇人胞下落，明目，益精。可为沐药，不入汤。生雍州及鲁邹县。如猪牙者良。九月、十月采荚，阴干。

《本经疏证》：皂荚之治始终只在风闭，风闭之因有二端：一者外闭毛窍，如风痹、死肌、邪气；一者内壅九窍，如风头、泪出是已……况毛窍之间，得津则通，不得津则痹，痹而且有死肌，斯津之不至明矣……而仲景之用皂荚，则唯皂荚丸一方，所治乃"咳逆上气，时时唾浊，但坐不得眠"，亦可见其气自上而痰自随，气不从阴化，痰不从阳化矣。

编者按：皂荚为辛、咸而温之品，辛散走窜，咸可软坚，后世多用之化顽痰，导滞除垢，通关开窍。

【经方用药论】 经方仅皂荚丸1方用皂荚，取其利窍涤痰之功。

《金匮要略》云："咳逆上气，时时吐浊，但坐不得眠，皂荚丸主之。"此为痰浊壅盛，肺气不得宣降而咳嗽喘息，频频吐出黏稠的浊痰，不得平卧。由于痰壅气闭之势甚，故用除痰峻猛之皂荚丸，宣壅导滞，利窍涤痰。皂荚丸只有皂荚一味药，由于皂荚药力峻猛，故用酥炙蜜丸、枣膏调服，以缓其峻烈之性，并兼顾脾胃，使除痰而不伤正。

现代药理研究证实，皂荚能改变细胞表面的通透性，能刺激胃黏膜而反射性促进呼吸道黏液的分泌而产生祛痰作用。其对某些革兰阴性肠内致病菌有抑制作用，对某些皮肤真菌也有抑制作用。

皂荚药力峻猛，刺激性极大，用时要焙焦存性，用量一般为1.5~5g，若研末冲服每次为0.6~1.5g，用量过大可能会引起呕吐及腹泻。凡气虚阴亏及有咯血倾向者均不宜服用本品。

瓜蒌实

【基原与药材】 为葫芦科植物栝楼的果实。具有焦糖气，味略甜。以个大、不破、色橙黄、糖味浓者为佳。

【用法与用量】 内服：煎汤，10~20g；捣汁或入丸、散。外用：捣敷。

据实际称得重量，经方用瓜蒌实一枚为40~70g。刘渡舟先生在《伤寒论讲稿》中认为瓜蒌实大者一枚约60g之重。编者临床辨证治疗胸痹病（冠心病心绞痛）与小结胸病（慢性胃炎）用瓜蒌30~60g，取得较好疗效。

【本草经求索】

《别录》：（栝楼）实，名黄瓜，治胸痹，悦泽人面。

《本草正义》：仲景方楼根、蒌实，分别主治，而《本经》只有栝楼根一条，知上古治疗，尤以根为之主也……瓜蒌实清热滑润，空松而不坚实，故能疏达胸膈，开通痹塞。《别录》专主胸痹，正与仲景治结胸满痛、胸痹心痛彻背同意。丹溪谓：胸中有痰，乃肺受火逼，失其降下之令，此能润下以助降气，又能洗涤垢腻郁热，宜为治痰之要药。茎叶治中热伤暑，以其清芬凉爽，故善涤暑。又其味微酸，自能振刷精力，以御酷暑之炎热，亦犹孙真人所谓：季夏之间，困乏无力，宜服五味子汤以收耗散之气，使人精神顿加也。

《本草正义·广义》：濒湖谓：瓜蒌实润肺燥，降火，治咳嗽，涤痰结，利咽喉，止消渴，利大肠，消痈肿疮毒，皆以通泄消结为义，自有实在功用可据。

编者按：《本草正义·考正》："瓜蒌今之通称，《本经》《别录》俱作栝楼，《尔雅》则作栝蒌。"瓜蒌实《本经》不载，首载于《别录》栝楼根条之后。《别录》不载性味，后世认为本品属甘寒，其主要功效为涤痰、开结、通痹、清热。

【经方用药论】 仲景共计2方用及瓜蒌实，其中1方为方后加减用之。经方之用，主要治疗胸痹、结胸病，分述如下。

涤痰消痞治结胸病 从治疗胸痹病的方剂配伍可知，瓜蒌实与半夏相配，具有较强的涤痰逐饮的功效。因此，仲景利用这个配伍结构与黄连相合，名为小陷胸汤，适用于痰热互结"正在心下，按之则痛，脉浮滑"的小结胸病。

此外，瓜蒌实味甘而寒，其本身亦具有清热之功，特别是对胸中烦热，具有良好效果。经方小柴胡汤方后加减曰："若胸中烦而不呕者，去半夏、人参，加瓜蒌实一枚。"可证。

古人对经方运用瓜蒌实具有深刻理解，如《本草思辨录》说："瓜蒌实之长，在导痰浊下行，故结胸、胸痹，非此不治。然能导之使行，不能逐之使去，盖其性柔，非济之以刚，则下行不力。是故小陷胸汤则有连、夏，栝楼薤白等汤则有薤、酒、桂、朴，皆伍以苦辛迅利之品，用其所长，又补其所短也。"这两家记述言简意赅，切中要义。

后世医家传承经典，有所发挥，还以瓜蒌实治疗各种痈疡。如肺痈常配鱼腥草、桔梗；乳痈常配穿山甲、金银花；肠痈常配蒲公英、红藤。近年来，还发现本品对多种癌细胞具有抑制作用，是一味很有研究价值的药物。

现代药理研究证实，瓜蒌在体外对多种杆菌及皮肤真菌均有一定的抑制作用，对动物离体心脏有显著的增加冠脉血流量的作用。

贝 母

【基原与药材】 川贝母的基原为百合科植物卷叶贝母、乌花贝母或棱砂贝母等的鳞茎。川贝母药主要有三种。①松贝：气微，味微苦。以质坚实、颗粒均匀整齐、顶端不开裂、色洁白、粉性足者为佳。②青贝：气无，味淡。以粒小均匀、色洁白、粉性足者为佳。③炉贝：气微，味淡。以质坚实、色白者为佳。此外，尚有岷贝、平贝、生贝、北贝等，亦作川贝母使用。

浙贝母的基原为百合科植物浙贝母的鳞茎。浙贝母常用有两种。①元宝贝：气微，味苦。②珠贝：质地、气味同元宝贝。上述两种药材，均以鳞叶肥厚、表面及断面白色、粉性足者为佳。个较小，表面灰白色、断面中心棕红色者为质次。元宝贝较珠贝为优。

【用量用法】 川贝母，内服：煎汤，3~10g；或入丸、散。外用研末撒或调敷。浙贝母，内服：煎汤，4.5~9g；或入丸、散。外用：研末撒。

【本草经求索】

《本经》：贝母，一名空草。味辛，平，无毒。主伤寒烦热，淋沥邪气，疝瘕，喉痹，乳难，金创，风痉。

《别录》：贝母，味苦，微寒，无毒。主治腹中结实，心下满，洗洗恶风寒，目眩，项直，咳嗽上气，止烦热渴，出汗，安五脏，利骨髓。一名药实，一名苦华，一名苦菜，一名商草，一名勒母，一名蔏。生晋地。十月采根，暴干。

《本草正义》：象贝母苦寒泄降而能散结。《本经》主伤寒烦热、淋沥邪气。《别录》止烦热、渴、出汗，皆泄降除热也。疝瘕以热结而言，泄热散结，故能治之。喉痹，热之结于上者也。乳难之乳，即孳乳之乳，指产难也。贝母滑降，且能散结，故催生而治产难。甄权《药性论》谓贝母作末酒服，治产难及胞衣不出。近人保生无忧散一方，为催生保产灵药，内有贝母。程钟龄释之谓贝母滑润，义皆本此。而注《本经》者，仅以为下乳汁，恐非真旨。主金疮者，苦降清热之功也，不仅可以内服，亦可外作掺药。后人以象贝通治阳证痈疡，消肿退热，殊有捷效，亦本于此。主风痉者，苦寒清热，泄降定风之功也。《别录》疗腹中结实、心下满，皆指邪热窒塞之证，苦泄散结，皆能主之。洗洗恶风寒者，则风寒外袭于皮毛，内合于肺，象贝清泄肺气而辛能疏散，其效可知。目眩为肝阳之上乘，项直为风邪之外感，苦降息风，辛泄疏散，治之宜也。咳嗽上气，又痰热之侵肺，苦泄清金而又降逆之功用也。详绎《本经》《别录》所主各证，皆惟象贝母之苦泄辛散，足以当之，非必川贝之淡泊而无味者，所可混同施治者也。

《本草正义·考证》：贝母今有两种：川产者形小而气甚淡，谓之川贝；浙产者形大味苦，谓之象贝，又称浙贝，亦曰大贝母。以其颗粒较大，然产地颇多，不独生于浙宁之象山，但寻常之土贝母，味尤苦劣，不如浙产为佳。今之医家，仅以贝母为清肺化痰之用，但知川产者为佳，则因其气味平和，遂谓为味甘补肺，实则市肆之川贝，淡泊无味，绝少功力。而风热痰壅，气逆胸满等证，非象山贝母不为功。

编者按：贝母一般分两种，即浙贝母（又名象贝母）与川贝母，明代前两种贝母混用而不分。川贝母与浙贝母相似，均有散结之功，唯川贝母苦甘微寒，滋润性强，多用于肺热燥咳，肺虚劳嗽。浙贝母苦寒开泄清降之力较强，大多用于外感风邪，痰热郁肺所引起的咳嗽。

【经方用药论】 经方中只有2方用及贝母，这反映当时对贝母的运用可能尚不成熟。

1. 散结化痰治寒实结胸证 《伤寒论》曰："寒实结胸，无热证者，与三物小陷胸汤，白散亦可服。"柯韵伯说寒实结胸为"寒邪与寒水相结"。因此，治用破寒积、逐水结的三物小陷胸汤。方用贝母散郁结而化痰涩，而君以巴豆大辛大热之品，泻下冷积，散寒逐水，破结搜邪，再配合桔梗开提肺气，既可载药上浮，使药力作用于上，又可利肺散结，有助于水饮之泻下。

2. 宣肺解郁治妊娠小便不利　《金匮要略》云："妊娠，小便难，饮食如故，当归贝母苦参丸主之。"该方用贝母解郁治"淋沥"，协助苦参利湿热，清热结，配当归活血润燥，扶正治本。

竹　茹

【基原与药材】　为禾本科植物淡竹的茎秆除去外皮后刮下的中间层。为丝状条片，长短不等，卷曲扭缩成螺旋形，外表黄绿色或淡黄白色，粗糙。质柔韧，有弹性。气微清香，味淡。以色黄绿、丝均匀、细软者为佳。

【用法与用量】　内服：煎汤，5~10g。外用：熬膏贴。

【本草经求索】

《别录》：其皮茹，微寒，主治呕啘，温气寒热，吐血，崩中，溢筋。

《本草经疏》：经曰：诸呕吐酸水，皆属于热。阳明有热，则为呕啘；温气寒热，亦邪客阳明所致。甘寒解阳明之热，则邪气退而呕啘止矣。甘寒又能凉血清热，故主吐血崩中及女劳复也。

编者按：竹茹《本经》不载。《别录》将淡竹叶与竹茹列为同一条。竹茹应是甘而微寒之品，其主要作用为清热化痰，除烦止呕。《本经逢原》说："竹茹专清胃腑之热，为虚烦烦渴，胃热呕逆之要药。"故《别录》所载证候，属胃热者所致。

【经方用药论】　经方中用及竹茹者有2方，均取其清胃热、降逆气之功。

此两方，一是竹皮大丸，主治妇人产后中虚烦乱呕逆证候。二是橘皮竹茹汤，主治胃虚气滞有热之哕逆证候。两方均用竹茹，均适用于胃虚有热呕逆证。但前者虚热较甚，故竹茹、石膏、白薇并用；后者以胃虚气滞为主，故用竹茹配橘皮、人参理气补虚。

经方用竹茹主要治疗胃热呕逆证，后世亦用其治疗痰热郁结之抑郁烦闷，失眠惊悸等。

现代药理研究证实，竹茹粉对枯草杆菌、大肠埃希菌及伤寒沙门菌等有较强的抗感染作用，故外用可以治疗口腔溃疡及下肢溃疡。

杏　仁

【基原与药材】　为蔷薇科植物杏或山杏等味苦的干燥种子，呈心脏形略扁，顶端渐尖，基部钝圆，左右不对称。种皮红棕色或暗棕色，有褐色条纹。种皮薄，内有乳白色肥润的子叶两片，富有油质。以颗粒均匀、饱满肥厚、味苦、不发油者为佳。

【用法及用量】 内服：煎汤，5~10g；或入丸、散。外用：捣敷。

【本草经求索】

《本经》：杏核仁，味甘，温，有毒。主咳逆上气，雷鸣，喉痹，下气，产乳，金创，寒心，奔豚。生川谷。

《别录》：杏核，味苦，冷利，有毒。主治惊痫，心下烦热，风气去来，时行头痛，解肌，消心下急，杀狗毒。一名杏子。五月采。其两仁者杀人，可以毒狗。花，味苦，无毒。主补不足，女子伤中，寒热痹，厥逆。实，味酸，不可多食，伤筋骨。生晋山。

《本草经疏》：杏核仁禀春温之气，而兼火土之化以生。《本经》味甘，气温。《别录》加苦，有毒。其言冷利者，以其性润利下行之故，非真冷也。气薄味厚，阴中微阳，降也。入手太阴经，太阴为清肃之脏，邪客之则咳逆上气；火炎乘金，则为喉痹。杏仁润利而下行，苦温而散滞，则咳逆上气、喉痹俱除矣。其主心下烦热者，邪热客于心肺之分也。风气去来，时行头痛者，肺主皮毛，风邪自外而入也。温能解肌，苦能泄热，故仲景麻黄汤中用之，亦取其有发散之功也。主产乳、金疮者，亦指为风寒所乘者言之。消心下急者，以其润利而下气也。心寒奔豚者，心虚而肾邪凌之也。惊痫者，痰热盛也。雷鸣者，大肠不和也。总之取其下气消痰，温散甘和，苦泄润利之功也。

编者按： 杏仁为肺经气分之药，其性既升且降，善开提肺气，宣胸利膈，能祛痰止咳，降气平喘，润肠通便，宣肺化饮。

【经方用药论】 经方中直接用杏仁组方者19首，另有一方加减用之，共计20首。主要用于下列诸证。

1. 宣肺

（1）宣肺治咳喘 《本经》曰杏仁"治咳逆上气"，有4首经方将杏仁用于肺气上逆之咳喘证。①麻黄汤：适用于风寒表实咳喘证，方用杏仁配麻黄、甘草宣肺降气而平喘，桂枝配麻黄开腠发汗。②桂枝加厚朴杏子汤：适用于中风表虚兼咳喘之证，方用杏仁配厚朴宣肺下气消痰，再用桂枝汤解肌祛风，调和营卫，是表虚咳喘之良方。③麻黄杏仁甘草石膏汤：适用于邪热壅肺之咳喘证，此方即麻黄汤去桂枝加石膏而成，变温肺散寒定喘之功为清宣肺热定喘之效。④厚朴麻黄汤：适用于水饮夹热上迫于肺所致的咳喘证，方由杏仁配麻黄、石膏、厚朴、半夏、干姜、细辛、五味子等组成，具有温肺化饮、清热除烦之功。此外，小青龙汤方后曰："若喘，去麻黄加杏仁半升。"归纳上述4方用杏仁之配伍。表实兼喘与麻黄、桂枝相合；表虚兼喘与桂枝、芍药相配；肺热加石膏；寒饮加细辛、干姜、五味子；胸满腹胀者加厚朴。

（2）宣肺解表邪　杏仁宣肺，肺主皮毛，故杏仁能够协助发汗药解除在表风寒之邪。这样的方剂除上述麻黄汤外，尚有下列5方。适用于风寒束表兼内热燥烦证的大青龙汤，适用于伤寒表实内蓄湿热之发黄证的麻黄连轺赤小豆汤，用于表郁轻证的桂枝麻黄各半汤、桂枝二麻黄一汤以及治疗虚劳兼外感的薯蓣丸。以上5方均使用了杏仁，其目的都是协助表散之药，祛除在表之邪。

（3）宣肺祛湿邪　杏仁宣肺利气，气行则湿邪易化，经方如此功用的方剂，一是麻黄加术汤，适用于寒湿在表的身烦痛证，方中杏仁既可配合麻黄、桂枝发散风寒，又能协助白术行气化湿。二是麻黄杏仁薏苡甘草汤，适用于风湿在表已有化热趋势之证，方用杏仁宣化湿邪，再配麻黄、薏苡仁、甘草，共奏轻清宣化，解表祛湿之功。

（4）宣肺化水饮　由于杏仁具有宣肺利气之功，有利于痰饮水气之证的消除，故仲景亦用其治疗痰饮病，这样的方剂共计6首。①大青龙汤：适用于溢饮内夹郁热证，方用杏仁配伍麻黄、桂枝、石膏宣肺利水、解表清热。②文蛤汤：适用于水饮病里热盛表寒轻之证，本方实际是大青龙汤去桂枝加文蛤。③茯苓杏仁甘草汤：适用于痰饮窒塞所致的胸痹轻证而见胸中气塞、短气者，方用杏仁宣利肺气，配合茯苓、甘草健脾利水化饮，共奏化饮理肺之功。④大陷胸丸：适用于水热互结之大结胸证偏上而见颈项强如柔痉状者，方用杏仁通肺利水，以加强大黄、芒硝、甘遂、葶苈泄热破结逐水之功。⑤苓甘五味加姜辛半夏杏仁汤与苓甘五味加姜辛半杏大黄汤：此二方均适用于支饮而兼见"形肿者"，皆用苓甘五味姜辛汤温肺化饮，并用杏仁宣肺利水。不过，后者因兼胃热上冲而加大黄以利之。

2. 润燥、行气及反佐　这样的方剂有3首。①大黄䗪虫丸：主治干血劳证，方用杏仁入肺理气以行血。②麻子仁丸：主治脾约证，方用杏仁降气而润肠。③矾石丸：主治妇人湿热白带之证，该丸用杏仁与矾石"末之，炼蜜和丸枣核大，内脏中（阴道内）"，是一种外用药。取杏仁之滋润佐矾石之干燥，是为反佐之用。

桔 梗

【基原与药材】　为桔梗科植物桔梗的根。气无，味微甘而后苦。以条粗均匀、坚实、洁白、味苦者佳。条不均匀，折断中空，色灰白者质次。

【用法与用量】　内服：煎汤，3~10g；或入丸、散。

【本草经求索】

《**本经**》：桔梗，味辛，微温，有小毒。主胸胁痛如刀刺，腹满肠鸣幽幽，惊恐悸气。生山谷。

《别录》：桔梗，味苦，有小毒。主利五脏肠胃，补血气，除寒热、风痹，温中，消谷，治喉咽痛，下蛊毒。一名利如，一名房图，一名白药，一名梗草，一名荠苨。生嵩高及宛朐。二、八月采根，暴干。

《本草经疏》：桔梗，观其所主诸病，应是辛苦甘平，微温无毒。伤寒邪结胸胁，则痛如刀刺。邪在中焦，则腹满及肠鸣幽幽，辛散升发，苦泄甘和，则邪解而气和，诸证自退矣。其主惊恐悸气者，心脾气血不足，则现此证，诸补心药中借其升上之力，以为舟楫胜载之用，此佐使之职也。《别录》利五脏肠胃，补血气者，盖指邪解则脏腑肠胃自和，和则血气自生也。除寒热风痹，温中，疗喉咽痛，下蛊毒者，皆散邪解毒通利之功也。消谷者，以其升载阳气，使居中焦而不下陷，则脾中阳气长浮而谷食自消矣。甄权用以治下痢及去肺热气促者，升散热邪之故也。《日华子》用以除邪辟瘟，肺痈排脓。洁古用以利窍除肺部风热，清利头目，咽嗌，胸膈滞气及痛，除鼻塞者，入肺开发和解之功也。

《本草正义》：桔梗气味……味辛而气温，故所主皆宣泄散寒之用。胸胁痛如刀刺者，即气滞寒凝，或饮邪阻塞之胸痹证。桔梗辛温，宣通阳气，故能通痹止痛。腹满肠鸣，皆寒滞中下，脾阳不振；惊恐悸气，则寒凌于上，心阳不宣，而桔梗皆能治之，则固振动阳气，疏通郁窒，合上中下三焦而统治之要药也。《别录》利五脏肠胃，即是宣通之功。补血气者，辛温之性能活血行气，通行百脉，即补血补气之义。除寒热者，鼓舞阳气，而邪自消除也。风痹皆气血凝滞之候，通而行之，痹痛亦已，则桔梗温通之功，又不独内行于五脏六腑，而并能外达于孔窍肌肤。试合《本经》《别录》而研究其功用，可知辛温通利之效甚大也。温中消谷，又宣通阳气之余义。疗喉咽痛者，盖即仲景治少阴咽痛之意，辛温能通少阴之结气，非泛指温热扰上之咽痛。下蛊毒者，则取其宣泄之力耳。

《本草正义·正讹》：桔梗功用，诸家所述，皆温通宣泄，无论上焦、下焦结滞之病，一例通治。独张洁古谓其为诸药之舟楫，载以上行，至胸中最高之分，诸药中有此一物，则不能下沉云云。缪仲淳和之，谓其性阳而上升，凡病气逆上升者弗用，及下焦药中弗入此味。张景岳之《本草正》，又大畅其旨，谓专用降剂，此物不宜同用。寿颐按：此说不知易老（注：指张洁古，金代医学家。名元素，古易州，今河北易县人）从何处悟入。《本经》《别录》皆无此意，殆误认仲景《千金》甘桔诸方，或治咽痛喉痹，或治肺痈喘咳，皆主上焦之病而云然。然试观《本草经》主腹满肠鸣，《别录》下蛊毒，岂无下行之用？张隐庵辩之，谓桔梗气分之药，上中下皆可治，斥洁古为杜撰。然洁古、景岳之说，今尚盛行于时，遂令通达三焦，宣阳行气之功，不复信用于世。易老误人，正是不浅。丹溪之言曰：干咳嗽乃痰火之邪，郁在肺中，宜苦桔梗以升提之。寿颐按：桔梗辛温，以治火郁，未能熨贴。但轻用之以为向导，尚无大弊。石顽谓：痘疹下部不能起发，大忌桔梗；阴虚久嗽不宜用，皆以其疏泄阳气也。仲景甘桔汤，本治少阴咽痛，而后人乃以此方统治一切风热实火咽痛，多未见其效者，则抹却少阴一层之过也。且自易老独创桔梗上升之议，仲淳、景岳、石顽诸子，靡然宗之，而犹认定其为咽痛专药，就使桔梗果属升提，则凡风热实火诸喉咽病，正是火势上壅之候，更与温升，宁不抱薪救火而益张其焰？奈何庸俗之流犹昧然盲从，而执定甘桔为咽痛之普通药剂耶。

编者按：《本草正义》总结经文桔梗"所主，皆宣通散寒之用"，其"辛温通利之效甚大也"。强调其"温通宣泄，无论上焦、下焦结滞之病，一例通治"。并特别在《本草正义·正讹》辨析、反驳桔梗"为诸药之舟楫"，或曰"为咽痛专药"之说，确实发人深省。

总之，桔梗为肺经气分之药，其功用能升能降，可升提肺气，宣胸利膈。又因肺与大肠相表里，桔梗宣通肺气之壅滞，亦可间接疏通肠胃之气。肺主一身之气，肺气通降，则诸气调畅，故可疗《本经》及《别录》所载诸症。

【经方用药论】 经方中有 8 方用及桔梗，主要取其开宣肺气，祛痰散邪，并借其行气之力以排痈脓，治疗各种痈疮成脓之证。

1. **开提肺气以治肺痈** 仲景取桔梗理气排脓之功的方剂有 3 首。①桔梗汤：适用于肺痈病。《金匮要略》曰："咳而胸满，振寒脉数，咽干不渴，时出浊唾腥臭，久久吐脓如米粥者，为肺痈，桔梗汤主之。"此为风热壅肺，伤及血脉，热毒蕴蓄，酿成痈脓，形成肺痈。"时出浊唾腥臭，久久吐脓如米粥"，说明肺痈脓已成。桔梗汤用桔梗配甘草，桔梗排脓，甘草解毒。②排脓汤：由桔梗、甘草、生姜、大枣组成。③排脓散：本方由桔梗、枳实、芍药、鸡子黄组成。后两方名直呼排脓，均有桔梗，说明仲景对桔梗排脓的作用是深信不疑的。桔梗排脓之功效，有待研究。编者以为，其排脓之功，实乃开提肺气之力，促使痈脓排出也。现代研究表明，桔梗能使呼吸道津液分泌量显著增加而具有祛痰作用。

2. **宣肺利咽以治咽痛** 《别录》曰桔梗治"喉咽痛"。经方主要用之治少阴病咽痛。《伤寒论》曰："少阴病，二三日，咽痛者，可与甘草汤，不瘥，与桔梗汤。"通脉四逆汤方后云："咽痛者，去芍药，加桔梗。"后世医家将桔梗视为治疗咽喉疼痛之要药。

3. **宣肺疏邪以治中风** 外邪侵袭首犯体表，而肺主皮毛，故易引起肺气不利。治以通利肺气之法，有利于风邪从皮毛而散。经方用桔梗宣肺疏邪的方剂有 3 首。一是治疗"产后中风"而阳气不足的竹叶汤；二是治疗"虚劳诸不足，风气百疾"的薯蓣丸；三是治疗"大风，四肢烦重，心中恶寒不足"的侯氏黑散。

4. **宣肺祛痰以治寒实结胸** 经方治疗寒实结胸的方剂是三物小白散，该方由桔梗、贝母、巴豆组成。其用桔梗宣通肺气，协助巴豆、贝母化痰逐饮。

白 前

【基原与药材】 为萝摩科植物柳叶白前或芫花叶白前的根及根茎。①柳叶白前：又名鹅管白前，其质坚脆，易折断，断面类白色，扩大镜下可见中心木部。气微弱，味甜。②芫花叶白前：其形态、气味与柳叶白前相似。以上两种，均以根茎粗、须根长、无泥水及杂质者为佳。

【用法与用量】 内服：煎汤，5~10g。

【本草经求索】

《别录》：白前，味甘，微温，无毒。主治胸胁逆气，咳嗽上气。

《本草经疏》：白前，肺家之要药。甘能缓，辛能散，温能下。以其长于下气，故主胸胁逆气，咳嗽上气二病。皆气升气逆，痰随气壅所致，气降则痰自降，能降气则病本力拔矣。

《本草正义·发明》：白前专主肺家，为治嗽降气之要药。《别录》谓其微温，以其主治寒嗽，则能疏散寒邪，其性质必含温养之气也。然白前治嗽，亦不专于寒嗽一面，即痰火气壅，上逆咳嗽，亦能定之，则又有似乎寒降，是以苏恭竟作微寒。然其所以能止嗽者，则在于平逆顺气，使膈下之浊气不上凌而犯肺，斯肺气得顺其清肃之性，而咳自除。此以静肃为用，必不可遽谓其温。且古今主治，恒用之于火逆气升之证，无不应手，自当以苏恭微寒之说为长。凡寒邪寒饮之咳，辛温开肺，别有专司，固非白前之长技，特微寒顺气，非如沙参、知母之寒凉直折，亦非如桑根皮、枇杷叶之清降遏抑，故为定咳止嗽之主药，而绝无流弊。虽不见于《本经》，而《别录》主胸胁逆气，咳嗽上气，甚至称其治呼吸欲绝，可见其清肃肺家，功效卓绝。《日华子》谓其主肺气烦闷，宗奭称其能保定肺气，濒湖谓其降气下痰，肺气壅实而有痰者宜之，皆足以表白前之功用无余蕴矣。程钟龄《医学心悟》止嗽散治新久咳嗽皆效，方用荆芥、紫菀、白前、百部、桔梗、甘草、陈皮，为末，新感姜汤下，久嗽米饮下，皆每晚临卧服三四钱。立方极有深意，实即本于《外台秘要》引《近效方》之白前、桔梗、桑皮、甘草治久嗽吐血，及深师方之白前、紫菀、半夏治久咳逆上气，体肿短气胀满，昼夜不得卧，喉中常作水鸡鸣之白前汤两方。而程氏不用桑皮等之抑降，又加荆芥、陈皮之辛散，再合紫菀、百部之温润，意理周密，宜其投之辄效。然非为散而临卧服，亦必不应，其故何耶？盖欲其药渍胃中，迟迟消化，借呼吸之气，熏蒸入肺，收效乃捷。制方选药，已极淳粹，而服药之法，更别有巧思，出人意表，而确有实在，并非故弄玄虚，此中至理，习医者能体验深思而得之，方可许其共谈此道也。

编者按：白前首载于《别录》，云其"味甘，微温"，《药性论》云其"味辛"，一般认为白前属辛甘微温之品，能降气化痰。《别录》所载之证，为肺气上逆，痰随气壅所致。《本草经疏》说白前为"肺家之要药"，《本草正义》亦认为"白前专主肺家，为治嗽降气之要药"。这值得重视。

【经方用药论】 经方中只有泽漆汤1方用白前。泽漆汤适用于咳喘并见水肿之证。方中重用泽漆与紫参消痰逐水，通利二便，佐以白前配合半夏、生姜等降气化痰，止咳平喘。临证凡是肺气壅实，痰多咳喘，胸膈逆满之证，不论属寒属热，均可用之。《唐本草》称白前为"嗽药"。

现代药理实验证明，本品确有镇咳祛痰之功，可用于感冒喘息、慢性气管炎等。

紫 菀

【基原与药材】 为菊科植物紫菀的根及根茎。质柔韧，不易折断，断面灰白色有紫边。微有香气，味甜微苦。以根长、色紫、质柔韧，去净茎苗者为佳。

【用法与用量】 内服：煎汤，5~10g；或入丸、散。

【本草经求索】

《本经》：紫菀。味苦，温，无毒。主咳逆上气，胸中寒热结气，去蛊毒，痿蹶，安五脏。生山谷。

《别录》：紫菀，味辛，无毒。主治咳唾脓血，止喘悸，五劳体虚，补不足，小儿惊痫。一名紫蒨，一名青菀。生房陵及真定、邯郸。二月、三月采根，阴干。

《本草正义》：紫菀苦温而润，能通肺气，开泄郁结，故主咳逆上气，而治胸中寒热结气。去蛊毒者，殆亦散结降逆，泄化留着之意。疗痿蹶者，肺主一身之治节，肺气窒塞，则肺热叶焦，而治节不行，经络弛纵，因为痿蹶。肺气利，斯大气足以举之，而积热泄化，关节流利，痿蹶起矣。安五脏者，肺主五脏之气，肺气顺而脏气安也。《别录》主咳吐脓血，止喘悸，皆肺气壅塞之病。主五劳体虚，补不足，即《本经》安五脏之意。小儿惊痫，亦气火夹痰上升之证，降气开结，泄化痰浊，固惊痫之正治也。

《本草正义·发明》：紫菀柔润有余，虽曰苦辛而温，非燥烈可比，专能开泄肺郁，定咳降逆，宣通窒滞。其味微辛，则入气分，其色殷紫，则入血分，故能兼疏肺家气血。凡风寒外束，肺气壅塞，咳呛不爽，喘促哮吼，及气火燔灼，郁为肺痈，咳吐脓血，痰臭腥秽诸症，无不治之，而寒饮蟠踞，浊涎胶固，喉中如水鸡声者，尤相为宜。惟其温而不热，润而不燥，所以寒热皆宜，无所避忌。

编者按：综合《本草正义》所述可知，紫菀性温而不热，质润而不燥，辛散苦泄，既入肺经气分，又入肺经血分，长于开泄肺郁，降逆定喘，为化痰止嗽要药。不论肺寒肺热，属实属虚，皆可配入复方中应用。

【经方用药论】 经方中仅射干麻黄汤 1 方用及紫菀。《金匮要略》曰："咳而上气，喉中水鸡声，射干麻黄汤主之。"该方用紫菀，与半夏相配，降气化痰而止咳，兼能协助麻黄、细辛温肺而散寒。

另外需要探讨的是，《金匮要略》曰咳而"脉沉者，泽漆汤主之"。方中之"紫参"不知是何物，小注"一作紫菀"。泽漆汤中紫参，有可能就是紫菀，临证可用紫菀代之。

现代药理研究证明，本品能显著地增加呼吸道腺体激素的分泌，使痰液稀释，易于咳出。有些实验还证明，本品有抗结核的作用。这更可佐证《金匮要略》泽漆汤中之紫参可用紫菀代之。

款冬花

【基原与药材】 为菊科植物款冬的花蕾。气香，味微苦而辛，嚼之显棉絮状。以朵大、色紫红、无花梗者为佳。

【用法及用量】 内服：煎汤，5~10g；熬膏或入丸、散。

【本草经求索】

《本经》：款冬花，一名橐吾，一名颗东，一名虎须，一名菟奚。味辛，温，无毒。主咳逆上气，善喘，喉痹，诸惊痫，寒热，邪气。生山谷及水傍。

《别录》：款冬花，味甘，无毒。主消渴，喘息呼吸。一名氐冬。生常山及上党水傍。十一月采花，阴干。

《本草正义》：款冬花，辛温。泄肺降逆，性情功用颇与紫菀相近。《本经》主治亦与紫菀大同。

《本草正义·发明》：款冬严寒着花，其性微辛，是以性温，而花本轻扬，故主肺病。能开泄郁结，定逆止喘，专主咳嗽，性情功用，皆与紫菀绝似，所以《本经》主治亦复多同，于寒束肺金之饮邪喘嗽最宜。然气味虽温而生于水中，亦润而不燥，则温热之邪郁于肺经而不得疏泄者，亦能治之。又如紫菀开肺，寒热者皆宜之例。特比之紫菀，究是温辛一筹，则火邪郁结，如肺痈成脓痰红臭秽之候，自当有所顾忌。甄权竟谓其主肺痿、肺痈，而景岳、石顽从而和之，殊是未妥。且石顽亦谓阴虚劳嗽忌之，以其性温也。何独于肺痈而不畏其温，是知有二五，而不知有一十矣。要之，其功用大纲多似紫菀。上文紫菀条中论之已详，兹亦不赘，试参观之，亦可触类而旁通也。

编者按：《本草正义》认为款冬花之"性情功用，颇与紫菀相近""专主咳嗽……于寒束肺金之饮邪喘嗽最宜。然……润而不燥……寒热者皆宜"功用为

"泄肺降逆"也。紫菀与款冬花并用，可协同增效，该配伍首先见于经方。

【经方用药论】 经方仅射干麻黄汤1方用及款冬花。

《金匮要略》曰："咳而上气，喉中水鸡声，射干麻黄汤主之。"《本经疏证》解析了射干麻黄汤与小青龙汤的关系，认定紫菀、款冬花为方中要药，指出："射干麻黄汤即小青龙汤去桂枝、芍药、甘草，加射干、紫菀、款冬花、大枣也……紫菀、款冬花虽不得为是方主剂，然局法之转移，实以紫菀、款冬花变，故《千金》《外台》凡治咳逆久嗽并用紫菀、款冬花者，十方而九，则于此方亦不可不为要药矣。"

现代实验证明，款冬花确有明显的止咳作用。由于本品温而不热，辛而不燥，有邪可散，无邪可润。因此，一切咳嗽不论寒热虚实，只要与肺经有关，均可用之。款冬花止咳作用优于化痰，而紫菀则正好相反。两者配合应用，可互补长短，既能化痰，又可镇咳，真是妙手玉成，恰到好处。本方正好两药相合，可见仲景用药之经验，是何等的宝贵！

葶苈（子）

【基原与药材】 为十字花科植物独行菜、北美独行菜或播娘蒿的种子。药材主要有两种，即北葶苈子与华东葶苈子。①北葶苈子又名苦葶苈，为植物独行菜或北美独行菜的种子。气微，味苦辛，有黏性。以子粒充实、均匀、黄棕色、无杂质者为佳。②华东葶苈子，又名甜葶苈，为植物播娘蒿的种子。气微，味淡，有黏性。以粒均匀、充实，黄棕色、无杂质者为佳。

【用法与用量】 内服：煎汤，5~15g；或入丸、散。外用：煎水洗或研末调敷。

现代研究葶苈子有强心利尿作用（改善循环及肾血流量），故辨证治本，加之治标可治疗心力衰竭所致的喘促、心悸、水肿，效果良好，但用量须大，一般15~30g，该药炒用比生用效果好，中病即止。

【本草经求索】

《本经》：葶苈，一名大室，一名大适。味辛，寒，无毒。主癥瘕，积聚，结气，饮食寒热，破坚，逐邪，通利水道。生平泽及田野。

《别录》：葶苈，大寒，无毒。下膀胱水，腹留热气，皮间邪水上出，面目肿，身暴中风热痱痒，利小腹。久服令人虚。一名丁历，一名草蒿。生藁城及田野。立夏后采实，阴干。

《本草经疏》：辛能散，苦能泄，大寒沉阴能下行逐水，故能疗《本经》所主诸病。

《本草正义·发明》：葶苈子苦降辛散，而性寒凉，故能破滞开结，定逆止喘，利水消肿。《本经》主治皆以破泄为义，至《别录》则专通水道矣……惟寒泄之品，能通利邪气之有余，不能补益正气之不足，苟非实热郁室，自当知所顾忌。《别录》久服令人虚，本是至理。然肺家痰火壅塞，及寒饮弥漫，喘急气促，或为肿胀等证，亦必赖此披坚执锐之才，以成捣穴犁庭之绩。

编者按：葶苈之性味，应是苦、辛而寒，功能泄水降气。《本经》及《别录》所载诸主治病证，皆水气不降而致。对"肺家痰火壅塞，及寒饮弥漫"证候，葶苈子为攻邪之良将。攻邪难免伤正气，故不可忽略"久服令人虚"。

【经方用药论】 经方中有6方用及葶苈子，主要用其逐痰泄水消肿之功。

1. 泻肺逐痰治痰热壅盛证

（1）治支饮及肺痈 《金匮要略》曰："支饮不得息，葶苈大枣泻肺汤主之。"又曰："肺痈，喘不得卧，葶苈大枣泻肺汤主之。"该方所治之支饮为寒饮伏肺化热证候。所治肺痈为肺气壅塞，气逆于上，则喘不得卧。葶苈子苦辛而寒，能清热泻肺、下气消痰，故能治上述支饮与肺痈证候，配合大枣甘缓补中，使攻邪而不伤正。

编者按：肺痈之"痈"，疑指肺气壅塞之"壅"，非肺生痈脓。详见《伤寒杂病论研究大成》之下部第七篇第11条。

（2）治结胸 《伤寒论》云："结胸者，项亦强，如柔痓状，下之则和，宜大陷胸丸。"该方之方义尤在泾言之甚详，他说："葶苈之苦，甘遂之辛，以破结饮而泄气闭；杏仁之辛，白蜜之甘，以缓下趋之势而去膈上之邪；其芒硝、大黄，则资其软坚荡实之能。"

2. 泻肺逐水治水气病 《本经疏证》说："凡水气坚留一处，有碍肺降者，宜用之（葶苈子）。"仲景书如此方证者，《伤寒论》曰："大病瘥后，从腰以下有水气者，牡蛎泽泻散主之。"《金匮要略》有三。①"肺痈，胸满胀，一身面目浮肿，鼻塞清涕出，不闻香臭酸辛，咳逆上气，喘鸣迫塞，葶苈大枣泻肺汤主之"。②"腹满，口舌干燥，此肠间有水气，己椒苈黄丸主之"。③"病疟……结为癥瘕，名曰疟母，急治之，宜鳖甲煎丸"。以上3方皆使用葶苈子。葶苈大枣泻肺汤证病位在肺；己椒苈黄丸证病位在肠，故与防己、大黄、椒目相配，分消其水，破肠间之水结；牡蛎泽泻散证病位在下肢，与商陆、牡蛎等相配，使水热之结从小便而去，破下焦之水结；鳖甲煎丸证病位在肝脾，与鳖甲、硝石、桃仁软坚化瘀等相配，可治水血与痰热互结之疟母，破癥瘕积聚。

3. 消肿治小儿疳虫蚀齿 《金匮要略》小儿疳虫蚀齿方，用雄黄配葶苈子为末，猪脂熔，以槐枝棉裹头，点药烙之。此方取雄黄解毒，葶苈子消肿。

现代药理研究证实葶苈子具有强心作用，能使心肌收缩力增强，减慢心率、降低静脉压，并具有利尿作用，能较强地减轻肺水肿，降低颅内压及血液黏稠度，改善微循环，促进炎症吸收及新陈代谢。

桑根白皮

【基原与药材】 为桑科植物桑除去栓皮的根皮。干燥根皮多呈长而扭曲的板状，或两边向内卷曲成槽状。外表面淡黄白色或近白色，有少数棕黄色或红黄色斑点；内表面黄白色或灰黄色。体轻质韧，难折断，易纵裂，撕裂时有白色粉尘飞出。微有豆腥气，味甘微苦。以色白、皮厚、粉性足者为佳。

【用法与用量】 内服：煎汤，10~15g；或入散剂。外用：捣汁涂或煎水洗。

【本草经求索】

《本经》：桑根白皮，味甘，寒，无毒。主伤中，五劳，六极，羸瘦，崩中，脉绝，补虚益气。

《别录》：桑根白皮，无毒。主去肺中水气，止唾血，热渴，水肿，腹满，胪胀，利水道，去寸白，可以缝金创。采无时，出土上者杀人。叶汁，解蜈蚣毒。

《本草经疏》：桑根白皮得土金之气，故味甘气寒而无毒。东垣、海藏俱云兼辛。然甘厚辛薄，降多升少，阳中阴也。入手太阴经。甘以固元气而补不足，辛经泻肺邪之有余，故能止嗽也。凡肺中有水气及肺火有余者宜之。伤中者，中气伤也。五劳者，五脏劳伤也。六极者，六腑之中气极也。羸瘦者，肌肉脱也。崩者中，血脱也。脉绝者，气血两虚之至，故脉不来也。之数者，皆由阴不足则阳有余，阳有余则火盛而内热，火与元气不两立，火能消物，造化自然也。惟甘也，可以补元气；惟寒也，可以除内热。热除矣，元气生矣，则上来诸证自瘳。故《本经》终之以补虚益气焉。《别录》去肺中水气者，即《十剂》中云：燥可去湿，桑白皮之属是已。吐血热渴者，热伤肺，火炎迫血妄行，溢出上窍，而兼发热作渴也。其主水肿腹满胪胀者，即利水道，除湿补虚之功也。湿热盛则寸白生，消除湿热则虫自不能留也。缝金疮者，甘寒补益，宜于伤损也。

编者按： 从《本经》及《别录》两部典籍可以看出，桑根白皮（简称为桑白皮）的主要功能为泻肺热而止咳喘、肃肺利尿而消水肿，以及止血之功。《别录》云"可以缝金创"者，以桑白皮体轻，质韧，难折断，但易纵裂。故可用于缝线以缝合创口。现代研究用桑白皮线缝合之伤口可无须拆线。用桑白皮止血及"缝金疮"，今人已罕用之。

【经方用药论】 经方仅王不留行散1方用及桑根白皮。《金匮要略》曰："病金疮（指刀斧创伤），王不留行散主之。"方后注曰："小疮即粉之，大疮但服之，产后亦可服。"该方有疗金疮止血之功，用以治产后瘀血而下血不止者，具有消瘀止血镇痛之功。其取用东南阴湿之地的桑白皮，并进行烧灰存性处理。魏荔彤说：

"桑根白皮性寒，同王不留行，蒴细叶，烧灰存性者，灰能入血分止血也，为金疮血流不止者设也。"

旋覆花

【基原与药材】 为菊科植物旋覆花、线叶旋覆花或大花旋覆花等的头状花序。质柔软，手捻易散。气微，味微苦咸。以朵大、金黄色、有白绒毛、无枝梗者为佳。

【用法与用量】 内服：煎汤（包煎或滤去毛），5~10g；或入丸、散。外用：煎水洗，研末干撒或调敷。

【本草经求索】

《**本经**》：旋覆花，一名金沸草，一名盛椹。味咸，温，有小毒。主结气，胁下满，惊悸，除水，去五脏间寒热，补中，下气。生平泽、山谷。

《**别录**》：旋覆花，味甘，微温，冷利，有小毒。消胸上痰结唾如胶漆，心胁痰水，膀胱留饮，风气湿痹，皮间死肉，目中眵瞙，利大肠，通血脉，益色泽。一名戴椹。根，主风湿。生平泽。五月采花，日干，廿日成。

《**本草正义**》：旋覆花轻扬之性，而《本经》主治皆降逆破结之功用。盖轻疏者必能泄化，专以疏通见长。且味咸性温，咸能润下软坚，温能宣通散结也。又消痰逐水，泄降之力颇佳，故能破结气而除胁下之满。惊悸亦痰饮凌心之证。去五脏间寒热，即停痰积饮之寒热气结也。补中者，谓结气散而中气自安，非以破泄为补益之用也。《别录》主膀胱留饮，利大肠，即《本经》逐水之意。其治风气湿痹、皮间死肉、通血脉者，则轻扬之性，必能外通脉络，行于肌表也。治目中眵者，亦疏散结热，宣化湿浊之用耳。

编者按： 联系后世医家认识，旋覆花为苦辛咸而性微温之品，咸能软坚，温能宣通，有下气消痰、化饮除痞、通血脉之功，故可治《本经》及《别录》所载病证。正如《本草纲目》所言："旋覆花所治诸病，其功只在行水，下气，通血脉尔。"

【经方用药论】 经方有 2 方用及旋覆花。

1. 下气行水治噫气不除 《伤寒论》云："伤寒发汗，若吐，若下，解后，心下痞鞕，噫气不除者，旋覆代赭汤主之。"此心下痞鞕，噫气不除，乃脾虚湿阻，气结上逆而致。旋覆花能下气行水，与代赭石相配更增其下气之功，与生姜、半夏相合，其行水化饮之功更著。这就是《本经》说旋覆花治"结气"及《别录》说"消……痰水"功能的具体运用。旋覆代赭汤中还配有人参、大枣、甘草益气补中，恢复中焦升降斡旋，增强下气化饮之功。

2. **疏通络脉治肝着及半产漏下** 《金匮要略》云："肝着，其人常欲蹈其胸上，先未苦时，但欲热饮，旋覆花汤主之。"《本经》曰旋覆花"治结气胁下满"，故该方以旋覆花为君，通肝络而行气，《本草正义》言"其轻灵之性，流动不滞，自能流通气化而宣窒塞"，配合新绛（可用茜草代之）活血化瘀，葱白通阳散结，共奏行气活血，通阳散结之功。仲景还将旋覆花汤用于治疗半产漏下而属气滞血瘀者。

第四章　行气药与方通释

本章行气药4味，各有特点：枳实（枳壳）苦寒，长于降气破结，主治气滞于胸腹病证。厚朴苦辛温，升中有降，长于行气通里且能解表，主治气滞与表里同病者。枳实与厚朴，味皆以苦为主，而性气却有寒、温之不同，寒性宜于治燥热证，温性宜于治寒湿证，并用具有相须之妙。橘皮辛苦而温，长于理气燥湿，若脾肺气滞为本的病证当为首选。薤白辛滑，通阳散结，上通心脾，下利肠胃为其特点。

枳实（附：枳壳）

【基原与药材】　为芸香科植物枸橘、酸橙或香圆的幼果（将近成熟的果实作枳壳使用。枳壳功用与枳实相同，作用较和缓。经方中只言枳实，后世才有二者之分）。药材分三种。①绿衣枳实：为植物枸橘的幼果，呈圆球形，商品多切成半球形。果实表面绿黄色，散有众多小油点及微隆起皱纹，被有细柔毛。横断面有皮和囊两部分，囊内汁胞干缩，呈棕褐色，近成熟的果实内每瓣中有种子数粒，呈长椭圆形。气香，汁胞味微酸苦。②酸橙枳实：为植物酸橙幼果，完整者呈圆球形。外表灰绿色或黑绿色。横切面果皮光滑、淡黄色，中央褐色，有7~12瓣囊，每瓣含种子约10粒，中心柱径宽2~3mm。有强烈的香气、味苦而微酸。③香圆枳实：为植物香圆的幼果，呈球形、矩圆形或倒卵球形，商品多切成两半。较小幼果表面密被黄白色的绒毛，渐大则渐秃净而粗糙，灰红棕色或暗棕绿色。横切面中果皮粗糙，黄白色，果皮不易剥离，中央棕褐色，有10~12mm。有强烈的香气，味酸而苦。

【用法与用量】　内服：煎汤，5~10g；或入丸、散。外用：研末调涂或炒热熨。

【本草经求索】

《本经》：枳实，味苦，寒，无毒。主大风在皮肤中，如麻豆苦痒，除寒热结，止利，长肌肉，利五脏，益气轻身。生川泽。

《别录》：枳实，味酸，微寒，无毒。主除胸胁淡（注：淡为"痰"的古字）癖，逐停水，破结实，消胀满、心下急、痞痛、逆气胁风痛，安胃气，止溏泄，明目。生河内。九月、十月采，阴干。

《本草经疏》：枳实感天地苦寒之气以生，故其味苦，气寒无毒。《别录》、雷公加酸，甄权加辛。察其功用，必是苦为最，而酸辛次之，气味俱厚，阴也。入足阳明、太阴经。细详《神农》主治，与本药气味大不相侔，究其所因，必是枳壳所主。盖二物古文原同一条，后人分出时误入耳（注：后之附文有枳实与枳壳区别）。其《别录》所主除胸胁痰癖，逐停水，破结实，消胀满，心下急痞痛，逆气胁风痛，安胃气，止溏泻者，是其本分内事，皆足阳明、太阴受病。二经气滞则不能运化精微，而痰癖、停水、结实、胀满所自来矣。胃之上口名曰贲门，贲门与心相连，胃气壅则心下亦自急痞痛，邪塞中焦，则升降不舒而气上逆。肝木郁于地下，则不能条达而胁痛，得其破散冲走之力，则诸证悉除。所以仲景下伤寒腹胀实结者，有承气汤。胸中痞痛者，有陷胸汤。洁古疗心下痞满者，有枳术丸。壅滞既去，则胃气自安，而溏泄亦止矣。末云明目者，经曰：目得血而能视。气旺乃能生血，损气破散之性岂能明目哉？无是理也。

编者按：《本经》云"主大风在皮肤中，如麻豆苦痒"。《本经疏证》释之说此"世俗所谓风疹者，是宜解散，岂降泄所能愈，乃反推枳实首功何耶？夫形诸外必有诸内，皮肤中者，正肌肉之间，胃脾所主……正以其根于内也。拔其根，枝叶又焉所附，治里之物，偏有此解表之能"。《本草思辨录》说："惟《本经》主大风在皮肤中如麻豆苦痒，除寒热结，则惟去穰核之枳壳为宜。盖痒为风，寒热结为痹，于皮肤中除风除痹，用枳实则易走里，难与枳壳争能。此《证类本草》枳壳所主风痒麻痹也。"古代其他文献亦记载用枳壳治疗风疹作痒，如《药性论》曰其"治遍身风疹，肌中如麻豆恶痒"，《开宝本草》亦称其"主风痒麻痹"。总之，从《本经》及历代医家记述可知，枳壳是治疗风疹作痒之专药良药。临床亦有验案为证，详见第 3 册。

枳实为脾胃气分药，味苦气寒，专主降气，长于破滞气，行痰湿，消积滞，除痞塞。《本经》及《别录》所载，皆属脾胃痰食积滞之患。本品破结降气，气降则痰食积滞得去，诸症愈而气力增，故《本经》言之能"益气"，非言其能补气也。

【经方用药论】 经方中有 17 方用及枳实，其方证与应用之规律可归纳为如下 3 点。

1. 治疗阳明腑实证　如此方证如大承气汤、厚朴三物汤、厚朴七物汤、厚朴大黄汤及麻子仁丸。这 6 个方证都是枳实与厚朴相须为用，以行腑气，并用大黄"荡涤肠胃"。腑实重证再加芒硝咸寒软坚以化燥屎，即大承气汤；腑实证兼表证者宜表里双解，即厚朴七物汤。厚朴大黄汤主治"支饮胸满"（注：尤在泾认为是"腹满"），其饮停必气不行，故治以行气而除饮方也。此外，大柴胡汤取枳实与大黄同用以通腑气。

2. 治疗胸腹气滞证 如此方证如枳实栀子豉汤证、栀子厚朴汤（栀子、厚朴、枳实）证、枳实薤白桂枝汤（方名3味与厚朴、栝楼）证、橘枳姜汤证、桂枝生姜枳实汤证及枳术汤证。这6个方证，前二者病在中上二焦，继之三者为胸痹病或"胸满"，或"胸中气塞"，或"心中痞，诸逆心悬痛"，最后枳术汤主治"心下坚，大如盘，边如旋盘"。6个方证病位、病情有所不同，但皆与气机壅滞有关，气滞可致郁热，可致痰阻，可致水结，故皆以枳实行气也。

3. 治疗气滞血郁证 如此方证如治疗阳厥"四逆"的四逆散（枳实、柴胡、芍药、甘草）证与治疗"产后腹痛"的枳实芍药散（以麦粥送服之）证。

综上所述，枳实在经方中的应用主要取其行气破结之功。与大黄相配，能泻实；与厚朴相伍，能行气消痰；与栝楼为伍，可通胸痹；与白术相合，能化积饮；配合栀子，可行气除烦；配伍柴胡，又可行气开郁；与橘皮相协，能行气和胃。

现代药理研究证实枳实、枳壳皆能兴奋胃肠道平滑肌，使其蠕动增强而有节律，为其行气破积提供了科学依据。有些医家还据此用枳实治疗胃下垂，取得了满意的疗效，为枳实的应用另辟了新径。另外，实验证明枳实还能兴奋子宫，为孕妇慎用枳实提供了科学依据，也为近代医家使用枳实治疗子宫脱垂提供了科学依据。

附：枳壳

枳实与枳壳基原本为同物，区别之处在于枳实为芸香科植物枸橘、酸橙或香圆的幼果，将近成熟的果实，名之曰枳壳。

枳实与枳壳功用、主治大同小异，区别之点，引录历代几位医家的论述如下。

《本草衍义》："枳实、枳壳，一物也。小则其性酷而速，大则其性和而缓。"

《本草思辨录》："枳壳，乃枳实之老而壳薄者。既名枳壳，须去穰核用之，壳、实古原不分，性用亦无少异。"

《本草经疏》："枳壳，气味所主与枳实大略相同。但枳实形小，其气全，其性烈，故善下达……枳壳形大，其气散，其性缓，故其行稍迟，是以能入胸膈肺胃之分，及入大肠也。"

《本草纲目》："枳实、枳壳，气味功用俱同，上世亦无分别，魏、晋以来，始分实、壳之用。洁古张氏、东垣李氏又分治高治下之说。大抵其功皆能利气，气下则痰喘止，气行则痞胀消，气通则痛刺止，气利则后重除。故以枳壳利胸膈，枳实利肠胃……盖自飞门至魄门，皆肺主之，三焦相通，一气而已。则二物分之可也，不分亦无伤。"

综上四家所述，归纳要点为枳实与枳壳，一物也。枳实为幼果而形小，其气全，其性烈；枳壳为老果而形大，其气散，其性缓。枳实与枳壳功效，可用"利气"二字概之，上焦胸膈心肺之气利，则胸痹咳喘止，中焦脾胃及大肠之气利，则痞满、胀痛及腑气不调诸症可除。

厚　朴

【基原与药材】　为木兰科植物厚朴或凹叶厚朴的树皮或根皮。商品由于采皮的部位、加工及形态的不同，种类很多，主要有筒朴、靴角朴、根朴、枝朴四类。以上各种厚朴，断面均有点状闪光性结晶。以皮粗肉细、内色深紫、油性大、香味浓、味苦辛微甜、咀嚼无残渣者为佳。

【用法与用量】　内服，煎汤，5~15g；或入丸、散。

【本草经求索】

《本经》：厚朴，味苦，温，无毒。主中风，伤寒，头痛，寒热，惊悸，气血痹，死肌，去三虫。

《别录》：厚朴，大温，无毒。主温中，益气，消痰，下气，治霍乱及腹痛，胀满，胃中冷逆，胸中呕逆不止，泄痢，淋露，除惊，去留热，止烦满，厚肠胃。一名厚皮，一名赤朴。其树名榛，其子名逐杨。治鼠瘘，明目，益气。生交趾、宛朐。三月、九月、十月采皮，阴干。

《本草经疏》：厚朴，主中风伤寒头痛寒热，气血痹死肌者，盖以风寒外邪，伤于阳分，则为寒热头痛。风寒湿入腠理，则气血凝涩而成痹，甚则肌肉不仁。此药辛能散结，苦能燥湿，温热能祛风寒，故悉主之也。《别录》又主温中、消痰、下气，疗霍乱及腹痛胀满，胃中冷逆，胸中呕不止，泄痢心烦满者何？莫非肠胃气逆壅滞及痰饮留结、饮食生冷所致，得此下泄开通，温热暖胃，则诸证不求其止而止矣。至于淋露，虽属下焦为病，然多因胃家湿热下流。三虫亦肠胃湿热所生，苦能燥湿杀虫，故亦主之也。《本经》又主惊悸，及《别录》除惊去留热者，皆非其所宜。惊悸属心虚，于脾胃绝无相干。气味大温之药，又岂能去留热哉？至益气，厚肠胃，盖亦指邪气去正气自益之谓，积滞消，肠胃自厚之意耳，非消散之外，复有补益之功也，用者详之。

编者按：《本经》所载厚朴的功能主治，皆赖其温散之力也。可惜仲景之后，《本经》所载厚朴之主治特点似乎失去魅力，有重新认识之必要。《本经》首曰厚朴"主中风，伤寒，头痛，寒热"，此正是三阳表证。厚朴是表药吗？为何独推其治表为首功呢？古代医家有精细分析，摘要如下。刘潜江说："草木或四时不凋者，或得于纯阴，或得于纯阳。如厚朴则所谓纯阳者，故取木皮为用，而气味苦辛，色性赤烈也。夫味之苦者，应于花赤皮紫，是味归形也；形色紫赤者，应于气温，是形归气也。苦能下泄，然苦从乎温，则不下而为温散。若苦从乎寒，则直下泄，如枳实是已。"如此分析，法乎自然物化之性，本草气味相合之妙，此理不明，如何明晰《本经》主治？如何理解经方之本义？明白于此，才能正确理解部分经方用厚朴之正义。诸如《伤寒论》之桂枝加厚朴杏子汤证、厚朴生姜半夏甘草人参汤证，《金匮要略》之厚朴麻黄汤证、厚朴七物汤证等 4 方证，都有一个共同的特点，即表里同病。这 4 首方为何以厚朴为君，或加用厚朴呢？《本经疏证》作解答说："此厚朴不必治伤寒中风，而伤寒中风内外牵连者，必不可无厚朴，此所以推为首功钦！"真是一语中的，令人醒悟矣。当然，厚朴不仅适应于表里同病证候，据《别录》所述，厚朴还适应于里病气机壅实证。

【经方用药论】 经方有 14 方使用厚朴，分析如下。

1. 解表兼通里 这样的方证有四。①桂枝加厚朴杏子汤：相关原文有两条，一曰"喘家作，桂枝汤加厚朴、杏子佳"，一曰"太阳病，下之微喘者，表未解故也，桂枝加厚朴杏子汤主之"。前后互参，显然是表里同病。方以桂枝汤解肌祛表邪，加厚朴与杏仁，皆苦辛而温之药，既取其辛温宣散以助桂枝解表，又取其苦温降泄以温肺平喘。一药二用，何等巧妙！②厚朴生姜半夏甘草人参汤：主治"发汗后，腹胀满者"。发汗后，判断表证已解或未解，需要以方测证，以药析方。此方重用厚朴（半斤）为君，生姜（半斤）为臣，二味皆辛温而散，可治表邪，厚朴苦泄，可下气除满，亦一药二用也。其他三味药用量比较少（半夏半升，炙甘草二两，人参一两），显然为辅助药，半夏辛温，助厚朴除腹部胀满，甘草、人参味甘，补脾之虚。如此分析可知，此方主治，有可能是发汗后表邪未解，并有脾虚气滞证。③厚朴七物汤：主治"病腹满，发热十日，脉浮而数"者，这无疑是既有表邪，又有里病，方以桂枝汤去芍药意在解表，厚朴、枳实、大黄并用，行气泻实除满以治里，显然是表里同病的证治。本方重用厚朴为君，是取其兼顾表里之功。④厚朴麻黄汤：主治"咳而脉浮者"。本条"脉浮"与下条"脉沉者，泽漆汤主之"之方证相对比，可知厚朴麻黄汤主治的是肺有伏饮，复感外邪，郁而化热之证候。以厚朴冠于麻黄之前为方名，无疑取其与麻黄及杏仁相合，既治表邪，又兼顾宣利肺气之功，另用干姜、细辛、五味子、半夏温肺化饮止咳，还用石膏清热，小麦助正气。总之，《本经》与经方中以厚朴兼治"内外牵连"之专长不可忽略。

2. 利气治腑实 《别录》说厚朴能治"腹痛胀满"。经方将厚朴用于阳明腑实证的方剂有 4 首，即大承气汤、小承气汤、麻子仁丸、厚朴三物汤。厚朴三物汤之方药组成与小承气汤相同，但小承气汤重用大黄泻腑实，厚朴三物汤重用厚朴与枳实行腑气。此外，还有一方，即栀子厚朴汤，主治"伤寒下后，心烦，腹满，卧起不安者"。该方用厚朴、枳实行气泄满，栀子清胸膈之热而除烦。

3. 下气消痰饮 《别录》说厚朴能"消痰下气"。经方具有如此功用的典型方剂是半夏厚朴汤。该方主治"妇人咽中如有炙脔",此为痰气凝结于咽中的特点,以半夏厚朴汤行气化痰开结。还有两个方证。一是主治"支饮胸满"的厚朴大黄汤证。二是主治"胸痹,心中痞,留气结在胸,胸满,胁下逆抢心"的枳实薤白桂枝汤证。三方用厚朴,皆取其利气之功以助消痰之力。

4. 行气通血痹 《本经》说厚朴主"气血痹,死肌",说明厚朴能宣通气血,而适用于气血阻痹之证。厚朴的这一功能,可从经方中找到其踪迹。一是主治癥瘕疟母的鳖甲煎丸,方中用厚朴宣通气血,配合鳖甲、赤硝、桃仁等软坚化瘀消痰之品,以化其癥。二是主治"金疮(创)"的王不留行散,该散有止血之功,用于外伤出血证,配厚朴宣通气血,以防血止留瘀之弊。

总之,厚朴具有苦辛而温的性味特点,故适用于表里同病证候,并为行气之品。与枳实相配,可以泄痞除满;与大黄配伍,可以泻实除满;与半夏相合,能行气消痰;合用杏仁、麻黄,可宣利肺气;合用瓜蒌、薤白,可宽胸通阳。张锡纯说:"独叶香岩谓'多用则破气,少用则通阳',诚为确当之论。"故治胸痹方之厚朴只用四两。

橘 皮

【基原与药材】 为芸香科植物福橘或朱橘等多种橘类的果皮。完整的果皮剖成四瓣,每瓣多呈椭圆形,在果柄处连在一起。外表为鲜橙红色、黄棕色至棕褐色;内表面呈淡黄白色,海绵状。质柔软,干燥后质脆,易折断,断面不平。气香,味微辛略苦。以皮薄、片大、色红、油润、香气浓者为佳。

【用法与用量】 内服:煎汤,5~10g;或入丸、散。

【本草经求索】

《本经》:橘柚,一名橘皮。味辛,温,无毒。主胸中瘕热,逆气,利水谷。久服去臭,下气,通神。生川谷。

《别录》:橘柚,无毒。主下气,止呕咳,除膀胱留热,下停水,五淋,利小便,治脾不能消谷,气冲胸中,吐逆,霍乱,止泄,去寸白。久服轻身长年。生南山,生江南。十月采。

《本草经疏》:橘皮,主胸中瘕热逆气,气冲胸中呕咳者,以肺主气,气常则顺,气变则逆,逆则热聚于胸中而成瘕,瘕者,假也,如痞满郁闷之类也。辛能散,苦能泄,温能通行,则逆气下,呕咳止,胸中瘕热消矣。脾为运化磨物之脏,气滞则不能消化水谷,为吐逆、霍乱、泄泻等证,苦温能燥脾家之湿,使滞气运行,诸证自瘳矣。肺为水之上源,源竭则下流不利,热结膀胱,肺得所养而津液贯输，气化运动，故膀胱留热、停水、五淋皆通也。去臭及寸白者，辛能散邪，苦能杀虫也。

《本草纲目》：橘皮，苦能泻能燥，辛能散，温能和。其治百病，总是取其理气燥湿之功，同补药则补，用泻药则泻，同升药则升，同降药则降……按方勺《泊宅编》云：橘皮宽膈降气，消痰饮极有殊功。他药贵新，惟此贵陈。张寿颐："新会皮，橘皮也。以陈年者辛辣之气稍和为佳，故曰陈皮。市肆中有多种，以广东化州产者为最佳……留白者通称陈皮，去白则曰橘皮。降气和中，泄化痰饮，宜留白为佳，若专作疏散用，取其气胜，则宜橘红。"

编者按： 橘皮首载于《本经》，经《别录》及后世医家的补充，其性味及主治功效，已经较为完善。橘皮如此，其他诸药皆有传承与丰富、完善之关系。近代橘皮，以产于广东新会而年久者为佳，故橘皮又有"广皮""新会皮"及"陈皮"之名。橘皮辛苦而温，主要功能为理气调中，燥湿化痰。

【经方用药论】 经方有3方用橘皮，另有1方加减用之，共计4方，主要取其理气之功。

1.理气和胃治呕哕 橘皮，经方中用之治疗呕哕的方剂有2首。一是橘皮汤，《金匮要略》曰："干呕、哕，若手足厥者，橘皮汤主之。"该方证是胃受寒邪，胃阳被郁。用橘皮理气和胃，配生姜散寒止呕。二是橘皮竹茹汤，该方为胃虚有热之哕逆而设。以橘皮、生姜理气和胃，并用竹茹清热止呕，人参、甘草、大枣补中益气。这是一首清补和胃止呕之方。此外，当归生姜羊肉汤方后曰"痛多而呕者，加橘皮二两，白术一两"，取橘皮理气和胃，即《本经》"下气"之意。

2.理气治胸痹 《本经》用橘皮治"胸中瘕热"，《本草经疏》中说"瘕者假也，如痞满郁闷之类也""瘕之为病，借气聚以成形……因气聚而成瘕，因瘕停而生热……则其治自应在气……但得气通且平，即瘕之与热"自愈。经方中用橘皮理气治疗胸痹的方剂为橘枳姜汤。《金匮要略》曰："胸痹，胸中气塞，短气……橘枳姜汤亦主之。"

综上所述，仲景之用橘皮，主要取其理气和胃降逆之功。与生姜相配，适用于胃寒呕逆；与竹茹相合，适用于胃热呕逆；与枳实相配，理气破结之力尤胜；与人参、甘草、大枣相配，用于气虚气滞证。

薤 白

【基原与药材】 为百合科植物小根蒜或薤的鳞茎。干燥鳞茎，呈不规则的卵圆形，大小不一，上部有茎痕，表面黄白色或淡黄棕色，半透明，有纵沟与皱纹，或有数层膜质鳞片包被，揉之易脱。质坚硬，为角质。不易破碎，断面黄白色。

有蒜臭，味微辣。以个大、质坚、饱满、黄白色、半透明，不带花茎者为佳。

【用法及用量】 内服：煎汤，干者5~10g（鲜者30~60g）；或入丸、散。外用：捣敷或捣汁涂。

【本草经求索】

《本经》：薤，味辛，温，无毒。主金创，疮败，轻身，不饥，耐老。生平泽。

《别录》：薤，味苦，无毒。归骨，菜芝也。除寒热，去水气，温中，散结，利病人。诸疮中风寒水肿以涂之。生鲁山。

编者按：《本草经疏》《本草正义》等，皆未见对于《本经》《别录》之解析。

【经方用药论】 薤白首载于《本经》，仲景发现其辛滑通利之性，另辟蹊径，用治胸痹、泄利下重者。《灵枢·五味》篇曰"心病者，宜食……薤"。经方中有4方用及薤白，其中1方属于方后加减。

1.**通阳散结治胸痹病** 经方治疗胸痹病有3首用薤白，均用其温通胸阳，且与栝楼相配，共奏理气化痰，通阳散结之功。栝楼薤白白酒汤是治疗胸痹之主方。若痰饮较盛，可加半夏化痰降逆，方名栝楼薤白半夏汤；若痰饮不盛，而气滞气逆较甚者，在用栝楼、薤白的同时，再以桂枝平冲降逆，枳实、厚朴行气除痞满，即枳实薤白桂枝汤。

2.**疏通气滞治泄利下重** 经方不仅用薤白通胸中之气滞，还用其行肠胃之气滞。四逆散主治阳郁"四逆"证，其方后注之一曰："泄利下重者，先以水五升，煮薤白三升，去滓，以散三方寸匕，内汤中，煮取一升半，分温再服。"后世在此启发下，用薤白治疗痢疾也取得了较满意的疗效。

《长沙药解》解析薤白功用说："肺病则逆，浊气不降，故胸膈痹塞；肠病则陷，清气不升，故肛门重坠。薤白，辛温通畅，善散壅滞，故痹者下达而变冲和，重者上达而化轻清。其诸主治断泄痢，除带下，安胎妊，散疮疡，疗金疮，下骨鲠，止气痛，消咽肿，缘其条达凝郁故也。"所谓"条达凝郁"，即通阳气、散结滞及滑窍之功。

编者按：《千金要方·卷二十六·食治方》说薤白治"骨鲠在咽不下者，食之则去"。

第五章　泻下逐水药与方通释

　　本章泻下逐水药10味，按其功用，可分为三类。一是泻下药，二是润肠药，三是逐水与泻下兼备药。①泻下药有2味，即大黄、芒硝。大黄苦寒，治疗一切里实热证，或瘀结成形者，取之通里攻下，推陈致新的功效，为祛邪之良将。芒硝咸寒，泄热通便而软坚散结是其特点。②本章润肠药只有麻子仁，而前面第三章讲述的杏仁、瓜蒌实等仁类质润药，以及甘寒养阴（血）药，皆有滋液润燥滑肠的功效。③以逐水为主并有泻下通利二便之功的药有6味，大家比较熟悉的是甘遂、大戟、芫花三味药，三味虽皆逐水峻药，十枣汤荟萃并用而成方，以"三味之蠲逐饮邪用各不同，其与病情甚为贴切也"（《本经疏证》）。若识之不真，随意加减，势必影响经方之本来最佳疗效。张湛说"夫经方之难精，由来尚矣"。经方只十枣汤1方同用甘遂、大戟、芫花，还有4方（大陷胸汤、丸，甘遂半夏汤，大黄甘遂汤）治结胸、留饮皆用甘遂，故三味药逐水之功必有所不同。三味药之外，还有泽漆、荛花、商陆。泽漆与大戟功用略同；荛花与芫花功用略同；商陆与"三味"逐水药功用亦略同，而又有所不同。最后是巴豆，巴豆辛热有火毒，虽与大黄、芒硝同为泻下之药，但寒热异性，故巴豆适宜于脏寒冷积，且巴豆又可逐水，为泻下逐水最峻烈之药，用之得当，诚有神功，用之不慎，祸害立至！上述诸药之详细功用及专长，需从经方及诸家本草解析中求之。

大　黄

　　【基原与药材】　大黄为蓼科多年生植物掌叶大黄、唐古特大黄或药用大黄的根茎。以上各种大黄，均以外表黄棕色、锦纹及星点明显、体重、质坚实、有油性、气清香、味苦而不涩、嚼之发黏者为佳。

　　【用法与用量】　内服：煎汤（用于泻下应后下，不宜久煎）3~15g；或入丸、散。外用：研末，水或醋调敷。

　　张锡纯说："凡气味俱厚之药，皆忌久煎，而大黄尤甚，且其质经水泡即软，煎一两沸，药力皆出，与他药同煎宜后入，若单用之开水浸服即可。若轧作散服之，一钱之力可抵煎汤者四钱。大黄之力虽猛，然有病则病当之，恒有多用不妨者。是以治癫狂其脉实者，可用至二两，治疗毒之毒热甚盛者，亦可用至两许。

盖用药以胜病为准，不如此则不能胜病，不得不放胆多用也。"

【本草经求索】

《本经》：大黄一名黄良。味苦，寒，无毒。主下瘀血，血闭，寒热，破癥瘕积聚，留饮，宿食，荡涤肠胃，推陈致新，通利水谷，调中化食，安和五脏。生山谷。

《别录》：大黄，大寒，无毒。平胃下气，除痰实，肠间结热，心腹胀满，女子寒血闭胀，小腹痛，诸老血留结。一名黄良。生河西及陇西。二月、八月采根，火干。

《本草正义·考正》：通利水谷句，今本皆无"道"字，惟《太平御览》所引有之，于义为长。

《本草述》：大黄，《本经》首曰下瘀血、血闭，固谓厥功专于血分矣。阳邪伏于阴中，留而不去，是即血分之结热，唯兹可以逐之。《本草》所谓肠间结热，心腹胀满，亦指热之结于血中者而言。

《本草经疏》：经曰，实则泻之。大黄气味大苦大寒，性禀直遂，长于下通，故为泻伤寒、温病、热病、湿热，热结中下二焦，二便不通及湿热胶痰滞于中下二焦之要药，祛邪止暴，有拨乱反正之殊功。

编者按： 大黄久煎性缓而入血分，如抵当汤等下瘀血之方。大黄用开水浸泡或后下之，则性急而入气分，如承气汤之荡涤肠胃方。故不可谓大黄"功专于血分矣"。

《本草正义》：大黄气味俱厚，沉降纯阴，故直入血分而导瘀滞，通利胃肠而逐宿垢。《本经》主下瘀血、血闭，破癥瘕积聚、宿食，荡涤肠胃，通利水谷道，是其主治之大纲。"推陈致新，调中化食，安和五脏"十二字，于大黄功用，尤其推崇备至。盖肠胃之消化，血脉之周流，在以通为补。苟有宿垢留滞，则秽浊不去，即新生之血亦易瘀积，而徒为陈陈相因之恶腐。譬如川流，不舍昼夜，自然源流皆洁，如其一有停蓄，纵使来源常清，而流利此间，即成恶浊，其理最为浅显。惟能推荡陈腐，然后可以致新，庶几中气和调，食不碍化，而五脏皆赖以安和。大黄涤除宿食，疏通血瘀，则胃肠与血络源流俱清，裨益夫岂浅鲜，此非上古圣贤悟彻玄理，不能有此深造之语。与其他久服轻身延年、神仙不老等说，类皆出于方士之附会依托者不同。奈何近世本草，皆列入毒草门中第一，令人望而生畏，遂致有大黄救人无功之俗谚，何其背谬，竟至于此！迈（注：疑是"近"字之误）时西国医家，亦谓此物是补胃妙品，其旨正同，而吾国俗医，多有畏其攻克，当用不用者，宜乎吾道之日以退步也欤？"痰饮"二字，唐宋以后，显有分别，每以有火而浓稠者为痰，有寒而清稀者为饮。大黄能治实热之老痰，不能治中寒之留饮，此在粗知医理者，皆能言之。颇似《本经》"留饮"二字，未免不妥。然要知汉魏以上，尚未有此分析，仲景书中初未见一痰字，更何论乎《素问》？直至《甲乙经》，而始有"水，淡饮也"一句，其字作"淡"而不作"痰"（注：《甲乙》此文见第四卷《病形脉诊篇》，今本《灵枢》因之。然今本《甲乙》《灵枢》皆作水饮也，义不可解。乃浅人不知淡即古人痰字而妄改者，惟《脉经》所能上能下尚作淡，可证），则《本经》此条"留饮"二字，古人未必竟以为寒饮之病，读古书者不可不知古义。惟《别录》以大黄治"女子寒血闭胀"，则竟以寒证而用大苦大寒之药，必不可通，当有讹误，阙疑可也。

编者按：《本草正义》深入解析经文所述大黄功用，求索"留饮"之"饮"字本义，值得思考而明确之。

《本草正义·发明》：大黄其色正黄，得天地至阴之气独厚，故其性大寒，气味重浊，故迅速善走，直达下焦，深入血分，无坚不破，荡涤积垢，有犁庭扫穴，攘除奸凶之功，因有"将军"之称。生用者其力全，迅如走丸，一过不留，除邪而不伤正气，此大将军救民水火而不扰闾阎（注：闾阎泛指民间，也指平民）者也；制过者其力已缓，颇难速效，正犹缚贲育（注：战国时勇士孟贲和夏育的并称）而使临大敌，亦无以展其所长……承气之法，得枳实则其行尤速，得芒硝则软坚，可化燥矢为溏粪。但其味大苦，最伤胃气，胃弱者得之，无不减食，且不知味，苟非实热蕴结，诚不可轻用。凡老年气弱，瘦人阴虚，即有大便燥结，欲解不解见症，今法恒用玄明粉七八分，合枳实四五分，槟榔六七分，奏功甚捷，可无碍胃腹痛之弊，且亦一过无余，力亦不亚于生军，较为轻微淡远，不动声色，亦尤幺麽小丑（注：小丑指起不了什么作用的坏人），尚非据险负隅，则一偏禅（注：古代的半袖衫）之职，亦足以荡平之，正不烦名将亲征，小题大做云尔。

编者按：以上张山雷论大黄，首先称赞其专长，接着论其生用与制用之不同，随后指出其忌用之病证，以及临证"经验方"皆切实也。

简要言之，大黄色正黄，其性寒凉，味虽苦而带清香之气，入血分而兼入气分，善治一切里实热证。

【经方用药论】 经方有31首方剂中用大黄，另有1方在加味法中用及。这32方对《本经》所述大黄的主治功效运用得丰富多彩。归纳起来，述其要点，即《本经》所谓"推陈致新"四个字，分而言之，则为六大功用。分述如下。

1.荡涤肠胃 仲景以大黄"荡涤肠胃"者有5方，著名的大、小、调胃三承气汤是对《本经》所谓大黄"荡涤肠胃"的绝妙运用，主治邪热转属阳明与肠间糟粕互结所形成的"胃家实"证，后人称为阳明腑实证。三方皆以大黄"荡涤肠胃"为主。其中大承气汤配伍枳实、厚朴疏通气机，并用芒硝软坚泻下，四药相合，其攻下实热，荡涤燥结之力最为迅猛。主治大便燥结，甚者热结旁流，脐腹胀痛，潮热谵语，手足濈然汗出等阳明腑实重证。若大承气汤减去芒硝，名曰小承气汤，适用于阳明腑实证中气滞较甚者。若大承气汤减去枳、朴，加甘草，名曰调胃承气汤，适用于阳明腑实证中燥结较甚者。另外，以小承气汤加麻仁、杏仁、芍药，变汤剂为蜜丸，名曰麻子仁丸，变攻下之方为润下之剂，适用于胃热津亏所致的大便坚、小便数之脾约证。对于邪热蕴结少阳胆腑证，仲景以大柴胡汤主之，该方用大黄者，使胆腑邪热假道阳明泻之可也。上述可见，仲景对于大黄"荡涤肠胃"的灵活运用可谓高妙！

2. **通利水道** 大黄通谷道之功已如上述，而利水道为何？《素问·灵兰秘典论》说："三焦者，决渎之官，水道出焉。"张景岳释曰："决，通也；渎，水道也。上焦不治，则水泛高原；中焦不治，则水留中脘；下焦不治，则水乱二便。三焦气治，则脉络通而水道利，故曰决渎之官。"张仲景以大黄利水道有下列4方。①大陷胸汤：由大黄、芒硝、甘遂组成，三药共奏破结逐水之功。主治水与热邪互结于上、中二焦所致的"结胸热实，脉沉而紧，心下痛，按之石硬"，或"有潮热，从心下至少腹硬满而痛不可近者"。②大陷胸丸：由大陷胸汤加葶苈子、杏仁、白蜜等组成。此方改汤为丸，并加入葶苈子、杏仁宣泄肺气，白蜜缓和泻下之性。适用于结胸证邪结高位兼见"项亦强，如柔痉状"。③厚朴大黄汤：由厚朴、大黄、枳实组成，三药相合，泻实涤饮。主治"支饮胸满者"。④己椒苈黄丸：由防己、椒目、葶苈子、大黄组成，蜜和为丸，疏通二便。主治"肠间有水气"证。上述可知，大黄不但通谷道而泻大便，而且通水道而利小便。其通利水道之功应引起重视及深入探讨。

3. **下瘀血血闭** 仲景对《本经》所谓大黄"下瘀血、血闭"的运用达到炉火纯青的境界。分述如下。

（1）治"太阳随经瘀热在里"的蓄血证 《伤寒论》中治疗蓄血证的3个方剂均使用了大黄。一是桃核承气汤，方由大黄与桃仁、桂枝、芒硝、甘草相配，适用于少腹急结，其人如狂之蓄血轻证。二是抵当汤，方由大黄与桃仁、水蛭、虻虫相合，适用于少腹硬满，其人发狂，脉沉涩有力，或见身黄之蓄血重证。三是抵当丸，即抵当汤减少水蛭、虻虫用量，加大桃仁用量，其大黄用量不变，改汤为丸，变峻攻为缓攻之剂。

（2）治湿热疫毒深入血分的"瘀热"发黄证 《金匮要略》中治疗黄疸病有3个方剂用及大黄。一是茵陈蒿汤，方由大黄与茵陈、栀子相配，主治"瘀热以行"所致的"寒热不食，食即头眩，心胸不安，久久发黄为谷疸"者。二是栀子大黄汤，方由大黄与栀子、枳实、豆豉相合，主治"酒黄疸，心中懊憹或热痛"等症。三是大黄硝石汤，方由大黄与硝石、栀子、黄柏相伍，主治"黄疸腹满，小便不利而赤，自汗出"等瘀热重证。三方所治，虽病因、病机及病情有所不同，但以大黄通利二便，攻除瘀热为主。

（3）治肠痈瘀热证 《金匮要略》治疗热壅气滞，营血瘀结于肠中所致的急性肠痈，症见振寒发热，"少腹肿痞，按之即痛"，甚至拘急拒按等，以大黄牡丹汤主之。方由大黄、牡丹皮、桃仁、瓜子（冬瓜仁）、芒硝组成。

（4）治妇人瘀血病 《金匮要略》中治疗妇人杂病及产后病用大黄者有3方。一是抵当汤，主治"妇人经水不利"而属于瘀结实证者。二是大黄甘遂汤，本方以大黄破瘀，甘遂逐水，阿胶补虚养血，攻补兼施。主治产后"水与血俱结在血室"而表现为"少腹满如敦状"等症。三是下瘀血汤，方中大黄、桃仁、䗪虫三药相合，攻血破瘀之力颇猛，用蜜为丸，缓其攻破之性，主治产后"腹中有干血著脐下"所致的"腹痛"等症。此方"亦主经水不利"因瘀血者。产后多为虚证，但亦有实证或虚实夹杂证，仲景以攻逐之方治产后之病，可见其辨证（病）论治的求实精神和胆大心细的医疗作风。

4. 破癥瘕积聚 仲景以大黄"破癥瘕积聚"者有2方。一是大黄䗪虫丸，本方以大黄与䗪虫、虻虫、水蛭、桃仁等逐瘀药和干地黄、芍药、甘草等补虚药相配伍，主治五劳七伤，正虚久瘀所致的"内有干血"之病证。二是鳖甲煎丸，本方以鳖甲软坚散结为主，配大黄、桃仁、䗪虫、蜣螂等破瘀药与人参、阿胶、芍药等补虚药，攻补兼施，扶正祛邪，主治疟病日久不愈，反复发作，正气渐虚，假血依痰，居于胁下，"结为癥瘕"的疟母病证。

5. 调中去宿食 若宿食为病，《金匮要略》宿食病篇以大承气汤主治。《伤寒论》说："大病瘥后，劳复者，枳实栀子汤主之。"方后云："若有宿食者，内大黄如博棋子五六枚，服之愈。"这是仲景运用大黄"荡涤肠胃"或"调中化食"，以除"宿食"的最好注解。

6. 治邪实寒热 大黄苦寒，治病以泻实为主，故《本经》所谓大黄治"寒热"者，乃指邪热壅实而言。例如大陷胸汤证之"日晡所小有潮热"者，乃水热结实所致也；大承气汤证之"潮热"者，乃腑气壅实所致也；大柴胡汤证之"往来寒热"者，乃"热结在里"所致也；抵当汤（丸）之"有热"者，乃"瘀热在里"所致也；茵陈蒿汤证之"寒热"者，乃湿热疫毒深入血分，"瘀热以行"所致也；大黄牡丹汤证之"时时发热，自汗出，复恶寒"者，乃邪热瘀结于肠中所致也；大黄附子汤证之"发热"者，乃寒实内结阳被寒郁所致也；苓甘五味加姜辛半杏大黄汤证之"面热如醉"者，乃"胃热上冲熏其面"所致也。上述八种方证，均为里实热之证，故诸方配伍大黄通里泻实，内脏调和，则体表之振寒发热自愈。《内经》反复告诫"治病必求于本"，此之谓也。

7. 推陈致新，安和五脏 人的生命活动就是一个新陈代谢，吐故纳新的过程。大黄的上述种种功用，可归纳为"推陈致新"四个字。邪实得去，正气自安，故云"安和五脏"也。

总之，大黄之功至大至广，神奇之药也！既可救治危急重症，如"良将"之勇,一战成功;又可调治慢性痼疾,如"良相"之谋,安抚八方。临证运用之时,全在于灵活变通,神明善变,则大黄出将入相之功发挥无遗矣。

大黄在古今临床上的广泛应用及其显著的疗效,激发了学者们浓厚的研究兴趣。近几十年来,对大黄药理的现代实验研究越来越广泛而深入,取得了不少成果。根据文献资料,大黄的药理作用可归纳为如下 20 多个方面,即止血、泻下、止泻、抗病原微生物、抗内毒素、抗炎、解热、利胆、保肝、抑制胰消化酶、利尿、助消化、类雌激素、降血脂、降血压、抗肾衰、抗肿瘤、抗衰老、增强免疫功能、双向调节等多种作用。据说"有学者从大黄中分离出 140 多种化学成分"。上述研究可知,一味大黄就是一个复杂的复方,所以具备了广泛的治病功效。因此,编者编著出版了《大黄治百病辑要》(中国医药科技出版社,2018 年)。

芒 硝

【基原与药材】 为矿物芒硝经煮炼而得的精制结晶。药材为棱柱状或长方形结晶,两端不整齐。无色透明,质脆。以无色透明块状结晶者佳。

【用量与用法】 内服:溶入汤剂,3~15g,服之后饮水量多,泻下快;或入丸、散。外用:研细点眼或水化涂洗。

【本草经求索】

《本经》:消石,一名芒硝,味苦,寒,无毒。主五脏积热,胃胀闭。涤去蓄结饮食,推陈致新,除邪气。

《别录》:芒硝,味辛、苦,大寒。主治五脏积聚,久热胃闭,除邪气,破留血、腹中痰实结搏,通经脉,利大小便及月水,破五淋,推陈致新。生于朴硝。

《本草经疏》:朴硝乃初次煎成者,其味气烈于芒硝,主治皆同。总为除邪热,逐六腑积聚,结固留癖,胃中食饮停滞因邪热结,停痰痞满,破留血闭绝之要药。与芒硝功用曾无少别,文具芒硝条下,兹不复疏。

《本草经疏》:芒硝禀天地至阴极寒之气所生,故味苦辛,性大寒,乃太阴之精。以消物为性,故能消五金八石,况乎五脏之积聚,其能比之金石之坚哉?久热即是邪热,伤寒热邪结中焦,或停饮,食则胃胀闭,少少投之,可立荡除,除邪气者,寒能除热故也。破留血者,咸能软坚,辛能散结也。邪热盛则经脉闭,热淫于内,治以咸寒,结散热除则经脉自通,二便自利,月水复故。五淋中惟石淋、膏淋为胶结难解,病由于积热,非得辛苦大寒之药,以推荡消散之,不能除也。推陈致新,总述其体用之功耳。由朴硝再煎而成,故曰生于朴硝。

《本经疏证》:玄明粉……主五脏宿滞癥结者,即燥屎、结癖、瘀血、宿食之谓，辛能散结，咸能软坚，兼能润下，苦能下泄，故主之也。

编者按：芒硝《本经》云"苦寒"，《别录》言其"味辛苦大寒"，《药性论》谓"味咸"。芒硝当为辛苦咸而寒之品。古今用芒硝有朴硝、芒硝、玄明粉之分。芒硝即朴硝之加工品；芒硝再加工，经风化失去结晶水，则名之玄明粉。其中朴硝杂质较多，泻下之力最强，芒硝次之，玄明粉再次之。三者之用，可以冲服，可以烊化，亦可以入煎剂或入丸散。芒硝用途广泛，内服或外用，可治疗危急重症及各种杂病，详见第3册。

【经方用药论】 经方中用芒硝者共计9方，主要用于热与食结、热与水结、热与血结等各种有形热结之证。

1.逐六腑积聚 六腑的主要功能是传化物而不藏，其发生积聚的常见成因是阳明里实热证。芒硝之功适用于里实热证之燥结证。如此方证有三。一是调胃承气汤，主治阳明燥结轻证；二是大承气汤，主治阳明病痞满燥结重证。需要深入探讨的是仲景书曰"若胃气不和""当和胃气，与调胃承气汤""此为内实，调胃承气汤主之"。该方服法一是"少少温服之"，一是顿服之。尤在泾在解释《伤寒论》第207条时说："……调胃承气，盖以通土气，非以下燥屎也。"三是（小）柴胡加芒硝汤证，此乃少阳兼阳明燥结而见"胸胁满而呕，日晡所发潮热"者，用小柴胡汤和解少阳，以去胸胁满而呕，加芒硝软坚泻火，以除日晡所发潮热。该方乃单用芒硝，不配大黄治阳明里实的例子。为什么不配大黄呢？程郊倩说："但加芒硝一味洗涤之，以前已有所去，大黄等并不可用，盖节制之兵也。"这反映了仲景药随证变的辨证论治精神。

2.荡饮结留癖 对顽固的水饮蓄结之证，仲景往往借用芒硝软坚破结之力而荡涤之。如此方证分述如下。

（1）治大结胸证 《伤寒论》云："伤寒六七日，结胸热实，脉沉而紧，心下痛，按之石硬者，大陷胸汤主之。"这是水热互结于心下的大结胸，若水热互结偏于胸部，出现"项亦强，如柔痉状"者，则用大陷胸丸治疗。大陷胸汤及丸都用芒硝配甘遂，以泻"痰实结搏……利大小便"，使水热之邪从二便而去。

（2）治支饮坚癖证 《金匮要略》云："膈间支饮，其人喘满，心下痞坚，面色黧黑，其脉沉紧，得之数十日，医吐下之不愈，木防己汤主之。虚者即愈，实者三日复发，复与不愈者，宜木防己去石膏加茯苓芒硝汤主之。"魏念庭说："去石膏加芒硝者，以其邪既散而复聚，则有坚定之物留作包囊，故以坚投坚而不破者，即以软投坚而即破也。"可见，其用芒硝之目的，乃咸以软坚以化痰饮之癖。此外，治疗肠间有水气的己椒苈黄丸方后注云："渴者，加芒硝半两。"此渴乃饮阻气机，津不上承所致，是饮结较重的表现，为加强其散结之功，亦加芒硝。

3.破留血 《别录》曰芒硝"破留血"。经方以芒硝治热与血结之证，主要用于太阳蓄血证及肠痈病。

（1）治蓄血证 《伤寒论》云："太阳病不解，热结膀胱，其人如狂……但少腹急结者，乃可攻之，宜桃核承气汤。"该方用芒硝的目的，即助大黄、桃仁破血泄热。

（2）疗肠痈 《金匮要略》云："肠痈者，少腹肿痞，按之即痛如淋，小便自调，时时发热，自汗出，复恶寒，其脉迟紧者，脓未成，可下之……大黄牡丹汤主之。"肠痈是毒热郁蒸，气血凝聚，瘀积于肠道而成。该方取芒硝软坚散结，解毒泄热，与大黄、桃仁、牡丹皮协力荡涤邪热，凉血逐瘀。现代实验证明，大黄牡丹汤五药中，芒硝使阑尾蠕动最快、最强。

芒硝属攻坚之品，年老体弱以及便秘而无实热者，当禁用或慎用。正如成无己所说"结不至坚者，不可用也"。

现代药理研究证实芒硝主要成分为硫酸钠及少量无机盐。硫酸钠可溶于水，但不易被肠壁吸收，在肠内形成高渗而且阻碍肠内水分的吸收，使肠内保持大量的水分，肠内容物变得稀薄，容积增大，刺激肠黏膜感受器，反射性引起肠蠕动亢进而致泻。

麻子仁

【基原与药材】 为桑科植物大麻的种仁。干燥果实呈扁卵圆形，表面光滑，灰绿色或灰黄色，有微细的白色、棕色或黑色花纹，两侧各有一条浅色棱线。一端钝尖，另端有一果柄脱落的圆形凹点。外果皮薄，内果皮坚脆。胚乳灰白色，薄；子叶两片，肥厚，富油性。气微，味淡。以色黄、无皮壳、饱满者佳。

【用法与用量】 内服：煎汤，10~15g；或入丸、散。外用：捣敷或榨油涂。

【本草经求索】

《本经》：麻子，味甘，平，无毒。主补中益气。久服肥健，不老。生川谷。

《别录》：麻子，无毒。主治中风汗出，逐水，利小便，破积血，复血脉，乳妇产后余疾，长发，可为沐药。久服神仙。九月采。入土中者贼人。生太山。

《本草经疏》：麻子……性最滑利。甘能补中，中得补则气自益。甘能益血，血脉复则积血破，乳妇产后余疾皆除矣。风并于卫，则卫实而荣虚，荣者，血也，阴也。经曰，阴弱者汗自出。麻仁益血补阴，使荣卫调和，风邪去而汗自止也。逐水、利小便者，滑利下行，引水气从小便而出也。

编者按：现代将麻子仁主要用于虚性便秘之证，其富含油脂，能润肠通便。

【经方用药论】 经方中有2方用及麻子仁。

1. 润肠燥治脾约 经方中治疗脾约的方剂有麻子仁丸一方。脾约的病机有两个方面，一方面是胃火旺，一方面是脾阴不足。故治疗此证一方面应泄热，一方面要润肠。麻子仁丸正合其意。其用麻子仁为君，配合芍药、杏仁、蜂蜜养血润燥，以补其脾阴不足。另一方面用大黄、枳实、厚朴泄胃热而导滞，共奏润肠滋燥，缓通大便之功。现代药理研究证实，本品所含脂肪油，内服至肠中，可产生脂肪酸，能刺激肠壁，蠕动增速，同时又能限制肠内固有水分的吸收，从而起到缓下的作用。

2. **滋心阴"复血脉"** 《伤寒论》中的炙甘草汤适用于心之气阴两虚引起的"脉结代，心动悸"之证。方中所用麻仁，《别录》曰"复血脉"，即取其甘润滋养之功，配伍生地黄、阿胶、麦门冬补益心阴，另用炙甘草、人参、桂枝、生姜、大枣、清酒益气通阳，共奏养血滋阴，益气通阳之功。此方取其滋补作用。

甘　遂

【基原与药材】　为大戟科植物甘遂的根。气微，味微甘而有持久的刺激性。以肥大饱满，表面白色或黄白色，细腻，断面粉性足，无纤维者佳。

【用法与用量】　内服：0.5~1.5g，多入丸、散。外用：研末调敷。

【本草经求索】

《本经》：甘遂，一名主田。味苦，寒，有毒。主大腹疝瘕，腹满，面目浮肿，留饮，宿食，破癥坚积聚，利水、谷道。生川谷。

《别录》：甘遂，味甘，大寒，有毒。主下五水，散膀胱留热，皮中痞，热气肿满。一名甘藁，一名陵藁，一名陵泽，一名重泽。生中山。二月采根，阴干。

《本草经疏》：甘遂……其味苦，其气寒而有毒，亦阴草也。水属阴各从其类，故善逐水。其主大腹者，即世所谓水蛊也。又主疝瘕，腹满，面目浮肿及留饮，利水通谷道，下五水，散膀胱留热，皮中痞气肿满者，谓诸病皆从水湿所生，水去饮消湿除，是拔其本也。

《本草正义》：甘遂苦寒，攻水破血，力量颇与大戟相类，故《本经》《别录》主治腹满浮肿，下水，留饮，破癥坚积聚，亦与大戟主治大同小异。但兼能消食，通利谷道，稍与大戟不同，则攻坚之力，殆尤为过之。所主疝瘕，盖以湿热壅结者言之，而寒气凝滞者，非其所宜。《别录》又申之以"热气肿满"一句，则此之能泄水肿，皆以湿热实证言，而脾肾虚寒，以致水道不利，误用此药，实为鸩毒，从可知矣。五水者，盖言五脏经脉中之停留水气耳。

编者按：甘遂为苦寒之品，功擅逐水泄热。下列经方中甘遂之主治，既治热病之水热互结证，又治杂病之悬饮、留饮，还治妇人之水血俱结，总以水饮"结深证重难拔"之邪实证为宜。可谓抓住了《本经》及《别录》论甘遂主治的精髓。

虽然亦可用于邪实正虚者，但必须配伍扶正药，或先攻邪而后扶正。

【经方用药论】 仲景有 5 方用及甘遂，皆取其攻积水、逐痰饮之功。

1. 治水热互结的结胸重证 水与热互相搏结于胸膈部位，即所谓热实结胸。仲景将热实结胸分为大结胸与小结胸两证。大结胸水热结深而证重，小结胸病浅而证轻。甘遂为峻下逐水之品，故仅适用于大结胸证。治疗大结胸证的大陷胸汤及大陷胸丸二方均使用了甘遂。大陷胸汤用甘遂峻逐水饮，配大黄、芒硝荡实泄热软坚，更能增强其逐水破结之功。大陷胸丸用大陷胸汤减量，再加葶苈子、杏仁，利肺气泄水邪，并制成丸剂，水煎合白蜜送服。丸以缓之，甘以缓之，正合"其高者，治之以缓"之意，故适用于大结胸证中邪结部位较高，而且项强如柔痉状者。《珍珠囊》中说："水结胸中，非此（甘遂）不能除。"

2. 逐水治悬饮 《金匮要略》曰："病悬饮者，十枣汤主之。"悬饮的特点是"饮后水流在胁下，咳唾引痛"，因饮已筑巢，非峻不除。故十枣汤以甘遂为君再配大戟、芫花二味，皆逐水之品，协同增效，势如破竹，直捣悬饮。另用大枣十枚，安中而调和诸药。

3. 逐水治留饮 如此方证有二。①《金匮要略》痰饮病篇曰："病者脉伏，其人欲自利，利反快，虽利，心下续坚满，此为留饮欲去故也，甘遂半夏汤主之。"方以甘遂为君，力拔留饮之根，配半夏助甘遂散结化饮。该方令人费解的是，将甘遂与甘草并用，尤在泾说："甘草与甘遂相反而同用之者，盖欲其一战而留饮尽去，因相激而相成也。"如此解析似乎巧妙，但两药合用之功仍有未解之"谜"。编者认真研究后认为，甘遂半夏汤中甘遂与甘草并用之"谜"，与两药之剂量比例有关，详见《伤寒杂病论研究大成》。②《金匮要略》妇人杂病篇曰："妇人少腹满如敦状，小便微难而不渴，生后者，此为水与血俱结在血室也，大黄甘遂汤主之。"该方以大黄逐瘀、甘遂逐水，因得于产后血虚，故以阿胶养血扶正。该方攻邪为主，扶正为辅，水积与血瘀之结去之大半，则应以扶正为主也。

综上所述，甘遂一药，经方用于攻逐水饮，因其力量峻猛，故只适用于结深证重难拔者。饮偏于上者，与葶苈子、杏仁为伍；饮结于中者，与半夏相配；饮已筑巢者，当与大戟、芫花相合；水与血互结于血室者，配伍大黄破瘀。五方中，三方为末冲服，二方入煎剂服用。现代多碾末装胶囊服用。甘遂对痈肿疮毒外敷有消肿作用。

大 戟

【基原与药材】 为大戟科植物大戟或茜草科植物红芽大戟的根。药材有两种，即京大戟与红大戟。①京大戟：为植物大戟的根。质坚硬，不易折断，折断面纤维性，类白色至灰棕色。气无，味苦涩。以根条均匀、肥嫩、质软无须者为佳。②红大戟：为植物红芽大戟的干燥根。又名红毛大戟、红芽戟、南大戟。质坚脆，易折断，断面不平坦，呈红褐色至棕黄色。气微，味辣刺喉。以条大、肥壮、色紫红、坚实无须根者为佳。

【用法与用量】 内服：1~3g，多入丸、散。外用：煎水熏洗。

【本草经求索】

《本经》：大戟，一名邛巨。味苦，寒，有小毒。主蛊毒，十二水，腹满急痛，积聚，中风，皮肤疼痛，吐逆。

《别录》：大戟，味甘，大寒，有小毒。主治颈腋痈肿，头痛，发汗，利大小肠。生常山。十二月采根，阴干。

《本草正义》：大戟乃逐水峻剂，上古已以戟名，其猛可知。濒湖谓其味辛苦，戟人喉咽，似尚未允。《本经》谓主蛊毒，以蛊乃南方大热大毒之虫类，非苦寒峻下，不能解之。十二水腹满急痛积聚，盖谓十二经之水湿积聚，以致外肿内满，而为急痛耳。然苟非体充邪实者，亦不可概投。"中风皮肤疼痛"六字，当作一句读，盖指风湿热之袭于肌腠者，则辛能疏散，而苦寒又专泄降，是以治之，非泛言外受之风寒，石顽谓指"风水肤胀"，亦颇有理。吐逆，是指水饮停于上焦而不能下泄以致上逆者，此以辛苦泄破，通达下降，是以主之。《别录》主颈腋痈肿，皆痰饮凝络之证治。头痛亦指饮邪凝聚，水气上凌者而言。发汗，则驱除水湿之溢于肤腠者耳。利大小便，固通泄攻破之专职矣。

编者按：大戟为苦寒之品，其功效大体有二：一是逐水，二是解毒疗痈。《本经》及《别录》所载诸证，为水湿热毒积聚于内，或泛溢于外证候。

【经方用药论】 经方中仅十枣汤一方用及大戟，取其逐水之功，用治悬饮之证，以大戟协助甘遂、芫花逐水，三味等份，捣为散，以十枣煮汤送服。

现代大戟的临床应用，既可为散，亦可入煎剂。入煎剂每次1.5~3g；入散剂服每次1g。醋制大戟，可减轻其毒性。大戟除常用于水气病之外，亦常用于痈肿、结核等病，内服外敷均可。驰名中外的紫金锭中即有红芽大戟。本品为峻下逐水之品，孕妇及虚弱患者忌用。

现代药理研究证实，大戟的有效成分为不溶于水的树胶状物质，故多作丸散剂，有泄水作用。另外，大戟对各种杆菌、球菌等有一定抑制作用。

芫 花

【基原与药材】 为瑞香科植物芫花的花蕾。气微香，久嗅能致头痛，味微甘。嚼之有辣感。以花蕾多而整齐，淡紫色者为佳。

【用法与用量】 内服：煎汤，1~3g，或入丸、散。外用：研末调敷或煎水含漱。

【本草经求索】

《本经》：芫花，一名去水。味辛，温，有小毒。主咳逆上气，喉鸣，喘，咽肿，短气，蛊毒，鬼疟，疝瘕，痈肿，杀虫、鱼。生川谷。

《别录》：芫华，味苦，微温，有小毒。消胸中痰水，喜唾，水肿，五水在五脏、皮肤及腰痛，下寒毒、肉毒。久服令人虚。一名毒鱼，一名牡芫。其根名蜀桑根，治疥疮，可用毒鱼。生淮源。三月三日采花，阴干。

《本草正义》：芫花气味，《本经》虽称辛温，然所主诸病皆湿热痰水为虐，功用专在破泄积水，而非可以治脾肾虚寒之水肿，则辛虽能散，必非温燥之药，故《别录》改作微温。据吴普谓神农黄帝"有毒"，扁鹊、岐伯"苦"，李氏"大寒"云云，似以李氏当说为允。《本经》主咳逆上气，喉鸣及喘而短气，皆水饮停积上焦，气壅逆行，闭塞不降。咽肿亦热毒实痰，窒滞清窍。此等苦泄攻通猛将，均为湿热实闭，斩关夺门，冲锋陷阵，一击必中之利器，非为虚人设法可知。蛊毒乃南方湿热毒虫，入人肠胃，非涤荡直泄不治。故古人用药，无一非猛烈急下之物。鬼疟盖指山岚瘴毒，恶厉之气无端感触，飘忽中人，有似于鬼祟，故有是名。此乃古人神道设教之时，假托鬼物而言，究竟非真有物凭之，实即古之所谓瘴疟，故治宜泄导热毒，亦非其他诸疟之所可混投者也。疝瘕，亦指湿热蕴结之一证，不可以概一切之疝气瘕聚、痈肿，则固专指阳发实热之痈患矣。《别录》谓消痰水、水肿及五种水气之在五脏者，固皆以实证立论，仍是《本经》之义。喜唾乃饮积胸中，水气上溢，而口多涎沫耳。皮肤腰痛，亦指水气泛滥之一证。惟寒毒二字，必有讹误，此乃寒泄之药，非其所主，岂浅者以《本经》气味有温之一说，而姑妄言之耶？总之，《名医别录》虽集成于贞白居士之手，然六朝以降，传写屡经，亦何必无妄人掺杂之处，是当衡之以理，而必不可一味盲从者。肉毒是肉食之毒，食物得毒，固必泄之而毒始解。根疗疥疮，即《本经》之治痈肿矣。

编者按：芫花性味，《本经》与《别录》记载不同，后世医家亦见解不同。如《本经》曰"辛，温"；《别录》曰"苦，微寒"。《本草正义》对《本经》所述证候从性寒解析，值得研究。《本经逢原》说："芫花，消痰饮水肿，故《本经》治咳逆咽肿、疝瘕痈毒，皆是痰湿内壅之象。"如此解析，又似乎是"辛温"之功用。总之，芫花性味，有待进一步研究。

【经方用药论】 经方中仅十枣汤1方用及芫花，取其攻逐痰饮之功。

十枣汤中用芫花与甘遂、大戟相配合，攻逐悬饮。芫花、甘遂、大戟三药，皆为峻下逐水之品，为何三味并用？三味功用有何不同？三味并用有何协同作用？邹澍在《本经疏证》中作了深入分析，引录如下："仲景于饮之剧者，类萃甘遂、大戟、芫花为十枣汤，解之者咸谓病既急迫，用药不嫌其峻是已，然终无以三味之殊，体贴病情而为之说者。夫谓不嫌峻，则驱饮之物，岂止三味？若谓以其功用相近，则一味足矣，何必三味？愚因此细参而后知三味之蠲逐饮邪，用各不同，其与病情甚为贴切也。夫甘遂用根，且须形类连珠体实重者，是其性为著里，再和之以甘遂半夏汤治'虽利，心下续坚满'，不可知其为饮在里，纵不利而不减者用乎？大戟用根皮，其茎中空，是其性为著表，再参之以治'一身十二经之水，及中风，皮肤疼痛，吐逆'，又不可知其为饮在表而兼吐逆者用乎？芫花用花，且其物先花后叶，是其性为著上，再其主治为'咳逆上气，喉鸣，喘，咽肿，短气'，更不可知其为饮横于上者用乎？曰：'太阳中风，下利呕逆，表解者，乃可攻之。其人漐漐汗出，发作有时，头痛，心下痞鞕满，引胁下痛，干呕短气，汗出不恶寒者，此表解里未和也，十枣汤主之。'夫上为吐，下为利，外为汗出，内仍心下痞鞕满引胁下痛，自非甘遂、大戟、芫花，何以使净尽无余，而后知仲景之用药，决非漫无分别也。"邹氏上述分析可知，三味药功用不同之机制，与药用之部位有关"甘遂用根……其性为著里""大戟用根皮……其性为著表""芫花用花……其性为著上"。如此解说，对理解本方配伍有启发作用。

芫花，后世还将其用于治疗头疮、顽癣、冻疮等病证，外用杀虫疗疮，可单用研末，或与雄黄共研细末，猪脂调膏外敷。

现代药理研究证实，芫花具有明显利尿作用。芫花水浸剂具有抗真菌、消炎、镇痛等作用。

荛 花

【基原与药材】 为瑞香科植物荛花的花朵。

【用法与用量】 内服：煎汤，3~5g；或入丸、散。

【本草经求索】

《本经》：荛花，味苦，寒，有毒。主伤寒，温疟，下十二水，破积聚，大坚，癥瘕，荡涤肠胃中留癖，饮食寒热邪气，利水道。生川谷。

《别录》：荛华，味辛，微寒，有毒。主治痰饮咳嗽。生咸阳及河南中牟。六月采花，阴干。

《本草求真》：荛花虽与芫花形色相同，而究绝不相似。盖芫花叶尖如柳，花紫似荆；荛花苗茎无刺，花细色黄。至其性味，芫花辛苦而温，荛花辛苦而寒。若论主治，则芫花辛温，多有达表行水之力，荛花气寒，多有入里走泄之效，故书载能治利，然要皆属破结逐水之品，未可分途而别视也。

编者按： 莞花与芫花，大抵皆为逐水峻药，而功用特点有所不同。

【经方用药论】 经方中仅小青龙汤后加减用之。小青龙汤方后曰："……若微利，去麻黄，加莞花如一鸡子，熬令赤色。"仲景在此为什么要用莞花，历代医家多有怀疑，但《本草衍义》说："张仲景《伤寒论》以莞花治利者，以行其水也，水去则利止，其意如此。"可供参考。

泽 漆

【基原与药材】 为大戟科植物泽漆的全草。气酸而特异、味淡。以干燥、无根者为佳。

【用法与用量】 内服：煎汤，3~9g；熬膏或入丸、散。外用：煎水洗、熬膏涂或研末调敷。

【本草经求索】

《本经》：泽漆，味苦，微寒，无毒。主皮肤热，大腹水气，四肢面目浮肿，丈夫阴气不足。生川泽。

《别录》：泽漆，味辛，无毒。利大小肠，明目，轻身。一名漆茎，大戟苗也。生太山。三月三日、七月七日采茎叶，阴干。

《本草汇言》：泽漆……主治功力与大戟同，较之大戟，泽漆稍和缓，而不甚伤元气也。

编者按： 从《本经》《别录》所言可知，泽漆应为辛苦微寒之品，其主要功能是清热利水。

《本草纲目》对《别录》曰"泽漆……一名……大戟苗也"提出质疑。经考究后说"泽漆是猫儿眼睛草，非大戟苗也"。

【经方用药论】 仲景仅泽漆汤 1 方用及泽漆。

《金匮要略》云："咳而脉浮者，厚朴麻黄汤主之；脉沉者，泽漆汤主之。"咳而脉沉，沉为在里，为有水之征，用泽漆汤治疗。泽漆汤重用泽漆为君，《长沙药解》说："泽漆苦寒之性，长于泄水，故能治痰饮阻格之咳。"结合《本经》所述泽漆主治之证，本条之证候当为水气壅盛无疑。方以泽漆逐水，重用之，"先煎久煎，使其力缓厚"（《本经疏证》）；生姜、半夏、桂枝散水降逆；白前、紫菀止咳平喘；黄芩清热；人参、甘草扶正。

仲景对一般的水气病并不使用泽漆，而单独在兼咳时用之，并且以之为君，说明仲景已经认识到，泽漆除有利水作用外，尚有化痰止咳作用。现代药理研究已证明泽漆确实具有祛痰止咳之功。

现代药理研究还证实，泽漆对结核分枝杆菌有一定杀菌作用，故可用于抗结核治疗。用泽漆制剂给试验性发热的家兔灌胃，有退热作用，故可用于疟疾、结核病、丝虫病的治疗。此外，其抗癌作用值得深入研究。

商　陆

【基原与药材】　为商陆科植物商陆的根。质坚，不易折断。气微，味稍甜，后微苦，久嚼之麻舌。以片大色白、有粉性、两面环纹明显者为佳。

【用法与用量】　内服：煎汤 5~9g，或入散剂。外用：捣敷。

【本草经求索】

《本经》：商陆，一名葛根。味辛，平，有毒。主水胀，疝瘕，痹，熨除痈肿，杀鬼精物。生川谷。

《别录》：商陆，味酸，有毒。主治胸中邪气，水肿，痿痹，腹满洪直，疏五脏，散水气。如人形者，有神。生咸阳。

《本经疏证》：李濒湖谓商陆沉降而阴，其性下行，专于治水，与大戟、甘遂异性同功也……夫大戟、甘遂味苦，商陆味辛，苦者取其降，辛者取其通，降者能行逆折横流之水，通者能行壅瘀停蓄之水，取义既殊，功用遂别……牡蛎泽泻散中偏取商陆……商陆不用赤花赤根，独有取于白花白根者，盖以其色之白恰配其味之辛，以为攻坚破顽之用。

《本草正义》：商陆气味，《本经》虽言辛平，然主治亦皆水湿实证，且疗痈疡，则必寒降之物，实亦大戟、甘遂、芫花之类，故《本经》主治亦大略相同。水胀及疝瘕诸痹，盖指以水邪实病而言。又曰熨除痈肿，则作外敷药用耳。能杀鬼精物，亦即芫花治蛊毒、鬼疟之理也。

《本草纲目》认为商陆是苦寒之品。其主要作用有二。一是利水消胀；二是解毒消痈。

编者按：以上几家对商陆之气味的见解不一，《本经疏证》仍信守《本经》"味辛"之说；《本草纲目》与《本草正义》则从"苦寒"解析。若从商陆功用分析，本品是微辛、微苦之味。

【经方用药论】　经方中仅治"大病瘥后，从腰以下有水气"的牡蛎泽泻散1方用及商陆。

牡蛎泽泻散全方以牡蛎软坚行水，泽泻行湿利水，蜀漆祛痰逐水，葶苈子宣肺泄水，商陆、海藻专于润下行水，共使水邪从小便而去，方中栝楼根为反佐药，使水去而津液不伤。

现代药理研究证明，商陆确有利尿作用，并且刺激肠黏膜引起水泻。而且本品毒性较大，过量易中毒出现呼吸运动障碍，甚至导致心脏停搏而死亡。

巴 豆

【基原与药材】 为大戟科植物巴豆的种子。干燥种子呈椭圆形或卵形,略扁,表面灰棕色至棕色,平滑而少光泽。横断面略呈方形,种皮薄而坚脆,剥去后,可见种仁,外包膜为银白色的外胚乳。内胚乳肥厚,淡黄色,油质。气微,味微涩,而后有持久辛辣感。以个大、饱满、种仁色白者佳;粒较空,种仁泛油变色者为次。

【用法与用量】 内服:入丸、散,0.1~0.3g(用巴豆霜)。外用:绵裹塞耳鼻,捣膏涂或以绢包擦患处。

【本草经求索】

《本经》:巴豆,一名巴椒。味辛,温,有大毒。主伤寒温疟寒热,破癥瘕结聚坚积,留饮痰癖,大腹水胀,荡涤五脏六腑,开通闭塞,利水谷道,去恶肉,除鬼毒、蛊疰、邪物,杀虫鱼。生川谷。

《别录》:巴豆,生温熟寒,有大毒。主治女子月闭、烂胎,金创脓血不利,丈夫阴,杀斑猫(斑蝥)毒。可练饵之,益血脉,令人色好,变化与鬼神通。生巴郡。八月采实,阴干,用之去心皮。

《本草经疏》:巴豆生于盛夏六阳之令,而成于秋金之月,故味辛气温,得火烈刚猛之气,故其性有大毒。《别录》言生温、熟寒,恐熟亦不甚寒。气薄味厚,降也,阳中阴也。入手足阳明经。其主破癥瘕结聚坚积,留饮痰癖,大腹水肿,鬼毒蛊疰邪物,女人月闭者,皆肠胃所治之位,中有实邪留滞,致生诸病。故肠胃有病,则五脏六腑闭塞不通,此药禀火性之急速,兼辛温之走散,入肠胃而能荡涤一切有形积滞之物,则闭塞开,水谷道利,月事通,而鬼毒蛊疰邪物悉为之驱逐矣。温疟者,亦暑湿之气入于肠胃也,肠胃既清,则温疟自止。火能灼物,故主烂胎及去恶肉。性热有大毒,则必有损于阴,故不利丈夫阴。《本经》又主伤寒寒热,及《别录》炼饵之法,悉非所宜。岂有辛热大毒之物,而能治伤寒寒热,及益血脉,好颜色之理哉?

《本草通玄》:巴豆禀阳刚雄猛之性,有斩关夺门之功,气血未衰,积邪坚固者,诚有神功。

编者按: 巴豆之功用特点,《本草通玄》所论言简意赅。

【经方用药论】 经方中仅三物白散1方用及此药。此外,《金匮要略·杂疗方》中的"三物备急丸"中有巴豆。

经方三物白散适用于寒实结胸。所谓寒实结胸,乃指寒痰冷饮结聚于胸膈部位,方用巴豆泻下冷积为君,桔梗开肺,贝母解郁化痰散结,共奏祛寒逐实、涤痰破结之功。《本草纲目》云："巴豆，生猛熟缓，能吐能下，能止能行，是可升可降药也。"所以巴豆不仅有强烈的泻下作用，还具有催吐作用。服后病在膈上，寒实之邪可因其高而越之；病在膈下，寒实之邪可因其下而竭之。不论是呕吐，还是泻下，其来势均较凶猛。由于巴豆对胃肠具有强烈的刺激作用，故强调以白饮调服。巴豆还有一个特点，即遇热饮作用增强，遇冷饮作用减轻，故方后云："不利，进热粥一杯；利过不止，进冷粥一杯。"

《金匮要略·杂疗方》之"三物备急丸方……大黄一两，干姜一两，巴豆一两（去皮心，熬，外研如脂）……主心腹诸卒暴百病"。《金匮要略》的最后三篇（二十三篇、二十四篇、二十五篇）是否为仲景书原著，后世医家见解不一。其中载方（57首），后世用之甚少，但三物备急丸却广泛应用。孙思邈《千金要方·卷十二》云："张仲景三物备急丸……"据此可知"三物备急丸"为仲景方。该方之应用，详见第2册。

因巴豆的泻下成分主要是所含之油，为剧毒之品，且有腐蚀作用，不宜直接内服。大多制成巴豆霜（巴豆经过压榨，去掉大部分油，所剩之残渣）。

第六章　温里药与方通释

本章 7 味药，皆辛温或大热"有毒"，其中附子、乌头确为有毒之药，用不得法，则易中毒。从功效论，附子为温阳、助阳、回阳之主药，一切新久、内外、轻重之阳虚病证，皆应用之。乌头与附子为母子关系，功效相类，但乌头善治内外之寒湿痹痛。天雄与乌头、附子科属相同，主治相类，目前已无专品。干姜与附子功用主治相类，而附子善走，干姜善守，二药并用，相辅相成，相得益彰。故凡阳虚阴寒病证，法当补助阳气，祛除寒邪者，应附子、干姜相须并用。吴茱萸温散之功虽与姜、附相类，但其不只辛温，而以苦味为重，故其特点是善于"下气"而治浊阴上逆，并有"止痛"之力。艾叶虽亦为温经逐寒药，但主灸治百病是其专功。蜀椒温散寒湿，且善于止痛、杀虫，并为厨房常用调料。

附　子

【基原与药材】　为毛茛科植物乌头（栽培品）的旁生块根（子根）。由于加工炮制方法不同，附子有以下三种名称。①盐附子：表面灰黑色，披盐霜。体重，横切面灰褐色，具有不整齐的筋脉或中心有小空隙，其中充满盐霜。无臭，味咸而麻辣，以个大、坚实、表面起盐霜者为佳。②黑附片：又名黑顺片，外皮黑褐色，内部暗黄色半透明状，油润而有光泽，并可见有纵走的筋脉。质硬而脆，破碎面角质状。无臭，味淡。以片均匀、表面油润光泽者为佳。③白附片：又名明附片、雄片，形状与黑附片相同，唯全体均为黄白色半透明状，片较薄，厚约3mm。气味同黑附片。以片匀、黄白色、油润、半透明状者为佳。

【用法与用量】　内服：煎汤，3~9g；或入丸、散。外用：研末调敷。

经方所用之附子，有生用及炮制两种。生附子多用于少阴病阳衰阴盛之危急重症，共 8 方，其他则全用炮附子。附子在经方中既入煎剂，亦入丸、散剂。其用量，入汤剂最大剂量者是附子汤，用 2 枚（1 枚 20~30g），现代入汤剂用量一般为 3~9g。由于病情需要及体质差异、耐受性不同，有的患者可用至 60~120g，但需久煎，这是特殊情况，切忌认为属一般情况而大剂量使用引起中毒。现代均使用炮附子，炮附子强心回阳固脱之力不减，而毒性却大为降低，并且主张先煎30~60 分钟以减轻毒性，故更加安全。编者经验：若用 3~9g 的附子，只需先泡令软，不必先煎。若附子用到 20~30g，也不先煎，而是浸泡 40 分钟以上，煮开锅后再煎 40 分钟以上，一剂药分日 3 次温服。当然，患者个体有差异，为了慎重起见，若炮附子用 20~30g，第 1 剂让患者分为两日服，服之无不良反应，再服 1 剂。须知经方用附子无先煎之说。《别录》说附子能堕胎，故孕妇应慎用。

【本草经求索】

《**本经**》：附子。味辛，温，有大毒。主风寒咳逆邪气，温中，金创，破癥坚积聚，血瘕，寒湿踒躄拘挛，膝痛不能行步。生山谷。

《**别录**》：附子，味甘，大热，有大毒。主治脚疼冷弱，腰脊风寒，心腹冷痛，霍乱转筋，下痢赤白，坚肌骨，强阴。又堕胎，为百药长。生犍为及广汉。八月采为附子，春采为乌头。

《**本草经读**》：附子味辛气温，火性迅发，无所不到，故为回阳救逆第一品药。《**本经**》云风寒咳逆邪气，是寒气之逆于上焦也；寒湿踒躄拘挛，膝痛不能行步，是寒邪着于下焦筋骨也；癥坚积聚血瘕，是寒气凝结，血滞于中也……大意上而心肺，下而肝肾，中而脾胃，以及血肉筋骨营卫，因寒湿而病者，无有不宜。即阳气不足，寒自内生，大汗、大泻、大喘、中风卒倒等症，亦必仗此大气大力之品，方可挽回，此《**本经**》言外意也。

《**本草正义**》：附子味辛气温，走而不守，为百药长，故为温经逐寒，彻内彻外，宣通气血之第一利器……《**别录**》谓腰脊风寒，心腹冷痛，显而易知，姑不必论。若霍乱转筋，则明有属热属寒之别，姜、附所主，决非通治。而"下痢赤白"一句，则未免可疑，此病是湿热积滞为多，古人谓之肠澼……况乎虚寒肠澼，可用温药者，百不得一。而《名医别录》乃以为附子主之，殊属可骇，此恐六朝以后浅人羼之，《**别录**》乃陶氏弘景所集，不当有此。又谓坚肌骨，强阴，则谓寒邪去而肌骨可坚，阴液可强，本是充分言之，非欲以此作普通补益之品，此则读古人书之不可死于句下者……若主治脚疼冷弱，则即《**本经**》治踒躄拘挛之意；堕胎，为百药长，固此物善走之力耳。

《**本草正义·发明**》：附子本是辛温大热，其性善走，故为通行十二经纯阳之要药，外则达皮毛而除表寒，里则达下元而温痼冷，彻内彻外，凡三焦经络，诸脏诸腑，果有真寒，无不可治。但生者尤烈，如其群阴用事，汩没真阳，地加于天，仓卒暴症之肢冷肤清，脉微欲绝，或上吐下泻，澄澈不臭者，非生用不为功。而其他寒症之尚可缓缓图功者，则皆宜熟用较为驯良。

编者按：以上两家注本解析《**本经**》《**别录**》所述附子功用为辛甘温热纯阳之品。因此，人之一身，内外上下，阳气虚衰所致病证，附子为首选要药。危急重症，其能回阳救逆，而生者尤烈；慢性痼疾，其能缓缓图功，则熟（炮制之后）者较为驯良。

张山雷在《本草正义》中对《别录》所述附子的部分主治提出质疑，值得分辨，不可误用之也。

【经方用药论】 附子在汉代应用极为普遍，经方中用附子者33首，另有4首于方后加减法用附子。经方用附子者37首，可概括为六大功用，并为佐使引导药以及外用之，分述如下。

1. 回阳救逆治危急重症 回阳救逆剂乃用于救治危急重症，此类病证常常是心肾阳气虚衰，阴寒内盛，或内外俱寒，甚至表现内真寒外假热之阴盛格阳或戴阳证候。针对如此证候，经方必用附子，且必用辛热壮烈的生附子为主药而制方。经方中凡是用生附子的方剂，都是针对危急重症，具有回阳救逆之功。这样的方子有8首，可分为四逆汤类方证与干姜附子汤类方证，分析如下。

（1）四逆汤类方证 有5首。①四逆汤：该方用附子一枚（生用，去皮，破八片），干姜一两半，炙甘草二两。并强调"强人可大附子一枚，干姜三两"。本方证为阳虚寒盛也。四逆汤以姜、附之大辛大热药并用，相得益彰，大力补助阳气，祛除阴寒之邪，以期收到回阳救逆之功效。炙甘草之甘缓为佐药。②四逆加人参汤：该方乃四逆汤加人参一两而成，主治"恶寒，脉微而复利，利止亡血"证候。该方为回阳益阴之剂。③茯苓四逆汤：该方乃四逆加人参汤再加茯苓四两而成。主治"发汗，若下之，病仍不解，烦躁者"。以方测证，此乃阴阳两虚，或兼有水气内停证候。④通脉四逆汤：该方即四逆汤三味药加重用量，生附子用大者一枚，干姜倍用至三两，而炙甘草仍用二两。主治"少阴病，下利清谷，里寒外热，手足厥逆，脉微欲绝，身反不恶寒，其人面色赤，或腹痛，或干呕，或咽痛，或利止脉不出者"。方后注对"面色赤"有加减法，其中曰"利止脉不出者……加人参二两"。⑤通脉四逆加猪胆汁汤：该方即通脉四逆汤原方剂量加猪胆汁半合而成。主治"吐已下断，汗出而厥，四肢拘急不解，脉微欲绝者"。该方主治既有通脉四逆汤证候，又有阴液枯竭之证候，故加猪胆汁之苦寒滑润，益阴和阳，并有"甚者从之"之意。

（2）干姜附子汤类方证 有3首。①干姜附子汤：该方由干姜一两，大附子一枚，二味水煎"顿服"。主治"下之后，复发汗，昼日烦躁不得眠，夜而安静，不呕，不渴，无表证，脉沉微，身无大热者"。对于本条脉证，编者联系上下数条原文综合分析，认为干姜附子汤证乃误治后，一时性阳气暴虚的善后调治法（详见《经方新论》干姜附子汤证新解），故以干姜附子汤小剂回阳救脱。②白通汤：该方即干姜附子汤原方原量加葱白四茎而成。主治"少阴病，下利，脉微者"。注家一般认为，白通汤主治乃阴盛阳虚，虚阳上越之"戴阳证"。③白通加猪胆汁汤：该方即白通汤加人尿五合、猪胆汁一合。将白通汤三味水煮去滓后，纳入胆汁、人尿。曰"无胆，亦可用"。可知人尿应必用。人尿以10岁以下健康儿童之尿为佳。本方证与白通汤证乃一个条文之上下文。主治"……利不止，厥逆无脉，干呕烦者，白通加猪胆汁汤主之。服汤，脉暴出者死，微续者生"。该方主治证候为白通汤证进一步加重，不仅阳气衰微，并且阴液衰竭。故以白通汤破阴回阳，加人尿之咸寒、猪胆汁之苦寒，以引阳药入阴，使热药不至于格拒，亦取其滋阴补液之功。在不能"输液"的古代，童便是最为简便、随时随地可以获取的滋阴补液之良品。

读者注意，除了上述治疗危急重症的 8 首方剂之外，《伤寒论》《金匮要略》治伤寒、治杂病以及治伤寒与杂病牵连之病的其他经方用及附子者，皆明确注明"炮，去皮，破八片"，即都用炮附子。

2. 温阳散寒治痹证

（1）治疗风寒湿痹证 风寒湿痹证主要表现为肌肉骨节疼痛，为风寒湿之邪痹阻经络所致。经方中用附子治疗此种证候的方剂有 5 首，即桂枝附子汤、白术附子汤、甘草附子汤、附子汤及桂枝芍药知母汤。仲景治疗风寒湿痹之证常采用附子助阳气、散寒湿、止痹痛。这是对《本经》所谓附子疗"寒湿踒躄拘挛，膝痛不能行步"的具体运用。

（2）治疗胸痹心痛病 有 2 首。①乌头赤石脂丸：用于"心痛彻背，背痛彻心"以及四肢厥冷，面白唇青，冷汗不止等阴寒邪盛，阳气虚衰之急危证候。该方用附子配合干姜、蜀椒、乌头，皆大辛大热之药，逐寒止痛。为防止过于辛散，又佐以赤石脂，温里固涩。②薏苡附子散：适用于"胸痹缓急者"，即胸痹病急性发作时的救急方法。该方用薏苡仁宣痹除湿而缓挛急；附子温阳散寒，既可助薏苡仁除湿，又可助其缓解挛急。以方测证，此方适宜于胸痹病寒湿阻络证候。上述一丸、一散，皆应提前制备，以便急用。这与当今救治冠心病心绞痛发作的西药硝酸甘油片、中药速效救心丸等，有异曲同工之妙。

3. 温阳利水治水气病
水气病而肾阳虚者，仲景往往选用附子，以振奋肾阳，温阳利水。这样的方剂共 5 首，即真武汤、栝楼瞿麦丸、麻黄附子汤、桂枝去芍药加麻辛附子汤、肾气丸。对肾之阴阳两虚，水气内停者，仲景用八味肾气丸。该方证于《金匮要略》中痰饮病篇曰："短气有微饮，当从小便去之……肾气丸亦主之。"妇人杂病篇曰："妇人……转胞不得溺……肾气丸主之。"上述可知，肾气丸是一个补肾利水的方子。该方用少量附子、桂枝加于补肾精及淡渗利水之药中，以"补阴之虚以生气，助阳之弱以化水"。

4. 助阳解表治阳虚外感证
有 5 首。①麻黄细辛附子汤与麻黄附子甘草汤，两方皆用于太阳少阴合病证。②桂枝加附子汤与桂枝去芍药加附子汤，两方皆用于太阳病误治后阳气损伤证。③竹叶汤，该方证乃产后阳气不足，复感外邪的证候。方中用附子、人参扶助阳气，竹叶、葛根、桂枝、防风、桔梗、生姜、大枣、甘草诸药合用祛除外邪，共奏扶正祛邪之功。上述 5 方均将附子与解表药共用，以奏助阳解表之功。因此可以领悟，凡阳虚之人感受外邪，或外感后治之不当，损伤阳气者，皆可用附子扶助阳气，以利于祛邪。

5. **扶阳固表治卫阳不足证**　有 2 首。①附子泻心汤。适用于"心下痞，而复恶寒汗出者"。心下痞乃胃热气壅所致，恶寒汗出为卫阳不足，故该方用三黄泄热消痞，用附子扶阳固表。②芍药甘草附子汤。《伤寒论》曰："发汗，病不解，反恶寒者，虚故也。芍药甘草附子汤主之。"该方用芍药甘草汤酸（苦）甘化阴，附子温经扶阳，共奏阴阳并补之功。以方测证，对于"脚挛急"而阴阳并虚者，宜用此方。

6. **温里助阳治中寒证**　《本经》云附子能"温中"，经方用附子治疗中寒证有下述三种证候。

（1）治疗中寒腹满腹痛证　《金匮要略》曰："腹中寒气，雷鸣切痛，胸胁逆满，呕吐，附子粳米汤主之。"此为脾胃虚寒，寒气攻冲所致诸症。经方治疗蛔厥之主方乌梅丸，用附子与干姜、川椒、细辛、桂枝等辛温药温中散寒，并用黄柏、黄连苦寒清热，人参、当归补气和血。

（2）治疗便血证　《金匮要略》曰："下血，先便后血，此远血也，黄土汤主之。"该方所治便血乃中寒阳虚、脾不摄血所致。方中附子配白术、黄土温中健脾摄血，地黄、阿胶滋阴养血止血，甘草缓中，黄芩反佐，共奏温中摄血之功。

（3）治疗寒实证　《金匮要略》曰："胁下偏痛，发热，其脉紧弦，此寒也，以温药下之，宜大黄附子汤。"此为寒实内结证候。该方用附子、细辛温经散寒止痛，配伍大黄泻下通便，方中三味寒温，共奏温下寒结之功。

7. **为佐使引导药**　《金匮要略》治"肠痈之为病……腹内有痈脓，薏苡附子败酱散主之"。这是对肠痈热毒结聚，肉腐成脓的治疗。该方重用薏苡仁、败酱草清热解毒排脓，少用附子为佐药，尤在泾说"假其辛热，以行郁滞之气尔"。该方以附子为佐使引导之法对后世医家影响深远，如张元素说："湿病少加之引经。"朱丹溪说："气虚热甚者，宜少用附子以行参、芪，肥人多湿，亦少加乌、附行经。"李时珍说："乌、附毒药，非危病不可用，而补药少加引导甚捷。"以上三家将附子作为佐使引导药的具体运用，足供借鉴。

8. **外用治头风**　《金匮要略》头风摩散，用"大附子一枚（炮），盐，等份，上二味，为散，沐了，以方寸匕，已摩疾上，令药力行"。今人用附子研末，醋调外敷，治疗坐骨神经痛，取得疗效，即是本方的发展。

经方 37 首对附子的运用规律，编者归纳为以上八个方面。

附带说明与附子同科"以气相属"的乌头（为母根，其旁生子根曰附子）在经方有 5 首用之。其功效专长如下。乌头有两种，即川乌与草乌，皆辛热，有毒，草乌毒性更大，功能祛寒湿，散风寒，温经，止痛。《长沙药解》中说"乌头温燥下行，其性疏利迅速，开通关膝，驱逐寒湿之力甚捷，凡历节、脚气、寒疝、冷积、心腹疼痛之类，并有良功"。张寿颐说"乌头主治，温经散寒，虽与附子大略近似，而温中之力，较为不如。且长为祛除外风外寒之向导者。散外邪，是其本性……用乌头者，取其发泄之余气，善入经络，力能疏通痼阴沍（注：hù，寒冷凝结）寒，确是妙药，但非真是寒湿者，不可妄用耳"。乌头（附子）确有毒性，用之不当，危及生命！其中毒有何特点？如何防止、减少乌头的毒性，古人有丰富的经验，仲景书就有乌头（附子）减毒六法：一是久煎法；二是与蜜、甘草、姜同煎法；三是从小剂量服之逐渐加量法；四是根据不同体质服药法；五是先食服药法（即先进食后服药法）；六是合理炮制法。详见编者编著《仲景医学心悟八十论》之"乌头（附子）减毒论"。

另外，《金匮要略·虚劳病》篇有天雄散一方。天雄与乌头、附子科属相同，功效主治相类。《本经疏证》说："其初种之母为乌头，附乌头旁生者为附子……种而独生无所附，长三四寸者名天雄。"目前已无天雄专品。

附：现代名医岳美中谈附子之应用

1. 回阳救逆　凡身体不温，手足厥冷，脉沉细或虚浮无力或将停顿，恶寒蜷卧，大汗不止，甚至"唇青囊缩"，以及大失血，大吐泻后，呈虚脱状态者，都宜急用姜附剂迅速回阳救逆。而对平素即气虚之属慢性病者，则多宜参芪剂缓缓补气增液，若互易其法，则不免两失其效，观仲景《伤寒论》均以四逆辈回阳救逆，从不取于黄芪，而《金匮要略》黄芪屡用于虚弱不足之证，可以悟及。附子救阳固有余，而伤阴亦当虑，是临床用附子不可不注意之一重点。有人曾具体举出补救附子偏胜之弊。用附子以救急，则通脉四逆拨乱反正，阳亡气脱俱可治。唯用附子以补火，必防水涸，因水涸则火无所附，而热成燎原。故急症中往往有阴阳俱伤者，视其阳危，则先以附子救其阳，次以地、芍、参滋其阴；视其阴涸，则先救其阴，次救其阳。

2. 升阳祛湿　附子能鼓舞阳气，祛除寒湿，故可治寒湿痹痛，血滞不畅，及一切阳气衰微之证。

3. 固阳止泻　附子用于中寒病，凡因中焦寒冷的慢性肠胃病，及消化不良，呕吐下利，不欲食，甚或完谷不化，都有明显的疗效。仲景《伤寒论》四逆汤所主之证，多为下利清谷。霍乱篇的吐利证，亦以四逆汤主之。《伤寒论》《金匮要略》中曾两言下利、腹胀满，用四逆汤温其里。又《金匮要略》治下利清谷，里寒外热，汗出而厥者，通脉四逆汤主之。所以有"以四肢厥逆，下利清谷等为主症"的归纳语。

4. 振阳利水　附子有利尿作用，用于心脏、肾脏病之水肿有效。

5. 强阳补肾 凡因肾阳衰微所致的失精、自汗及身体功能减退等病都可应用。

6. 温经治漏 附子可用于治疗外科久败不敛的疮漏。

需要明确，附子有一定毒性，但在急性病如霍乱、伤寒少阴病四肢厥逆，体温急速下降，附子须用到有效量，切勿畏首畏尾，用不及量，以致贻误病机。对慢性虚寒病，则切勿大量使用。孟浪滥投，因希冀速效与幸中，以致产生不良后果。李时珍说得好："乌附毒药，非危病不用，而补药中少加引导，其功甚捷。"（《岳美中论医集》）

乌 头

【基原与药材】 乌头有两种，即川乌与草乌。①川乌头：为毛茛科植物乌头（栽培品）的块根。其质坚实，断面粉白色或微带灰色，横切面可见多角形的环纹。无臭，味辛辣而麻舌。以个匀、肥满、坚实、无空心者为佳。②草乌头：为毛茛科植物乌头（野生种）、北乌头或其他多种同属植物的块根。其质坚，难折断，断面灰白色，粉性，有曲折的环纹及筋脉小点。无臭，味辛辣而麻舌。口尝须特别谨慎，切勿咽下。以个大、肥壮、质坚实、粉性足、残茎及须根少者为佳。

【用法与用量】 内服：煎汤，3~6g；或入丸、散。外用：研末调敷。

【本草经求索】

《本经》：乌头，一名奚毒，一名即子，一名乌喙。味辛，温，有大毒。主中风，恶风洗洗，出汗，除寒湿痹，咳逆上气，破积聚，寒热。其汁，煎之名射罔，杀禽兽。生山谷。

《别录》：乌头，味甘，大热，有毒。消胸上淡冷，食不下，心腹冷疾，脐间痛，肩胛痛不可俯仰，目中痛不可力视。又堕胎。

《本经疏证》：乌头之用，大率亦与附子略同，其有异者，亦无不可条疏而件比之也。夫附子曰"主风寒咳逆邪气"，乌头曰"中风，恶风洗洗，出汗，咳逆邪气"。明明一偏于寒，一偏于风；一则沉著而回浮越之阳，一则轻疏而散已溃之阳，于此见附子沉，乌头浮矣。附子曰"除寒湿踒躄，拘挛，膝痛不能行步"，乌头曰"除寒湿痹"，一主治踒，一主治痹。踒躄拘挛，是筋因寒而收引，阳气柔则能养筋，又何患其不伸？寒湿痹是气因邪而阻闭，阳气强则能逐邪，又何患其不开？于此见附子柔、乌头刚矣。夫惟其沉方能柔，惟其散则为刚，沉而柔者无处不可到，无间不可入；散而刚者，无秘不可开，无结不可解。故附子曰"破癥坚、积聚、血瘕"，乌头曰"破积聚、寒热"，于此可见其一兼入血，一则止及气分矣。

《本草正义·考证》：《本经》有此乌头一名，自李濒湖以为此非川产之乌头，而野生于他处者，则今之所谓草乌者是也。寿颐按：《本经》乌头主治，亦与附子、天雄大略相近。所谓主中风恶风，洗洗出汗者，乃以外受之寒风而言。皮毛受风，故见风必恶，洗洗读为"洒洒"，即经所谓洒渐恶寒。言皮毛凛凛，有如冷水之偏洒。出汗即自汗，以皮毛受寒，卫气开泄，不能自固，亦即《伤寒论》太阳中风，汗出恶风之例。此辛温之药，固以逐寒祛风为天职者。

编者按： 目前用的乌头有川乌头与草乌头之分，二者性味、功用、用量、用法及禁忌大致相同，但草乌头毒性更大。考经方中用乌头者有 5 方，乌头汤中为"川乌"，其他 4 方均言"乌头"。《本经》对乌头与附子功用之区分，《本经疏证》之分辨详而明。

关于《本经》所述"积聚"之成因，《诸病源候论》："积聚者，由阴阳不和，脏腑虚弱，受于风邪，搏于脏腑之气所为也……诸脏受邪，初未能为积聚，留滞不去，乃成积聚。"可见《本经》所言"积聚"者，乃阳气不足，寒凝气滞而成。乌头温经散寒通痹，故能"破积聚"。又《本经》所谓"寒热"者，为偏义复词，应着眼于"寒"字。

仲景对《本经》所谓乌头"除寒湿痹……破积聚寒热"，以及《别录》所谓治"心腹冷疾，脐间痛，肩胛痛不可俯仰"之功效的运用有所发挥。

【经方用药论】 通读仲景书，《伤寒论》不用乌头，《金匮要略》中有 5 方用之。一是治疗寒湿历节病的乌头汤；二是治疗阳微寒甚真心痛之心痛彻背，背痛彻心的乌头赤石脂丸；三是治疗寒疝的大乌头煎、乌头桂枝汤及赤丸等。

统览仲景书，用附子者 37 方，用乌头者 5 方，而乌、附并用者仅乌头赤石脂丸 1 方。此方并用之理，沈明宗从"俞脏相连"释其证候，邹澍从母（乌头为母根）子（附子为旁生子根）"以气相属"释为何一方并用之。由此可知，古人制方选药，必针对证候，熟识物原，发挥药性，其中"微妙"，应深思之、明辨之。若不师制方本义，随意加减，势必影响疗效。

需要明确，乌头为中药中大毒之品，用之不当，轻者引起中毒症状，重者危及生命。所以，用之必须注意安全，应慎之又慎。但又不可畏如蛇蝎，弃之不用。医者须知，补药用于扶正，毒药用于攻邪，祛病便是良药。乌头慎用之法，仲景有丰富经验，归纳起来有以下五点。①久煎法；②与蜜、甘草、姜同煎法；③从小剂量开始逐渐加量法；④根据不同体质服药法；⑤适当炮制等。

天　雄

【基原与药材】 为附子或草乌头之形长而细者。

【用法与用量】 内服：煎汤，2~6g；或入丸、散。外用：研末调敷。

【本草经求索】

《本经》：天雄，一名白幕。味辛，温，有大毒。主大风，寒湿痹，历节痛，拘挛缓急，破积聚、邪气，金创，强筋骨，轻身，健行。生山谷。

《别录》：天雄，味甘，大温，有大毒。主治头面风去来疼痛，心腹结聚，关节重不能行步，除骨间痛，长阴气，强志，令人武勇，力作不倦。又堕胎。生少室。二月采根，阴干。

《本草正义》说：天雄即乌头之独生者。弘景谓天雄似附子细而长，乃至三四寸许，是天雄。《别录》注亦谓长三寸以上者为天雄。是同为乌、附，而得气最全，故辛温逐寒，彻内彻外。命名之义，盖谓得天之气独全，最为雄壮耳。《本经》主治，悉与附子大略相同。所谓"主大风，寒湿痹，历节痛，拘挛缓急"，十三字当作一气读。盖必诸证之属于大风寒湿痹着者，乃可治之耳。积聚邪气，亦以寒湿言，即《别录》所主之去来疼痛，心腹结聚，关节重，不能行步，除骨间痛者，固无一非寒湿之痹着者也。《本经》又谓强筋骨，轻身健行；《别录》又谓长阴气，强志，则以寒湿尽去而筋骨自壮，阴液自长，行步自健，志气自强，皆充其功用所及而过甚言之耳。

编者按：天雄与乌头、附子科属相同，功效主治亦相类。《本草正义》解析了天雄之生长特点、功用专长，并与附子功用作了比较，即"大略相同"。现今已无天雄专品，古方用之者亦罕见。

【经方用药论】 经方中仅《金匮要略》虚劳病篇有天雄散一方用之，且本方缺主治病证，据《方药考》云："此为补阳摄阴之方，治男子失精，腰膝冷痛。"方中天雄与桂枝、白术相配，温补脾肾，配龙骨以涩精。由此推知，《金匮要略》血痹虚劳病篇第 8 条所述"夫失精家，少腹弦急，阴头寒，目眩发落，脉极虚芤迟，为清谷、亡血、失精"等部分病证，用天雄散治之，似较为对证。

干 姜

【基原与药材】 为姜科植物姜的干燥根茎。气芳香，味辛辣。以质坚实、外皮灰黄色、内灰白色、断面粉性足、少筋脉者为佳。

【用法与用量】 内服：煎汤，3~9g。

【本草经求索】

《本经》：干姜，味辛，温，无毒。主胸满，咳逆上气，温中止血，出汗，逐风湿痹，肠澼下利。生者尤良。味辛，微温。久服去臭气，通神明。生川谷。

《别录》：干姜，大热，无毒。主治寒冷腹痛，中恶，霍乱，胀满，风邪诸毒，皮肤间结气，止唾血。

《本草求真》：干姜，大热无毒，守而不走，凡胃中虚冷，元阳欲绝，合以附子同投，则能回阳立效，故书有"附子无干姜不热"之句，仲景四逆、白通、姜附汤皆用之。且同五味则能通肺气治寒嗽，同白术则能燥湿而补脾，同归芍则能入气而生血。故凡因寒内入，而见脏腑痼疾，关节不通，经络阻塞，冷痹寒痫，反胃隔绝者，无不借此以为拯救除寒。

《本草经疏》：干姜禀天地之阳气，故味辛而气温，虽热而无毒。辛可散邪理结，温可除寒通气，故主胸满咳逆上气，温中出汗，逐风湿痹，下痢因于寒冷，止腹痛。其言止血者，盖血虚则发热，热则血妄行，干姜炒黑，能引诸补血药入阴分，血得补则阴生而热退，血不妄行矣。治肠澼，亦其义也。

编者按：《本草经疏》解析干姜"止血"不妥。《本经》中曰干姜"温中止血"，仲景书以柏叶汤治中阳虚不能摄血而"吐血不止者"，方中以干姜治本也。

干姜功用之专长，《本经》中已点明，即"温中"两字。经方对干姜运用得丰富多彩，详见下文。

【经方用药论】 干姜是仲景常用和擅用的药物之一，经方中使用干姜者有43首，可以概括为如下五种功用。

1. 回阳救逆治危急重症 以附子为主药组成的四逆汤类5方与干姜附子汤类3方，都是以生附子与干姜为主体药。两药皆大辛大热，而附子走而不守，干姜守而不走，如此不同专长相须为用，回阳救逆之功相得益彰也。且干姜与附子相配，既能减轻附子的毒性，又能使附子的作用增强，真是绝妙之配伍。上述8方详细内容见"附子"。

伤寒病之危急重症阳虚寒盛者用生附子与干姜为主药组合成方，杂病重症阳虚寒盛者亦用之。如《金匮要略》第九篇曰"心痛彻背，背痛彻心，乌头赤石脂丸主之"。此方为阳气衰微，阴寒痼结之心痛重证。该方用干姜温阳散寒，协同乌头、炮附子、蜀椒之大辛大热群体峻逐阴寒之气，复佐赤石脂固涩之性以防止辛散太过，全方逐寒止痛，以恢复生生不息之阳气。还有，《金匮要略》中治胸痹病阳虚者，曰"人参汤亦主之"。人参汤即理中汤，但理中汤中用为炙甘草，此用生甘草。

2. 温肺化饮治咳逆上气 由于饮伏于肺，肺失肃降，气逆于上，故咳嗽、喘息及胸满等，此即《本经》中干姜所治之"胸满咳逆上气"也。仲景用干姜治疗寒饮咳喘常与细辛、五味子相合，干姜、细辛温肺化饮，再配五味子之酸收，散中有收，既可防止肺气耗散太过，亦可恢复肺之肃降之功。具有此种结构的方剂有7首：小青龙汤、小青龙加石膏汤、厚朴麻黄汤、苓甘五味姜辛汤、桂苓五味甘草去桂加姜辛夏汤、苓甘五味加姜辛半夏杏仁汤、苓甘五味加姜辛半杏大黄汤。若属单纯内有寒饮，则单用干姜、细辛、五味子配茯苓、甘草，即为苓甘五味姜辛汤；上证若兼呕吐者，加半夏降逆止呕，即桂苓五味甘草去桂加姜辛夏汤；上证再兼水肿者，加杏仁宣肺利水，即苓甘五味加姜辛半夏杏仁汤；上证再见胃热上冲熏面，面色如醉者，加大黄泻胃热，方名苓甘五味加姜辛半杏大黄汤。

3. 温中散寒治中焦虚寒证 干姜，《本经》曰其"温中"，《别录》云其"主治寒冷腹痛"，可见其善治中焦虚寒证。

（1）治中寒呕吐、吐涎沫 经方中用干姜治疗中焦虚寒呕吐的方剂，除后面要论述的适用于寒霍乱的理中丸（汤）以外，尚有如下4方：甘草干姜汤、半夏干姜散、干姜人参半夏丸、干姜黄芩黄连人参汤。总之，干姜为治疗中寒呕吐之良药。兼虚者可与甘草、人参相配；寒热错杂者，可与黄芩、黄连配合；湿痰盛者，可配合白术、生姜汁或半夏。

（2）治中寒下利 除理中丸（汤）外，还有栀子干姜汤、桃花汤、乌梅丸、麻黄升麻汤。总之，干姜是治疗虚寒性下利的首选药物之一，多与人参、甘草、白术相配。寒甚者，可加附子等辛热之品；夹热者，可与黄芩、黄连为伍；若属滑脱不禁者，可适当配伍收敛固涩之品，如乌梅、赤石脂等。《本草正》说："下元虚冷而为腹痛泻痢，专宜温补者，当以干姜炒黄连用之。"可资临床参考。

（3）治中寒腹痛 《别录》曰干姜"主治寒冷腹痛"。在经方中，明确提出腹痛用干姜治疗的方剂为大建中汤。该方用干姜、蜀椒、人参、饴糖组成，用干姜的目的，一是配合蜀椒温中散寒或杀虫，一是协助人参、饴糖温脾益气。诸药共奏温中补虚、缓急止痛之功。

（4）治脾寒与寒热互结心下痞 经方中使用干姜治疗心下痞的方剂有4首。其中半夏泻心汤、生姜泻心汤和甘草泻心汤3方均适用于心下痞并呕吐下利等，其组成基本相同，主要结构均是用干姜配半夏、黄芩、黄连辛苦通降以泄痞，尤在泾说"半夏、干姜之辛能散其结，黄连、黄芩之苦能泄其满"。由于这些方证伴有脾寒胃热，而且中气不足，故3方均用人参、甘草、大枣益气健脾，以恢复脾胃升降功能。还有一方，即桂枝人参汤，本方实际是理中汤加桂枝，为素体脾胃虚寒又感受外邪的证候，其使用干姜的目的与理中汤相同。

（5）治寒性霍乱病 汉代所谓的霍乱，实际是指剧烈的吐利证，因来势急暴，挥霍缭乱，故名霍乱。如此病证是因中焦受邪，升降悖逆所致。《伤寒论·辨霍乱病脉证并治》中的理中汤、四逆汤、通脉四逆加猪胆汁汤、四逆加人参汤四方，均适用于霍乱病阳虚寒盛证，但理中丸证较轻，阳虚仅限于中焦，故只用干姜温中散寒。若阳虚寒甚，涉及下焦，则必须配附子；若阳虚而兼液脱者，又须与人参相配；若出现格拒之时，则又当与猪胆汁为伍。

4. 温中助阳治血证 《本经》曰干姜能"温中止血"。干姜性温而入中焦，故重点用于中阳虚不能摄血所致的吐血便血证。又由于干姜之辛温能助阳行血，使离经之血，迅速消散，故干姜亦可用于瘀血证。经方中用干姜治疗血证的方剂，除治疗下利便脓血的桃花汤外，还有下述3方。①《金匮要略》曰："吐血不止者，柏叶汤主之。"该方适用于中阳虚不能摄血之证，由于吐血不止，既用干姜、艾叶温阳摄血，又配柏叶清降止血。方后注所用的马通汁改童便为宜。②《金匮要略》第十八篇治疗"金疮"的王不留行散方，取干姜温阳行瘀，以促进离经之血的消散，达到止血目的，同时有利于瘀肿的消除。③仲景据此还将干姜用于瘀血痰浊阻滞形成的癥瘕疟母证以助阳行血，方如鳖甲煎丸，即用干姜配伍大量破血软坚之品。

5. 其他

（1）用于肾着病　《本经》曰干姜能"逐风湿痹"。干姜辛热，主要适用于寒湿痹证，经方治肾着病的甘草干姜茯苓白术汤可以为证。尤在泾说肾着"病不在肾之中脏，而在肾之外府，故其治法，不在温肾以散寒，而在燠土以胜水。甘、姜、苓、术辛温甘淡，本非肾药，名肾着者，原其病也"。可见本病使用干姜在于温阳散寒，通痹止痛。

（2）用于虚劳病　《金匮要略》曰："虚劳诸不足，风气百疾，薯蓣丸主之。"该方证主因脾虚，进一步发展为气血诸不足，故该方重用薯蓣、甘草补脾为主药，并用大队的气血两补之品，其用干姜温中健脾，脾气健运，则饮食增加，气血有源，虚劳自愈。

（3）用于中风病　《金匮要略》第五篇曰"侯氏黑散，治大风四肢烦重，心中恶寒不足者"。该方主治脾虚肝旺，外风引动内风之证候。方用干姜配合人参、白术、茯苓温补脾气。

（4）用于反佐药　仲景制方遣药，往往在主攻方中，加一些反佐之品，使方剂成为有制之师。干姜用于反佐药，如《金匮要略》第五篇风引汤。该方为"除热瘫痫"而设。方中应用了大黄与"六石"等寒凉重镇之品，但为了防止寒降过度，故以干姜为佐，起到温中护胃的作用，又有"火郁发之"之功，令郁热得散而易于清泄。如此用药技巧，应当认真学习并加以继承发扬。

综上所述，以干姜为君、为臣、为佐组成的经方有43首，治疗的疾病既有少阴心肾阳气衰微所致的危急重症，又有太阴脾肺阳气不足所致的多种杂病。这些方剂有汤剂、丸剂、散剂。其内容之丰富，配伍之巧妙，令人称绝，值得学习和继承。

附：干姜与生姜

干姜与生姜皆为仲景常用药，如何正确区别运用呢？简述如下。二者皆为姜科植物的根茎，生姜在夏季采挖，取鲜根茎，干姜则在冬季茎叶枯萎时挖取干燥根茎。《本经疏证》将干姜、生姜合论之，邹澍根据姜的生长环境等因素说："统而计之，则火者其禀，土者其体，金者其用，贯而属之，则具火性于土中，宣土用于金内，姜之能事尽矣……姜有生者、干者之别……老而弥辣，干姜受气足，足则上达肺，下通大肠，外及皮毛，中镇沸逆；生姜受气微，微则仅能由中及上，故止散外感、止呕吐耳……是生姜之走，干姜之守，系于老与嫩……干者与生者不特味有厚薄，即气亦有厚薄。《阴阳应象大论》曰：'味厚则泄，薄则通；气薄则发泄，厚则发热。'惟其发且通，斯能走；惟其泄且热，斯能守……仲景于呕则或以干姜，或以生姜……干姜之治呕为兼及他证，而用生姜则专治呕……《金匮要略》附方《千金》内补当归建中汤，'若无生姜，以干姜代之'，是生姜、干姜可混用也……由诸条核之，则调中可混用，解外不可混用……总而绎之，则干姜可代生姜，生姜不可代干姜。其故何也？夫调可常也，守可常也，散不可常也，走不可常也。呕者多用生姜，间亦用干姜；咳则必用干姜，竟不得用生姜，盖咳为肺脏病，肺主敛不主散也。"总之，生姜嫩而鲜，干姜老而干，皆辛温之品。但生姜气味薄，干姜气味厚；生姜偏于走散，干姜偏于温守；调中止呕干姜可代生姜，温肺不可以生姜代干姜；解外则宜生姜，不宜用干姜也。

吴茱萸

【基原与药材】 为芸香科植物吴茱萸的未成熟果实。其香气浓烈，味苦微辛辣。以色绿、饱满者为佳。

【用法与用量】 内服：煎汤，3~6g；或入丸、散。外用：蒸热熨、研末调敷或煎水洗。

【本草经求索】

《本经》：吴茱萸，一名薪。味辛，温，有小毒。主温中，下气，止痛，咳逆，寒热，除湿，血痹，逐风邪，开腠理。根，温，杀三虫。久服轻身。生山谷。

《别录》：吴茱萸，大热，有小毒。主去痰冷，腹内绞痛，诸冷、实不消，中恶，心腹痛，逆气，利五脏。根白皮，杀蛲虫，治喉痹咳逆，止泄注，食不消，女子经产余血，疗白癣。生上谷及宛朐。九月九日采，阴干。

《本草经疏》：凡脾胃之气，喜温而恶寒，寒则中气不能运化，或为冷实不消，或为腹内绞痛，或寒痰停积，以致气逆发咳，五脏不利。吴茱萸，辛温暖脾胃而散寒邪，则中自温、气自下，而诸证悉除。其主除湿、血痹、逐风邪者，盖以风寒湿之邪，多从脾胃而入，脾胃主肌肉，为邪所侵，则腠理闭密而寒热诸痹所从来矣，辛温走散开发，故能使风寒湿之邪，从腠理而出。中恶腹痛，亦邪恶之气干犯脾胃所致，入脾散邪，则腹痛自止矣。

编者按：《本草经疏》从吴茱萸温中散寒之功解析经文，实则吴茱萸亦有暖肝下气之效。

《本经疏证》鉴别吴茱萸与附子不同功用说："据仲景之用吴茱萸，外则上至巅顶，下彻四肢，内则上治呕，下治利，其功几优于附子矣。不知附子、吴茱萸功力各有所在，焉得并论。附子之用以气，故能不假系属，于无阳处生阳；吴茱萸之用以味，故仅能拨开阴霾，使阳自伸，阴自戢耳。"《本经疏证》学承仲景，从经方研究入手，解析附子与吴茱萸之不同功用特点。两药之不同专长如下：附子辛热燥烈，为纯阳之品，善于治疗一切阳气衰微之证；吴茱萸虽同为辛热之药，而兼有苦味，长于调理一切阴阳阻隔之患。

【经方用药论】 经方中用吴茱萸者有3方。据此3方，即可领会到仲景对《本经》关于吴茱萸主要功效的运用。

1. 温中下气止痛治肝胃虚寒证 《伤寒论》吴茱萸汤证是一个典型的"温中，下气，止痛"方。该书有3条论及吴茱萸汤的运用。一是阳明病篇，曰"食谷欲呕，属阳明也，吴茱萸汤主之"。二是少阴病篇，曰"少阴病，吐利，手足逆冷，烦躁欲死者，吴茱萸汤主之"。三是厥阴病篇，曰"干呕，吐涎沫，头痛者，吴茱萸汤主之"。3条所述证候有所不同，但都为或呕或吐之中焦脾胃病变，其阴寒阻遏中宫为病之本。仲景称土壅波及肝经之病变为厥阴病，称土壅影响下焦之病变为少阴病。另外，《金匮要略》又曰："呕而胸满，茱萸汤主之。"此乃中焦浊阴上犯而为胸满也。"治病必求于本"，方以吴茱萸为主配合生姜温中下气，降浊逆，止呕吐，并以人参、大枣补中益气。全方温补兼施，脾胃可健，诸症悉除。

2. 温血散寒治血气虚寒证 《伤寒论》曰："手足厥寒，脉细欲绝者，当归四逆汤主之。若其人内有久寒者，宜当归四逆加吴茱萸生姜汤。"两方所治证候，为血虚及气，气虚生寒，血气虚寒，不能温养四肢，则手足厥寒；不能温养血脉，则脉细欲绝；血气不能温养于内，则内有久寒之证候。曰"内有久寒者"加吴茱萸、生姜，可见吴茱萸具有温血散寒以治"血痹"之功。另外，《金匮要略》治疗冲任虚寒兼有瘀血所致的崩漏等症，以温经汤主之，该方用吴茱萸者，取其温散之功以治内脏"血痹"。总之，《本经》所谓吴茱萸治"血痹"之功效，仲景予以发挥运用。

古今以吴茱萸治病，可分为内服法与外治法两大类。其外治法中的敷脐（神阙）疗法、敷脚心（涌泉）疗法治病广泛，很切实用，且方法简便，详见本书第3册。

艾 叶

【基原与药材】 为菊科植物艾的干燥叶。干燥的叶片，多皱缩破碎，有短柄。叶上面灰绿色，生有软毛，下面密生灰白色绒毛。质柔软。气清香，味微苦辛。

以下面灰白色、绒毛多、香气浓郁者为佳。

【用法与用量】 内服：煎汤，3~9g；入丸、散或捣汁。外用：捣绒做炷或制成艾条熏灸，捣敷、煎水熏洗或炒热温熨。

【本草经求索】

《别录》：艾叶，味苦，微温，无毒。主灸百病，可作煎，止下利，吐血，下部蜃疮，妇人漏血，利阴气，生肌肉，辟风寒，使人有子。一名冰台，一名医草。生田野。三月三日采，暴干。作煎，勿令见风。又，艾，生寒熟热。主下血，衄血，脓血痢，水煮及丸散任用。

《本草正义》：艾性纯阳，可以取太阳真火，可以回垂绝元阳。入药以蕲州产者为上。古人灸法，本无一病不可治，艾之大用，惟此最多，故《别录》以"灸"字冠主治之首，其作煎以下，则汤液之治疗也。止吐血者宜生用，取其辛开以疏经络之壅，然温升之性，必与上溢之证不合，古人有四生丸之制，以柏叶、荷叶、生地之清肃下降者为主，而反佐以艾叶之辛温，欲其同气相求，易于桴应，非艾之一物可以止上升之吐衄也。其治下利，则以里寒泄泻而言，辛温升举，固其所宜。下部蜃疮，则湿热生虫之恙，苦温燥湿，又能杀虫，是其专职。妇人下血，则中气虚寒，下焦无摄纳之权，以致血行失道，无故妄下，《金匮要略》胶艾汤温经升举，固阴和阳，是其正治，非血热妄行之下血也。生肌肉者，虚弱之人，血少形瘤，得此以温养之，则气血旺而肌自丰；亦有溃疡气血两虚，阳不运则新肌不长，艾能温煦以利脉络，而肌肉易长，若热多液耗者，非其治也。辟风寒者，因温和燠煦之所长。

编者按：艾叶，《本经》未载，首载于《别录》，曰"味苦，微温"，至《本草纲目》又补其味"辛"。

张山雷《本草正义》解析《别录》所述艾叶之功用，句句详细而明晰，令人叹服。注释经文如此严谨，功莫大焉！张山雷释艾叶止"吐血"之功，从"四生丸之制"解析之，这与经方"柏叶汤"用艾叶，具有异曲同工之妙义。

【经方用药论】 经方中2方用及艾叶，均取其温经止血之功。但因出血部位不同，病机有殊，故其配伍组成亦大不相同。①柏叶汤：治疗虚寒性出血，方由艾叶配柏叶、干姜组成，取柏叶止血清降浮火，用艾叶配干姜温中摄血，共奏温中止血之功。②胶艾汤：用于妇人漏下及妊娠下血，此种下血乃由冲任脉虚，阴气不能内守而致，故该方用艾叶配干地黄、阿胶、当归、芍药等补益肝肾冲任精血之品，共奏补养冲任，养血止血之功，艾叶为暖宫止血而设。若属胎漏，艾叶尚有安胎之功。

现代药理学试验证明，艾叶能缩短出血和凝血时间，炒炭后作用尤为显著。

蜀椒（花椒）

【基原与药材】 为芸香科植物花椒的果皮。干燥果皮腹面开裂或背面亦稍开裂，呈两瓣形，而基部相连。表面红紫色至棕红色，粗糙。外果皮表面极皱缩，内果皮光滑，淡黄色，常由基部与外果皮分离而向内反卷。果皮革质，具特殊的强烈香气，味麻辣而持久。以鲜红、光艳、皮细、均匀、无杂质者为佳。

【用法与用量】 内服：煎汤，3~6g；或入丸、散。外用：研末调敷或煎水浸洗。

【本草经求索】

《本经》：蜀椒，味辛温，有毒。主邪气咳逆，温中，逐骨节皮肤死肌，寒湿痹痛，下气。久服之头不白，轻身增年。生川谷。

《别录》：蜀椒，大热，有毒。主除五脏六腑寒冷，伤寒，温疟，大风，汗不出，心腹留饮、宿食，止肠澼、下利，泄精，女子字乳余疾，散风邪，瘕结，水肿，黄疸，鬼疰，蛊毒，杀虫、鱼毒。久服开腠理，通血脉，坚齿发，调关节，耐寒暑。可作膏药。多食令人乏气。口闭者，杀人。一名巴椒，一名蓎藙。生武都及巴郡。八月采实，阴干。

《本草经疏》：蜀椒，其主邪气咳逆，皮肤死肌，寒湿痹痛，心腹留饮宿食，肠澼下利，黄疸，水肿者，皆脾、肺二经受病。肺出气，主皮毛；脾运化，主肌肉。肺虚则外邪客之，为咳逆上气；脾虚则不能运化水谷，为留饮宿食，肠澼下利，水肿黄疸。二经俱受风寒湿邪，则为痛痹，或成死肌，或致伤寒温疟。辛温能发汗、开腠理，则外邪从皮肤而出；辛温能暖肠胃，散结滞，则六腑之寒冷除，肠胃得温则中焦治，而留饮宿食，肠澼下利，水肿黄疸，诸证悉愈矣。其主女子字乳余疾者，亦指风寒外侵，生冷内停而言。泄精瘕结，由下焦虚寒所致，此药能入右肾命门，补相火元阳，则精自固而结瘕消矣。疗鬼疰蛊毒，杀虫鱼毒者，以其得阳气之正，能破一切幽暗阴毒之物也。外邪散则关节调，内病除则血脉通。

编者按：《本草经疏》对《本经》《别录》所述蜀椒主治病证作了具体分析。归纳要点，蜀椒之功效为温肺化饮、温中散寒、化湿通痹等。

【经方用药论】 经方中有6首用及蜀椒，除取其散寒之功外，仲景又另辟新途，开其安蛔、解毒功用之先河。

1. 温阳散寒治虚寒证 蜀椒味辛温，功擅散寒。《本经》说其"温中……下气"，说明蜀椒善于温散里寒而降气。故经方中用其治疗虚寒证。

（1）治疗阳虚寒盛腹痛 《金匮要略》曰："心胸中大寒痛，呕不能饮食，腹中寒，上冲皮起，出见有头足，上下痛而不可触近，大建中汤主之。"本方证为阳虚寒盛，蛔虫扰动证候。方取蜀椒与干姜相配，温中散寒，通行上下，以达祛沉寒痼冷之功，饴糖配人参建中益气。四药共奏温中散寒，补虚缓急止痛之功。该方正取蜀椒"温中……下气"之功。

（2）治疗阳衰寒盛心痛　《金匮要略》曰："心痛彻背，背痛彻心，乌头赤石脂丸主之。"《医宗金鉴》解释说："心痛彻背，背痛彻心，是连连痛而不休，则为阴寒邪甚，浸浸乎阳光欲熄……方中乌附椒姜，一派大辛大热，别无他顾，峻逐阴邪而已。"可见本方之用蜀椒在于散寒逐阴，因阳气衰微，故配干姜、乌头、附子合用以增效，为防其辛散太过，又用赤石脂固正，并以蜜丸缓之。全方共奏温经助阳，祛寒止痛之功。

（3）治疗脾虚寒湿胎动　《金匮要略》曰："妊娠养胎，白术散主之。"白术散适用于脾虚寒湿所致之胎动不安。方用蜀椒配白术温中散寒，健脾燥湿。牡蛎"除湿"（《本草纲目》），川芎调气血，共奏温中健脾，燥湿安胎之功。

2. 麻辣伏蛔治蛔厥　乌梅丸是仲景留给后人治疗蛔厥的千古良方，其中就有蜀椒。《本草纲目》引录"戴原礼云：凡人呕吐，服药不纳者，必有蛔在膈间，蛔闻药则动，动则药出而蛔不出，但于呕吐药中加炒川椒十粒，盖蛔见椒则头伏也。观此，则张仲景治蛔厥，乌梅丸中用蜀椒，亦此义也"。

3. 以阳从阳治阳毒　《金匮要略》曰："阳毒之为病，面赤斑斑如锦纹，咽喉痛，唾脓血……升麻鳖甲汤主之。"又曰："阴毒之为病……升麻鳖甲汤去雄黄、蜀椒主之。"尤在泾解析说："毒者，邪气蕴结不解之谓。阳毒非必极热，阴毒非必极寒……其邪著而在表者谓之阳……其邪隐而在表之里者谓之阴耳……其蜀椒、雄黄二物，阳毒用之者，以阳从阳，欲其速散也……"升麻鳖甲汤使用蜀椒的目的在于使"外邪散"。正如陈修园所说："本方妙在使用蜀椒辛温，雄黄苦温，禀纯阳之气，领诸药以解阳毒。"

4. 温通血脉治金疮　《金匮要略》曰："病金疮，王不留行散主之。"王不留行散中用蜀椒的目的在于调理气血（《别录》说蜀椒"通血脉"），以协助王不留行等药活血化瘀。

第七章 平肝潜阳药与方通释

本章4味药，代赭石、紫石英为矿石，龙骨为动物化石，牡蛎为海产贝壳。凡介石类药都有潜镇之功，但又各有特性。如代赭石长于降胃气止呕止血；龙骨长于收敛固涩，"且敛正气而不敛邪气"（《本草经百种录》）；牡蛎功同龙骨，又长于软坚；紫石英长于暖胞宫，治宫寒不孕。

代赭（石）

【基原与药材】 为氧化物类矿物赤铁矿的矿石。药材为不规则的扁平块状，大小不一。无臭，无味。在砖上摩擦显红色。以色棕红、断面显层叠状，每层均有钉头者为佳。

【用法与用量】 内服：煎汤，10~30g；或入丸、散。

【本草经求索】

《本经》：代赭，一名须丸。味苦，寒，无毒。主鬼疰，贼风，蛊毒，杀精物恶鬼，腹中毒，邪气，女子赤沃漏下。生山谷。

《别录》：代赭，味甘，无毒。主带下百病，产难，胞衣不出，堕胎，养血气，除五脏血脉中热，血痹血瘀，大人小儿惊气入腹，及阴痿不起。一名血师。生齐国，赤红青色，如鸡冠有泽，染爪甲不渝者良，采无时。

《本草经疏》：代赭石禀土中之阴气以生。《本经》味苦气寒，《别录》加甘，无毒。气薄味厚，阴也，降也。入手少阴、足厥阴经。少阴为君主之官，虚则气怯而百邪易入，或鬼疰邪气，或精物恶鬼，或惊气入腹所自来矣。得镇重之性，则心君泰定而幽暗破，邪无从着矣。其主五脏血脉中热，血痹，血瘀，贼风，及女子赤沃漏下，带下百病，皆肝心二经血热所致。甘寒能凉血，故主如上诸证也。甘寒又能解毒，故主蛊毒，腹中毒也。经曰：壮火食气，少火生气。火气太盛则阴痿反不能起，苦寒泄有余之火，所以能起阴痿也。重而下坠，故又主产难胞不出及堕胎也。

编者按：缪希雍《本草经疏》解析经文所述代赭石之功用，主要者为二：一是其质重沉降，具有重镇降逆之功；二是其性味甘寒，入心肝血分，又能清热凉血解毒。

【经方用药论】 经方中 2 方用代赭石，主要取其降胃泄浊及清热作用。

1. 降胃泄浊止噫气不除 《伤寒论》中旋覆代赭汤用代赭石配旋覆花、半夏，即为此而设。正如《长沙药解》所说："代赭石，《伤寒》旋覆代赭汤用之治伤寒汗吐下后，心下痞鞕，噫气不除者，以其降胃而下浊气也。"

2. 清降血热治百合病 仲景以代赭石治疗百合病误下后的变证。《金匮要略》云："百合病下之后者，滑石代赭汤主之。"百合病本属心肺阴虚有热，误下之后阴液更伤，且伤胃气，难免胃气上逆。滑石代赭汤用代赭石的目的有二。一是与滑石相合，降胃清热之功尤著；二是与百合相合，百合色白入肺而质润，可清气分之热而养阴，代赭石色赤入血，清"血脉中热"（《别录》），气血已治，五脏俱清，其病自已。

以上两方所用代赭石都有降胃气之功，旋覆代赭汤属气虚而逆，故配人参、甘草、大枣。滑石代赭汤属阴亏而逆，故以百合相合。

龙 骨

【基原与药材】 为古代哺乳动物（如象类、犀牛类、三趾马等）的骨骼化石。药材分两种。①五花龙骨：又名青化龙骨、花龙骨。吸湿性强，以舌舐之无臭，无味。以质脆、分层、有五色花纹、吸湿力强者为佳。②龙骨：又名白龙骨。无臭，无味。以质硬、色白、吸湿力强者为佳。一般以五花龙骨为优。

【用法与用量】 内服：煎汤，9~15g；或入丸、散。外用：研末撒或调敷。

【本草经求索】

《本经》：龙骨，味甘，平，无毒。主心腹鬼疰，精物老魅，咳逆，泄利脓血，女子漏下，癥瘕坚结，小儿热气惊痫。

《别录》：龙骨，微寒，无毒。主治心腹烦满，四肢痿枯，汗出，夜卧自惊，恚怒，伏气在心下，不得喘息，肠痈内疽，阴蚀，止汗，缩小便，溺血，养精神，定魂魄，安五脏。白龙骨，治梦寐泄精，小便泄精。

《本草经疏》：龙禀阳气以生，而伏于阴，为东方之神，乃阴中之阳，鳞虫之长，神灵之物也。故其骨味甘平，气微寒，无毒。内应乎肝，入足厥阴、少阳、少阴，兼入手少阴、阳明经。神也者，两精相合，阴阳不测之谓也。神则灵，灵则能辟邪恶、蛊毒、魇魅之气，及心腹鬼疰、精物老魅，遇之则散也。咳逆者，阳虚而气不归元也。气得敛摄而归元，则咳逆自止。其性涩以止脱，故能止泄痢脓血，因于大肠虚而久不得止，及女子漏下也。小儿心肝二脏虚则发热，热则发惊痫，惊气入腹则心腹烦满，敛摄二经之神气而平之，以清其热则热气散，而惊痫及心腹烦满皆自除也。肝气贼脾，脾主四肢，故四肢痿枯，肝宁则热退，而脾亦获安，故主之也。汗者，心之液也。心气不收，则汗出，肝心肾三经虚，则神魂不安而自惊，收敛三经之神气，则神魂自安。气得归元，升降利而喘息自平，汗自止也。肝主怒，肝气独盛，则善恚怒，魂返乎肝，则恚怒自除。小肠为心之腑，膀胱为肾之腑，二经之气虚脱，则小便多而不禁。脏气敛则腑亦随之，故能缩小便，及止梦寐泄精，小便泄精，兼主溺血也。其主养精神，定魂魄，安五脏者，乃收摄神魂，闭涩精气之极功也。又主癥瘕坚结，肠痈，内疽，阴蚀者，以其能引所治之药，黏着于所患之处也。

编者按： 缪希雍《本草经疏》解析经文所述龙骨功用，具体而明晰，若非潜心研究，难以如此。归纳要点，龙骨具有镇惊安神、收敛固涩之专长，"且敛正气而不敛邪气"。

【经方用药论】 经方中共有 7 方用及龙骨，主要取其下列之功。

1. 重镇安神治躁狂 《别录》言其能"养精神，定魂魄"，这是对龙骨治心神浮越诸证的总概括。仲景主要用龙骨治疗烦躁、惊狂、烦惊与惊痫等症。龙骨具有重镇安神之功，仲景多与牡蛎相伍，治心神浮越之烦躁、惊狂之症。《伤寒论》说"火逆下之，因烧针烦躁者，桂枝甘草龙骨牡蛎汤主之。""伤寒脉浮，医以火迫劫之，亡阳，必惊狂，卧起不安者，桂枝去芍药加蜀漆牡蛎龙骨救逆汤主之"。两方证均属伤寒误用火法，心阳受损，气血逆乱，心神浮越而致。前者较轻，仅见烦躁，用桂枝、甘草温补心阳调气血，龙骨、牡蛎重镇安神，摄纳心神；后者阳虚较甚，且夹有痰浊，桂枝去芍药加蜀漆牡蛎龙骨救逆汤，实际是桂枝甘草龙骨牡蛎汤加重剂量，再加蜀漆、生姜、大枣，以蜀漆祛痰，生姜、大枣调营卫而护脾胃。

龙骨不仅用于虚证的烦躁惊狂证，也可用于实证热证的烦惊、热痫等证，此时多与大黄等泄热药相配。如柴胡加龙骨牡蛎汤，治少阳胆火肆逆引起的烦惊证，即用龙骨、牡蛎、大黄，再用小柴胡汤去甘草加铅丹、桂枝相配，在清泻少阳胆火的基础上，重镇安神。还有风引汤，除热癫痫，将龙骨、牡蛎、大黄加入大队清热重镇药中，清热泻火而镇惊安神。徐大椿说柴胡加龙骨牡蛎汤"方能治肝胆之痰惊"。陈修园说，风引汤中"龙骨能敛火安神，逐痰降逆，故为惊癫痫痉之圣药"。《本草经疏》亦说："痰，水也，随火而生，龙骨能引上逆之火，泛滥之水，而归其宅，若与牡蛎同用，为治痰之神品。"可见龙骨除能重镇安神外，尚能化痰息风，对实证或虚证的烦躁、惊狂、癫痫、痉瘫等证都可使用。

2. 固精止遗治遗精 《别录》说白龙骨"治梦寐泄精，小便泄精"。说明龙骨有固精止遗作用。仲景主要用于虚损证失精属阴阳失调者，如桂枝加龙骨牡蛎汤。该方在桂枝汤调理阴阳，调和营卫的基础上，加龙骨、牡蛎交通心肾，涩精止遗。若失精属脾肾阳虚者，可用天雄散，以天雄、白术、桂枝纯阳之品，温补脾肾之阳，配龙骨涩精止遗。可见龙骨是涩精止遗之佳品。

3. 反佐升散治痰疟　《金匮要略》中蜀漆散治寒痰郁滞，阴霾密布，心阳不宣之证。为防蜀漆、云母涌吐太过，引起心神浮越，神不守舍，故于蜀漆散中配伍龙骨收摄浮阳，安抚心神，使本方成为有制之师。

牡　蛎

【基原与药材】　为牡蛎科动物近江牡蛎、长牡蛎或大连湾牡蛎等的贝壳。药材为不规则的卵圆形、三角形，或长圆形贝壳，大小不等。质坚硬，不易破碎，断面白色，层状。气无，味微咸。以个大、整齐、里面光洁者为佳。

【用法与用量】　内服：煎汤，10~30g；或入丸、散。外用：研末干撒、调敷或作粉。

【本草经求索】

《本经》：牡蛎，一名蛎蛤。味咸，平，无毒。主伤寒寒热，温疟洒洒，惊恚怒气，除拘缓，鼠瘘，女子带下赤白。久服强骨节，杀邪鬼，延年。生东海池泽。

《别录》：牡蛎，微寒，无毒。主除留热在关节荣卫，虚热去来不定，烦满，止汗，心痛气结，止渴，除老血，涩大小肠，止大小便，治泄精、喉痹、咳嗽、心胁下痞热。一名牡蛤。生东海，采无时。

《本草经疏》：牡蛎得海气结成，故其味咸平，气微寒，无毒。气薄味厚，阴也，降也。入足少阴、厥阴、少阳经。其主伤寒寒热、温疟洒洒、惊恚怒气、留热在关节，去来不定、烦满、气结心痛、心胁下痞热等症，皆肝胆二经为病。二经冬受寒邪，则为伤寒寒热。夏伤于暑，则为温疟洒洒。邪伏不出，则热在关节去来不定。二经邪郁不散，则心胁下痞。邪热甚，则惊恚怒气，烦满气结心痛。此药味咸气寒，入二经而除寒热邪气，则营卫通，拘缓和，而诸证无不瘳矣。少阴有热，则女子为带下赤白，男子为泄精，解少阴之热而能敛涩精气，故主之也。咸属水、属阴而润下，善除一切火热为病，故又能止汗、止渴及鼠瘘、喉痹、咳嗽也。老血者，宿血也咸走血而软坚，所以主之。其性收敛，故能涩大小肠，止大小便利也。肾主骨，入肾益精，则骨节自强。邪本因虚而入，肝肾足则鬼邪自去。人以肾为根本，根本固，则年自延矣。更能止心脾气痛，消疝瘕积块，瘿瘤结核、胁下坚满等症，皆寒能除热，咸能软坚之功也。

编者按：以上解析可知，《本经》与《别录》对牡蛎功能的认识已经十分清楚和准确。《本草经疏》解析得具体而明晰，仲景之书将经文所述落到实处，其镇静安神、软坚破结、养阴清热及固肾涩精等功用，都体现于经方之中。

【经方用药论】　仲景对牡蛎的应用有11方，分述如下。

1. 镇静安神除烦躁惊痫　《本经》说牡蛎治"惊恚怒气"，说明牡蛎具有重镇安神平肝之功。仲景据此用牡蛎治疗烦躁、惊狂、烦惊、惊痫诸症。多与龙骨相须为用。如治心阳虚，心神浮越烦躁的桂枝甘草龙骨牡蛎汤。治疗心阳虚，夹痰浊扰心出现惊狂，卧起不安的桂枝去芍药加蜀漆牡蛎龙骨救逆汤。对于由肝胆火盛引起的烦惊热痫而属于实证者，仲景多用龙骨、牡蛎与大黄相配以泄热平肝，如治疗少阳胆火肆逆而见烦惊的柴胡加龙骨牡蛎汤。治疗肝热化风惊痫的风引汤。也有单独使用牡蛎者，如治疗肝旺脾虚痰郁的侯氏黑散。以上各证有实有虚，有寒有热，说明牡蛎有良好的镇静安神之功。烦躁惊痫之证，无论寒热虚实，只要配伍恰当均可应用。

2. **软坚破结治胁下痞鞭** 《别录》言牡蛎除"气结……心胁下痞热"，仲景用其治疗少阳病胆火郁结所致的胁下痞鞭。《伤寒论》小柴胡汤方后曰："若胁下痞鞭，去大枣，加牡蛎四两。"小柴胡去大枣加牡蛎汤即在和解少阳基础上，加牡蛎软坚破结以去胁下痞鞭。王好古说："牡蛎……为软坚之剂，以柴胡引之，能去胁下之鞭。"《伤寒论》柴胡桂枝干姜汤证，为少阳气结兼饮邪留滞，故以柴胡、牡蛎疏理少阳气机，软坚破结，桂枝、干姜温阳化饮。

3. **养阴清热止口渴** 《别录》云牡蛎可"止渴"，《金匮要略》曰："百合病，渴不瘥者，栝楼牡蛎散主之。"此为阴液亏损，虚火上炎，灼伤津液之证。该方以牡蛎养阴清热，配合栝楼根清热生津，水盈火降，口渴自止。

4. **固肾涩精治遗精** 《金匮要略》曰："……男子失精，女子梦交，桂枝加龙骨牡蛎汤主之。"该方在桂枝汤燮理阴阳的基础上，加龙骨牡蛎交通心肾，潜阳入阴，固肾涩精。

5. **咸味归肾治水结** 用牡蛎治疗水结之证，是对《本经》的一种发展，也是《别录》言牡蛎除"气结"功能的延伸。牡蛎除在柴胡桂枝干姜汤中用于气结水停外，还用于下列两种水结之证。①大病瘥后腰以下水肿。其病机为水热互结，三焦气化不利。治用牡蛎泽泻散破结逐水泄热。②治妊娠湿阻胞脉。尤在泾说"白术散，白术、牡蛎燥湿"。肾者主水，牡蛎味咸归肾而吸引水湿之邪从下而解。牡蛎泽泻散属实证而病重，白术散属虚证而病轻，故仲景处方用药的配伍不同。

紫石英

【基原与药材】 为卤化物类矿物萤石的矿石。药材为不规则的块状。气微，味淡。以色紫、质坚者为佳。

【用法与用量】 内服：煎汤，9~15g；或入丸、散。

【本草经求索】

《本经》：紫石英，味甘，温，无毒。主心腹咳逆、邪气，补不足，女子风寒在子宫，绝孕十年无子。久服温中，轻身延年。生山谷。

《别录》：紫石英，味辛，无毒。主治上气心腹痛，寒热、邪气、结气，补心气不足，定惊悸，安魂魄，填下焦，止消渴，除胃中久寒，散痈肿，令人悦泽。生太山，采无时。

《本草经疏》：紫石英禀土中之阳气以生……心属阳而本热，虚则阳气衰而寒邪得以乘之，或为上气咳逆，或为气结寒热心腹痛，此药温能除寒，甘能补中，中气足，心得补，诸证无不瘳矣。惊悸属心虚，魂魄不安亦由心君怯弱，无以镇压诸经，兹得镇坠之力，而心君有以镇摄，即重以去怯之义也。其主女子风寒在子宫，绝孕无子者，盖女子系胎于肾及心包络，皆阴脏也，虚则风寒乘之而不孕，非得温暖之气，则无以祛风寒而资化育之妙。此药填下焦，走肾及心包络，辛温能散风寒邪气，故为女子暖子宫之要药。补中气，益心肝，通血脉，镇坠虚火使之归元，故又能止消渴，散痈肿，令人悦泽，及久服轻身延年也。

编者按：紫石英其质"重以去怯"，其气暖而补，故心神不安，肝血不足及女子血海虚寒不孕者，诚为要药。《本草便读》言其"温营血而润养，可通奇脉，镇冲气之上升"。然只可暂用，不宜久服，凡系石类皆然，不独紫石英一物也。

【经方用药论】 经方中仅风引汤 1 方用紫石英，但却舍其气味，而用其质重潜阳以祛肝风，反映了仲景创新之精神。

第八章　安神药与方通释

本章药虽 3 味，但代表了两大类安神药。一为重镇安神药，朱砂为首选；二为养血安神药，酸枣仁、柏子仁为佳品。

真朱（丹砂、朱砂）

【基原与药材】　为天然的辰砂矿石。药材为大小不一的片状、块状或细小颗粒状。根据其形态，分为朱宝砂、镜面砂和豆瓣砂。以上药材以色红鲜艳、有光泽、微透明、无杂质者为佳。其主要成分为硫化汞。

【用法与用量】　内服：0.3~1g，研末冲服，或入丸、散剂，或拌染他药同煎。外用：适量。

【本草经求索】

《本经》：丹砂，味甘，微寒，无毒。主身体五脏百病，养精神，安魂魄，益气明目，杀精魅邪恶鬼。久服通神明不老。生山谷。

《别录》：丹沙，无毒。主通血脉，止烦满、消渴，益精神，悦泽人面，除中恶、腹痛、毒气、疥瘘、诸疮。久服轻身神仙。作末名真朱，光色如云母，可析者良。生符陵，采无时。

《本草经疏》：丹砂……味甘微寒而无毒，盖指生砂而言也。《药性论》云：丹砂为清镇少阴君火上药，辟除鬼魅百邪之神物。安定神明则精气自固；火不妄炎，则金木得平而魂魄自定，气力自倍。五脏皆安则精华上发，故明目。心主血脉，心火宁谧则阴分无热而血脉自通，烦满自止，消渴自除矣。杀精魅邪恶鬼，除中恶腹痛者，阳明神物，故应辟除不祥，消散阴恶杀厉之气也。

编者按：朱砂，《本经》称"丹砂"，《别录》云"作末名真朱"，陶弘景云"即今之朱砂"。朱砂，味甘微寒，质重能镇，其功能大体以重镇安神为主，清热解毒疗疮为辅。朱砂于现代可炼制出汞（通称水银），为有毒重金属元素，中毒会导致多脏器之危害。因此，《本经》曰"无毒……久服通神明不老"与《别录》曰"无毒……久服轻身神仙"，皆不可盲目相信。

【经方用药论】　经方中仅赤丸 1 方用及此药。

《金匮要略》云："寒气厥逆，赤丸主之。""寒气"是病性病因，"厥逆"是病证，即因寒而致四肢逆冷。原文叙述简略，以方测证，该方证当为寒饮内盛，阳气不振。症见四肢厥冷之外，还可见腹痛、吐泻、烦躁、心悸等症。朱砂主要功效如下。

1. 镇心安神　朱砂可直接作用于心脏，镇心安神，消除心悸、心烦等症，起到"养精神、安魂魄"作用。

2. 兼治百病　朱砂在赤丸方中，可配合诸药起协同作用。如配乌头可疗中寒腹痛；伍半夏可降逆止呕。《景岳全书·本草正》进一步说："朱砂，入心可以安神而走血脉，入肺可以降气而走皮毛，入脾可逐痰涎而走肌肉，入肝可行血滞而走筋膜，入肾可逐水邪而走骨髓，或上或下，无处不到。故可以镇心逐痰，祛邪降火，治惊痫，杀虫毒，祛中恶及疮疡疥癣之属。"实际上朱砂并不能包治百病，而主要是治疗心神不安之证者，在治疗主病方中，加用朱砂安神，既可起到安神守志之功，又可增强其他药物疗效。这正是《本经》所述治"身体五脏百病"的真正含义。

酸枣仁

【基原与药材】　为鼠李科植物酸枣的种子。药材为干燥成熟的种子，呈扁圆形或椭圆形。气微弱，味甘。以粒大饱满、外皮紫红色、无核壳者为佳。

【用法与用量】　内服：煎汤，6~15g；或入丸、散。

【本草经求索】

《本经》：酸枣，味酸，平，无毒。主心腹寒热，邪结气聚，四肢酸疼，湿痹，久服安五脏，轻身延年。生川泽。

《别录》：酸枣，无毒。主治烦心不得眠，脐上下痛，血转，久泄，虚汗，烦渴，补中，益肝气，坚筋骨，助阴气，令人肥健。生河东。八月采实，阴干，卅日成。

《本草经疏》：酸枣仁得木之气而兼土化，故其实酸平，仁则兼甘，气味匀齐，其性无毒，为阳中之阴。入足少阳、手少阴、足厥阴、太阴之经，专补肝胆，亦复醒脾，从其类也。熟则芳香，香气入脾，故能归脾。能补胆气，故可温胆。母子之气相通，故亦主虚烦，烦心不得眠。其主心腹寒热，邪结气聚，及四肢酸疼湿痹者，皆脾虚受邪之病，脾主四肢故也。胆为诸脏之首，十一脏皆取决于胆，五脏之精气皆禀于脾，故久服之，功能安五脏，轻身延年也。《别录》主烦心不得眠，脐上下痛，血转久泄，虚汗烦渴，补中益肝气，坚筋骨，助阴气，能令人肥健者，缘诸证悉由肝胆脾三脏虚而发，胆主升，肝藏血，脾统血，三脏得补，久而气增，气增则满足，故主如上功能也。

编者按： 首先要明确，用酸枣首先要分辨是用其肉还是用其仁。实者，酸枣果皮之肉，味酸也；仁者，酸枣核壳内之仁，味甘也。《本经》《别录》所述主治，是酸枣果肉之功还是果仁之功呢？《本经疏证》在经过一番考辨后总结说："《本经》酸枣主治，是酸枣之功能，非酸枣仁之功能。酸枣仁自治不眠，故《本经》于酸枣气味上并不著'仁'字，而隐居亦不言啖其仁，可见《别录》主治，乃酸枣仁之主治，即其味甘而不酸，可证也。"总之，邹澍认为《本经》所述主治是酸枣肉功能，《别录》所述主治是酸枣仁功能。编者赞成邹氏之说。古方治心脾两虚的归脾汤方用酸枣仁，即取其"滋养营气，亦以营气得养，则肝自藏魂而弥安，血自归脾而卧见矣"（《本草求真》）。朱丹溪亦指出："血不归脾而睡卧不宁者，宜用此（酸枣仁）大补心脾，则血归脾而五脏安和，睡卧自宁。"

【经方用药论】 经方仅酸枣仁汤 1 方用及酸枣仁。《金匮要略》曰："虚劳虚烦不得眠，酸枣仁汤主之。"首冠"虚劳"，病因为虚也。"虚烦不得眠"者，以心肝脾三脏皆虚，故神魂不安而烦扰不得眠也。虚证补之必以甘，"中焦受气取汁，变化而赤，是谓血"（《灵枢·决气》），故酸枣仁汤以其为君药，乃治病求本之法，甘以补脾，营血得以滋养，亦间接补心与补肝也。现代药理研究证实，酸枣仁确有镇静、催眠作用，生酸枣仁与炒酸枣仁的镇静作用并无明显区别。

柏实（柏子仁）

【基原与药材】 为柏科植物侧柏的种仁。种仁呈长卵圆形至长椭圆形，亦有呈长圆锥形者，长 3~7mm，直径 1.5~3mm。气微香，味淡而有油腻感。以粒饱满、黄白色、油性大而不泛油、无皮壳杂质者为佳。

【用法与用量】 内服：煎汤 3~9g；或入丸、散。外用：炒研取油涂。

【本草经求索】

《本经》：柏实，味甘，平，无毒。主惊悸，安五脏，益气，除风湿痹。久服令人润泽美色，耳目聪明，不饥不老，轻身延年。生山谷。

《别录》：柏实，无毒。主治恍惚、虚损，吸吸历节，腰中重痛，益血，止汗。生太山。柏叶尤良。

《本草经疏》：柏感秋令得金气，其质坚而气极芬芳，故其实味甘平无毒。甄权加辛，亦应有之。入足厥阴、少阴，亦入手少阴经。其主惊悸者，心藏神，肾藏精与志，心肾两虚则病惊悸，入心故养神，入肾故定志，神志得所养而宁定，则其证自除矣。芬芳则脾胃所喜，润泽则肝肾所宜，故能安五脏，五脏皆安则气自益矣。心主五色，耳为肾窍，目为肝窍，加以久服气专，其力自倍，岂不令人润泽美色，耳目聪明，不饥不老，轻身延年哉？惟除风湿痹之功，非润药所能，当是叶之能事耳。《别录》疗恍惚,即惊悸之渐也。虚损吸吸,精气微也。历节腰中重痛,肝肾不足也。汗乃心液,心主血,养阴血则诸证悉瘳矣。

编者按: 柏子仁主要功能为养心安神。心为君主之官,心神安和则五脏平定,《本经》与《别录》所言不出于此。至于"除风湿痹"之用,《本草经疏》说当是柏叶之功能。

【经方用药论】 经方中没有直接使用柏子仁组方者,仅竹皮大丸方后加减用及。

《金匮要略》竹皮大丸方后曰:"烦喘者,加柏实一分。"竹皮大丸为治产后中焦虚热之"烦乱呕逆"证。兼见烦喘,是烦乱之甚者,为心阴亏损,心神不宁之表现,故加柏实宁心安神,心烦可止。心为五脏六腑之大主,心神安定,肺胃之气易得条畅,则呕逆可除。

第九章　利水渗湿药与方通释

本章利水渗湿药共13味，从其性味归类大略有二：一是味甘淡性平或偏寒凉，如茯苓、猪苓、泽泻、滑石、薏苡仁及冬葵子6味药；二是味苦性寒凉或兼甘、辛、酸味，即其他7味。本章13味药，共性是利水渗湿，但也各有个性。这13味药或性味相同，或性或味有所不同。第一类功用除了共性之外，其个性分别为：茯苓又能健脾，利水而不伤正气；猪苓利水而久服易伤阴；泽泻既利水又泄热；滑石既能利水泄热，又善清暑热、利诸窍；薏苡仁如同茯苓健脾利水，又清肺热；冬葵子如同滑石，药性体滑而利窍利水，又善通乳。而多以苦寒为主的其他7味药，除了清利湿热的共性之外，其个性分别为：通草（木通）、防己又能宣通气血；瞿麦、石韦又长于通淋；石韦、椒目又善于清肺治痰喘，特别是椒目，作为"劫药"平喘有专功；赤小豆又能消肿解毒；茵陈蒿则为治湿热之特效专药。

茯　苓

【基原与药材】　为多孔菌科植物茯苓的干燥菌核。"茯苓"呈球形、扁圆形或不规则的块状，大小不一，重量由数两至十斤以上。以体重坚实、外皮呈褐色而略带光泽、皱纹深、断面白色细腻、黏牙力强者为佳。将茯苓菌核内部的白色部分切成薄片或小方块，即为白茯苓；削下来的黑色外皮部即为茯苓皮；茯苓皮层下的赤色部分，即为赤茯苓；带有松根的白色部分，切成正方形的薄片，即为茯神。

【用法与用量】　内服：煎汤，9~15g；或入丸、散。

【本草经求索】

《本经》：茯苓，一名茯菟。味甘，平，无毒。主胸胁逆气，忧恚，惊邪，恐悸，心下结痛，寒热，烦满，咳逆。止口焦，舌干，利小便。久服安魂魄，养神，不饥，延年。生山谷大松下。

《别录》：茯苓，无毒。止消渴，好睡，大腹淋沥，膈中痰水，水肿淋结，开胸府，调脏气，伐肾邪，长阴，益气力，保神守中。其有根者，名茯神。

《本草经疏》：茯苓生于古松之下，感土木之气而成质，故其味甘平，性则无毒，入手足少阴、手太阳、足太阴、阳明经，阳中之阴也。胸胁逆气，邪在手少阴也；忧恚惊邪，皆心气不足也；恐悸者，肾志不足也；心下结痛，寒热烦满，咳逆，口焦舌干，亦手少阴受邪也。甘能补中，淡而利窍，补中则心脾实，利窍则邪热解，心脾实则忧恚惊邪自止，邪热解则心下结痛、寒热烦满、咳逆、口焦舌干自除。中焦受湿热则口发渴，湿在脾，脾气弱则好唾。大腹者，脾土虚不能利水，故腹胀大也。淋沥者，脾受湿邪则水道不利也。膈中痰水，水肿，皆缘脾虚所致。中焦者，脾土之所治也，中焦不治，故见斯病，利水实脾，则其证自退矣。开胸腑，调脏气，伐肾邪者何？莫非利水除湿，解热散结之功也。长阴益气力，保神守中，久服安魂养神。不饥延年者，补心脾，伐肾邪，除湿利窍之极功也。白者入气分，赤者入血分，补心益脾，白优于赤，通利小肠，专除湿热，赤亦胜白。

编者按： 茯苓的主要作用为健脾利水化饮。茯苓分赤白二种，白茯苓偏于补心脾，赤茯苓则偏于清利膀胱湿热而治淋。其皮名茯苓皮，则专于利尿，无补益作用。另有茯神之名，《本草经疏》中说"茯苓入脾肾之用多，茯神入心之用多"。

【经方用药论】 茯苓是经方中常用药物之一，有33首用茯苓，方后加减用茯苓者5首，共38首。其功用可归纳为如下四类方证。

1. 健脾利水治水饮所致诸病 《别录》曰茯苓治"大腹淋沥，膈中痰水，水肿淋结"，所述皆水饮为患，又曰茯苓"开胸府，调脏气，伐肾邪"。总之，茯苓既能淡渗利水去已成之饮，又能健脾益气以绝生饮之源，故仲景将茯苓广泛用于痰饮与水气所致证候。

（1）治疗支饮咳喘 《金匮要略》曰："咳逆倚息不得卧，小青龙汤主之。"支饮咳喘证以小青龙汤为主方，一般不使用茯苓，只是服小青龙汤以后，体虚者病情变化，随证变法时，才使用茯苓。如此随机应变而加减之方法有如下五种。首先是饮邪上盛，下焦阳虚，"气从少腹上冲胸咽"等证候，宜急予敛气平冲，用桂苓五味甘草汤，该方用桂枝、甘草辛甘化阳以平冲气，配茯苓导水下行为佐，并以五味子收敛耗散之气，使虚阳不致上浮。若"冲气即低，而反更咳、胸满者"，即咳嗽、胸满再度上升为主要矛盾时，是支饮又有加重之势，治当除饮治咳，方用桂苓五味甘草汤去桂枝加干姜、细辛，以增强其温阳化饮之功，方名苓甘五味姜辛汤。若此支饮上逆，出现口不渴、眩冒、呕时，可"复内半夏以去其水"而止呕，方名桂苓五味甘草去桂加姜辛半夏汤。若"水去呕止，其人形肿者"，即上证呕止出现表闭形肿时，再加杏仁宣肺利水，方名苓甘五味加姜辛半夏杏仁汤。若上证兼见"面热如醉，此为胃热上冲熏其面，加大黄以利之"，方名苓甘五味加姜辛半杏大黄汤。上述5方，皆重用茯苓为主药，取其淡渗化饮并能健脾之功。

（2）治疗皮水 水与饮，异名而同类，水饮停留一处者曰痰饮，如《金匮要略·痰饮病》证治。水饮泛滥周身者曰水气，如《金匮要略·水气病》证治。经方治疗痰饮病除了上述5方之外，还有苓桂术甘汤、肾气丸、木防己汤去石膏加茯苓芒硝汤、小半夏加茯苓汤、五苓散以及附方《外台秘要》茯苓饮6方，皆用茯苓。这些方的使用都体现了"病痰饮者，当以温药和之"的法则。治疗水气病的十来首方子，只有治疗皮水的防己茯苓汤一方用了茯苓。原文曰："皮水为病，四肢肿，水气在皮肤中，四肢聂聂动者，防己茯苓汤主之。"该方重用茯苓六两，防己、黄芪、桂枝各三两，甘草二两。尤在泾解释说："防己、茯苓善驱水气，桂枝得茯苓，则不发表而反行水，且合黄芪、甘草，助表中之气，以行防己、茯苓之力也。"

（3）治疗梅核气　痰湿与水饮，皆阴寒之物，但稠者为痰，稀者为饮。《金匮要略》之半夏厚朴汤治疗"妇人咽中如有炙脔"之证，方中使用茯苓的目的是健脾利湿，以绝生痰之源。

（4）治疗胸痹　《金匮要略》曰："胸痹，胸中气塞，短气，茯苓杏仁甘草汤主之。"该方所治胸痹乃由饮气阻塞胸肺所致，方以杏仁宣肺利水，茯苓淡渗利水，少量甘草和中。

（5）治疗厥冷　茯苓所治之厥冷，乃因饮邪阻遏阳气所致，这样的方证有两个，即茯苓甘草汤证与赤丸证。

（6）治疗心下痞满　茯苓所治之心下痞满乃饮停中焦所致。茯苓健脾利水，导水下行，水去则痞满自除。这样的方证有四，即桂枝去桂加茯苓白术汤、苓桂术甘汤、木防己去石膏加茯苓芒硝汤、小半夏加茯苓汤。

（7）治疗呕吐　茯苓所治之呕吐，亦是停饮所致，由于饮停于胃，胃气不降而上逆，遂发生呕吐。治之方剂，除上述之小半夏加茯苓汤外，还有3个方证，即猪苓散证、茯苓泽泻汤及五苓散证。

（8）治疗悸动　悸包括心悸、心下悸及脐下悸三种情况，皆由饮邪停蓄而致。①治心悸。前述治疗"卒呕吐，心下痞，膈间有水，眩悸"之小半夏加茯苓汤证，其中"眩悸"之"悸"即心悸，为水气凌心也，加茯苓者，取其健脾利水以宁心。②治心下悸。前述茯苓甘草汤治疗"厥而心下悸"，真武汤亦治"心下悸"。③治脐下悸。有2方。一是《伤寒论》中"发汗后，其人脐下悸者，欲作奔豚，茯苓桂枝甘草大枣汤主之"。二是"假令瘦人脐下有悸，吐涎沫而癫眩，此水也，五苓散主之"。该方证为膀胱气化不利，水无出路，反逆而上泛证候，故用五苓散化气利水治之。此外，理中丸方后曰："悸者，加茯苓二两。"此与上述5方相同，亦取茯苓利水定悸之功。

上述八点，痰饮、水气所致诸多病证，或支饮在肺之咳喘，或水气在皮肤之水肿，或痰气交阻在咽之异物感，或饮阻于胸之气塞、短气，或水阻阳气不行之厥冷，或饮停中焦之痞满、呕吐、心下悸，以及水气凌心之心悸与水动于下之脐下悸等，皆以茯苓甘淡之性，健脾利水，如此健脾与利水兼顾之功，真乃"圣药"也。

2. 健脾益气治脾虚湿盛证 《别录》曰茯苓能"长阴，益气力"，即具有健脾益气之功。脾主运化水湿，脾虚则生湿，湿盛伤脾则脾更虚，所以脾虚与湿盛互为因果。茯苓既能健脾益气，又能利湿，故可用于脾虚湿盛所致以下病证。

（1）治疗脾虚证 经方用茯苓治疗脾虚的方剂有2首。一是薯蓣丸，主治"虚劳诸不足，风气百疾"。该方用扶正与祛邪药21味，其中就有后世所谓的"四君子汤"，即以茯苓与诸药并用健脾益气。另一方是桂枝茯苓丸，主治"妇人宿有癥病"而下血者。该方于桂枝、牡丹皮、芍药、桃仁之化瘀而止血的组合中用茯苓，乃利湿健脾以扶助正气。

（2）治疗脾湿证 用茯苓治疗脾虚湿停证的方剂亦有2首。一是当归芍药散，主治"妇人怀娠，腹中疠痛"。即妇人妊娠肝脾不和的腹中痛证。所谓肝脾不和，是在胎孕期间肝郁血虚与脾虚湿盛两端。该方用茯苓、白术、泽泻健脾渗湿，芍药、当归、川芎养血疏肝，全方调和肝脾。另一方是侯氏黑散，适用于肝旺脾虚湿盛之体，受外风侵扰而引动内风之证，该方用茯苓及人参、白术等益气健脾化湿。此外，黄芪建中汤方后注曰"腹满者去枣，加茯苓一两半"，亦为脾虚停湿而加减之也。

（3）治疗寒湿痹证 用茯苓治疗寒湿痹证的方剂亦有2首。一是附子汤，适用于少阴元阳大虚，气机运行无力，寒湿留滞所致"身体痛，手足寒，骨节痛，脉沉者"。该方重用附子二枚，佐以芍药，刚柔相济而温阳止痛，茯苓、白术健脾利湿，人参补益元气。另一方是甘草干姜茯苓白术汤，适用于寒湿侵袭于腰部的"肾着之病，其人身体重，腰中冷……腰以下冷痛"等特点。该方四味"不在温肾以散寒，而在燠土以胜水"（尤在泾），即四药合用有温中健脾祛湿而治肾着之功。

3. 通利小便治小便不利 《本经》曰茯苓"利小便"，故仲景常用其治疗小便不利。小便不利之成因复杂，经方用茯苓通利小便所治的病证如下。一是治膀胱气化不利之方五苓散。二是治黄疸病小便不利之方茵陈五苓散。三是治少阴热化伤阴，水热互结小便不利之方猪苓汤。四是治上焦燥热、下焦阳虚寒水不化所致小便不利之栝楼瞿麦丸。五是治"妊娠有水气，身重，小便不利，洒淅恶寒，起则头眩"之葵子茯苓散。六是治肾虚小便不利之肾气丸。此外，小柴胡汤方后曰"心下悸，小便不利者，去黄芩，加茯苓四两"；小青龙汤方后曰"若小便不利，少腹满者，去麻黄，加茯苓四两"；四逆散方后曰"小便不利者，加茯苓五分"等。均取茯苓利小便之功。所谓小便不利，指小便量少或排尿不畅。多因三焦气化不利，水停于下，甚则泛滥周身。取茯苓甘淡之性，健中源，益脾气，利小便。

4. 健脾宁心治心神不安 《本经》曰茯苓治"忧恚，惊邪，恐悸……久服安魂魄，养神"。经方中取如此之功者有2首。①酸枣仁汤：主治"虚劳虚烦不得眠"。该方以酸枣仁为君药养血安神，川芎为血中气药，知母养阴清热，可见该方证以阴血虚为主，而茯苓与甘草皆味甘健脾，补气血生化之源以利养心安神。②茯苓四逆汤：主治"发汗，若下之，病仍不解，烦躁者"。顺文解义，病因误用发汗外虚阳气，又因误下内伤阴液，阴阳俱虚，水火不济，故生烦躁。该方以四逆汤扶阳，茯苓、人参救阴。若深入分析，整体把握，《伤寒论》许多方证乃"病痼疾，加以卒病"之慢性久病与新病并病之证候，第69条所述很可能是如此。该方以茯苓为君药，盖取其补益为主。

综上所述，经方中用茯苓者38首，主治脾虚湿盛所致的许多病证，所入剂型以汤剂为多，或入丸、散。由于茯苓药性平和，治重病用之为君时，应适当加大剂量，才能显示其标本兼治之功用。

猪 苓

【基原与药材】 为多孔菌科植物猪苓的干燥菌核。药材为干燥不规则的长形块状或近圆形块状，大小粗细不等，长形的多弯曲或分枝如姜。外表面灰黑色或棕黑色，全体有瘤状突起及明显的皱纹。质坚而不实，轻如软木，断面细腻，白色或淡棕色，略呈颗粒状。气微，味淡。以个大、外皮为黑褐色光亮、肉色粉白、体较重者为佳。

【用法与用量】 内服：煎汤，6~12g；或入丸、散。

【本草经求索】

《本经》：猪苓，一名豭猪屎。味甘，平，无毒。主痎疟，解毒，蛊疰不祥，利水道。久服轻身，耐老。生山谷。

《别录》：猪苓，味苦，无毒。生衡山及济阴、宛朐，二月、八月采，阴干。

《本草经疏》：猪苓禀戊土之阳气，得风木之阴气，《本经》谓其味甘，应兼淡苦，其气平而无毒。气味俱薄，降也，阳中阴也。入足太阳、足少阴经。其主痎疟者，疟必由暑，暑必兼湿，淡以利窍，引暑湿之气从小便出，所以分消之也。淡涌（注：疑为"渗"字之误）之性，故利水道。湿胜则身重，湿去则身轻。利窍之药，必能走泄精气，其曰久服耐老，必无是理矣。解蛊毒疰不祥，义将安出？亦未可尽信也。

编者按： 猪苓为甘淡利水之品，《本经》所述"利水道"是其主要功用。由于其"行水之功多，久服必损肾气，昏人目"（《本草衍义》）。猪苓与茯苓虽均系淡渗利水之品，但茯苓渗湿利水又能健脾，而猪苓利而无补，所以久服、过服易致伤阴，使用时不可不知。

【经方用药论】 经方中有4方用猪苓，皆取其利水之功。主要用于小便不利、黄疸、呕吐、下利之证。

水液在人体内代谢的最终产物，大部分都要经过小便排出体外。若小便不利，就会造成水饮停蓄症状。如水液停蓄，偏渗于胃肠则会导致下利；湿郁化热，入于血分，则发黄疸；水湿停蓄，津不上承，可表现消渴；水停阻滞，胃气上逆，就会出现呕吐。若能使小便通利，水湿得以下泄，则诸症可愈。经方中用猪苓者有下列4首。①五苓散：主要适用膀胱气化不利的蓄水证，还用于水逆证、霍乱吐利证、脐下悸吐涎沫巅眩证等等。②猪苓汤：适用于水热互结，真阴已伤之小便不利等。③茵陈五苓散：治疗湿热黄疸而小便不利等。方用五苓散利小便，加茵陈退黄。④猪苓散：《金匮要略》云"呕吐而病在膈上，后思水者，解，急与之。思水者，猪苓散主之"。此为停饮致呕，思水者是脾虚不运，水津不能上奉于口所致。治疗此证的关键是化饮健脾。方用猪苓为君，配茯苓更增其利水化饮之功，配白术健脾利水，并可运化水津，使水津上奉于口而止其口渴之证。

泽　泻

【基原与药材】 为泽泻科植物泽泻的干燥块茎。干燥的块茎类圆球形、长圆球形或倒卵形。气微香，味微苦。以个大、质坚、色黄白、粉性足者为佳。

【用法与用量】 内服：煎汤，6~12g；或入丸、散。

泽泻在经方中丸、散、汤剂均用。其用量在泽泻汤中最大，为五两，猪苓汤中最小，为一两。现代用量一般为5~10g，大剂量可达30~60g。泽泻作用虽较平和，但毕竟偏渗泄，故肾虚精滑无热者禁用。

【本草经求索】

《本经》：泽泻，一名水泻，一名芒芋，一名鹄泻。味甘，寒，无毒。主风寒湿痹，乳难，消水，养五脏，益气力，肥健。久服耳目聪明，不饥，延年，轻身，面生光，能行水上。生池泽。

《别录》：泽泻，味咸，无毒。主补虚损、五劳，除五脏痞满，起阴气，止泄精、消渴、淋沥，逐膀胱三焦停水。扁鹊云："多服病人眼。"一名及泻。生汝南。五月、六月、八月采根，阴干。

《本草正义》：泽泻产于水中，气味淡泊而体质又轻，故最善渗泄水道，专能通行小便。《本经》气味虽曰甘寒，盖以其生长水泽，因谓之寒，其实轻淡无味，甘于何有？此药功用，惟在淡则能通。《本经》称其治风寒湿痹，亦以轻能入络，淡能导湿耳。云治风寒，殊非其任。其能治乳难者，当以娩后无乳者言，此能通络渗泄，则可下乳汁，非产乳百病之通用品。若曰养五脏，益气力肥健，则以湿邪不容而脾运自健，斯有养脏益气之效，盖已属太过之辞。寿颐按：《本经》此药主治太嫌浮泛，殊无精当之义，恐已属汉魏间肤浅之说，颇与《本经》辞旨不类，故原文更有久服耳目聪明，不饥延年，轻身，面生光，能行水上云云。岂独非药理之真，抑亦怪诞太甚。虽《本经》诸药固时有轻身延年等溢分之语，然从无如能行水上之荒唐者，其为方士掺杂，不问可知……《别录》谓治五脏痞满，盖只以湿阻之痞满而言。止泄精者，亦惟湿热蕴于下焦，而相火妄行其疏泄之令者，乃宜此渗去湿热而龙相自安，非可以概虚人之滑泄。而又谓补虚损，起阴气，则大与渗泄伤阴之义矛盾也。

《本草正义·发明》：泽泻善利水逐湿……其兼能化痰化饮者，痰饮亦积水停湿为病，惟其滑利，故可消痰。总之，渗泄滑利之药，必无补养之理。《本经》养五脏，益气力云云，已属溢美太过，而甄权竟谓可治肾虚精自出，大明且谓补女人血海，令人有子；洁古亦谓入肾经，去旧水，养新水，皆非药理之真。徒眩初学耳目，殊堪诧异。若仲景八味丸用之者，原为小水不利而设，《金匮》中屡有明文，后人妄谓六味专于补肾，则宋人之误会，非古人制方真意也。

编者按：《本草正义》指出泽泻功用之专长，即"最善渗泄水道，专能通行小便"。需知"痰饮亦积水停湿为病，惟其滑利，故可消痰"化饮逐湿。《本草经疏》在解析《本经》及《别录》所述之证候后亦总结说："总之，其性利水除湿，则因湿热所生之病，靡不除矣。"张山雷解析经文更为可贵之处，是他对经文所述泽泻补益功用作了理性的分析。这使读者认识到，对《本经》《别录》所述不可一概盲从。故经文所谓泽泻补益之功，皆祛除水湿之邪以后的间接作用。

【经方用药论】 经方中有 8 首用及泽泻，均取其利水泄湿之功。

1.**利小便** 《本经》说泽泻能"消水"，《别录》说泽泻能"逐膀胱三焦停水"，都是说泽泻具有通利小便之功，经方中用泽泻利小便治疗小便不利者共有 4 方。①五苓散与猪苓汤于前文中均论及，这 2 方均能治疗"渴欲饮水"之证，这可能是《别录》说泽泻"起阴气"的真正含义。②牡蛎泽泻散：适用于湿热蕴结腰以下水肿之证。此为水结之重证。方用泽泻配商陆泄水利小便，蜀漆、葶苈子开凝逐饮，破水热之结，牡蛎、海藻软坚消痞，栝楼根滋润津液而利血脉之滞。③肾气丸：适用于肾虚小便不利之证，其用泽泻的目的是与茯苓相配以利水。李时珍说："仲景地黄丸用茯苓、泽泻者，乃取其泻膀胱之邪气。"

2.**治眩晕** 泽泻利水，能引浊饮下行，可治水饮之邪上乘清阳之位引起的头晕目眩者。经方中用泽泻治疗头晕目眩的方剂有 2 首。一是泽泻汤。《金匮要略》云："心下有支饮，其人苦冒眩，泽泻汤主之。"该方重用泽泻为君去已停之水，佐白术健脾制水，方仅两味，标本兼顾。二是五苓散。《金匮要略》曰："假令瘦人脐下有悸，吐涎沫而癫眩，此水也。五苓散主之。"

3. **止呕吐** 使用泽泻治疗呕吐的方剂有 2 首。一是茯苓泽泻汤。《金匮要略》云："胃反，吐而渴欲饮水者，茯苓泽泻汤主之。"该方用泽泻之目的，在于协助茯苓、桂枝、白术健脾利水，水去吐止，不治渴而渴自愈。二是五苓散。《伤寒论》第 74 条与《金匮要略》第十三篇第 5 条曰："渴欲饮水，水入则吐者，名曰水逆，五苓散主之。"此为下焦蓄水之重证。本方与上方组成相似，五苓散重用泽泻为君，配有茯苓、猪苓，重在通利小便。茯苓泽泻汤则去掉利水之猪苓，加用生姜与甘草，故其重点在温胃化饮。

4. **其他** 仲景还有 2 方用及泽泻。一是腹痛。《金匮要略》曰："妇人怀妊，腹中疙痛者，当归芍药散主之。"该方应用泽泻的目的在于利湿，以协助茯苓、白术健脾。二是黄疸。《金匮要略》曰"诸病黄家，但利其小便"。因此，仲景对有的黄疸病"茵陈五苓散主之"。五苓散是以泽泻为君，重在淡渗利水以治黄疸。

综上所述，经方中用泽泻主要取其淡渗利湿之功，为了加强其功用，常与茯苓、猪苓相合，并随具体病情而配伍适当药物。例如属寒者配桂枝；属热者配滑石；属阴亏者配阿胶；属脾虚者配白术；属肾阳虚者配附子、肉桂；属胃阳不布者，配生姜；属黄疸者，配茵陈；属肝脾不和者，可与当归、芍药、川芎相配；若属水气壅盛，又可与商陆、葶苈子合用。

现代药理研究证明，泽泻有显著的利尿作用，且有降压、降血糖、降血脂、抗脂肪肝及增加冠状动脉血流量等作用。

滑 石

【**基原与药材**】 为硅酸盐类矿物滑石的块状体。无臭，无味，有微凉感。以整洁、色青白、滑润、无杂石者为佳。

【**用法与用量**】 内服：煎汤（布包），15~20g；或入丸、散。外用：研末掺或调敷。

【**本草经求索**】

《**本经**》：滑石，味甘，寒，无毒。主身热，泄澼，女子乳难，癃闭，利小便，荡胃中积聚，寒热，益精气。久服轻身，耐饥，长年。生山谷。

《**别录**》：滑石，大寒，无毒。通九窍、六腑、津液，去留结，止渴，令人利中。一名液石，一名共石，一名脆石，一名番石。生赭阳及太山之阴，或掖北白山，或卷山。采无时。

《**本草经疏**》：滑石，石中之得冲气者也。故味甘淡，气寒而无毒……用质之药也。滑以利诸窍、通壅滞、下垢腻，甘以和胃气，寒以散积热。甘寒滑利以合其用，是为祛暑散热、利水除湿、消积滞、利下窍之要药。《本经》用以主身热、泄澼、女子乳难，荡胃中积聚寒热者，解足阳明胃家之热也。利小便癃闭者，通膀胱利阴窍也。其曰：益精气，久服轻身，耐饥长年，此则必无是理矣。《别录》通九窍津液，去留结，止渴，令人利中者，湿热解则胃气和而津液自生，下窍通则诸壅自泄也。丹溪用以燥湿，分水道，实大肠，化食毒，行积滞，逐瘀血，解燥渴，补脾胃，降心火，偏主石淋，皆此意耳。

编者按：《本草经疏》先归纳滑石功用特长，其甘寒滑利之性，"为祛暑散热，利水除湿，消积滞，利下窍之要药"。继而解析经文切合本义，最后述丹溪用滑石之经验。

【经方用药论】 经方中使用滑石者共有6方，主要取其泄热、利水、止利之功。

1.清解内热疗身热，荡胃热 《金匮要略》曰："百合病变发热者，百合滑石散主之。"百合病原为如寒无寒，如热无热，本不发热，由于患者精神抑郁，肝失疏泄，胃肠郁滞而化热。百合滑石散取滑石清热"荡胃中积聚"之热，故服后"当微利者，止服，热则除"。《金匮要略》又曰："百合病下之后者，滑石代赭汤主之。"百合病本为阴虚内热之证，误下更伤阴液，且伤胃气，而胃气上逆，故在百合养阴基础上，用滑石、代赭石清热和胃。方中特别强调"以泉水二升"煎之，是取泉水甘而偏凉"下热气，利小便"（《嘉祐本草》），以助滑石下热利尿之功。《金匮要略》第五篇附方之一风引汤，为肝胃之火上冲而引起的头目眩晕而设，其用滑石的目的亦为"荡胃中积聚"。因属实火，故与大黄、石膏相配。

2.清热通淋治小便不利 仲景取滑石"利小便"，主要用于淋证。共有3个方剂，即蒲灰散、滑石白鱼散和猪苓汤。3方均具有清热通淋止血的作用，都可用于血淋证，不过蒲灰散和滑石白鱼散适用于血瘀者，而猪苓汤则适用于阴虚者。

综上所述，滑石性寒质滑，功擅清热利尿，对内热而小便不利者最为适宜，诚如近代名医张锡纯所说："因热小便不利者，滑石最为要药。"兼瘀者配蒲黄；兼阴伤者配百合、阿胶；清浊不分而下利者配茯苓、猪苓、泽泻；胃热气逆者配代赭石；肝胃热盛，肝风欲动者配大黄、石膏等。

滑石入煎剂多用布包。本品寒凉，故脾胃虚弱者慎用。滑石利窍伤阴滑胎，故热伤阴亏及孕妇慎用。

薏苡仁

【基原与药材】 为禾本科植物薏苡的干燥成熟种仁。质坚硬，破开后，内部白色，有粉性。气微，味甘淡。以粒大、饱满、色白、完整者为佳。

【用法与用量】 内服：煎汤，9~30g；或入散剂。

薏苡仁在现代除入汤、丸、散外，亦用之作羹或与粳米煮粥食用，为食疗佳品，具有渗湿利水、清热健脾之功。本品可药食同用，用量须大，且宜久服，一般每日量10~30g，多者可达60g。经方中皆生用，后人经验，健脾宜炒用，其余皆生用。

【本草经求索】

《本经》：薏苡仁，一名解蠡，味甘，微寒，无毒。主筋急拘挛，不可屈伸，风湿痹，下气。久服轻身益气。其根，下三虫。生平泽及田野。

《别录》：薏苡仁，无毒。主除筋骨邪气不仁，利肠胃，消水肿，令人能食。一名屋菼，一名起实，一名赣。生真定。八月采实，采根无时。

《本草经疏》：薏苡仁正得地之燥气，兼禀乎天之秋气以生，故味甘淡，微寒无毒。阳中阴，降也。经曰：地之湿气，感则害人皮肉筋脉。又曰：风寒湿三者合而成痹。此药性燥能除湿，味甘能入脾补脾，兼淡能渗泄，故主筋急拘挛不可屈伸及风湿痹，除筋骨邪气不仁，利肠胃，消水肿，令人能食。久服轻身。总之湿邪去则脾胃安，脾胃安则中焦治，中焦治则能荣养乎四肢而通利乎血脉也。甘以益脾，燥以除湿，脾实则肿消，脾强则能食，湿去则身轻，如是则以上诸疾，不求其愈而自愈矣。

编者按：《本经》《别录》所述主治证候，无非脾湿为患，湿邪去则脾胃安，中焦治则能营养周身而除病健身。薏苡仁味甘淡而微寒，利水渗湿，健脾除痹，仲景又阐明其清热排脓之功。

【经方用药论】 经方中有3方用了薏苡仁。

1.**除湿清热治风湿** 《本经》说薏苡仁"主筋急拘挛，不可屈伸，风湿痹"，说明薏苡仁具有缓急止痛，利湿除痹之功，故仲景用其治疗风湿痹证。《金匮要略》曰："病者一身尽疼，发热，日晡所剧者，名风湿。此病伤于汗出当风，或久伤取冷所致也，可与麻黄杏仁薏苡甘草汤。"该方即麻杏甘石汤，去生石膏之辛甘寒，加薏苡仁之甘而微寒，取其清热又长于除湿也。

2.**除湿缓急治胸痹** 《金匮要略》曰："胸痹缓急，薏苡附子散主之。"该方所治胸痹的病机是寒湿阻遏阳气。方用薏苡仁除湿以缓解"筋急拘挛"，炮附子温通阳气。杵为散备用，仓促之时便于急救。

3.**清热排脓治肠痈** 《金匮要略》曰治肠痈脓已成者，以薏苡附子败酱散主之。《本经》未载薏苡仁治肠痈，仲景认识到薏苡仁不仅能祛湿，而且能排脓。这一点，已被后人的医疗实践所证实，《千金要方》之苇茎汤治肺痈，方中亦有薏苡仁。

通草（木通）

【基原与药材】 为木通科植物白木通或三叶木通、木通的木质茎。气微弱，味苦而涩。以条匀，内色黄者为佳。

【用法与用量】 内服：煎汤，3~6g；或入丸、散。

【本草经求索】

《**本经**》：通草，一名附支。味辛，平，无毒。主去恶虫，除脾胃寒热，通利九窍、血脉、关节，令人不忘。生山谷及山阳。

《**别录**》：通草，味甘，无毒。主治脾疸，常欲眠，心烦，哕出音声，治耳聋，散痈肿、诸结不消，及金疮、恶疮、鼠瘘、踒折、鼽鼻，息肉，堕胎，去三虫。一名丁翁，生石城及山阳。正月采枝，阴干。

《**本草经疏**》：通草者，即木通也。

《**本草正义**》：木通质轻而细孔通达，其味大苦，故善泄降祛湿，而专治湿热之蕴结不通。《本经》去恶虫者，凡虫皆湿热结滞之所生也。除脾胃寒热，疑传写者误一寒字，正惟脾胃有热，故宜苦泄通利以除之，而寒则非其治矣。湿与热蒸，则上之阳窍不清而下之阴窍不利，苦以降之，通以导之，九窍何有不利之有？血脉关结，是指血热积瘀，而关闭结塞，清热以通其经隧，斯血脉通而关结开。今本"关结"乃作"关节"，则但以支节言之。虽最为习见之字，然身之有关节，止是百体之一端，不如从古作血脉关结，则以全体而言，所赅者广，此可知见大见小，不可同日语矣。能令人不忘者，热盛湿蒙，则神志愦愦，清而通利之，自然神情塏（注：kǎi，古注燥）爽，此以湿痰蒙蔽及热邪熏灼而言，固非泛治血液不足之健忘也。《别录》谓疗脾疸，其为湿热，显而易知。常欲眠者，亦湿热熏蒸，恒令人倦怠嗜卧，此能导热燥湿，譬于炎燠酷热之时，人多神思颓唐，沉沉欲睡，必有凉飔乍起，扫荡郁蒸，而后气宇澄清，精神焕发，此非正气疲惫之嗜卧及少阴病之但欲寐所可等视者。心烦亦热痰内扰使然，此能清热开痰，泄而通之，是以可治。哕即呃逆，痰气壅塞，升而不降，乃呃忒有声，故宜苦降宣通，以顺胃气下降之令，其非胃虚胃寒之呃，亦可于病情药理得之。耳聋者，气逆之上蒙清窍者也。痈肿结核，恶疮鼠瘘，固多痰热湿热，阻其经隧之病，亦犹《本经》之治血脉关结。踒，乌禾切，音倭。《说文》本训足跌，即跌仆损伤之病。络脉不通，血瘀结滞，易生蕴热。金疮失血，亦生内热，此能清热通利，是以主之。鼽者，鼻息之不通，息肉则痰热之凝结，降之清之，泄之通之，宜其可治。但苦降之力甚锐，且通行百脉，所以能堕胎孕。合《本经》《别录》诸治观之，固无往而非苦泄宣通，利湿清火，消痰行瘀之猛将矣。

编者按：张山雷《本草正义》逐字逐句解析了《本经》《别录》所述通草之功效，于结尾总结其功用特点为"苦泄宣通，利湿清火，消痰行瘀"。以下探讨通草与木通的关系及区别。

陶弘景曾描述通草为"今出近道绕树藤生，汁白，茎有细孔，两头皆通，含一头吹之，则气出彼头者"。此实乃今之木通。所以《本草图经》云："古方所用通草，皆今之木通。"大体宋以前木通称为通草，故经方及《本经》《别录》所言之通草即今之木通。《本草正义·发明》解析通草之功用及其与木通的区别说："通草无气无味，以淡用事，故能通行经络，清热利水，性与木通相似，但无其苦，则通降之力缓而无峻厉之弊。虽能通利，不甚伤阴，湿热之不甚者宜之，而壅遏闭结之证，必不及木通之捷效。"

【经方用药论】 木通味极苦而性寒，极易损伤脾胃，故古人罕用之，经方中2方使用之，其中一方是另一方的加味。李中梓说："木通，功用虽多，不出宣通气血四字。"经方所用，即取其通利血脉之功。

《伤寒论》："手足厥寒，脉细欲绝者，当归四逆汤主之。"又曰："若其人内有久寒者，宜当归四逆加吴茱萸生姜汤。"两方证均以治疗血虚寒凝为主。治疗应当养血散寒，兼以通脉，故两方均用当归为主，配芍药养血，用细辛、桂枝散寒，用通草通利血脉，因木通苦寒易伤脾胃，故两方均用甘草、重用大枣味甘以护中。加味方因寒邪深痼，故又加吴茱萸、生姜、清酒以增强散寒之效用。

后世多用木通治疗膀胱湿热的淋证，产后乳汁不多及湿热痹证。

瞿　麦

【基原与药材】 为石竹科植物瞿麦或石竹的带花全草。①瞿麦：为植物瞿麦的干燥全草。茎中空，质脆易断。气微，味微甜。②石竹瞿麦：为植物石竹的干燥全草。以上两种药材均以青绿色、干燥、无杂草、无根及花未开放者为佳。

【用法与用量】 内服：煎汤，4.5~9g；或入丸、散。外用：研末调敷。

【本草经求索】

《本经》：瞿麦，一名巨句麦。味苦，寒，无毒。主关格，诸癃结，小便不通。出刺，决痈肿，明目，去翳，破胎堕子，下闭血。生川谷。

《别录》：瞿麦，味辛，无毒。主养肾气，逐膀胱邪逆，止霍乱，长毛发。一名大菊，一名大兰。生太山。立秋采实，阴干。

《本草经疏》：瞿麦……苦辛能破血，阴寒而降，能通利下窍而行小便，故主关格诸癃结小便不通，因于小肠热甚者。寒能散热，辛能散结，故决痈肿。除湿热，故明目去翳。辛寒破血，故破胎堕子而下闭血也。去肾家湿热，故云养肾气。

逐膀胱邪逆者，亦泄湿热故也。湿热客中焦则清浊不分而为霍乱，通利湿热则霍乱自解矣。

编者按： 根据经文所述与以上解析可知，瞿麦的主要功能是清热利水，破血通经。

【经方用药论】 经方中有 2 方用及瞿麦。

《金匮要略》曰："小便不利者，有水气，其人若渴，栝楼瞿麦丸主之。"本方证为寒水蓄于下，燥火聚于上。该方以瞿麦通窍利小便，茯苓淡渗利水，附子补益阳气，共奏温阳利水。因燥火聚于上，故又用栝楼根、山药清热生津于上。本方用瞿麦利水通窍，其配伍方法，为我们开拓了思路。

《本经》曰瞿麦能"下闭血"，故《金匮要略》治癥瘕疟母之鳖甲煎丸中即用瞿麦，配合鳖甲、桃仁、牡丹皮、赤硝、大黄等破血消癥。

瞿麦是一味利水通淋的良药，对尿频、尿急、尿血疗效确切。经观察，一般在 30 分钟至 1 小时即发挥作用。

瞿麦阴寒沉降，《本经》曰"破胎堕子"，故孕妇忌用。

石 韦

【基原与药材】 为水龙骨科植物石韦、庐山石韦、毡毛石韦、有柄石韦、北京石韦或西南石韦的叶。药材分为大叶石韦（石韦、庐山石韦、毡毛石韦）与小叶石韦（柄石韦、北京石韦、西南石韦）两类。上述两类药材，均气无，味淡或微苦。大叶石韦以叶大、质厚、背面有毛为佳；小叶石韦以叶厚、整齐、洁净为佳。

【用法与用量】 内服：煎汤，4.5~9g；或入丸、散。

【本草经求索】

《本经》：石韦，一名石鞴。味苦，平，无毒。主劳热邪气，五癃闭不通，利小便水道。生山谷石上。

《别录》：石韦，味甘，无毒。主止烦，下气，通膀胱满，补五劳，安五脏，去恶风，益精气。一名石皮。用之去黄毛，毛射人肺，令人咳，不可治。生华阴，不闻水及人声者，良。二月采叶，阴干。

《本草正义》：石韦产于深山阴崖险罅（注：xiè，裂缝，缝隙），得纯阴之气而味苦，其为寒凉之品，决无疑义。《本经》虽曰苦平，未可拘泥不化。禀性阴寒，故主劳热邪气。五癃，即后世之所谓五淋……《别录》所谓止烦下气，通膀胱满，固即《本经》之旨。补五劳者，亦以劳热而言，颇与今人阴虚生热之病相合，而非古人虚寒之虚劳。安五脏者，邪热去则正自安，五脏属阴，此以五脏之真液而言，固以不受邪热灼烁为得所。恶风为病，本是血热，壅而成毒，阴寒能清血热去风可知。精气即阴气，实即真阴，邪热胃蹢，而真阴自受其益，亦非泛语。

　　编者按:《药性论》说石韦"微寒"。结合经方所述，其性味当是甘苦微寒。石韦主要功用是清热利水。《本经》所曰"主劳热邪气"，乃指水蓄所化之热。正如《本经逢原》中所说:"《本经》主劳热邪气，指劳力伤津，癃闭不通之热邪而言，非虚劳之谓。"

　　【经方用药论】　经方中仅1方用及石韦。《金匮要略》中鳖甲煎丸主治疟疾日久不愈，疟邪假血依痰，"结为癥瘕，名曰疟母"。鳖甲煎丸的主要功用是软坚破血，其用石韦与瞿麦相配渗利下窍，使湿浊热邪由小便而去。

　　《长沙药解》说:"石韦清金泄热，利水开癃。"故后人用其治疗热淋、血淋及咳喘之证。近年来，用石韦治疗白细胞减少症，对放疗或化学药物引起的白细胞下降，能使部分患者得以恢复。

防　己

　　【基原与药材】　为防己科植物粉防己、木防己及马兜铃科植物广防己、异叶马兜铃的根。防己药材较为复杂，主要分粉防己和木防己两类。①粉防己（又名汉防己）质重而坚脆，易折断。气无，味苦。以去净栓皮，干燥，粗细均匀，质重，粉性大，纤维少者为佳。②木防己质较坚硬，呈木质性，不易折断。断面黄白色，无粉质，皮部极薄，木部几乎全部木化，可见放射状狭窄的导管群穿过。气无，味微苦。

　　【用法与用量】　内服:煎汤，4.5~9g；或入丸、散。

　　【本草经求索】

　　《本经》:防己，一名解离。味辛、平，无毒。主风寒，温疟，热气，诸痫，除邪，利大小便，通腠理，利九窍。生川谷。

　　《别录》:防己，味苦，温，无毒。主治水肿，风肿，去膀胱热，伤寒寒热邪气，中风手脚挛急，止泄，散痈肿，恶结，诸㾒疥癣，虫疮，通腠理，利九窍。文如车辐理者良。生汉中。二月、八月采根，阴干。

　　《本草正义》:防己气味，《本经》止言辛平。《别录》乃言苦温。寿颐按:此药专治温热，而利水道，苦能泄降是也。若以为温，殊与病情相反。《本经》主风寒温疟热气，病机在"温热"二字，初非注重于风寒一层，《别录》"温"字恐有误会。又治诸痫者，痫症多缘痰阻，此能利水，即能开泄痰饮。又谓除邪者，即湿热痰饮之邪耳。利大小便者，以湿热互阻而二便皆涩者言之，湿去热除，则二便自利。《本经》主治，固无一非湿与热蒸，水停不化之病也。《别录》疗水肿风肿，亦以湿邪入络则为肿，非能治脾肾虚寒之肿，故即继之以"去膀胱热"一句，正以膀胱蕴热，水道不通，则水湿留于络中而肌肤浮肿，此能利水泄热，溲溺通而肿自已。其兼治风肿者，空松之质，亦能疏风耳。又治中风手脚挛急，亦即风湿痹着而经络不舒，故此为专药，通腠理，利九窍，散痛肿恶结，无非疏通开泄之功。又能止泄者，亦惟脾为湿困，水并于肠则为泄泻。此能利膀胱之水，溺道分清而泄利自止，亦非治虚寒之泄。"癏"字《集韵》同"瘸"。《玉篇》"瘸"训为"疮"。则与疥癣虫疮，同为湿热蕴于肤腠之病，而此皆主之。清热逐湿，效自可观，必非温药明甚。

编者按： 关于防己的性味，《本经》言其"辛平"，《别录》言其"苦温"，《医学启源》言其"气寒味大苦"。验之实际，防己应为苦辛寒之品。张山雷《本草正义》，吃透了经文本义，解析甚好！张山雷于《本草正义·发明》总结防己功用专长说："……实则疏达而清利湿热，是其专职……古今主治，无不从'湿热'二字着想。"

【经方用药论】 经方中共有 6 方用及防己，不外取其祛风胜湿与渗湿利水之功。

1. 外祛、内利水湿 防己随配伍不同，既可外祛风湿、风水，又可内利水湿。

（1）治风湿、风水 《金匮要略》曰："风湿，脉浮，身重，汗出恶风者，防己黄芪汤主之。"又云："风水，脉浮身重，汗出恶风者，防己黄芪汤主之。"风水的特点是身体及面目浮肿，而风湿的特点是以肌肉关节疼痛为主。以上两方证只有"水"与"湿"一字之异。水与湿，异名而同类，二证又均属表虚，根据异病同治原则，均采用了防己黄芪汤治疗。方中防己配白术，既外散风湿，又内利水湿；白术与黄芪相合，既健脾燥湿，又益气固表；甘草、生姜、大枣三味辛甘合化为阳，助黄芪固表。

（2）治皮水 《金匮要略》曰："皮水为病，四肢肿，水气在皮肤中，四肢聂聂动者，防己茯苓汤主之。"该方益气通阳，利水消肿。方中重用茯苓为君，甘淡健脾利水消肿；防己"利大小便，通腠理"（《本经》）；桂枝通表里之阳助茯苓以利水；黄芪益表里之气助茯苓以行水；少量甘草调和诸药。尤在泾说："防己、茯苓善驱水气，桂枝得茯苓，则不发表而反行水，且合黄芪、甘草，助表中之气，以行防己、茯苓之力也。"现代药理学实验证明，防己确有较强的利水作用，服后可使尿量增加47%，但剂量过大时，利尿反不显著。

2. 治痰饮 饮与水均为津液失去正常代谢后的产物，防己能利水湿，故亦可治痰饮。

（1）治膈间支饮 《金匮要略》曰："膈间支饮，其人喘满，心下痞坚，面色黧黑，其脉沉紧，得之数十日，医吐下之不愈，木防己汤主之。"本方证尤在泾解析得恰到好处，他说："木防己、桂枝，一苦一辛，并能行水气而散结气，而痞坚之处，必有伏阳，吐下之余，定无完气，书不尽言，而意可会也，故又以石膏治热，人参益虚，于法可谓密矣。"

（2）治肠间水气 《金匮要略》曰："腹满，口舌干燥，此肠间有水气，已椒苈黄丸主之。"该方防己、椒目辛宣苦泄，导水从小便而出；葶苈子、大黄攻坚，逐水从大便而去。四药合用，前后分消水饮，导邪下行，则腹满、口舌干燥自愈。若脾气转输，津液自生，故方后云"口中有津液"，这是饮去病解之征。口舌干燥更甚而口渴者，则为饮阻气结更甚，故加芒硝辅助大黄以通腑泄饮。

3.其他 《金匮要略》第五篇防己地黄汤"治病如狂状，妄行，独语不休，无寒热，其脉浮"。方由防己一分，桂枝三分，防风三分，甘草一分，生地黄二斤组成。该方药剂量悬殊，煎法特殊，其配伍之妙与临床应用，详见编者著《伤寒杂病论研究大成》。

椒　目

【基原与药材】 为芸香科植物花椒的种子。干燥的种子呈卵圆形或类球形，表面黑色有光泽，有时表皮已脱落，露出黑色网状纹理。种皮质坚硬，剥离后，可见乳白色的胚乳及子叶。气香，味辛辣。

【用法与用量】 内服：煎汤，1.5~3g；或入丸、散。

【经方用药论】 椒目于《本经》《别录》均无记载。本品主要功能为利水、定喘，经方中仅已椒苈黄丸1方使用椒目，取其利水之功。该方于此前防己中已有论及，再引录程林之说如下："此水气在小肠也，防己、椒目导饮于前，清者得从小便而去；大黄、葶苈子推饮于后，浊者得从大便而下也。此前后分消，则腹满减而水饮行，脾气转而津液生矣。"

赤小豆

【基原与药材】 为豆科植物赤小豆或赤豆的种子。①赤小豆：干燥种子略呈圆柱形而稍扁，种皮赤褐色或紫褐色，平滑，微有光泽，种脐线形。白色。质坚硬，不易破碎，除去种皮，可见两瓣乳白色子仁。气微，嚼之有豆腥味，以身干、颗粒饱满、色赤红发暗者为佳。②赤豆：又名饭赤豆，干燥种子，呈矩圆形，两端圆钝或平截，种皮赤褐色或稍淡，平滑有光泽，种脐位于侧缘上端，白色，不显著突出，亦不凹陷，其他性状与赤小豆相似。药材以赤小豆品质为好，但货源不多，渐为赤豆所代替。

【用法与用量】 内服：煎汤，3~30g；或入散剂。外用：生研调敷。

【本草经求索】

《本经》：赤小豆，平。主下水，排痈肿脓血。生平泽。

《别录》：赤小豆，味甘，酸，平，温，无毒。主治寒热、热中、消渴，止泄，利小便，吐逆，卒澼，下胀满。又，叶名藿，主治小便数，去烦热。

《本草经疏》：赤小豆，禀秋燥之气以生，《本经》味甘酸，气平，无毒。然详其用，味应有辛，非辛平则不能排痈肿脓血，及疗寒热、热中、消渴也。凡水肿胀满，泄泻，皆湿气伤脾所致。小豆健脾燥湿，故主下水肿胀满，止泄，利小便也。《十剂》云：燥可去湿。赤小豆之属是矣。吐逆者，气逆上升也。卒澼者，大肠湿热也。甘酸敛逆气，辛平散湿热，故亦主之。

编者按：赤小豆于《本经》附于大豆黄卷之后，为甘酸平之品，其主要功能为利水消肿，解毒排脓。《本经》及《别录》所载之证，皆由湿热蕴结而成。

【经方用药论】 经方中有 3 方用赤小豆，分别适用于下列两种情况。

1.治湿热蕴结证 赤小豆清热利湿，对湿热引起的证候，仲景有 2 方用之，适用于下列三种病证。

（1）治疗便血及狐惑酿脓证 《金匮要略》曰："病者脉数，无热微烦，默默但欲卧，汗出，初得三四日，目赤如鸠眼，七八日，目四眦黑。若能食者，脓已成也，赤小豆当归散主之。"又曰："下血，先血后便，此近血也，赤小豆当归散主之。"此两条所述证候虽异，但其病机相同，均属湿热蕴结，内迫血分，血热而瘀，或化脓肿痛，或迫血下行而便血。治当清热利湿，活血化瘀。赤小豆当归散用赤小豆清热利湿兼以解毒排脓；当归活血化瘀，祛瘀生新；浆水助赤小豆清凉解毒。湿热去，瘀血清，则痛肿退，便血止。

（2）治疗黄疸证 经方中用赤小豆治疗黄疸的方剂为麻黄连轺赤小豆汤。该方用于湿热发黄而兼表实无汗者。方中赤小豆配合连轺（连翘）、生梓白皮清泄湿热，用麻黄、杏仁、生姜、甘草宣散郁热。

上述两方用赤小豆，皆为清利湿热而设，赤小豆当归散兼可排脓凉血，麻黄连轺赤小豆汤兼能退黄。

2.治胸脘部实邪 瓜蒂散以赤小豆味酸与瓜蒂味苦（二味分别捣筛，为散已）相合，正合经旨"酸苦涌泄"之法，再配以豆豉（一合，用热汤七合，煮作稀糜，去滓，取汁和散，温顿服之）之升浮，能吐出胸中及上脘之实邪，以治疗胸中痰壅及宿食停于上脘之证。

冬葵子

【基原与药材】 为锦葵科植物冬葵的种子。干燥种子呈圆形扁平橘瓣状，或微呈肾形，细小，较薄的一边中央凹下，外表为棕黄色包壳，具环形细皱纹，搓去皮壳后，种子呈棕褐色，质坚硬，破碎后微有香味。以颗粒饱满、坚老者为佳。

【用法与用量】 内服：煎汤，6~9g；或入丸、散。

【本草经求索】

《本经》：冬葵子，味甘，寒，无毒。主五脏六腑寒热，羸瘦，五癃，利小便。久服坚骨，长肌肉，轻身，延年。

《别录》：冬葵子，无毒。主治妇人乳难内闭（此句于《本草正义》为"疗妇人乳内闭，肿痛"）。生少室。十二月采。黄芩为之使。

《本草正义·发明》说：冬葵子，《本经》主五脏六腑寒热羸瘦者，滑利以宣通热结也。《别录》疗妇人乳内闭肿痛，即寒以胜热，滑以导滞之用。

编者按：《本草正义》解析直述其功用之要点。《药性论》说冬葵子"滑，平。治五淋，主奶肿，下乳汁"。《本草纲目》说："葵，消肿滑胎也。"后世应用冬葵子，主要取其"利小便"与"治妇人乳难内闭"的下乳功用。

【经方用药论】 经方中仅葵子茯苓散1方用及。

《金匮要略》云："妊娠有水气，身重，小便不利，洒淅恶寒，起即头眩，葵子茯苓散主之。"该方用冬葵子的目的，徐忠可说得言简意赅："药用冬葵子、茯苓者，葵滑其窍，而苓利其水也。"可见，本方使用冬葵子在于滑利尿道。冬葵子性寒滑，似非孕妇所宜。但该方只服"方寸匕"（6~9g），且有病则病当之也。当然，"妊娠有水气"而气虚者，应合用人参、白术补气健脾以治本，冬葵子、茯苓渗利以治标。

陶弘景说冬葵子"至滑利，能下石淋"，故后世多用冬葵子治疗石淋。但其力量薄弱，须复方应用，效果才好。

茵陈蒿

【基原与药材】 为菊科植物茵陈蒿的幼嫩茎叶。干燥的幼苗多揉成团状，灰绿色，全体密被白毛，绵软如绒。完整的叶多有柄，与细茎相连，叶片分裂成绒状。有特异的香气，味微苦。以质嫩、绵软、灰绿色、香气浓者为佳。

【用法与用量】 内服：煎汤，9~15g。外用：煎水洗。

茵陈在经方中有入汤剂，也有入散剂。入煎剂之量较大，达到六两，现在一般多入煎剂，每日一般用量为10~30g，多至上百克。因其具有很强的抗真菌作用，亦用煎汤外洗治疗湿疹瘙痒之证。

【本草经求索】

《本经》：茵陈蒿，味苦，平。主风湿寒热邪气，热结黄疸。久服轻身，益气，耐老。生丘陵、坡岸上。

《别录》：茵陈蒿，微寒，无毒。主治通身发黄，小便不利，除头热，去伏瘕。久服面白悦，长年。白兔食之，仙。生太山及丘陵坂岸上。五月及立秋采，阴干。

《本草经疏》：茵陈蒿感天地苦寒之味，而兼得春之生气以生者也。其味苦平，微寒无毒，故主风湿寒热邪气，热结黄疸，通身发黄，小便不利及头热，皆湿热在阳明、太阴所生病也。苦寒能燥湿除热，湿热去则诸证自退矣。去伏瘕，及久服轻身，益气耐老，面白悦，长年，未有修事者。

《本草崇原》：经云：春三月，此为发陈，茵陈因旧苗而春生，盖因冬令水寒之气，而具阳春生发之机。主治风湿寒热邪气，得生阳之气，则外邪自散也。热结黄疸，得水寒之气，则内热自除也。

《本草正义》：茵陈为利湿清热专品，乃湿热发黄之主药。《本经》主风湿寒热，邪气热者，亦以湿热之邪蕴结者言之也。

《本草正义·发明》：茵陈味淡利水，乃治脾胃二家湿热之专药。湿疸、酒疸、身黄溲赤如酱，皆胃土蕴湿积热之证，古今皆以此物为主，其应甚速，荡涤肠胃，外达皮毛，非此不可。盖行水最捷，故凡下焦湿热痒癃，及足胫跗肿，湿疮流水，并皆治之。其阴黄一证，虽曰虚寒，然其始亦内有蕴热，故能发见黄色，则以入于温经队中而扫荡之，仲景茵陈、附子之法是也。惟女劳疸一证，则瘀滞痹著，非仅通利所可奏功，故必以硝石、矾石之峻利者，为刮垢磨光之用，而无取于茵陈也。

编者按：综合经文所述及名家之注可知，茵陈当为味苦微寒之品，主要功用是清热利湿退黄，"为湿热黄疸要药"。

【经方用药论】 经方虽仅2首使用茵陈，但却抓住了本品的主要功用。

经方中使用茵陈蒿的2方，均是治疗黄疸病。首先说茵陈蒿汤。《伤寒论》曰："阳明病，发热，汗出者，此为热越，不能发黄也。但头汗出，身无汗，齐颈而还，小便不利，渴引水浆者，此为瘀热在里，身必发黄，茵陈蒿汤主之。"又曰："伤寒七八日，身黄如橘子色，小便不利，腹微满者，茵陈蒿汤主之。"《金匮要略》曰："谷疸之为病，寒热不食，食即头眩，心胸不安，久久发黄为谷疸，茵陈蒿汤主之。"古代对黄疸病之成因尚缺乏清晰的认识，但观察其成因有二。一是病之初发具有"类伤寒"的特点与类似脾胃病的表现；二是和病从口入有关，故曰"谷疸"。而古人的高明之处在于认准病机，以茵陈蒿汤主治之。该方用茵陈清热利湿为君，配栀子以增强茵陈之功，配大黄清泄血分瘀热，三药合用，使湿热瘀滞之邪从二便而出。再说茵陈五苓散。《金匮要略》曰："黄疸病，茵陈五苓散主之。"该方用茵陈与五苓散相配，重在利湿退黄。以上二方均用茵陈利湿退黄，但前者热重于湿，"为瘀热在里"，故与苦寒清下之栀子、大黄相配，后者湿重于热，故与五苓散为伍。

汉代以后的医家将黄疸分为阳黄及阴黄两大类。仲景未对阴黄提出具体的治疗方剂，但提出了"于寒湿中求之"的治疗原则，后世医家据此创制了茵陈术附汤等，完善了黄疸的治疗。

现代药理研究证明，茵陈具有显著的利胆作用，能促进胆汁分泌，对肝脏有保护作用，浸剂有强力退热作用，其挥发油对金黄色葡萄球菌有明显的抑制作用，对志贺菌属、溶血性链球菌、肺炎球菌、白喉棒状杆菌、结核分枝杆菌以及皮肤真菌等也有一定抑制作用，对流感病毒有强力抑制作用，能降低血清胆固醇、β脂蛋白、防止血管壁脂质堆积等作用。因此，在现代临床广泛应用于病毒性肝炎、胆囊炎、胆石症、胆道蛔虫病及口腔溃疡等病证。

第十章　止血药与方通释

本章共 5 味药，功用皆能止血。蒲黄、血余炭，既止血又行血，以止血不留瘀为特点；茜草凉血行瘀以止血；柏叶止血并凉血；伏龙肝温中而止血。

（侧）柏叶

【基原与药材】　为柏科植物柏木的枝叶。枝叶呈树枝状。叶细小鳞片形，叶面黄绿色，小枝棕褐色。质脆，易断。气淡，味涩。

【用法与用量】　内服：煎汤，9~12g；或研末。外用：捣敷或研末调敷。

【本草经求索】

《别录》：柏叶，味苦，微温，无毒。主治吐血，衄血，利血，崩中，赤白，轻身，益气。令人耐寒暑，去湿痹，止饥。四时各依方面采，阴干。

《本草崇原》：凡草木耐岁寒，冬不落叶者，阴中有阳也。冬令主太阳寒水，而水府属太阳，水脏属少阴，柏叶禀寒水之气而太阳为标，禀少阴之气而君火为本，故气味苦，微温。主治吐血、衄血、痢血、崩中、赤白者，得水阴之气而资养其血液也。

《本草汇言》：侧柏叶，止流血，去风湿之药也。凡吐血、衄血、崩中、便血、血热流溢于经络者，捣汁服之立止。

编者按：柏叶，《本经》不载，最早载于《别录》，曰侧柏叶"味苦，微温"。《本草图经》谓其"性寒"。《药品化义》谓其"味苦涩，性凉"。总之，本品应为苦涩微寒之品，其主要功用为凉血止血。

【经方用药论】　经方中仅柏叶汤 1 方用柏叶组方，为脾胃虚寒不能摄血之吐血不止者而设。方中取侧柏叶止血以治标，用干姜、艾叶温中摄血以治本，马通汁（宜改用童便）引血下行，则吐血可止。

近年来还发现本品能止咳化痰，用其治疗慢性气管炎能明显改善症状。

蒲灰（蒲黄）

【基原与药材】　为香蒲科植物长苞香蒲、狭叶香蒲、宽叶香蒲，或其同属多种植物的花粉。药材为黄色的细小花粉。质轻松，用手捻之有滑润感，松散，遇风易飞扬，黏手而不成团，入水则飘浮水面。用放大镜检视，为扁圆形颗粒，或杂有绒毛。无臭，无味。以色鲜黄、光滑、纯净者为佳。

【用法与用量】 内服：煎汤，5~9g；或入丸、散。外用：研末撒或调敷。

【本草经求索】

《本经》：蒲黄，味甘，平，无毒。主心腹膀胱寒热，利小便，止血，消瘀血。久服轻身，益气力，延年，神仙。生池泽。

《别录》：蒲黄，无毒。生河东。四月采。

《本草正义》：蒲黄乃蒲荸中之黄粉，即其花蕊，故能走心家而治血证，秉清芬之气，直捣中坚，力能泄满决壅，故治心腹结滞等病。入膀胱利小便者，生长水中，故能利水。止血消瘀者，即后人生用破血，炒黑止血之义。石顽谓经言主心腹膀胱寒热者，以血结其处，营卫不和，盖芳香开展，固足以散血结行气滞者也。

《本草正义·发明》：蒲黄专入血分，以清香之气兼行气分，故能导瘀结而治气血凝滞之病。

《本草经疏》：久服轻身，益气力者，是血热、瘀血、伤损之病去，而身轻力长也。欲止血，熟用；欲消血，生用。

编者按：蒲黄于经方中称为蒲灰，《本经疏证》说："蒲黄之质，固有似于灰也。"其主要功能是化瘀、利尿、止血。

【经方用药论】 经方中仅蒲灰散1方用之，方由蒲黄与滑石组成。《金匮要略》曰："小便不利，蒲灰散主之。"《千金要方》卷二十一"治小便不利，茎中疼痛，小腹急痛方：蒲黄、滑石等份"。此为淋证，方用蒲灰散利水通淋。《金匮要略》又曰："厥而皮水者，蒲灰散主之。"此为水肿证，方用蒲灰散利水消肿。可见《本经》说蒲黄"利小便"，有两个含义。一是利水通淋；二是利水消肿。另外，由于蒲黄尚能化瘀止血，故对淋证之血淋、水气病兼见血尿（包括镜下血尿）者尤为适宜。

值得注意的是，蒲灰散利水能使阳气伸展，消除厥冷，在此启发下，叶天士提出了"通阳不在温，而在利小便"的著名论断。

蒲黄在经方中只入散剂，后世入煎剂，但必须包煎。本品止血兼能活血，用于止血而无留瘀之弊。由于蒲黄具有收缩子宫的作用，故孕妇忌用。

乱发（血余炭）

【基原与药材】 为人的头发。药材血余炭，呈不规则的块状，大小不一。色乌黑而光亮，表面有很多小孔，如焦炭状。质轻而脆，易碎，断面呈蜂窝状，互碰有清脆之声。用火烧之有焦发味。味苦。以色黑、发亮、质轻者为佳。

【用法与用量】 内服：研末，3~9g；或入丸剂。外用：研末掺或调敷。

制血余炭法：用壮年剃下之发，碱水洗净，再用清水淘去碱味，晒干用铁锅炮至发质皆化为膏，晾冷，轧细，过罗，其发质未尽化者，可再炮之。（《医学衷中参西录》）

【本草经求索】

《本经》：发髲，味苦，温，无毒。主五癃，关格不通，利小便水道，治小儿痫，大人痉。仍自还神化。

《别录》发髲，小寒，无毒。合鸡子黄煎之，消为水，治小儿惊热下痢。乱发，微温。主治咳嗽，五淋，大小便不通，小儿惊痫，止血，鼻衄，烧之吹内立已。

《本草经疏》：发者，血之余也。经曰：男子八岁，肾气盛，齿更发长。是发因人之血气以为生长荣枯也。故血盛之人则发润而黑，血枯之人则发燥而黄。《本经》用发髲之意，为是故尔。其味苦气温。《别录》小寒，无毒。入手足少阴经。大人痉，小儿惊痫，皆心肝二经血虚而有热也。发为血之余，故能入心，入肝益血；微寒而苦又能泄热，所以疗小儿惊痫及大人痉也。心与小肠为表里，肾与膀胱为表里，心肾有热则二腑亦受病。此药能入心除热，入肾益阴，则水道利，五癃关格俱通矣……乱发即常人头上堕下者，其气味所主，与发髲相似，第其力稍不及耳，以发髲一时难得，故《别录》重出此条，以便临时取用。

《本草纲目》说：发髲，乃翦髻（注：古同"剃"）下发。乱发，乃梳栉下发。

编者按： 乱发，《本经》曰"发髲"，后世称之为"血余"（《本草蒙筌》），制成炭为"血余炭"。该药具有清热利水、养血润燥以及止血、化瘀的功效。

【经方用药论】 经方中2方用及乱发，主要取其化瘀止血，养血润燥，通利二便之功。

1. 治大小便不通 《别录》云乱发治"大小便不通"，可见其能通利二便。

（1）治小便不利 《金匮要略》第十三篇之滑石白鱼散治小便不利，方中配有乱发炭。周岩说："滑石白鱼散，乃利小便之重剂。病不专在气分，滑石利窍驱湿热，不辅以白鱼、乱发血中之气药，则膀胱之水道犹不可利。"此方所治小便不利当属淋证，尤以血淋为宜，其用乱发（烧）的目的在于利小便，化瘀止血。

（2）治大便不利与阴吹 《金匮要略》曰："胃气下泄，阴吹而正喧，此谷气之实也，膏发煎导之。"尤在泾说："阴吹，阴中出声，如大便矢气之状，连续不绝，名曰正喧。谷气实者，大便结而不通，是以阳明下行之气不得从其故道，而乃别走旁窍也。猪膏发煎润导大便，便通，气自归矣。"说明用乱发合猪膏中煎之，是协助猪脂膏润肠通便，导气下行谷道。

2. 治黄疸 《金匮要略》曰："诸黄，猪膏发煎主之。"张路玉说："此治瘀发黄之缓剂，以诸黄虽多湿热，然经脉久病，不无瘀血阻滞也……用发炭专散瘀血，和猪膏煎之，以润经络肠胃之燥，较硝石矾石散，虽缓急轻重悬殊，散瘀之旨则一也。"可见此黄疸乃久病瘀血阻滞而致，用乱发炭散瘀利湿而退黄疸。

经方中用乱发两方。"仲景于猪膏发煎，所以荣血而利水；于滑石白鱼散，所以通水而和血"（《本经疏证》）。两方均用乱发，但用法不同。猪膏发煎为"和膏中煎之，发消药成"（《金匮要略》），"煎之至枯，复有液出"（《本草纲目》）；散剂则为将乱发烧而存性，"三味杵为散"服之。

新绛（茜草染制）

【基原与药材】 为茜草科植物茜草的根及根茎。气微，味微苦。以条粗长、表面红棕色、内深红色、分枝少、无茎苗及细须根少者为佳。

【用法与用量】 内服：煎汤，6~9g；或入丸、散。

【本草经求索】

《本经》：茜根，味苦，寒，无毒。主寒湿风痹，黄疸，补中。生川谷。

《别录》：茜根，咸，平，无毒。主止血，内崩下血，膀胱不足，踒跌，蛊毒。久服益精气，轻身。可以染绛。一名地血，一名茹芦，一名茅蒐，一名蒨。生乔山。二月、三月采根，暴干。

《本草经疏》：茜根，行血凉血之要药……主痹及疸。疸有五，此其为治，盖指蓄血发黄，而不专于湿热者也。痹者血病，行血软坚，则痹自愈。

《本草正义》：茜根性寒，所主多血热失血之症，古今说解，都无异议。而《本经》主治，独以"寒湿"二字为冠，最为不伦。虽各本无不尽同，然病情、药性大相矛盾，此必古人传写之讹，不可望文生义，曲为附和。风痹指血瘀血热，痹着不行而言。茜草寒凉，又色赤入血，而能通瘀活络，是以主之。古人论痹，本有热痹一候，此必不可与上文寒湿连属读之，而谬谓可治寒痹湿痹也。黄疸本属热症，此则并能清热逐瘀，缪仲淳谓指蓄血发黄，而不专于湿热，其说甚是。补中以清热言，热淫于里则中气伤，惟去其热，清其血，则中得其补。经文最简，皆当观其会通，并非泛泛言之。《别录》止血，以血热涌泄而言，一以清血中之热，一以通壅积之瘀，斯血循故道而不横逆。崩中亦以龙雷太亢之时而言，如其所失太多，阳气已馁，即非所宜。踒跌必有血瘀，瘀则蕴而生热，故宜清热行瘀。蛊毒皆南方热淫之毒，清血热者，必能解毒。陈藏器谓襄荷与茜，主蛊为最。惟膀胱不足一证，殊属费解，姑且存而不论，以俟知者。

编者按： 茜草色红，含有色素，能够染色，所以《别录》中记载"可以染绛"。陶弘景亦云："此则今绛茜草也。"经方中本无茜草，但有新绛。由于新绛由茜草染制而成，故新绛经煎煮后，其发挥治疗作用的应为茜草。据《本经》及《别录》所载，茜根应为苦寒之品，功擅清热凉血行瘀。《本草正义·发明》说茜根"专于行血活血。俗方治女子经水不通，以一两煎酒，服之甚效"。《别录》曰茜草"止血，内崩下血"者，不可望文生义，误以为是止血药也。

【经方用药论】 经方仅旋覆花汤1方用及新绛，取其色红入血，行血散瘀之功。

《金匮要略》曰："肝着，其人常欲蹈其胸上，先未苦时，但欲饮热，旋覆花汤主之。"肝着是肝络气滞血瘀之证。病之初期，尚在气分，一旦瘀血留着，需要行气活血之品治之，旋覆花汤正为此而设。旋覆花通肝络而行气，葱白通阳能推动气血运行，茜草根则为化瘀而设。《珍珠囊》中说茜根能"去诸死血"，正是此意。

《金匮要略》曰："寸口脉弦而大，弦则为减，大则为芤，减则为寒，芤则为虚，虚寒相搏，此名曰革，妇人则半产漏下，旋覆花汤主之。"此半产漏下乃由气滞血瘀所致，欲止血补血，必祛其瘀，故用茜草祛瘀而止血。

灶中黄土（伏龙肝）

【基原与药材】 为久经柴草熏烧的灶底中心土块。为不规则的块状，大小不一。全体红褐色，表面有刀削痕。质较硬，但易砸碎，并有粉末脱落，断面细软，色稍深，常有蜂窝状小孔。有烟熏气，味淡。以块大，色红褐，质细软者为佳。

【用法与用量】 内服：煎汤（布包）30~60g；或入散剂；或煎汤代水煎药。外用：研末调敷。

【本草经求索】

《别录》：伏龙肝，味辛，微温。主妇人崩中，吐下血，止咳逆，止血，消痈肿毒气。

《本草经疏》：伏龙肝得火土之气而成。《本经》味辛，气微温，无毒。甄权言咸。其质本土，味应有甘。以灶有神，故古方多以之治颠狂寐魇，及卒中邪恶等证。《本经》主妇人崩中，吐血，止咳逆，止血者，盖以失血过多，中气必损，甘能补中，微温能调和血脉，故主之也。消痈肿毒气者，辛散咸软之功也。

编者按： 灶中锅底之黄土久经熏烧后，其性辛微温，故功能温中健脾。脾主统血，灶中黄土温脾止血之功，可治疗多种出血证。至于"止咳逆"，为培土生金之功。

【经方用药论】 经方中仅黄土汤 1 方用灶中黄土。

《金匮要略》曰："下血，先便后血，此远血也，黄土汤主之。"黄土汤是治疗脾阳虚便血的良方。方以灶中黄土为君，配伍白术、附子、甘草、地黄、阿胶、黄芩，全方有温中养血止血之功。方中灶中黄土取其温中摄血之功。此方之用，使《别录》言其"止血"的功效明晰而具体。

第十一章　活血逐瘀消癥药与方通释

本章药 16 味可分为两类，即草木类与虫类。先说草木类药：①川芎为根茎，温通气血，血中气药，善治头痛。②桃仁为种仁，破血逐瘀，并能润肠。③红花为花朵，活血通经，常用止痛。④紫葳的花名凌霄花，妇科血瘀血热证常用之。⑤王不留行为种子，行血通经，且善下乳。⑥蒴藋细叶用的是全草，又名接骨草，长于接骨、消肿、止痛。⑦土瓜根为土瓜的根，泄瘀热而通经。⑧干漆为树脂之干品，能消积滞，破瘀结。⑨煅灶下灰则为煅铁打造所烧的木炭之灰与碎铁末，主消癥破坚。上述 9 味，或为草木之根茎，或枝叶，或花朵，或种仁，或用全草，以及树干之流脂、木炭之余灰，皆能取之治病。

再说虫类药：①水蛭，潜于水中，善吸人血，能破血逐瘀通经，用途广泛。②虻虫，飞于空中，叮吮牛马之血，常与水蛭同用治血结病证。③䗪虫，生活于阴湿松土之中，故又名土元或土鳖虫，逐瘀破积通络，尤善疗损伤而续筋骨。④蛴螬，生活于土内，咬食作物根部之幼虫，故又名地蚕，亦逐瘀血，并能通乳。⑤鼠妇，常集居于朽木、枯叶、石块等下面，故又名湿生虫，功能破瘀、消癥、利水、解毒、定惊、止痛等。⑥蜣螂，别名"屎壳郎"，能破癥结，通二便等。⑦白鱼，生存于古旧房室的古书中，或经久不穿的衣服中之全虫，"其形稍似鱼，其尾又有二歧，世用以灭瘢"（《本草衍义》）。上述 7 味虫药，或潜于水，或飞于天，或生于土地之中，而白鱼则更为稀奇，如此"水、陆、空"之虫类，皆可治草木类药难治之病，两类药可相须并用，以增强疗效。

川 芎

【基原与药材】　为伞形科植物川芎的根茎。质坚实，断面黄色，形成层呈明显环状，随处散有黄色小油点。有特异清香气，味苦。仲景书中称为"芎䓖"。

【用法与用量】　内服：煎汤，3~6g；或入丸、散。外用：研末撒或调敷。

经方中川芎的制剂丸、散、汤均有。入汤剂用量均为二两，现代入煎剂一日量一般为 3~9g，大剂量可用至 20g；研末吞服，每次 1~1.5g。近年来发现本品能扩张动脉血管，增加血流量，故常用来治疗冠心病及缺血性脑血管病。本品辛温升散，凡阴血亏损、阴虚火旺、月经过多及出血性疾病，不经配伍不宜使用。

【本草经求索】

《本经》：芎䓖，味辛，温，无毒。主中风入脑头痛，寒痹筋挛缓急，金疮，妇人血闭无子。生川谷。

《别录》：芎䓖，无毒。主除脑中冷动（当作"痛"），面上游风去来，目泪出，多涕唾，忽忽如醉，诸寒冷气，心腹坚痛，中恶，卒急肿痛，胁风痛，温中内寒。一名胡穷，一名香果。其叶名蘼芜。生武功、斜谷、西岭。三月、四月采根，暴干。

《本草正义》：芎䓖味辛气温，气颇芬烈，而味不甚厚，以气用事，升发之力殊猛，能上达头目，直透顶巅。又质不坚凝，甚多空窍，故旁行肢节，贯通脉络，透达腠理，开泄肌肤。《本经》主中风入脑头痛，则风寒厉气伤于诸阳之会也；主寒痹筋挛缓急，则阴寒肃杀袭入筋肉血络也。治妇人血闭无子，则虚寒之体，阳和不司运用也。主金疮，则破伤失血之后，卫阳复不足，是皆以温和敷布，助其宣化，而诸羌可疗。反是以思，凡风热肝阳上攻之头痛等证，均非温升辛散所可妄试。东垣有头痛必用川芎一说，其义固专为风寒着想，然语意不太分明，而俗本《药性赋》，竟以头痛用川芎一句，概治百般头痛，其弊当复何如？《别录》除脑中冷动，缪氏《经疏》谓"动"当作"痛"，其说甚是，盖传写之误，即《本经》风入脑之头痛也。面上游风，目风泪出，皆以寒风外侵者言之，温升辛散，而外风自泄。多涕唾者，即风寒袭肺，鼻塞流涕之伤风证，辛以散之，温以通之，固其所宜。忽忽如醉，盖即承鼻塞涕多而言，肺为寒束，其气不宣，则胸中郁抑，神情昏昏之意。若气火升浮，神昏如醉，则非所宜。"诸寒冷气，心腹坚痛"八个字作一句读，则诸般心胃腹痛之由于寒冷气滞者，芎之温和行气，本有特长，而肝胆火炎之痛，非所宜矣。中恶卒急肿痛，盖亦以猝受寒风而言。若胁痛则属于少阳部位，水（注：当为"气"）郁不疏，最多是证。芎疏气滞，虽是专司，惟升泄有余，恐有助长之虑，是不可与心腹痛之多由中阳无权者，作一例观也。

《本草正义·广义》广征博引诸家之巧用川芎者，颇能启迪临证心思，很值得参阅之。

编者按： 芎䓖主产于四川，故后世一般统称为川芎。张山雷《本草正义》解析《本经》《别录》所述主治切合经义，难得之注本也。归纳要点，川芎"善于疏通"，主要功用是散风寒，止疼痛，因其性升，故尤擅止头痛（风寒头痛尤宜，而肝阳上亢所致头痛慎用），还能行气活血、消肿止痛。《本草正》总结说："川芎其性善散，又走肝经，气中之血药也……能散风寒，治头痛，破瘀蓄，通血脉，解结气，逐疼痛，排脓消肿，逐血通经。"所述可谓全面。凡药既要知专长，又要明其弊端。《本草正义·禁忌》说："凡是阴虚火动诸病，川芎走窜升散，直是鸩毒，一毫不可误用。"

【经方用药论】 经方中有 9 方用川芎，分述如下。

1. 散风邪 经方用川芎治疗风邪袭表证的方剂有 2 首：一是侯氏黑散，一是薯蓣丸。二方证均夹有风邪，但均未说明风邪引起的证候，据《本经》说川芎"主中风入脑头痛"，故上述 2 方主治或有恶风头痛之症。侯氏黑散证的病机是脾虚受风，夹有痰热之邪，故用补益脾气、祛风散邪之品配矾石、桔梗、黄芩、牡蛎，化痰降逆，清热敛阴。用川芎协助菊花、防风、细辛、桂枝疏散外风，配当归养血活血，达到血行风自灭的效果。薯蓣丸证则以气血两虚为主，兼夹风邪。故其方重在调补气血，略佐疏散风邪之品。其用川芎一方面配合益气养血的人参、白术、地黄、阿胶等，使补而不滞；另一方面配合柴胡、桂枝、防风等疏散风邪。

2. 行肝郁 肝藏血而主疏泄，体阴而用阳。肝阴血不足时，势必影响其疏泄条达之性。故仲景在治疗肝血不足时，往往加用川芎，以行气调肝。酸枣仁汤及奔豚汤 2 方就属于此种情况。其中酸枣仁汤适用于阴血不足，虚热内生所致的虚烦不得眠之证。该方以酸枣仁补益阴血，知母清热养阴，茯苓、甘草健脾宁心，川芎调肝气而疏肝郁。奔豚汤则适用于肝郁化火而致的"奔豚气上冲胸，腹痛，往来寒热"等证候。该方以甘李根白皮泄奔豚，黄芩、葛根清肝热，半夏、生姜降逆和胃，以当归、白芍补血养肝之体，川芎辛散行血中之气，以复肝用。

3. 调肝脾 由于肝和脾的关系极为密切，仲景常用川芎配合养血健脾之药，以治疗肝脾不和之证。这样的方剂有 3 首。①当归芍药散：适用于"妇人怀妊，腹中疠痛"症，该方以川芎配当归、芍药养血调肝，白术、茯苓、泽泻健脾渗湿。②当归散：适用于血虚湿热胎动不安者，该方以川芎、当归、芍药养血调肝，白术、黄芩健脾清热。③白术散：适用于脾虚寒湿胎动不安者，该方以川芎调肝，配用白术、蜀椒、牡蛎健脾温中祛湿。若"心下毒痛，倍加川芎"，即郁滞较甚，加重川芎用量，以加强止痛效果。

4. 治漏下 《本经》曰川芎主"妇人血闭"，说明川芎具有通经活血的作用。但仲景并没有将川芎用于经闭之证，反而用于漏下之证，从而开化瘀止血之先河。经方中用川芎治疗漏下证的方剂有 2 首。①胶艾汤：适用于漏下、半产下血以及妊娠下血（先兆流产）证。病证虽有三种，但病机均属"冲任脉虚，而阴气不能内守"（尤在泾），故方中重用干地黄，并配用当归、芍药、阿胶等补益阴血之品，以补肝肾而恢复冲任藏血之功，以达到止血安胎之目的，在此基础上佐以川芎活血行气，使补而不滞，并能增强止痛的效果。现代药理学实验证明，川芎浸膏溶液能抑制小肠收缩和妊娠子宫的收缩，以收到解痉止痛的作用。②温经汤：适用于冲任虚寒兼有瘀血的崩漏证。该方用川芎配合牡丹皮、吴茱萸、桂枝，温经散寒，活血化瘀，并以参、草、姜、夏与归、胶、麦等益气养血和胃。

古今许多名医大家对仲景医学、经方都有深入研究，如《本草正义·发明》

说:"考仲景方中用芎䓖,惟《金匮》妇人篇独多,其当归芍药散,则曰妇人怀妊腹中疠痛;其当归散,则曰妊娠宜常服;其白术散,则曰妊娠养胎,皆不论寒热虚实,而浑浑然一方可以统治。仲景必不若是之颟顸(注:mān hān,形容糊涂而马虎),此当是传写有所脱佚。惟胶艾汤、温经汤二方,归芎并重,则以阿胶厚腻有余,恐其迟滞,因以血中行气者为之疏通,庶几守者走者,得互相调剂(胶艾汤有阿胶,又有地黄、芍药;温经汤有阿胶,又有麦门冬、芍药,腻滞已多,非当归、川芎则呆笨不灵矣),古方之于芎䓖,其用意自可想见。"

古代本草学家对川芎功用具有精深的研究,如《本草汇言》说:"芎䓖,上行头目,下调经水,中开郁结,血中气药。尝为当归所使,非第治血有功,而治气亦神验也。凡散寒湿、去风气、明目疾、解头风、除胁痛、养胎前、益产后,又癥瘕结聚、血闭不行、痛痒疮疡、痈疽寒热、脚弱痿痹、肿痛却步,并能治之。味辛性阳,气善走窜而无阴凝黏滞之态,虽入血分,又能去一切风、调一切气。同苏叶,可以散风寒于表分;同芪、术,可以温中气而通行肝脾;同归、芍,可以生血脉而贯通营阴;若产科、眼科、疮肿科,此为要药。"

桃　仁

【基原与药材】　为蔷薇科植物桃或山桃的种子。种皮菲薄,质脆。种仁乳白色,富含油脂,种叶之间结合面有空隙。气微弱,味微苦。以颗粒均匀、饱满、整齐、不破碎者为佳。

【用法与用量】　内服:煎汤捣碎,5~10g;或入丸、散。外用:捣敷。

【本草经求索】

《本经》:桃核仁,味苦,平,无毒。主瘀血,血闭,癥瘕邪气,杀小虫。

《别录》:桃核,味甘,无毒。主止咳逆上气,消心下坚,除卒暴击血,破癥瘕,通月水,止痛。七月采取仁,阴干。

《本草经疏》:夫血者阴也,有形者也,周流乎一身者也,一有凝滞则为癥瘕,瘀血血闭,或妇人月水不通,或击扑损伤积血,及心下宿血坚痛,皆从足厥阴受病,以其为藏血之脏也。苦能泄滞,辛能散结,甘温通行而缓肝,故主如上等证也。心下宿血去则气自下,咳逆自止。桃为五木之精,能镇辟不祥,故主邪气。味苦而辛,故又能杀小虫也。

编者按:桃仁功用专长,《本经逢原》总结得最为中肯,谓"桃仁为血瘀血闭之专药。苦以泄滞血,甘以生新血,毕竟破血之功居多。观《本经》主治,可知仲景桃核承气汤、抵当汤,皆取破血之用"。经方活血化瘀之8方都用了桃仁,可知该药为治"瘀血"之要药。

【经方用药论】 经方中治"瘀血"用桃仁者8方。瘀血之病，由于其病因、部位、病程、轻重等不同，故临床表现有所不同，仲景对各种瘀血病的治疗分述如下。

1. **治少腹"瘀热"证** 《伤寒论》对"太阳随经，瘀热在里""热在下焦"所致的"蓄血"证，表现为"少腹急结"或"少腹鞕""少腹满"等，并表现为"其人如狂"甚至"其人发狂"等神志异常症，仲景采取以下3首方剂治疗。①桃核承气汤：该方为调胃承气汤（大黄、芒硝、甘草）加桃仁、桂枝，具有通下瘀热之功。②抵当汤：该方以桃仁配伍大黄、水蛭、虻虫，具有破血逐瘀之功。③抵当丸，即抵当汤原方，但减少水蛭、虻虫用量，加大桃仁用量，其功效较抵当汤为缓。桃仁在上述3方中均取其治"瘀血"之功，配大黄则能泄血分瘀热。若为蓄血轻证，以桃仁为主药，仅配伍草木类化瘀药即可；若是蓄血重证，则必须以桃仁、大黄配伍虫类逐瘀药，效力才能更强大。

2. **治血闭癥瘕病** 《金匮要略》治疗瘀血所致的"血闭癥瘕"病有4方。①治疗"结为癥瘕，名曰疟母"的鳖甲煎丸。该方重用鳖甲，与桃仁等共23味药相配伍，全方攻补兼施，化瘀消癥。②治疗"妇人宿有癥病"的桂枝茯苓丸。该方取桂枝、茯苓、牡丹皮、芍药、桃仁各等份，研末炼蜜和丸，实为化瘀消癥之缓剂。③治疗"内有干血"的大黄䗪虫丸。该方以大黄、䗪虫、水蛭、虻虫、桃仁等破瘀血药与大剂量干地黄、芍药等养阴药相配伍，可见其"干血"是由于阴虚久瘀所致。④治疗产后腹痛因"有干血着脐下"的下瘀血汤。该方以大黄、桃仁、䗪虫三味相合，攻血之力颇猛，故以炼蜜和丸，是缓其药性而不使骤发，又以酒煎药丸者，是取其引入血分。方后云"亦主经水不利"，即若因瘀血日久而致月经不调甚至闭经者，亦可酌情采取本方治疗。

3. **治肠痈营血瘀结证** 《金匮要略》治疗急性肠痈由于营血瘀结，尚未成脓者，以大黄牡丹汤主之。该方以桃仁与大黄、牡丹、瓜子、芒硝相配伍，共奏下瘀热、破瘀血之功。

此外，《金匮要略·肺痿肺痈咳嗽上气病》篇附方之一千金苇茎汤"治咳有微热，烦满，胸中甲错，是为肺痈"者。该方由苇茎、薏苡仁、桃仁、瓜瓣组成。方中为何用桃仁呢？《别录》曰桃仁"止咳逆上气"。上述肺病证候，或因热伤津血而致瘀，故苇茎汤中配伍核桃仁。编者临床以苇茎汤治疗外感日久，表证已解咳嗽不止的痰热壅肺证或慢性咳喘的痰热壅肺证，均取得较好疗效。

现代研究表明，桃仁能抗凝、抗过敏、抗炎，并能镇咳、改善肿瘤患者的贫血及疼痛。临床研究以桃仁内服治疗恶性肿瘤、精神分裂症、非化脓性肋软骨炎、肠梗阻、视神经萎缩、球后视神经炎有佳效，外用对男女青年面部痤疮亦有较好效果。

红蓝花

【基原与药材】 为菊科植物红花的花。干燥的管状花，长约 1.5cm，橙红色，花管狭细，先端五裂，裂片狭线形，长 5~7mm，雄蕊 5 枚，花药红色，联合成管，高出裂片之外，其中央有柱头露出。有特异气味，味微苦。以花片长、色鲜红、质柔软者为佳。

【用法与用量】 内服：煎汤，3~6g；入散剂或浸酒，鲜者捣汁。外用：研末撒。

编者按： 红花，《本经》及《别录》均不载，《唐本草》简略记载云："治口噤不语，血结，产后诸疾。"《开宝本草》较为详细地记载了红花的性味功用和主治，说："红蓝花，味辛温，无毒，主产后血晕口噤，腹内恶血不尽、绞痛，胎死腹中，并酒煮服。亦主蛊毒下血。"

【经方用药论】 红蓝花即红花，苏颂说："其花红色，叶颇似兰，故有兰名。"《本草图经》亦云："红蓝花，即红花也。"

经方中仅红蓝花酒 1 方用此药。由于《唐本草》及《开宝本草》成书均晚于仲景年代，因此宋代林亿提出红蓝花酒方"疑非仲景方"，这是有一定道理的。《金匮要略》曰："妇人六十二种风，及腹中血气刺痛，红蓝花酒主之。"所谓六十二种风，乃泛指外邪为患，乘虚内侵，使血气不畅而腹痛，酒煮红花助其活血之功。《本草述钩元》说"养血水煎，破血酒煮"，正说明这个问题。

红花是活血化瘀常用之品，妇科病更常用，凡血瘀之经闭、痛经、腹中包块、斑疹色暗及跌打损伤导致瘀血肿痛等症最为常用。古人盛赞红花治妇科血分病之功用，如《本草经疏》说："红蓝花，乃行血之要药。其主产后血晕口噤者，缘恶血不下，逆上冲心，故神昏而晕及口噤，入心入肝，使恶血下行，则晕与口噤自止。腹内绞痛，由于恶血不尽，胎死腹中，非行血活血则不下，瘀行则血活，故能止绞痛，下死胎也。"尚需明确，红花"多用则破血，少用则养血"（《本草衍义补遗》）。

紫葳（凌霄花）

【基原与药材】 为紫葳科植物紫葳的花。干燥的花多皱缩卷曲或折叠，完整的花长 6~7cm。微有香气。味微苦而略酸。以朵大、完整、色棕黄、无花梗者为佳。

【用法与用量】 内服：煎汤，3~6g；或为散。外用：研末调涂。

【本草经求索】

《本经》：紫葳，一名茇华，一名陵苕。味酸，微寒，无毒。主妇人产乳余疾，崩中，癥瘕，血闭，寒热，羸瘦，养胎。生西海川谷及山阳。

《别录》：紫葳，无毒。茎叶，味苦，无毒。治痿蹶，益气。一名陵苕，一名茇华，一名陵时。生西海及山阳。

《本草经疏》：紫葳，即凌霄花也。禀春气以生，故其味酸，气微寒，无毒。花开于夏而色赤，味应带苦，入肝行血之峻药，故主妇人产乳余疾，及崩中、癥瘕、血闭寒热、羸瘦诸证。至于养胎，决非其性之所宜，用者慎之。

《本草正义》：凌霄之花，色黄而赤，正入血分，味微酸而气微寒。吴普谓神农、雷公、岐伯皆作辛，扁鹊苦咸，能清血分之热，故可以活血行滞，而亦可治带下崩中。《本经》专主妇人产乳余疾，正以初产乳子之时，阴血已虚，孤阳偏旺，最宜此酸咸微寒直入血分，借以固护既耗之元阴，而收摄浮游之阳焰。可见古人之治产后，皆以助阴抑阳为主，正与晚近庸俗之见，产后妄用温补，耗烁阴液者，两得其反。又治崩中，则专以亢阳妄行，不能自摄之崩中而言，非谓可以统治血虚不守之崩陷。癥瘕血闭，盖亦为血热太甚，灼烁成瘀者言之，亦非阴寒凝结之癥瘕闭塞可知。又曰寒热羸瘦，则又血虚内热，形消臞（注：qú，消瘦）瘠者耳。其又能养胎者，以胎元初结之时，元阴凝结如下，往往虚阳升浮于上，而此能养之，亦助阴涵阳之要旨也。

编者按：紫葳，首载于《本经》，《唐本草》云紫葳"即凌霄花也"，可知汉时之紫葳，后世名曰凌霄花。《本经》所述其主治病证，皆由血瘀血热而成，而妇科病多病及血分，若瘀热为病者，此乃良药。如孕妇瘀热而不能"养胎"者，紫葳消瘀清热便能"养胎"也。《本草经疏》指出："紫葳长于破血逐瘀，凡妇人血气虚者，一概勿用。"

【经方用药论】　经方中仅鳖甲煎丸1方用及紫葳。鳖甲煎丸适用于癥瘕疟母，该方中配伍紫葳，正与《本经》所述主"癥瘕，血闭，寒热，羸瘦"相吻合。其用本品"酸咸微寒，直入血分"而凉血散瘀也。

王不留行

【基原与药材】　为石竹科植物麦蓝菜的种子。干燥种子近球形，直径约2mm。质坚硬。气无，味淡。以干燥、子粒均匀、充实饱满、色乌黑、无杂质者为佳。

【用法与用量】　内服：煎汤，5~9g；或入丸、散。外用：研末调敷。

【本草经求索】

《本经》：王不留行，味苦，平，无毒。主金疮，止血，逐痛，出刺，除风痹，内寒。久服轻身，耐老，增寿。生山谷。

《别录》：王不留行，味甘，平，无毒。止心烦，鼻衄，痛（《本草经疏》痛作痿）疽，恶疮，瘘乳，妇人难产。生太山。二月、八月采。

《本经疏证》：人身周流无滞者，血也，观《本经》《别录》取（王不留行）治金疮血出、鼻衄，及治妇人难产，可见其能使诸血不旁流逆出。其当顺流而下者，又能使之无所留滞，内而隧道，外而经脉，无不如之，则痛疽恶疮瘘乳，皆缘血已顺流，自然轻则解散，重则分消矣。血流于脉，风阻之为风痹，内塞血不流畅，血中之气内薄为心烦，能治之者，亦总由血分通顺，故并克取效也。仲景用治金疮，义盖本此。后人仿此义用之治淋，亦大有见解。

编者按： 王不留行走而不守，功擅行血导滞及通乳。

【经方用药论】 仲景仅 1 方用及王不留行，取其"主治金疮，止血，逐痛"之功效。

《金匮要略》曰："病金疮，王不留行散主之。"该方王不留行、蒴藋细叶及桑东南根白皮三味主药均"烧灰存性，勿令灰过"，可知本散重点用于新伤出血证，主要作用是止血。中医经验中有"黑能胜红"一说，就是说药物经烧灰存性处理后，具有止血的作用。然此 3 味药物性本流动，故止血而无留瘀之弊，王不留行更具有此特点。《本草求真》说："血瘀不行，得此则行；血出不止，得此则止。"可谓言中肯綮。更何况方中还配有黄芩、芍药清热和阴，川椒、干姜和阳行瘀，厚朴行滞利气。更需要注重的是，该方之甘草剂量最大，为何？有待研究。王不留行散既能外用，亦可内服。

后世据王不留行之流行通利的特性，用其通乳、通淋亦有效验。古语有"穿山甲、王不留，妇人服了乳常流"之说，可见其疗效非同一般。

蒴藋细叶

【基原与药材】 为忍冬科植物蒴藋的全草或根。本植物的花名曰"陆英"。

【用法与用量】 内服：煎汤 6~12g（鲜者 90~120g）；捣汁或浸酒。外用：煎水洗浴或捣敷。

【本草经求索】

《本经》：陆英，味苦，寒，无毒。主骨间诸痹，四肢拘挛、疼酸，膝寒痛，阴痿，短气不足，脚肿。生川谷。

《别录》：陆英，无毒。生熊耳及宛朐。立秋采。蒴藋，味酸，温，有毒。主治风瘙瘾疹、身痒、湿痹，可作浴汤，一名堇草，一名芨。生田野。春夏采叶，秋冬采茎、根。

《本草经疏》：蒴藋，或谓即是《本经》陆英，或云非是。濒湖氏亦不能主持其说，今疏《本经》陆英如上，而附以《别录》蒴藋条，既不能指其物，世又并无用者，姑从阙疑。

《本草纲目》：陶、苏本草，甄权药性论，皆言陆英即蒴藋，必有所据。马志、寇宗奭虽破其说，而无依据。仍当是一物，分根茎花叶用。

编者按：陆英为蒴藋之花，仲景仅用其叶，故称蒴藋细叶，二者功用相似。蒴藋又名接骨草，可外敷治疗跌打扭伤血肿等症，说明其有活血化瘀之功。现代药理研究与临床报道证实蒴藋细叶具有加速骨折愈合、消肿、止痛等作用。

【经方用药论】 经方仅王不留行散 1 方用之。《金匮要略》王不留行散用于治疗金疮，即外伤。方用蒴藋细叶与王不留行、桑根白皮三味"烧灰存性"，与其他六味药相配，共奏消瘀止血镇痛之功。方取蒴藋细叶活血行瘀，诚如《长沙药解》所说："行血通经，消瘀化凝。"经烧灰存性处理后，显然取其活血止血之功。

土瓜根（王瓜根）

【基原与药材】 为葫芦科植物王瓜的根。块根呈圆柱形或纺锤形，肥壮，白色，肉质，味极苦。

【用法与用量】 内服：煎汤，5~9g（鲜者 60~90g）；或捣汁。外用：捣敷或磨汁敷。

【本草经求索】

《本经》：王瓜，一名土瓜。味苦，寒，无毒。主消渴，内痹瘀血，月闭，寒热酸疼。益气，愈聋。生平泽田野及人家垣墙间。

《别录》：王瓜，无毒。主治诸邪气热结，鼠瘘，散痈肿留血，妇人带下不通，下乳汁，止小便数不禁，逐四肢骨节中水，治马骨刺入疮。生鲁地田野，及人家垣墙间。三月采根，阴干。

《本草正义》：土瓜根产于北地，以视楼根苦寒过之，故能通热结之血瘀，亦与《别录》言楼根通月水同义，非泛治诸虚不足之痹着瘀血月闭也。寒热酸疼，亦以热胜而血液不足，则为疼酸。所谓益气者，亦以热能伤气，去热即所以益气，又即《本经》楼根补虚安中之义。其能愈聋者，聋必耳中隆隆，皆气火上腾为病，苦降清火，斯内无震动而耳自聪矣。《别录》治"诸邪气热结"，五字作一句读，所谓邪气者，即热邪也。鼠瘘痈肿，无非热结留血之病。带下之与不通，虽似病状绝异，然此之不通，仍以瘀热而言。带下则固多有湿盛热烁，灼成浊垢者，导其热，清其瘀，则带下自已。其止小便数，亦与楼根止小便利同一功用。

编者按：土瓜根性味苦寒，具有清热生津止渴，活血化瘀通经之功用。

【**经方用药论**】 经方中有 2 方由土瓜根组成，可惜《伤寒论》土瓜根方已佚，仅余土瓜根散方。《金匮要略》曰："带下经水不利，少腹满痛，经一月再见者，土瓜根散主之。"经水不利或一月二见，同时又见少腹满痛，乃瘀血所致。治疗此证，应采用通因通用之法，活血化瘀而通经。《本经》说土瓜根主"内痹瘀血，月闭"，正与此证相合。土瓜根散以土瓜根与䗪虫攻逐瘀血而通经水，配桂枝、芍药温经通脉，酒服以行药势。全方逐瘀血而调气血，则经水自调。

干 漆

【**基原与药材**】 为漆树科植物漆树树脂经加工后的干燥品。干燥树脂呈不规则块状。表面黑褐色，粗糙，呈颗粒状或蜂窝状，有光泽。质坚硬，不易折断，断面不平坦，微有漆臭。可点燃，发黑烟，漆臭更强。以块整、色黑、坚硬、漆臭重者为佳。

【**用法与用量**】 内服：入丸、散，3~5g。外用：烧烟熏。

【**本草经求索**】

《本经》：干漆，味辛，温，有毒。主绝伤，补中，续筋骨，填髓脑，安五脏，五缓六急，风寒湿痹。生漆，去长虫。久服轻身，耐老。生川谷。

《别录》：干漆，有毒。主治咳嗽，消瘀血，痞结，腰痛，女子疝瘕，利小肠，去蛔虫，生汉中。夏至后采，干之。

《本草经疏》：干漆，能杀虫消散，逐肠胃一切有形之积滞，肠胃既清，则五脏自安，痿缓痹结自调矣。又损伤一证，专从血论，盖血者有形者也，形质受病，惟辛温散结而兼咸味者，可入血分而消之，瘀血清则绝伤自和，筋骨自续，而髓脑自足矣。其主痞结、腰痛，女子疝瘕者，亦指下焦血分受寒，血凝所致。利小肠者，取其通行经脉之功耳。至于疗咳嗽，虽非正治，然亦有瘀血停积，发为骨蒸劳瘵以致咳嗽者，得其消散瘀血之力，则骨蒸退而咳嗽亦除也。

编者按：张元素说干漆"削年深坚结之积滞，破日久凝结之瘀血"。可谓要言不烦。

【**经方用药论**】 经方中仅大黄䗪虫丸 1 方用干漆。该丸以养营润燥与破血逐瘀并施，主治"干血劳"证候。大黄䗪虫丸用干漆的目的，显然是为增强破血逐瘀之功而设。朱丹溪说"用之中节，积滞去后，补性内行"，即清除瘀血，方能发挥地黄、芍药养阴补血之力。

煅灶下灰

【基原与药材】 传统上煅铁打造兵器及农家用具，"铁灶蓄火，古人用木炭，木炭之灰，今人谓之炉灰"（《本经疏证》）。炉灰即煅灶下灰。锻造锤打时碎铁火花飞溅，难免溅至炉灶之中，则炉灰内多少掺杂有铁屑碎末。

【本草经求索】

《别录》：煅灶灰，主癥瘕坚积，去邪恶气。

编者按： 煅灶下灰，《本经》不载，现今之《中药大辞典》未收录。陶弘景云本品"即今之煅铁灶中灰尔，兼得铁气，以疗暴癥大有效"。

【经方用药论】 经方中仅治疟母的鳖甲煎丸 1 方用煅灶下灰。用清酒浸制诸药，取其破癥坚、消积聚之力，以协助鳖甲煎丸行气化瘀、除痰消癥之效。

水　蛭

【基原与药材】 为水蛭科动物日本医蛭、宽体金线蛭、茶色蛭等全体。药材有三种。①水蛭：呈扁长圆柱形。质脆，断面不平坦，无光泽。气微腥。②宽水蛭，呈扁平纺锤形。质脆，易折断，断面呈胶质状而有光泽。有土腥气。③长条水蛭，呈狭长扁平形，或呈线状。质脆，断面不平坦，无光泽。有土腥气。以上三种药材，均以整齐、黑棕色、无杂质者为佳。

【用法与用量】 内服：入丸、散，1~3g。外用：置病处吮吸；或浸取液滴。

【本草经求索】

《本经》：水蛭，一名至掌。味咸，平，有毒。主逐恶血、瘀血、月闭，破血瘕、积聚，无子，利水道。生池泽。

《别录》：水蛭，味苦，微寒，有毒。主堕胎。一名蚑，一名至掌。生雷泽。五月、六月采，暴干。

《本草经疏》：水蛭，生于溪涧阴湿之处，其味咸苦，气平，有大毒，其用与蛀虫相似，故仲景方中往往与之并施。咸入血走血，苦泄结，咸苦并行，故治妇人恶血、瘀血、月闭、血瘕积聚，因而无子者。血蓄膀胱则水道不通，血散而膀胱得气化之职，水道不求其利而自利矣。堕胎者，以其有毒善破血也。

编者按： 水蛭味咸苦性平（有水腥气），能破血，逐瘀，通经。水蛭特性，《本草经百种》说"最喜食人之血，而性又迟缓善入，迟缓则生血不伤，善入则坚积易破，借其力以攻积久之滞，自有利而无害也"。由于其"善入血分……其气味与瘀血相感召，不与新血相感召，故但破瘀血而不伤新血"（张锡纯）。由于水蛭的上述功效特点，其适应证十分广泛，内、妇、外科凡瘀血所致的各种病证，皆可治之。对急性病如心痛（冠心病心绞痛）、中风（脑出血颅内水肿）有救急之功；对慢性痼疾有可靠疗效。水蛭的上述功效与用法用量密切相关。只宜生用（自然阴干、晒干，或焙干），切忌火炙（高热处理后会变性、分解，失去生物活性），多为研末（或装入胶囊）服用。这是近代名医张锡纯及几十年来善用水蛭的许多临床医家的共识。近几十年来，临床各家用量悬殊，少者1~3g，多者5~10g，每日服2~3次，最大一次用量达30g。当然，水蛭用量之多少，以切中病情为宜，不可盲目过大。有医者治不孕症一人服用的总量最多至800g。尚需说明，《别录》明确曰水蛭"主堕胎"，但有的医者通过实践检验提出质疑，如孕妇一次服30g水蛭粉并未"堕胎"。还有的说"用于7例……孕妇患者，无1例堕胎"。水蛭广泛的临床应用，详见第3册。

【经方用药论】 经方中用水蛭者有3方，均与虻虫合用，分析如下。

1. 泄瘀热治蓄血及妇人经水不利 《伤寒论》所述的蓄血证是指热与血结的证候。血热结于下焦，后人称为太阳蓄血证。血结于胃肠者，称为阳明蓄血证。两种蓄血证均可用抵当汤治疗。若证候较为轻缓者，亦可改汤为丸。详见《伤寒论》124、126、239条。蓄血证为血热互结，故用虻虫与水蛭、大黄、桃仁相配合，破血泄热，为邪实而正不虚的配伍方法。此外，抵当汤还可用于女子经水不利之血热互结证。见《金匮要略·妇人杂病》篇。

以上所述病证及后文大黄䗪虫丸证用水蛭，体现了《本经》"主逐恶血、瘀血、月闭、破血瘕、积聚"之功用。按前辈经验，抵当汤（或丸）服后，在妇女可以从前阴下血，但绝大多数从大便下血。如用小量丸剂（每天服1.5~2g）连续服用，往往能使癥块由硬变软而逐渐消失，并不一定下血。

2. 攻瘀血而性缓善治干血劳 《金匮要略》中大黄䗪虫丸主治"五劳""七伤"所致的"内有干血"（血瘀日久者曰"干血"）而见"虚极羸瘦，腹满不能饮食……肌肤甲错，两目黯黑"等正虚久瘀证候。此方特点是草木类活血药如大黄、桃仁与虫类逐瘀药如水蛭、虻虫、䗪虫等配合应用以逐瘀，并用干地黄、芍药等滋养阴血药以补虚。尤在泾对本方功用归纳为"润以濡其干，虫以动其瘀，通以去其闭"，可谓言简意赅。大黄䗪虫丸用"水蛭百枚"，与其他11味药相比，用量较大。总之，水蛭性缓善入、攻瘀而不伤正之功用特点，适宜于久瘀正虚病候。

虻 虫

【基原与药材】 为虻科昆虫复带虻或其他同属昆虫的雌性全虫。气臭，味苦咸，以个大、完整、无杂质者为佳。

【用法与用量】 内服：煎汤，2~6g；研末，0.3~0.6g；或入丸、散。

虻虫有毒，服后大多引起腹泻，故现代用量较小。孕妇勿服。

【本草经求索】

《本经》：蜚虻，味苦，微寒，有毒。主逐瘀血，破下血积，坚痞癥瘕，寒热，通利血脉及九窍。生川谷。

《别录》：蜚虻，有毒。主女子月水不通，积聚，除贼血在胸腹五脏者，及喉痹结塞。生江夏。五月取，腹有血者良。

《本草经疏》：蜚虻，其用大略与䗪虫相似，而此则苦胜，苦能泄结，性善啮牛马诸畜血，味应有咸，咸能走血，完素云虻饮血而用以治血，故主积聚癥瘕，一切血结为病，如经所言也。苦寒又能泄三焦火邪迫血上壅，闭塞咽喉，故主喉痹结塞也。今人以其有毒，多不用，然仲景抵当汤、丸，大黄䗪虫丸中咸入之，以其散脏腑宿血结积有神效也。

编者按： 虻虫，《本经》与《别录》皆称"蜚虻"。陶弘景注云"方家皆呼为虻虫"。虻虫入于体内可以吸血，具有通络之功。故其主要功能是破血逐瘀。

【经方用药论】 经方中用虻虫者有3方，均与水蛭合用，所治病证亦与水蛭相同，见上文水蛭内容，不再重复。

䗪 虫

【基原与药材】 为鳖蠊科昆虫地鳖或姬蠊科昆虫赤边水䗪的雌性全虫。药材分土鳖虫与金边土鳖虫两种。质松脆，易破碎，腹内有灰黑色物质，气腥臭，味微咸。以完整、油润光泽、无泥者为佳。

【用法与用量】 内服：煎汤，3~6g；或入丸、散。外用：煎水含漱或捣敷。

【本草经求索】

《本经》：䗪虫，一名地鳖。味咸，寒，有毒。治心腹寒热洗洗，血积，癥瘕，破坚，下血闭，生子大良（注：卢辑本无"大良"）。生川泽及沙中、人家墙壁下土中湿处。

《别录》：䗪虫，有毒。一名土鳖。生河东，及沙中、人家墙壁下土中湿处。十月取暴干。

《本草经疏》：䗪虫生于下湿土壤之中，故其味咸，气寒。得幽暗之气，故其性有小毒。以刀断之，中有白汁如浆，凑接即连，复能行走，故今人以之治跌仆损伤，续筋骨有奇效。乃足厥阴经药也。夫血者，身中之真阴也。灌溉百骸，周流经络者也。血若凝滞则经络不通，阴阳之用互乖，而寒热洗洗生焉。咸寒能入血软坚，故主心腹血积，癥瘕血闭诸证，血和而荣卫通畅，寒热自除，经脉调匀，月事时至，而令妇人生子也。又治疟母为必用之药。

编者按：从《本草经疏》的解析中编者领悟到3点。①认识药物的功用必须了解其生活特性，这是中药"取类比象"的根本，实践证明有一定的合理性，䗪虫功用就证明了这一点。②从䗪虫之特性可以推断其功用为和血通络，善入血分"破坚"而不峻，宜于久病瘀血证。③从上述分析便可解答为何治伤寒蓄血之急症不用䗪虫，而治杂病"干血""疟母"及产后瘀结经水不利则用之。

䗪虫又名土鳖虫、土元等，咸（气腥臭）寒，逐瘀，破积，通络，理伤。《本草经疏》说"治跌打损伤，续筋骨有奇效"。其特点是"破而不峻，能行能和"（《虫类药的应用》）"善化瘀血，最补损伤"（《长沙药解》），故虚人者血瘀经闭、跌打损伤证最宜用之。另有谓䗪虫治"风湿筋骨病，消肿"（《分类草药性》），故风湿性关节炎、类风湿关节肿痛当用之。

【经方用药论】 经方中共有4首用及䗪虫，主要用于下列三种病证。

1. 和血通络治干血劳 《金匮要略》大黄䗪虫丸治干血劳。该方由两类药物组成。一类是破血逐瘀之药；一类是润燥养营之品。该方动物类药有四味，为何仅以䗪虫命名呢？这说明䗪虫与其他动物类破血药有所不同。䗪虫既破血，又有和血之功，药性和缓，故不仅用于实证，亦可用于虚证。干血劳为因虚致实证，唯䗪虫最为对证之药，而水蛭、虻虫、蛴螬三味皆为峻悍之品，乃不得已而用之。可见经方之命名，仲景亦多苦心。

2. 和血通经治妇人瘀血 产后必虚，因虚致瘀证2方用䗪虫。《金匮要略》曰："师曰：产妇腹痛，法当以枳实芍药散，假令不愈者，此为腹中有干血著脐下，宜下瘀血汤主之；亦主经水不利。"下瘀血汤所治产后腹痛乃血热瘀结所致。该方中䗪虫逐瘀破结，配大黄、桃仁泄热化瘀，共成逐瘀泄热之剂。经水不利属于瘀热者，自然亦可为功。这是瘀血热结运用䗪虫的配伍方法。《金匮要略》曰："带下经水不利，少腹满痛，经一月再见者，土瓜根散主之。"该方是䗪虫配土瓜根、芍药、桂枝而成，用于妇人杂病瘀血所致的月经不调及其证候。

3. 助软坚药治癥瘕疟母 鳖甲煎丸为仲景治疗癥瘕疟母之方。该方中䗪虫等破血逐瘀药与鳖甲相配，助鳖甲软坚之力，共奏破血消癥之功。该方对于瘀血交阻形成痞块而兼阴虚发热者尤为适宜。

《长沙药解》总结经方4首用䗪虫说："䗪虫善化瘀血，最补损伤，《金匮要略》鳖甲煎丸用之治病疟日久，结为癥瘕；大黄䗪虫丸用之治虚劳腹满，内有干血；下瘀血汤用之治产后腹痛，内有瘀血；土瓜根散用之治经水不利，少腹满痛。以其消癥而破瘀也。"编者重申上述四个方证，或久病正虚致瘀，或产后体虚致瘀，故4方用䗪虫，皆取其和血通络之功。关于䗪虫炮制法，《得配本草》说应"去足，或炒，或酒醉死用"。上述经方 4 首或用酒浸（鳖甲煎丸），或用酒煮（下瘀血汤），或用酒送服（大黄䗪虫丸、土瓜根散），这些经验很宝贵。实践证明，䗪虫酒浸后炒制效力最佳。

蛴螬

【基原与药材】 为金龟子科昆虫朝鲜黑金龟子或其他近缘昆虫的干燥幼虫。蛴螬生活在 3~6cm 深的土内，咬食作物的根部。全体有环节，头部小，棕褐色，体壳较硬而脆，体内呈空泡状。气微臭。以干燥、色黄、条大、完整者为佳。

【用法与用量】 内服：入丸、散，每日 0.5~1g。外用：研末调敷或捣敷。

【本草经求索】

《本经》：蛴螬，一名蟦蛴。味咸，微温，有毒。主恶血，血瘀，痹气，破折血在胁下坚满痛，月闭，目中淫肤，青翳白膜。生平泽及人家积粪草中。

《别录》：蛴螬，微寒，有毒。主治吐血在胸腹不去，及破骨踒折血结，金疮内塞，产后中寒，下乳汁。一名蟹齐，一名敦齐。生河内及人家积粪草中。取无时，反行者良。

编者按：蛴螬，《本草经疏》无注，《本经疏证》中有注但不具体，其片段引述见下文。归纳《本经》《别录》所言蛴螬主治，皆属瘀血所致，该药功用专长为破瘀、消癥、化积。

【经方用药论】 经方中仅《金匮要略》大黄䗪虫丸 1 方用之。《长沙药解》说："蛴螬能化瘀血，最消癥块。《金匮》大黄䗪虫丸用之，治虚劳腹满，内有干血，以其破瘀而化积也。"《本经疏证》说："仲景所用通瘀药不下一二十味，独于两目黯黑之干血证用蛴螬，后人循此而识之，蛴螬可无误用矣。"可供选用时之参考。此前所述三味药都论及大黄䗪虫丸证，故不再重述。

朱良春先生指出：蛴螬性味，古人认为有微温、微寒之不同，但从服后可以发汗，则《本经》谓其"味咸，微温"是正确的。入肝经。功能破血结，通瘀痹，疗跌损，定创疼。李时珍在《本草纲目》中综合诸多名家经验盛赞蛴螬功效"《本事方》治筋急，养血地黄丸中用之，取其治血瘀痹也。陈氏《经验方》云：盛冲母失明，取蛴螬蒸熟食，目即开。与《本经》治目中青翳白膜，《药性论》汁滴目中去翳障之说相合。《婴童百问》治破伤风，又附疗踒折、敷恶血、金疮内塞，主血、止痛之说也。盖此药能行血分，散结滞，故能治以上诸病"。此外，蛴螬对急性喉痹、实证经闭，疗效亦佳。

蛴螬破血逐瘀之力较峻，孕妇体弱或无瘀滞者忌用。

鼠 妇

【基原与药材】 为鼠妇科动物平甲虫的干燥全体。质脆易碎。气腥臭。以干燥、完整、灰白色、无霉蛀者为佳。

【用法与用量】 内服：煎汤，3~6g，亦入丸、散。外用：研末调敷。

【本草经求索】

《本经》：鼠妇，一名负蟠，一名蜲蛾。味酸，温，无毒。主气癃不得小便，妇人月闭，血瘕，痫，痓，寒热，利水道。生平谷及人家地上。

《别录》：鼠妇，微寒，无毒。一名蜲蛛。生魏郡及人家地上，五月五日取。

《本经疏证》：鼠妇利水，白鱼亦利水，又皆气血交阻。但白鱼所主是寒湿阻气，因而及血；鼠妇所主是气阻及血，因壅湿热，故有异云。

编者按：在鼠妇的性味方面，《本经》谓其主性温，而《别录》谓其性"微寒"，两者迥然不同，但从功效来看，似以"微寒"为是。《本经》所述鼠妇主治证候，无非血气壅瘀所致，该药具有破瘀血、通经闭、利水道及解热毒等功用。

【经方用药论】 经方仅鳖甲煎丸1方用及，取其主"血瘕"之用，配合诸药破癥瘕积聚，以治癥瘕疟母。

蜣 螂

【基原与药材】 为金龟子科昆虫屎蜣螂的干燥全虫。体质坚硬，有臭气。以体黑、干燥、完整者为佳。

【用法与用量】 内服：煎汤，1~3g；或入丸、散。外用：研末调敷或捣敷。

【本草经求索】

《本经》：蜣蜋，一名蛣蜣。味咸，寒，有毒。主小儿惊痫，瘈疭，腹胀，寒热，大人癫疾，狂易。生池泽。

《别录》：蜣蜋，有毒。主治手足端寒，肢满，贲豚。生长沙。五月五日取，蒸，藏之。临用当炙。勿置水中。令人吐。又，捣为丸，塞下部，引痔虫出尽，永瘥。

《本草经疏》：蜣螂禀阴湿之气以生，故其味咸气寒有毒。入足厥阴、手足阳明经。小儿惊痫瘈疭，腹胀寒热，大人癫疾狂易，皆肝、胃、大肠三经风热壅盛所致，咸寒除三经之邪热，则诸症自瘥。《别录》主手足端寒、支满者，以脾胃主四肢而治中焦，脾气结滞则血液不能通行灌溉于手足，胃家热壅及大肠结实，则中焦不治而气逆支满，行三经之壅滞则所苦减除矣。咸能软坚入肾，故又主奔豚也。

编者按：蜣螂俗称"推车虫""铁甲将军"。性寒味咸，无毒。入肝、胃、大肠经。功善破癥结，通二便，定惊痫，拔毒生肌，散肿止血，为活血峻烈之品。古今用其推陈致新之功而治疗小儿疳积、顽固性大便不通、术后肠粘连及梗阻有殊功。外用可治瘘管、阴疽等，常以油炙研末与其他活血化瘀之品相合并治。经文所述蜣螂主治病证系热邪所致，说明本品具有清热镇惊之功。

【经方用药论】 经方中仅鳖甲煎丸 1 方用之。该方用蜣螂不仅取其清热的作用，更取其破癥瘕积聚之功。正如《长沙药解》所说："蜣螂，善破癥瘕，能开燥结，《金匮》鳖甲煎丸用之，治病疟日久结为癥瘕，以其破癥而开结也。"言之甚明。

本品有毒，多外用治疮疡。《本草经疏》："古今方书以之治一切痔疮及疔肿疽疮。"

白鱼（衣鱼）

【基原与药材】 为衣鱼科昆虫衣鱼的全虫。衣鱼体长而扁，长约 1cm，外被银色细鳞。多生于古旧的房室和古书中。畏光，好食书籍、衣服、糨糊、胶质等物。

【用法与用量】 内服：煎汤或入散剂。外用：研末调敷或点眼。

【本草经求索】

《本经》：衣鱼，一名白鱼。味咸，温，无毒。主妇人疝瘕，小便不利，小儿中风，项强，皆宜摩之。生平泽。

《别录》：衣鱼，无毒。主治淋，堕胎，涂疮，灭瘢。一名蟫。生咸阳。

编者按：古今医家对白鱼缺乏论述。《本草纲目》："衣鱼乃太阳经药，故所主中风项强、惊痫、天吊、目翳、口喎、淋闭，皆手足太阳经病也。"古代文献确以衣鱼单味药治疗《本草纲目》所述病证。

【经方用药论】 经方仅滑石白鱼散 1 方用及，主治小便不利。《本经》说白鱼主"妇人疝瘕，小便不利"，《别录》说它"主治淋，堕胎"。说明本品除利水通淋之外，尚能行血化瘀。可见白鱼在滑石白鱼散中，一可助滑石利水通淋，一可助乱发活血化瘀，所以本方治疗血淋效果较好。

第十二章　补益药与方通释

本章补益药 23 味，是本书数量最多的一类药。这类药根据功效划分，又可分为补气为主与补血（阴）为主两部分。前 13 味虽然都可归属补气类，但每味药又功效有别，区别如下：①人参为补气主药，特点是既补气，又补血，为补气生血，大补元气之第一要药。若气虚不甚者，用党参即可。②黄芪为补气诸药之最，特点是秉性纯阳，专于补气，更善于补肌表之气。③术之补气专补脾气，非如人参、黄芪并补脾肺之气。之所以补脾气，亦非纯甘补脾，而是甘苦温健脾燥湿补气。术又分白术与苍术，二术都能健脾燥湿，但白术健脾为主，苍术燥湿为长。④薯蓣（山药）补气又益阴，不似黄芪纯阳善补肺气，白术甘而苦专补脾气，而为平补肺脾肾三脏之良品。⑤甘草味至甘，得中和之性，有调和诸药而"纠偏"之功。其本来功用，生甘草偏凉，清热泻火而功效平缓。蜜炙甘草偏温，补中益气，但甘令中满，不可多用。⑥大枣甘甜可口，补血以化气为其特点，与人参补气以生血不同，常与生姜相配，调营卫，和百药。⑦蜂蜜极甜，芳香可口，与甘草至甘而味特异不同，其甘润补中润燥，和百药为丸且防腐为其专长。⑧粳米补脾胃而充养周身。⑨小麦补心脾而养诸脏。⑩大麦功用与小麦相似，性偏凉而滑腻，和胃下气是其特点。⑪胶饴（饴糖）甘温濡润，功似蜂蜜。⑫热粥为米面熬煮而成，糜粥养胃，以助药力。⑬羊肉为温补良品，可比人参，但人参善于补气，羊肉长于补血。

上述 13 味，前 5 味为补气主药，特别是人参、黄芪，更为补气必用之药。随后 8 味为药食同用之品，皆味甘补中，常食之能充养周身，药用之能强身祛病。

后 10 味补血或养阴为主的药亦功效有别。区别为当归既补血，又行血，为和血良药，血中气药。芍药又分赤、白。白芍养血柔肝，缓中止痛；赤芍行瘀止痛，且能凉血。阿胶为补血第一要药，且能止血。天门冬与麦门冬皆甘寒滋润益阴。但天门冬清肺金并滋肾水，寒凉滑肠；麦冬微寒不苦，清心润肺养胃，善补益。百合柔滑，善清心肺余热，乃清补良品。葳蕤（玉竹）养阴，功类百合，百合清补而葳蕤滋润。鳖甲养阴，善能攻坚，为肝病血闭邪结专药。鸡子黄与鸡子白，补养极品，中医治病，区分用之。上述 10 味，前 3 味当归、芍药、阿胶为养血主药；后 4 味天门冬、麦门冬、百合、玉竹皆甘寒养阴；鳖甲味咸攻坚，又能养阴；最后鸡子区分黄与白，可治内外之病。

人 参

（兼论党参、西洋参、太子参）

【基原与药材】 为五加科植物人参的根。人参分园参、野山参、移山参、朝鲜人参四种。①园参中又分红参、边条参、糖参、白人参、生晒参、白干参、掐皮参、大力参等八种，总以身长、支大、芦（根茎）长者为佳。支瘦小、芦短、糖重者为次。②野山参，又名山参，由于加工不同，又分生晒参、糖参、掐皮参三种，均以支大、浆足、纹细、芦长、碗密、有圆芦及珍珠点者为佳。③移山参，体形似野山参，但主根下部往往较肥大，纹粗或浅，常延伸至主根中部，须根珍珠点较少，其品种与野山参相同。以上三种人参主产于"东三省"。④朝鲜人参，又名别直参、高丽参，商品有朝鲜红参及朝鲜白参，而以红者为优。人参产地不同，气味有别，一般气香味甘微苦。

【用法与用量】 内服：煎汤，3~9g，大剂可用至30g；亦可熬膏，或入丸、散。

【本草经求索】

《本经》：人参，一名人衔，一名鬼盖。味甘，微寒。无毒。主补五脏，安精神，定魂魄，止惊悸，除邪气，明目，开心益智。久服轻身，延年。生山谷。

《别录》：人参，微温，无毒。主治肠胃中冷，心腹鼓痛，胸胁逆满，霍乱吐逆，调中，止消渴，通血脉，破坚积，令人不忘。一名神草，一名人微，一名土精，一名血参。如人形者有神。生上党及辽东。二月、四月、八月上旬采根，竹刀刮，暴干，无令见风。

《本草经疏》：人参……能回阳气于垂绝，却虚邪于俄顷，功魁群草，力等九丹矣。其主治也，则补五脏，盖脏虽有五，以言乎生气之流通则一也，益真气则五脏皆补矣……邪气之所以久留而不去者，无他，真气虚则不能敌，故留连而不解也。兹得补而真元充实，则邪自不能容。清阳之气下陷，则耳目不聪明，兼之目得血而能视，阳生则阴长，故明目。真气内虚，故肠胃中冷，气旺阳回则不冷矣。心腹鼓痛者，心脾虚故也，二脏得补，其痛自止……胸胁逆满者，气不归元也，得补则气实而归元也。脾胃俱虚则物停滞而邪客之，故霍乱吐逆也。补助脾胃之元气，则二证自除。调中者，脾治中焦，脾得补则中自调矣。消渴者，津液不足之候也，气回则津液生，津液生则渴自止矣。通血脉者，血不自行，气壮则行，故通血脉。破坚积者，真气不足则不能健行而磨物，日积月累遂成坚积，脾主消化，真阳之气回则脾强而能消，何坚积之不磨哉？令人不忘者，心主记，脾主思，心脾二脏之精气满，则能虑而不忘矣。

《本草正义》：辽参产于辽沈，即奉天、吉林等处，地属北方阴寒之域，且其秉性背阳而向阴，气味皆清，色淡黄或白，故禀阴凝之气而微寒。功能养阴而清虚火，今用之于阴虚有火，及吐衄失血后之宜于清养，或汗家、失精家阴液耗损，虚阳偏炽者，甚有经验。证以《本草经》之所谓人参味甘微寒者，气味甚合，故以《本经》之人参主治全文系之于此。主补五脏者，五脏属阴，辽参禀性属阴，得地气最厚，而气味中和，无所偏倚，故能兼补五脏之阴，而不专主一脏。安精神、定魂魄、止惊悸者，皆脏阴充牣（注：牣，满也。）之功也。除邪气者，则真阴既足而邪气自除。明目、开心益智，又皆阴液充盈，精神贯注之明证。寻绎《本经》主治，皆滋养阴液，生津补血之功，陈修园所谓无一字言及温补回阳，所以仲景恒用于汗吐下后阴伤之证，以救津液，而于回阳方中，不用此阴柔之品以缓姜、附之功者，洵读书之得间者也。此则《本经》之人参，固明谓其只能养阴，而非补气回阳之药，是皆辽参之功用，而非高丽参之兼有温性者可比。是当明为分析，而不可混溶于一炉之中者也。

《本草正义》：高丽参产于朝鲜，古之高丽、百济、新罗皆是也。地当东海之滨，禀东方发生之气。故其气味浓厚，色亦重浊，具有温养生发之性。今用之于脾肾虚寒，真阳衰弱及中气不振，阴寒用事诸证，功效甚捷。较之辽参偏于养阴，含有清凉气味者，性质迥异。证以《名医别录》之人参味甘微温，气味甚合，故以《别录》之人参主治全文系之于此。肠胃中冷，心腹鼓痛者，皆中气虚寒，真阳不宣之候也。胸胁逆满，亦阳衰阴盛之病，故皆以人参温养其中气，此非痰湿凝滞之逆满，所以宜于温补。若霍乱吐逆，则阴霾凝结之病，故亦以温中为宜。唯霍乱为患，迅疾暴戾，虽有寒有热，而以阴盛灭阳为最多，宜大剂姜、附，而以人参之大力者驭之，方足以回垂绝之真阳，非一味所能治也。调中者，则中气虚弱而和调之。止消渴者，则滋养津液之效也。参本养液，而又有温和之气以流利之，故能通行血脉；参本补脾，而又有熯煦之气以健运之，故能消磨坚积。令人不忘者，心为牡脏，参能益血，更能温养而振刷（注：奋起图新，振作）之，则心阳舒展，而记忆力自富。此皆惟高丽参之微温，禀春生发育之性者，方能臻此刚健婀娜之候，而非辽参之仅能滋阴者，所可同日语矣。

《本草正义·考证》：古称人参，今有辽参、高丽参、党参之别，形色、性情、功效各有不同……考其气味主治，则《本经》称其寒而补五脏、安精神云云，皆似指辽参而言。《别录》则曰微温而疗肠胃中冷、心腹鼓痛云云，皆似指高丽参而言。若云皆即今之党参，则实不能具此力量……但上党之所产，岂古时本与辽参无别？而今之所谓潞党参者，别自一种乎？抑古今地气攸殊，古则同于辽参，而今遂成潞党乎？考濒湖《纲目》引陶弘景之言，已有上党来者，形长而黄，状如防风之说，则颇似今之党参；张路玉《本经逢原》别出上党人参一条，但曰甘平清肺，又不似今之党参；惟吴遵程《本草从新》别出防风党参一条，则即今所通用之党参也。盖辽参、高丽参，其力皆厚，惟一则甘而能清，一则甘而兼温，功力自别，若党参则为补脾和缓之药，而力量较为薄弱，三者之性情功用，迥乎不侔，万不能一陶同冶而无区别。

编者按： 以下将人参、党参、西洋参及太子参之异同简要论之。

人参包括人参和党参两种。党参之名，初不见于古书，所以，《本经》及经方之中不可能有党参之名。然其所述所用之人参很可能包括今之人参与党参两种药物。人参是五加科多年生草本植物人参之根，党参是桔梗科多年生草本植物党参的根，因其生于上党之地，故名之曰党参。两者药用部位的外形及功用相似，古人难以区分，故多混用。近代医家张锡纯大胆提出古之人参，即今之党参，他说："人参之种类不一，古所用之人参，方书皆谓出于上党，即今之党参是也。考《本经》载人参味甘，未尝言苦，今之党参味甘，辽人参则甘而微苦，古之人参其为今之党参无疑也。"另，据陶弘景所描述之人参"形长而黄，状如防风"，亦颇似今之党参。《别录》曰人参"生上党及辽东"，故编者认为，信古者把经方中之人参一概肯定为今之人参，未必确切，但据人参产于上党即把经方所用之人参皆断为今之党参，也不一定恰当。古人受时代的限制，不能将两者严格分开，故多混用。我们在使用经方时，应掌握两者区别，根据病情之轻重缓急，或者选用人参，或者选用党参，还可选用西洋参等。

党参与人参之科属不同，乃桔梗科植物党参的根。其分布于东北及河北、河南、山西、陕西、甘肃、内蒙古、青海等地。党参药材由于产地不同，有西党、东党、潞党三种。性味甘平，《本草正义》对其功效特点论述切实，引录如下："党参……力能补脾养胃，润肺生津，健运中气，本与人参不甚相远。其尤可贵者，则健脾运而不燥，滋胃阴而不滞，润肺而不犯寒凉，养血而不偏滋腻，鼓舞清阳，振动中气，而无刚燥之弊……且较诸辽参之力量厚重而少偏于阴柔，高丽参之气味雄壮而微嫌于刚烈者，尤为得中和之正。宜乎五脏交受其养，而无往不宜也。"

西洋参与人参之科属相同，同为五加科植物的根。其主产于美国、加拿大，我国亦有栽培。味甘微苦性凉。《医学衷中参西录》认为西洋参"能补助气分，兼能补益血分，为其性凉而补，凡欲用人参而不受人参之温补者，皆可以此代之"。

太子参，异名孩儿参、童参。《中药大辞典》据《本草从新》《本草纲目拾遗》《饮片新参》等书记载，太子参原指五加科植物人参之小者（《本草新编》谓之"大补元气"）。现在商品则普遍用石竹科植物异叶假繁缕（孩儿参）的块根（全国大部分地区有分布），虽有滋补功用，但其力较薄。

综上所述，人参由于产地不同，性味略有差异，一般为味甘微苦性微寒（辽参）或微温（高丽参），功能大补元气，起死回生。党参甘平，功用与人参相近，若补助中州而滋养诸脏，虚损百病不需急投者，皆可以党参（平和价廉）代人参。西洋参味甘微苦性凉，热病津气两伤与杂病气阴并虚者宜之。今太子参非古代用人参之小者，而用石竹科之细条根茎，补益功力薄弱。

总之，成书于秦汉时代，或年代更远的《本经》，或年代稍近的《别录》，所用人参之产地"生上党及辽东"，那时可能对五加科的人参与桔梗科的党参没有区分，但都是天然野生，饱含天地之灵气，用之得当，才有起死回生之功。而当今广泛栽培者，补力不及也。古代尚未与欧美等地交流往来，不可能有西洋参，就是邻域朝鲜人参，即高丽参，也是汉代以后事矣。

【经方用药论】 人参是仲景常用药之一，用其组成的方剂达37首，经方对人参的具体运用分析如下。

1.大补气血救治危证 取人参益气生津之功，用治各种气阴两伤证。

（1）治亡阳液竭证 仲景治疗霍乱病出现"恶寒脉微而复利，利止亡血"时，用四逆加人参汤。若属少阴格阳之证见有亡血者，则用通脉四逆汤加人参。以上两证相当于西医学之休克，其所用之人参具有固脱抗休克之功，故应用五加科之人参为佳，后世急救回阳之参附汤即脱胎于此。另外，还有一首茯苓四逆汤，适用于少阴病阴阳两虚烦躁证，该方即四逆加人参汤再加茯苓而成。方中除用人参益气生血外，人参还能与茯苓相配，发挥其"安精神，定魂魄"的作用，协助茯苓健脾宁心止烦躁，所用人参一举两得，反映了仲景选药之精。

（2）治热盛气阴两伤证 《黄帝内经》曰"壮火食气"，又曰"阳盛则阴病"，说明邪热过于亢盛，可以造成气阴两伤。在这种情况下，仲景也使用人参益气生津，方如白虎加人参汤。若为伤寒热病后期，余热未清，气阴已虚而见"虚羸少气，气逆欲吐"时，可用竹叶石膏汤治疗，该方由人参配竹叶、石膏、麦门冬、半夏、甘草、粳米所组成。若纯属虚火上逆而见"火逆上气，咽喉不利"等症时，可用上方去清热之竹叶、石膏，加大枣，重用麦门冬，即麦门冬汤。

（3）治心之气阴两虚证 用人参治疗心之气阴两虚的方剂是大家熟知的炙甘草汤，本方适用于"脉结代，心动悸"等。此乃由心之阴血亏损，不能充养心脏；心之阳气不足，无力宣行气血而致。此方用人参一方面协助桂枝、甘草、生姜、大枣益气助阳，既可强心阳以行气血，又可补中气以资气血生化之源。另一方面配合麦门冬、生地黄、阿胶、麻子仁益气生津，填补已虚之阴血，以发挥其安神止惊悸之功。临床实践证明，人参是本方治疗"脉结代，心动悸"不可缺少的药物，用与不用，效果大不一样。

总之，人参益气生津，既可用于急症阳虚液竭，又可用于热盛气阴两伤，还可用于阴阳两虚证。阳虚液竭及热盛气阴两伤往往是疾病预后吉凶转折的关键时刻，人参起着举足轻重的作用。其用人参除可益气生津充脉之外，尚能加强回阳或清热养阴方药的功效。但应明确，人参为益气生津之品，非纯为养阴，如果没有气虚的表现，人参则不宜用，应用栝楼根、麦门冬等养阴才是。

2. 健脾益气治中虚升降失调证　人体之气在不停地进行着升降出入的运动。中焦是其升降运动的枢机，中焦气旺则升降有序，中气虚弱而无力斡旋，升降就会失常。人参具有健脾益气之功，能恢复中焦斡旋之力，以调整气机的升降。经方中使用人参健脾益气，斡旋升降，主要用于如下几种病证。

（1）治寒热互结心下痞证　寒热互结于心下胃脘部，必然影响气机的升降运转。升降呆钝，中气壅滞则心下痞满；浊气不降反上逆则呕吐；清阳不升反下陷则下利。仲景治疗此证从两方面着手。一是用辛开苦降之药，升清降浊以泄心下之痞满，药用干姜、半夏、黄芩、黄连；一是健脾益气恢复中焦升降之枢纽的功能，药用人参、甘草、大枣。前者治标，后者治本，标本兼顾，这就是被后人推崇的半夏泻心汤。若于方中加生姜减干姜用量，就是生姜泻心汤；若半夏泻心汤重用甘草为君，就是甘草泻心汤。三方使用人参的目的相同，都是扶正固本，恢复中焦升降之职。

（2）治上热下寒证　升降失常除了表现为寒热互结心下痞证外，还可以表现为上热下寒证。升降源于脾胃。脾主乎升，升之不足因于脾，脾属阴脏而其位在下，故升之不足多从寒化而生下寒；胃主乎降，降之无力因于胃，胃属阳腑而其位在上，故降之不足多从热化而生上热。寒热分居上下的证候特点是呕吐与下利并见。用人参治疗上热下寒（即胃热脾寒）的方剂有3首：一是黄连汤；二是干姜黄芩黄连人参汤；三是乌梅丸。

（3）治虚性呕哕　中焦斡旋无力，升降失司，还可以表现为升多降少。升多降少往往引发胃气上逆。经方中用人参治疗胃气上逆的方剂共5首，即大半夏汤、干姜人参半夏丸、吴茱萸汤、旋覆代赭汤、橘皮竹茹汤。上述五种方证，虽表现不同，但其病机均属中虚而升多降少。前四方证属虚寒，后一方证属虚热，可见人参益气和中止呕，虚寒或虚热均可使用。虚寒者一般与半夏相配或再配干姜；兼饮者与姜汁相合；气逆者合旋覆花与代赭石；兼肝寒者配吴茱萸；虚热者与竹茹为伍。

（5）治脾虚下利　中虚斡旋无力，升降失司，还可以出现升少降多的情况，因脾主升，故升少降多则表现为脾虚下利之证。经方中用人参治疗脾虚下利证的方剂有理中丸与桂枝人参汤。

（6）治湿阻中焦脘腹胀满　中焦升降失司，脾失健运，胃中湿浊不化，留湿生痰，气机升降愈加受阻，遂生腹满腹胀之症，仲景用厚朴生姜半夏甘草人参汤治疗。本方证脾虚为本，湿阻为标，但标急于本，故重用厚朴、生姜、半夏化湿理气泄满，少佐人参、甘草益气补脾，体现了急则治标为主，缓则治本为主的原则。

3. 扶正气除邪气

（1）用于体虚外感表证　体虚感受外邪，用人参可以扶正祛邪，这样的方剂有3首，即竹叶汤、薯蓣丸、侯氏黑散。以上三方用人参皆为扶正祛邪而设。《本草经疏》说："邪气之所以久留不去者，无他，真气虚不能敌，故留连而不解也，兹得补而真气充实，则邪自不能容。"此正是三方加用人参的道理之所在。

（2）用于少阳病正气已虚　小柴胡汤是治疗少阳病的千古名方。关于本方用人参，汪苓友说："倘其病初伤本经，或初自太阳、阳明传变，邪气方盛，人参一味，断不可用。"治少阳病的柴胡加龙骨牡蛎汤、柴胡桂枝汤、柴胡加芒硝汤，皆用人参扶正气。此外，经方治疗疟母的主方鳖甲煎丸，其用人参配阿胶补益气血，亦属扶正之例。治疗咳嗽上气病正虚邪盛的泽漆汤与治疗痰饮病膈间支饮的木防己汤，皆取人参扶正以祛饮邪。

4. 补体虚而止痛　人参补虚可以治疗因虚所致之痛证。

（1）治疗身痛　方剂有2首，一是桂枝加芍药生姜各一两人参三两新加汤，适用于气营亏损之身体疼痛等。二是附子汤，适用于少阴元阳虚衰，寒湿留滞之身体疼痛等。

（2）治疗胸痹　经方中使用人参治疗胸痹的方剂为人参汤。本方适用于中阳不足，浊阴上逆而致之胸痹病。人参汤即理中汤之炙甘草改为生甘草。

（3）治疗腹痛　方剂有2首。一是温经汤，适用于冲任虚寒兼有瘀血的崩漏等。二是大建中汤，适用于脾阳虚衰，寒气上逆所致的腹中痛等。

总之，人参对于气虚或血虚引起的各种疼痛，经过适当的配伍，都可以应用。气为血帅，气壮可以冲决一切阻滞，正所谓"大气一转，其气乃散"。

综上所述，人参大补元气确可救治危急重症，而慢性病取其益气扶正之功，可协调升降、燮（注：xiè，谐和，调和）理阴阳寒热，并且能化痰饮、祛外邪、止疼痛。人参价格昂贵，除急救外，一般可以党参代替。

关于剂量，若急救用独参汤，"必须用人参一二两，或四五两"，即30g以上，而复方用之，少者三五克，多者一二十克，若以党参代之，应适当加大剂量。

附文：

《本草正义》论参芦："芦是参之蒂，部位在上，力能上行，古人以为虚人涌吐膈上痰饮之用。张石顽亦谓其性升，而于补中寓泻，屡有效验。又谓能治泻利脓血，崩带精滑等证。唯气虚火炎，喘呕嗽血者忌之，则上逆之病，恶其升腾耳。寿颐按：凡泄泻日久，阳气下陷，用参芦加入应用药中，颇有功效。若滞下脓血，而湿热未清，则不可升也。"

《本草正义》论参叶："参叶本不入药，唯吴氏《从新》收之，乃谓大苦大寒，损气败血，其性与参相反，大不近理。而赵学敏《本草纲目拾遗》则谓其清香微甘，清肺生津止渴，力能行于皮毛，性带表散，养胃阴，祛暑气，降虚火，以代茶用，为醉后解醒第一。以理推之，赵氏之说为是。"

现代药理研究证明：人参对中枢神经系统具有兴奋作用；对心肌和血管有直接作用，一般小剂量时表现为兴奋，大剂量时则抑制；有抗过敏、抗休克、强心作用；能兴奋垂体-肾上腺皮质系统，提高机体对外界不良条件刺激的抵抗力；能降低血糖，并与胰岛素有协同作用；有促性腺激素样作用，能增强性功能；促进造血，改善贫血；改善消化吸收和代谢功能，促进蛋白合成；降低胆固醇；具有利尿作用。故现代临床以人参辨证治疗心血管系统疾病（高血压病、心肌营养不良、冠心病、心绞痛等）、胃和肝脏疾病、糖尿病、神经衰弱、阳痿等均取得较好的疗效。通过剂型改革，现代亦广泛以人参制剂（肌内注射与静脉滴注）用于急救，如心源性休克或其他极端垂危患者的抢救。

人参入药的剂型有丸、散、汤剂。入煎剂宜文火另煎，饮汁嚼渣。为节省药源亦可研末吞服。若救虚脱，当大剂量、煎汁分数次灌服或制成注射液，肌内注射或静脉滴注。

徐大椿说："毒药则以攻邪。故虽甘草、人参，误用致害，皆毒药之类也。"（《医学源流论·用药如用兵论》）故人参对实证、热证而正气不虚者忌服。人参反藜芦，畏五灵脂，恶皂荚。服人参时不宜饮茶和进食萝卜，以免影响疗效。

黄 芪

【基原与药材】 为豆科植物黄芪或内蒙黄芪的干燥根。气微弱而特异，味微甜，嚼之有豆腥气。以根条粗长、皱纹少、质坚而绵、粉性足、味甜者为佳。根条细小、质较松、粉性小及顶端空心大者质次。

【用法与用量】 内服：煎汤，9~15g；入丸、散，或熬膏。

古今医家用黄芪治病，有善用小剂量者，如李东垣创补中益气汤，方中君药黄芪一钱（3g）。有善用大剂量者，如王清任创补阳还五汤，方中君药黄芪四两（120g）。现今名医、学者用大剂量黄芪为主药治心力衰竭、肝硬化腹水、慢性肾炎蛋白尿、耳前瘘管感染、胎死腹中、截瘫等，皆取得良效（详见附文）。编者根据"治未病"的思想，以补阳还五汤为主方重用黄芪60~90g，治疗高血压病气虚血瘀证，可降低血压、改善症状，预防中风（见《仲景医学心悟八十论》专文）。

【本草经求索】

《本经》：黄耆，一名戴糁。味甘，微温，无毒，主痈疽久败疮，排脓止痛，大风癞疾，五痔，鼠瘘，补虚，小儿百病。生山谷。

《别录》：黄耆，无毒。主治妇人子脏风邪气，逐五脏间恶血，补丈夫虚损，五劳羸瘦，止渴，腹痛泄利，益气，利阴气。生白水者冷，补。其茎、叶，治渴及筋挛，痈肿，疽疮。一名戴椹，一名独椹，一名芰草，一名蜀脂，一名百本。生蜀郡、白水、汉中。二月、十月采，阴干。

《本经疏证》：黄耆，直入中土而行三焦，故能内补中气，则《本经》所谓补虚，《别录》所谓补丈夫虚损、五劳羸瘦，益气也。能中行营气，则《本经》所谓主痈疽、久败疮、排脓止痛、大风癞疾，《别录》所谓逐五脏间恶血也。能下行卫气，则《本经》所谓五痔鼠瘘，《别录》所谓妇人子脏风邪气，腹痛泄利也。历历明征，莫非营卫之病，而营卫所以属三焦，三焦所以属中土者，三者皆本于水谷，是三焦为营卫之本，脾胃之蒸腐变化，又为三焦之本。黄耆一源三派，浚三焦之根，利营卫之气，故凡营卫间阻滞，无不尽通，所谓源清流自洁也。

《本草正义》：黄耆甘温补气，禀升发之性，专走表分而固皮毛。《本草经》所主，多皮肤肌肉之病。痈疽久败，则表虚而肌肉败坏，耆能固表，则补其久败之虚，而排脓止痛。大风癞疾，亦皮肤肌肉久败之病，培养其在表之气血，则正气旺而邪自可除。五痔者，中气之下陷也。耆有升发之力，则举其陷而有余。然湿火盛者，弗误与也。鼠瘘即瘰疬，亦绵延久败之疮疡，虚则补之，耆之用也（徐洄溪谓耆之皮最厚，故补益皮肉，为外科生肌长肉之圣药）。若暴病痰火凝结，则亦非其治矣。陈修园谓瘰疬乃少阳胆经、三焦经之郁结。耆禀少阳之气化，能使少阳生气条达，故能解散其郁。修园又谓《本经》"补虚"二字，乃总结上文诸证之久而致虚者，耆能补之，非泛言其为补益之品。然寿颐则谓耆固补虚之品，即以为泛指诸虚，亦无不可。其主小儿百病者，温和滋长之性，固最宜于儿童之发育生长也。《别录》主妇人子藏风邪气者，乃中气之不振，补益中气，则邪气自除。且气行则血行，温养而运行之，斯五脏间之恶血自去，补虚损五劳羸瘦，皆益气温养之功。且甘能益津液，温和则润泽，而耆禀升举之性，助其脾胃津液，斯口渴自止。腹痛泄利，皆中气不举清阳下陷之候，甘温益气，则痛利自已。利阴气者，阳气运而阴血自充也。茎叶疗渴，亦升清滋液之功。治筋挛者，亦唯禀温和之性者，斯能有宣通脉络之力也。其治痈肿疽疮，则茎叶自有外行旁达之性，乃能疏通气血而消肿化壅，与根之偏于补益者，固自有别耳。

《本草正义·发明》：黄耆具春令升发之性，味甘气温，色黄，皆得中和之正，故能补益中土，温养脾胃。凡中气不振，脾土虚弱，清气下陷者最宜。其皮味浓质厚，力量皆在皮中，故能直达人之肤表肌肉，固护卫阳，充实表分，是其专长，所以表虚诸病，最为神剂。但升举有余，偏于阳分，气虚阳虚者，宜升宜提，而阴虚火扰者宜禁。若肝肾不足，不可误与升阳，伐其根本。

编者按：黄芪味甘气温，纯阳之品，"为补气诸药之最，是以有'耆'之称"

（《本草求真》）。其主要功用有两大专长：一是"专走表分而固皮毛"，所以"表虚诸病，最为神剂"；二是长于"补益中土，温养脾胃"，中州建旺，温煦"四旁"。

【经方用药论】 经方有 7 方用及黄芪，取其补虚、通痹、利水、散邪，治疗痹证、虚劳、水肿及黄汗等病证。

1. 益气祛邪治痹证 仲景用黄芪治疗痹证的方剂有 3 首，分别用于治疗风湿、历节病及血痹。①《金匮要略》曰："风湿，脉浮，身重，汗出，恶风者，防己黄芪汤主之。"该方用黄芪，一是益气固表治表虚证；一是助防己、白术健脾祛湿通痹。②《金匮要略》曰："病历节，不可屈伸，疼痛，乌头汤主之。"该方用麻黄、乌头温经散寒止痛，芍药、甘草舒筋缓急，配用黄芪是助正祛邪。③《金匮要略》曰："血痹，阴阳俱微，寸口关上微，尺中小紧，外证身体不仁，如风痹状，黄芪桂枝五物汤主之。"该方用黄芪"益气"之功，以助桂枝、芍药、生姜、大枣和血通痹。这为后世的"气行则血行，治血先治气"之理论的提出奠定了基础。上述三方可知黄芪益气通痹之配伍。属风湿者，与防己、白术等祛湿药相配；属寒湿者，与麻黄、乌头等温经散寒药相伍；血痹者，与桂枝、芍药等和血药相合。

2. 益气健脾疗水肿 仲景不囿于前人之说，敢于创新，首先以黄芪益气健脾的功效，治风水与皮水。前述治风湿之防己黄芪汤亦用来治疗风水表虚证。仲景一方两用表明黄芪配防己、白术，既能除关节之风湿，又能除稽留于肌表之水肿。黄芪补气之功，既善于治表气虚之风水，又善于治脾气虚之皮水。《金匮要略》曰："皮水为病，四肢肿，水气在皮肤中，四肢聂聂动者，防己茯苓汤主之。"该方中重用茯苓与黄芪、防己、甘草相配，益气健脾，渗湿于下，令水邪从小便而去，黄芪与桂枝相合，益气通阳于外，鼓舞卫气，发散水气。

3. 益气建中补虚损 《金匮要略》曰："虚劳里急，诸不足，黄芪建中汤主之。"黄芪建中汤是小建中汤加黄芪而成，小建中汤适用于脾虚营弱之证，加黄芪之后，其补益脾气之力更强，正如尤在泾所说："充虚塞空，则黄芪尤为专长也。"清代名医叶天士说："上下交损，当治其中。"据此可进一步说明加黄芪的目的是补中益气。现代药理研究发现，黄芪具有类性激素和兴奋中枢神经系统的作用，其补虚强壮作用，可能与此有关。

4. 益气实表祛黄汗 黄汗病以汗出"色正黄如柏汁"而"黏衣"为特点。汉代张仲景首次记载了黄汗病，治疗该病的 2 首方剂均使用黄芪。一方是芪芍桂酒汤，另一方是桂枝加黄芪汤。芪芍桂酒汤重用黄芪为君，实卫止汗，白芍、桂枝和营卫，并配苦酒（醋）之酸敛，全方重在实表固卫；桂枝加黄芪汤则以桂枝汤发汗为主，加黄芪助其发汗祛邪外出。《本草正》说："黄芪……气虚而难汗者，可发；表疏而多汗者，可止。"此外，桂枝加黄芪汤还可用于治疗黄疸病邪气在表者。其用黄芪的目的，亦是帮助桂枝祛邪外出。

综上所述，经方中使用黄芪组方治疗的病证包括：虚劳、风湿、历节、血痹、风水、皮水、黄汗及黄疸这八种病证。本品易升阳动火，故实证及阴虚阳亢者忌用。

附：现代名医邓铁涛谈黄芪之妙用

清代王清任善用黄芪，邓铁涛师其法，用之得当，确有奇效，试作归纳，介绍如下。

1. 陷者举之　重用黄芪以升陷，其适应证为脏器下垂（如胃下垂、子宫下垂、脱肛、肾下垂等）、重症肌无力、肌肉萎软、呼吸困难、眩晕等属气虚下陷者。以上诸症皆因气虚下陷，升举无力，致使脏器提升不起而下垂；或清阳不升，诸阳不能汇于巅顶而眩晕；或宗气不充而难司呼吸出现呼吸困难；或肺气难支，吐故纳新受阻，朝百脉之职难司，四末失养而肌肉萎软无力。

（1）胃黏膜下垂　可用四君子汤加黄芪30g，再配枳壳3g以反佐，一升一降，升多降少。所以要用枳壳反佐，因胃属腑主受纳，胃气以降为顺，虽然黏膜下垂需升，但胃气需降，故重用黄芪补气升提以治黏膜下垂，而反佐枳壳以顺应胃气以下降，以促进胃黏膜之复原。

（2）脱肛　内蒙古《中草药新医疗法资料选编》载用黄芪120g，防风9g。此方实出自王清任治脱肛之黄芪防风汤。王清任方用黄芪四两，防风一钱。李东垣认为防风能制黄芪，黄芪得防风其功愈大，乃相畏而相使也。可见王清任之黄芪防风汤实源于李东垣。此法治脱肛的确有效。

（3）子宫脱垂　治以补中益气汤加何首乌。加何首乌之意，一者在于引经，二者因胞宫冲任所系，全赖阴血所养，气得血养，血得气行，气血充和，冲任得调，所系之胞宫则能复其原位。若能配合针灸，加强冲任之调理，则取效更捷。

（4）重症肌无力　治以强肌健力饮，此方为自拟经验方，亦重用黄芪为主药。重症肌无力证候较复杂，除眼睑下垂外，可有复视，吞咽困难，构音不清，四肢无力，重者呼吸困难，大气下陷，危及生命。我认为该病的最大特点是肌肉无力，因脾主肌肉，故此是脾胃气虚之证，并由虚至损，且与五脏相关。治疗上紧抓脾胃虚损这一病理中心环节，重用黄芪以补气升陷，同时针对兼夹之证调理五脏，重补脾胃，以运四旁，促病痊愈。

2. 升者平之　此处言"升"，血压升高也。高血压一病，肝阳上亢者为多，临床上多使用平肝潜阳、降逆息风之品，但亦有不然者。邓铁涛治疗气虚痰浊型之高血压病患者，则重用黄芪合温胆汤以治之。怎样解释黄芪降压与升陷之理？有人会想到中药往往有"双向作用"，故黄芪又能升提又能降压。如何掌握升降之机？邓铁涛的体会是：黄芪轻用则升压，重用则降压。为什么药理研究只得一个降压的结果？因为动物实验都是在大剂量用药下进行研究的，所以得出降压的结果。邓铁涛治疗低血压时，喜用补中益气汤，方中黄芪的用量不超过15g。治疗气虚痰浊型高血压，邓铁涛喜用黄芪合温胆汤，黄芪用量必30g以上。诚然，论方剂补中益气汤除了黄芪之外还有柴胡与升麻，可使升提之力倍增，在重用黄芪降血压时亦可加重镇潜阳之品，效果当然更好，但不加重镇潜阳药亦有降压作用，这是可以肯定的。曾会诊一中风患者，偏瘫失语而血压偏高，辨证为气虚血瘀之证，处方以补阳还五汤，黄芪照方用四两，该院西医生对黄芪用至四两有顾虑，拟加西药降压。晓之以理，照方服药后血压不升反降，乃信服。虽说黄芪重用可以降压，有证有据，但黄芪仍然是益气升阳之药，这一点不可不加以注意。如果辨证为肝阳上亢或有内热之高血压，亦想用几两黄芪以降压，则犯"实实之戒"了！慎之，慎之。由此可见，药理学之研究目前尚未能为我们解答全部之问题，仍需辨证论治。

3. 攻可补之　张锡纯认为，黄芪之升补，尤善治流产崩带。但重用黄芪可下死胎，这是邓铁涛的经验。

4. 瘫者行之　对于偏瘫、截瘫等属于气虚有瘀者，补阳还五汤是著名的效方。它出自王清任的《医林改错》。张锡纯虽然批评了王清任对于治疗半身不遂过于强调阳气不足之说，但张锡纯并不否认"补阳还五汤其汤甚妥善也"。邓铁涛用此方治疗各种脑血管意外后遗症属气虚血瘀之偏瘫者，都有不同程度的疗效，有恢复五成的，也有恢复八九成的。曾治一例严重截瘫之女性青年，就诊时已卧床数月，双下肢消瘦，自膝下皮包骨，需人推扶起坐，坐亦不能持久，邓铁涛用补阳还五汤加减治之，黄芪初用120g，最大量时用至200g，服药8个多月，并经艰苦锻炼，已能扶一拐杖缓慢行进，1年后参加工作，2年后能去掉手杖跛行，后结婚生一子。邓铁涛体会使用补阳还五汤需要注意两点：一者辨证须是气虚血瘀之证；二者黄芪必需重用至120g，不宜少于60g方效，其他药量也可略为增加，但决不能轻重倒置。

5. 表虚固之　李东垣认为，黄芪能补三焦之外，又能实卫气。卫气者，温分肉而充皮肤，肥腠理而司开合者也。"实卫"即"固表"。自汗一证，玉屏风散为疗效确切的名方。邓铁涛体会此方不但治自汗，一些盗汗属气虚者亦适用。为了方便，常用汤剂，其方为黄芪12g，防风3g，白术15g。防风用量少于黄芪，白术的量是黄芪与防风的量之和。治自汗盗汗兼阴虚者，邓铁涛喜用玉屏风散加生龙骨、生牡蛎各30g，或加浮小麦、糯稻根各30g，若汗出甚多者加麻黄根10g。治疮疡烂肉，黄芪也是一味重要药物，曾会诊一位患者，腋下肿瘤摘除之后，伤口久不愈合，不断渗液，1天要换多次纱布。用补益气血之剂重用黄芪30g后渗液减少，不到半个月而伤口愈合，此黄芪内托之功也。

6.证须审之　邓铁涛虽喜用黄芪，但黄芪到底是药，不是粮，用之对证则效，用之不当则害人。对于使用黄芪的指征，邓铁涛认为舌见淡胖有齿印，脉虚大或寸部弱，再参察有否其他气虚之证候，便可考虑使用。至于用量之多寡，则要时时留意证候之变化，切戒墨守成规，刻舟求剑。(《邓铁涛临床经验辑要》)

白术（附：苍术）

【**基原与药材**】　为菊科植物白术的根茎。干燥根茎，呈拳状团块。烘术的断面淡黄白色，角质中央时有裂隙。生晒术的断面皮部类白色，木质部淡黄色至黄色，有油点。气香，味甜微辛，略带黏液性。以个大、表面灰黄色、断面黄白色、有云头、质坚硬、无空心者为佳。

【**用法与用量**】　内服：煎汤，5~9g；熬膏或入丸、散。

【**本草经求索**】

《本经》：术，一名山蓟。味苦，温，无毒。主风寒湿痹，死肌，痉，疸，止汗，除热，消食。作煎饵久服，轻身，延年，不饥。生山谷。

《别录》：术，味苦，甘，无毒。主治大风在身面，风眩头痛，目泪出，消痰水，逐皮间风水结肿，除心下急满及霍乱吐下不止，利腰脐间血，益津液，暖胃，消谷，嗜食。一名山姜，一名山连。生郑山、汉中、南郑。二月、三月、八月、九月采根，暴干。

《本草经疏》：术禀初春之气以生，其味苦，其气温，从火化也，正得土之冲气，故《别录》益之以甘，表土之德也，故无毒。其气芳烈，其味甘浓，其性纯阳，为除风痹之上药，安脾胃之神品。《本经》主风寒湿痹、死肌、痉、疸者，正以风寒湿三者合而成痹，痹者，拘挛而痛者是也。经曰，地之湿气，感则害人皮肉筋骨。死肌者，湿毒侵肌肉也。痉者，风寒乘虚客于肝、脾、肾所致也。疸者，脾胃虚而湿热瘀滞也。如上诸病，莫不由风寒湿而成，术有除此三邪之功，故能祛其所致之疾也。止汗、除热、消食者，湿热盛则自汗，湿邪客则发热，湿去而脾胃燥，燥则食自消，汗自止，热自除也。又主大风在身面者，术气芳烈而悍，纯阳之物也，风为阳邪，发于阳部，故主之也。风眩、头痛、目泪出者，阳虚则风客之而眩，痰厥则头痛，风热壅则目泪出也。消痰水，逐皮间风水、结肿，除心下急痛，及霍乱吐下不止者，湿客于胃则滞而生痰，客于脾则生水，脾虚湿胜则为水肿，湿客中焦则心下急满，脾胃俱虚则中焦不治，而湿邪客之，则为霍乱吐下不止也。利腰脐间血者，血属阴，湿为阴部，下流客之，使腰脐血滞而不得通利，湿去则诸证无不愈矣。益津液，暖胃消谷嗜食者，湿去则胃强而津液自生，寒湿散则胃自暖，邪去而脾胃健则消谷而嗜食矣。

《本草正义》：白术气味芳香，苦甘而温，禀坤土中和之性，故专主脾胃，以补土胜湿见长。温能胜寒，燥能驱湿，而芳香之气，能通脉络，走肌肉，故专风寒湿痹而治死肌。风湿著于关节，则痉而强直；脾家湿热郁蒸，则发为黄疸。术能胜湿而芳香宣络，故主痉疸。自汗亦脾家之湿热，术燥其湿，则汗自止。除热者，除脾虚之发热也。消食者，湿除而脾运自健也。特提出作煎饵一层，则以其丰于脂膏，故宜于煎剂。陈修园谓后人土拌炒燥，大失经旨者是也。《别录》主大风，盖亦指风湿言之，芳香善走，而主肌肉，故大风可除。风眩、头痛、目泪，有湿盛而浊气上蒙者，亦有中虚而清阳不布者，术能除痰胜湿，补中升清，斯眩痛可止，目泪可除，非肝火上浮之目眩头痛流泪也。消痰逐水，退痛除满，皆胜湿健脾之效。霍乱吐利，亦指脾有寒湿之证，乃宜于术。利腰脐间血，亦芳香之气，可以流利气血之运行，即《本经》主死肌之意。益津液者，术本富于脂膏也。暖胃消谷嗜食，无一非芳香醒脾，温养健运之功耳。

《本草正义·发明》：术之功用，自唐宋以前，止言其燥湿逐水，所谓暖胃消食，亦燥能健脾醒胃也。盖其气甚烈，故能振动脾阳，而又疏通经络。然又最富脂膏，故虽苦温能燥，而亦滋津液，且以气胜者，流行迅利，本能致津液通气也。唐宋以后，皆以为补益脾胃，其旨即以此出。寿颐谓白术、苍术，在古不分，而今已各别。则凡古人所称燥湿逐水之用，今必以茅山苍术当之；其补益脾胃，则宜用白术。盖今之所谓冬白术者，质润而气香，健运脾阳，滋胃阴之力不小。且其气既盛，不致呆守满中，允为健脾益胃之专剂矣。

《本草正义·考正》：《本草经》及《别录》皆称术而无苍白之分。陶氏弘景及宋之苏颂，皆言术以茅山为胜，似今之所谓茅山苍术，亦即古之所谓术也。然弘景又别有赤术之名，谓其苦而多膏，又似梁时已有苍术一种。今按《本经》主治，详其功用，颇似今之茅术。唯白术健脾化湿，其力亦同。至《名医别录》又言味苦甘，增一"甘"字，则明曰白术。李濒湖以《本经》《别录》之文，两系于白术、苍术二条，而隐庵因之，真骈拇矣。

编者按：古人术不分苍、白，《本经》与《别录》均曰为术。故经方中所用之术，当不分苍白，应如《本经》《别录》记载而简称为术，而书中白术之白字，显系后人所加。我们在使用经方时，不应拘泥于书中之白术，而应根据具体情况，分别选用白术或苍术。盖"苍术苦辛气烈，白术苦甘气和"（《本草纲目》）"白术守而不走，苍术走而不守，故白术善补，苍术善行"（《玉楸药解》）。由于苍术苦温而辛，辛烈开腠，则燥湿发汗之功胜于白术；白术苦温而甘，甘缓健脾，则补中除湿之力胜于苍术。苍术与白术科属相同，皆全国广泛分布，但白术主产于南方多省，而苍术则南方、北方皆产。白术之治，总不离脾虚与湿盛两个方面，脾旺健运则湿自化，湿化亦有利于脾气的恢复。苍术更详细功用，见附文。

【经方用药论】 经方中用术之方有29首，还有一方为方后加减用之，共计30首。这些方中用术，后人多习称白术。但临证时应如上所述之区别，或用白术，或用苍术，分析如下。

1. 健脾益气治失摄证

（1）治霍乱吐泻 《伤寒论》治疗霍乱的五苓散与理中丸之组成中均有白术。前者属于气化不利，水湿偏渗胃肠而致，故用白术配桂枝、茯苓、猪苓、泽泻通阳化气，淡渗利湿，兼解表邪；后者属中阳不足，因寒湿内盛所致，故以白术配人参、干姜、甘草温中健脾，益气燥湿。应当明确，若脾气虚寒，清阳不升，浊阴不降，既可吐逆，又可泄利。治病求本，或吐或泻，适当配伍，皆可用白术。比如理中丸方后加减法曰："吐多者去术加生姜三两，下多者还用术。"此乃健脾止泻之法。当归生姜羊肉汤方后注："痛多而呕者，加橘皮二两，白术一两。"此理气健脾止呕之法。

（2）治下利 治疗脾虚下利的方剂除上述之五苓散和理中丸外，还有3首方剂用及白术。①桂枝人参汤：适用于脾虚下利而兼风寒表证者。该方实际上是理中汤加桂枝，用理中汤健脾燥湿止泻，用桂枝解散表寒，其用白术的目的与上方理中丸相同。②麻黄升麻汤：此方适用于肺热脾寒证。肺热故见"喉咽不利，唾脓血"；脾寒故见"泄利不止"。其用白术为脾寒下利而设，因属脾寒，故白术与干姜、桂枝、茯苓、炙甘草配合温脾散寒化湿止利，又因有肺热，故方中用了升麻、石膏、知母等清透的药物。③真武汤：适用于脾肾阳虚湿盛之少阴病下利等证。该方由白术配附子、生姜、茯苓、芍药组成，具有温脾肾之阳而利水之功。总之，白术是治疗脾虚湿泻的首选药物，经方一般与淡渗利湿药茯苓、泽泻等相配。若虚甚者可加配人参、甘草；中寒者加配干姜；肾阳不足者，与附子相配。

（3）治便血 《金匮要略》黄土汤治疗脾虚便血证，这是经方家在《黄帝内经》"脾统血"理论指导下创立的著名方剂。该方用白术、灶心黄土、附子温阳健脾，恢复了脾统血的功能，血自归经，还以地黄、阿胶、黄芩养血宁血止血，标本兼顾，故疗效肯定。

2. 健脾运湿治小便不利 脾虚可以直接或间接影响水液的代谢，从而引起小便不利。白术具有健脾运湿的功能，为治疗小便不利的常用药。经方中用白术治疗小便不利的方剂有如下7首。①五苓散：该方证乃太阳之腑受邪，气化不畅而小便不利者。②茵陈五苓散：该方证乃黄疸病湿盛而小便不利者。③真武汤：该方证乃脾肾阳虚，导致水气泛滥而小便不利者。④越婢加术汤：该方证乃水气病由于脾虚不能运化水湿，肺失宣肃不能通调水道、下输膀胱而小便不利者。治宜越婢汤（麻黄、石膏、生姜、大枣、炙甘草）清宣郁热，加术协助越婢汤健脾利水。⑤《伤寒论》曰："服桂枝汤，或下之，仍头项强痛，翕翕发热，无汗，心下满微痛，小便不利者，桂枝去桂加茯苓白术汤主之。"此为脾失健运小便不利兼营卫不和证，故该方以白术配茯苓健脾利水，以桂枝汤去桂（水饮内停所致营卫失和，故去桂）调和营卫。⑥茯苓戎盐汤：该方乃针对淋病之劳淋而设，方以白术配茯苓健脾渗湿，并用戎盐引药入肾，此为缓以治本的原则。⑦甘草附子汤：若风寒湿痹骨节疼痛，且表里阳气俱虚，表现汗出恶风，小便不利，或身体微肿等，用甘草附子汤治之，方中白术与桂枝、附子、甘草配合扶助阳气，可外祛风湿，内利水邪。

上述 7 首方剂所治病证之病因病机不同，但证候特点皆有小便不利，而小便不利与脾病有关，故处方中皆配伍白术补气健脾、运化水湿。现代药理表明白术有明显而持久的利尿作用。如此功用，乃通过健脾，恢复了脾之运化水湿的功能而利水也。但必须辨证用之，适当配伍，才能药尽其用。

3.健脾化饮治饮停证　水与饮者，异名而同类也。仲景书将痰饮病与水气病分为两篇，以痰饮病多为饮邪停留局部，水气病则多为水邪泛溢周身，二者成因既有相同之处，又有所不同，故治当具体病情具体分析，使所处方药更加切合病情，才能取得最佳疗效。经方使用白术治疗痰饮病的方剂共 5 首。①枳术汤：该方证乃饮停中焦，阻遏升降之机，症见"心下坚，大如盘，边如旋盘，水饮所作，枳术汤主之"。该方用白术健脾化饮与枳实行气散结相合。②泽泻汤：该方证乃饮停中焦，水气上乘清阳而见眩晕之证者。方中重用泽泻利水消饮，少佐白术健脾利水。高学山比喻说："泽泻利水而决之于沟渠，白术培土而防之于堤岸。"③苓桂术甘汤：该方证乃饮停中焦兼水饮上逆而现胸胁支满、气上冲胸、目眩等症者。方用白术配桂枝、茯苓、甘草通阳健脾，利水降冲。④茯苓泽泻汤：该方证乃胃有停水而表现"吐而渴欲饮水者"。该方即苓桂术甘汤加和胃止呕的生姜与导水下行的泽泻，则降逆利水之功更强。⑤猪苓散：治脾虚水津不布而"思水者"，方用白术、猪苓、茯苓三味等份为散，健脾利水，使脾气健旺则能升清止渴。

4.健脾养胎治胎动不安　妇人妊娠后，所需营养增加，脾胃的负担必然加重，营养一旦匮乏势必影响胎儿发育。白术能益气健脾，常被用来安胎。经方中用白术安胎的方剂有 3 首。①白术散：该方用白术与蜀椒、牡蛎、川芎相配而成，共奏温中健脾燥湿之功，适用于脾虚湿盛而致胎动不安者。②当归散：该方由白术配当归、川芎、芍药、黄芩组成，具有健脾清热、养血疏肝之功，适用于血虚湿热胎动不安者。③当归芍药散：该方由白术配茯苓、泽泻、当归、川芎、芍药组成，具有养血调肝、健脾利湿之功，适用于肝脾不和，血虚脾湿所致的胎动不安，以及妊娠腹痛与"妇人腹中诸疾痛"。仲景首开白术安胎之先河，后世效法之，白术被后人称为"安胎圣药"。

以上所述治疗脾虚之失摄证、小便不利、停饮、胎动不安四种病证所用之"术"，应当用"守而不走……善补"之白术为宜，不宜使用苍术。

5. 健脾祛湿治痹证　痹者闭也，多因风、寒、湿三气杂至而为病。苍术功擅祛湿，适宜痹证以湿邪为著者。经方用术治疗下列痹证，可酌情选用苍术或白术。

（1）治湿痹于表　经方用术治疗湿痹于表的方剂有2首。一是麻黄加术汤：该方用麻黄汤发散风寒，加术祛湿。主治湿痹于表之表实证。二是防己黄芪汤：该方用白术配防己、黄芪、甘草益气固表除湿，少加生姜、大枣和营卫，适用于湿痹于表之表虚证。

（2）治阳虚湿痹肢节　《本经》曰术"治风寒湿痹"，用白术治疗此类病证的方剂有3首。①白术附子汤：适用于风湿病服用桂枝附子汤之后，风去湿减者善后调理之方。该方用白术配伍附子温经祛湿，姜、枣调和营卫，甘草调和诸药。《别录》又曰术"消痰水，逐皮间风水结肿"。②附子汤：该方证乃少阴元阳大虚，寒湿留滞而身体骨节疼痛之症。方中用白术配附子、人参、茯苓、芍药，大补元阳，祛湿通痹。③桂枝芍药知母汤：该方适用于风湿久痹，气血已衰，身体瘦弱，关节肿大而疼痛等。方中用白术配附子、麻黄、桂枝、防风、生姜散表里之湿而助阳，配芍药、知母清热养阴，甘草调和诸药，共奏祛风除湿、温经宣痹、养阴清热之功。上述配伍特点是：阳气已虚，故均与附子相伍，少佐甘草；若属少阴元阳大虚，必须加用人参；若兼风者多配桂枝，需要宣痹者还可加用麻黄、防风与生姜；若阴血已伤者配知母与芍药，以滋阴清热。

（3）治湿痹腰部　主方即甘姜苓术汤，又称肾着汤。该方主治的证候特点是身重腰冷，腹重如带五千钱等。方以白术、茯苓、干姜、甘草合用，健脾温中祛湿。尤在泾说此方"不在温肾以散寒，而在燠土以胜水"。《别录》曰术能"利腰脐间血"，如此功用，有待深究。

上述之外，还有两个方剂之中用白术补脾。一是主治"大风"的侯氏黑散，用药14味；二是主治"虚劳诸不足，风气百疾"的薯蓣丸，用药21味。皆不做详解。

白术多为煎汤，或入丸、散、膏。燥湿利水、通便宜生用；补气健脾宜炒用；健脾止泻宜炒焦用。

附：苍术

苍术辛苦而温，"气味辛烈"（《本草衍义》），功能燥湿，健脾，解郁，辟秽。其详细功用主治特点，引录三家论述如下。

朱丹溪说"苍术治湿，上、中、下皆有可用"。

《药品化义》具体论述说："苍术……统治三部之湿，若湿在上焦，易生湿痰，以此燥湿行痰；湿在中焦，滞气作泄，以此宽中健脾；湿在下部，足膝痿软，以此同黄柏治痿，能令足膝有力。取其辛散气雄，用之散邪发汗，极其畅快。"

《本草正义》更详细解析说："苍术，气味雄厚，较白术愈猛，能彻上彻下，燥湿而宣化痰饮，芳香辟秽，胜四时不正之气，故时疫之病多用之，最能驱除秽浊恶气。阴霾之域、久旷之屋，宜焚此物而后居人，亦此意也。凡湿困脾阳，倦怠嗜卧，肢体酸软，胸膈满闷，甚至腹胀而舌浊厚腻者，非苍术芳香猛烈，不能开泄，而痰饮弥漫，亦非此不化。夏秋之交，暑湿交蒸，湿温病寒热头胀如裹，或胸痞呕恶，皆须苍术、藿香、佩兰叶等香燥醒脾，其应如响。而脾家郁湿，或为腹胀，或为肿满，或为泄泻疟痢，或下流而足重胕肿，或积滞而二便不利，及湿热郁蒸，发为疮疡流注，或寒湿互结，发为阴疽酸痛，但有舌苔白垢浊腻见证，苍术一味，最为必需之品。是合内外各病，皆有大用者。"

编者按： 苍术"辛烈"之性，编者的一个治例（2014年10月）有验证。患者为60岁女性，主诉口眼发干，头痛，便秘，多饮半年，舌偏红苔薄黄腻，脉弦略滑，辨证为阳明燥热夹湿。处方以白虎加苍术汤加减（生石膏30g，知母15g，山药20g，生甘草10g，苍术40g，天花粉10g，葛根10g，陈皮10g）。服上方3剂期间，不但原来病情无改善，而且咽中干燥，胃脘发胀，小便不利，大便不通。自行停药来门诊咨询。按脉望舌，舌苔由薄黄腻变为苔黄少津。反思处方得失。经验是观察到苍术燥湿功效之速。教训是急于求功，重用了苍术，引发上述不良反应。由于苔腻已退，脾湿消除，守上方去苍术，辨证治之，病情趋于改善。

薯蓣（山药）

【基原与药材】 为薯蓣科植物薯蓣的块茎。药材有毛山药与光山药两种。气微，味甘微酸，嚼之发黏。以质坚实、粉性足、色洁白者为佳。

【用法与用量】 内服：煎汤，9~18g；或入丸、散。外用：捣敷。

经方用山药皆入丸剂，后世丸、散、煎剂均用之，但煎剂不可煎煮时间过长，丸、散剂若需炒制不可过火，因久煎、炒焦则药性失效。山药为常食之品，补虚治病时用量一般宜大，名医张锡纯及现代学者治多种虚性病证、重病用山药30~120g，治消渴以山药为君药，用量可达60~250g。补阴宜生用，健脾宜炒用。本品健脾，但质润助湿，故湿盛中满及有积滞者慎服。

【本草经求索】

《本经》：薯蓣，一名山芋。味甘，温，无毒。主伤中，补虚羸，除寒热邪气，补中，益气力，长肌肉。久服耳目聪明，轻身，不饥，延年。生山谷。

《别录》：薯蓣，平，无毒。主治头面游风、头风、眼眩，下气，止腰痛，补虚劳羸瘦，充五脏，除烦热，强阴。生嵩高。二月、八月采根，暴干。

《本草经疏》：薯蓣得土之冲气，兼禀春之和气以生，故味甘，温平无毒。观其生捣敷痈疮，能消热肿，是微寒之验也。甘能补脾，脾统血而主肌肉，甘温能益血，脾治中焦，故主伤中，补虚羸，补中益气力，长肌肉，充五脏，除烦热，强阴也。其主寒热邪气，及头面游风，头风眼眩，下气，止腰痛者，正以其甘能除大热，甘能益阴气，甘能缓中，甘温平能补肝肾。《药性论》云：薯蓣，能补五劳七伤，去风冷是也。盖寒热邪气者，阴不足则内热，内虚则外邪客之，热则生风，缓则下气，下气则阳交于阴，五劳既去，五脏既充，则久服耳目聪明，轻身延年之效自著矣。

《本经疏证》：薯蓣主伤中，补虚羸，即补中，益气力也。而《本经》复言之，何故？此盖当连下句读，主伤中，补虚羸，除寒热邪气云者，犹云补伤中而致之虚羸，除伤中而受之寒热邪气也。夫虚必有一处为先，他处乃连类及之者。邪所凑，虽云其气必虚，然亦有阴阳之分，五脏六腑之异……薯蓣所主之虚之邪，须审定其由伤中伤气，方得无误。不然，伤血及他伤亦能致虚羸、成寒热，又何别焉？《别录》所主补虚劳羸瘦，充五脏，除烦热，正与《本经》相印，惟下气，止腰痛，强阴三项为特出……至于头面游风，头风，眼眩，唐以来医家不甚用此味，故无从参其底里。然质之仲景治风气百疾，《本经》除寒热邪气，亦可默会其旨矣。

编者按： 经文曰"薯蓣"，即人们熟知的"山药"。山药味甘气平，《本经》《别录》言其补虚之功，其"色白入肺，味甘归脾，液浓益肾"（张锡纯），为肺脾肾三脏平补之良品。山药本可为常食之品，用之得当能补虚治病。

【经方用药论】 经方中有 3 方用及山药，用于治疗虚劳、消渴及小便不利。

1. 补脾益肾治虚劳病 薯蓣丸与肾气丸 2 方均用山药，均适用于虚劳病。但前者之虚劳以脾虚气弱，气血不足为主，兼夹外感，故薯蓣丸重用山药、大枣、甘草健脾为主，少用人参、白术、阿胶、芍药等益气养血，以及柴胡、桂枝、防风疏风散邪。充分体现了《本经》说的山药"治伤中，补虚羸，除寒热邪气，补中益气力"之意。后者之虚劳是肾之精气不足，气化无力所致，尤在泾说八味肾气丸具有"补阴之虚，可以生气；助阳之弱，可以化水"之功。该方用山药与萸肉协助干地黄填精补肾，以为气化的物质基础，也即是《别录》说的"止腰痛，补虚劳羸瘦，充五脏，除烦热，强阴"之意。可见山药具补脾肾之功，对脾肾虚弱之虚劳病，皆可应用。

2. 补肺生津治"若渴" 山药用于消渴及小便不利，除上述的八味肾气丸外，还有一方，即栝楼瞿麦丸。《金匮要略》曰："小便不利者，有水气，其人若渴，栝楼瞿麦丸主之。"该方以山药配栝楼根生津止渴以治"若渴"，茯苓、瞿麦行水，附子暖下寒以助膀胱之气化。诸药相合能使上焦燥热得润，下焦寒水得化，口渴愈而小便利。肾气丸与栝楼瞿麦丸二方均治消渴与小便不利，均使用山药与附子，但前者是阴中求阳，意在扶阳，后者则是滋上温下，寒润辛温并行而各尽其功。仲景用药配伍之妙，全在于此。

附文：名医张锡纯对山药的临床应用

1.一味薯蓣饮　治劳瘵发热，或喘，或嗽，或自汗，或心中怔忡，或因小便不利，致大便滑泻，及一切阴分亏损之证。生怀山药四两（切片）。煮汁两大碗，以之当茶，徐徐温饮之。山药之性，能滋阴又能利湿，能滑润又能收涩。是以能补肺补肾补脾胃。且其含蛋白质最多，在滋补药中诚为无上之品，特性甚和平，宜多服常服耳。陈修园谓："山药为寻常服食之物，不能治大病。非也。若果不治大病，何以《金匮要略》治劳瘵有薯蓣丸？尝治一室女，温病痰喘，投以小青龙加石膏汤，又遵《伤寒论》加减法，去麻黄加杏仁，喘遂定。时已近暮，一夜安稳。至黎明喘大作，脉散乱如水上浮麻，不分至数，此将脱之候也。取药不及，适有生山药两许，急煮汁饮之，喘稍定，脉稍敛，可容取药，方中仍重用山药而愈。"

2. 薯蓣粥　治阴虚劳热，或喘，或嗽，或大便滑泻，小便不利，一切羸弱虚损之证。生怀山药一斤（轧细过罗）。上药一味，每服用药七八钱，或至一两。和凉水调入锅内，置炉上，不住以箸搅之，两三沸即成粥服之。若小儿服，或少调以白糖亦可。此粥多服久服间有发闷者，掺以西药胃蛋白酶一瓦同服，则无此弊，且更多进饮食。一妇人，年三十余。泄泻数月不止，病势垂危。请人送信于其父母，其父将往瞻视，询方于愚。言从前屡次延医治疗，百药不效。因授以山药煮粥方，日服三次，两日痊愈。又服数日，身亦康健。

3. 薯蓣鸡子黄粥　治泄泻久而肠滑不固者。即煎薯蓣粥，加熟鸡子黄三枚。一人，年近五旬。泄泻半载不愈，羸弱已甚。遣人来询方，言屡次延医服药，皆分毫无效。授以薯蓣粥方，数日又来言，服之虽有效验，泻仍不止。遂用鸡子数枚煮熟，取其黄捏碎，调粥中服之，两次而愈。盖鸡子黄，有固涩大肠之功，且较鸡子白，易消化也。以后此方用过数次，皆随手奏效。

4. 薯蓣苤苢汤　治阴虚肾燥，小便不利，大便滑泻，兼治虚劳有痰作嗽。生山药一两轧细，生车前子四钱。上二味，同煮作稠粥服之，一日连服三次，小便自利，大便自固。盖山药能固大便，而阴虚小便不利者服之，又能利小便。车前子能利小便，而性兼滋阴，可为补肾药之佐使（五子衍宗丸中用之），又能助山药以止大便。且二药皆汁浆稠，同作粥服之，大能留恋肠胃，是以效也。

5. 加味天水散　治暑日泄泻不止，肌肤灼热，心中燥渴，小便不利，或兼喘促。小儿尤多此证，用此方更佳。生山药一两，滑石六钱，粉甘草三钱，作汤服。此久下亡阴，又兼暑热之证也。

6. 珠玉二宝粥 治脾肺阴分亏损，饮食懒进，虚热劳嗽，并治一切阴虚之证。生山药二两，薏苡仁二两，柿霜饼八钱。上三味，先将山药、薏苡仁捣成粗渣，煮至烂熟，再将柿霜饼切碎，调入融化，随意服之。山药、薏苡仁皆清补脾肺之药。然单用山药，久则失于黏腻，单用薏苡仁，久则失于淡渗，唯等份并用，乃可久服无弊。又用柿霜之凉可润肺、甘能归脾者，以为之佐使。患者服之不但疗病，并可充饥，不但充饥，更可适口。(《医学衷中参西录》)

编者按： 从以上所述可知，张锡纯真乃善用薯蓣（即山药）之名医也。所拟六方（内容与病案有删减），一味薯蓣饮与薯蓣粥皆用山药一味，但饮与粥有所不同，张锡纯谓："诚以山药汁本稠黏，若更以之作粥，则稠黏之力愈增，大有留恋肠胃之功也。"故治疗大便滑泻则"粥"比"饮"更宜。其他五方，辨证配伍辅助药一二味，皆经验之精简小方也。张锡纯在山药解中总结说："山药色白入肺，味甘归脾，液浓益肾。能滋润血脉，固摄气化，宁嗽定喘，强志育神，性平可以常服多服。宜用生者煮汁饮之，不可炒用，以其含蛋白质甚多，炒之则其蛋白质焦枯，服之无效。若作丸散，可轧细蒸熟用之。"

甘 草

【基原与药材】 甘草为豆科植物甘草的根及根状茎。干燥根呈圆形，不分枝，根状茎形状与根相似。去皮者称粉草。粉草外表平坦，淡黄色，纤维性，有纵裂纹。带皮甘草以外皮细紧、有皱沟、红棕色、质坚实、粉性足、断面黄白色者佳，微具特异的香气，味甜而特殊；外皮粗糙、灰棕色、质松、粉性小、断面深黄色者为次；外皮棕黑色、质坚硬、断面棕黄色、味苦者不可入药。粉草较带皮甘草为佳。

【用法与用量】 内服：煎汤，3~9g；或入丸、散。外用：研末掺或煎水洗。

【本草经求索】

《本经》：甘草，一名美草，一名蜜甘。味甘，平，无毒。主五脏六腑寒热邪气，坚筋骨，长肌肉，倍力，金疮（注：《本草正义》金疮后有肿字），解毒。久服轻身，延年。生川谷。

《别录》：甘草，无毒。主温中，下气，烦满，短气，伤脏咳嗽，止渴，通经脉，利血气，解百药毒，为九土之精，安和七十二种石，一千二百种草。一名蜜甘，一名美草，一名蜜草，一名蕗。生河西积沙山及上郡。二月、八月除日采根，暴干，十日成。

《本经疏证》：甘草春苗夏叶，秋花冬实，得四气之全。其色之黄，味之甘，迥出他黄与甘之上，以是协土德，和众气，能无处不到，无邪不祛，此所谓"主五脏六腑寒热邪气"也。土为万物母，凡物无论妍媸美恶，莫不生于土，及其败也，又莫不归于土，化为生生之气，则所谓能"解百药毒，安和七十二种石，千二百种草"也。人之气犹物之气，和顺者，其妍美也；急疾者，其媸恶也。尽化急疾为和顺，经脉自然通调，血气自然滑利，于是筋骨坚、肌肉长、气力倍矣。特甘性缓，甘弥甚者，缓亦弥甚。凡一身之气因急疾为患者能调之，纵弛而阻滞者，非所宜也。

《本草正义》：甘草色黄而味大甘，乃脾家主药，其味最厚，故专为补益之品。《本经》主五脏六腑寒热邪气，盖脾土为中州后天之本，脾得其益，则五脏六腑皆以受气，而寒热邪气自然消除，乃补正而邪自却，非甘草能通治五脏六腑寒热邪气百病也。坚筋骨、长肌肉、倍力，无一非脾土受补，百骸滋长之意。主金创肿者，亦以脾主肌肉，补脾则肌肉丰满，可愈金创而消肿矣。解毒者，甘为土之正味，凡毒得土则化，故大甘之味，可以解毒。《别录》谓九土之精，解百药毒者是也。《本经》原文更有"久服轻身"一句，则极言其补养之功效，虽自有至理，嫌其近于方士丹灶家习气，删之。且《本经》上品诸药，不饥不老，轻身延年等说，数见不鲜。而于太乙余粮，则曰久服飞行十里；泽泻则曰久服能行水上，皆方士附会之谬说，抑且于医学本无关系。寿颐编纂是集，于《本经》正文，例不更改一字，而独节去此等字句者，非荒经也，去其可疑，正欲以坚其可信，请与博雅通才共商之，或不以为师心自用乎？《别录》主温中、下气、烦满、短气者，甘能补中，中气旺，则自然燠休（注：同燠休，抚慰病痛者的声音）温和，非甘草之果为温药也。中气健运，而虚烦虚满自愈，故曰主烦满、下气，非能治痰饮湿热积滞等病之烦满上气也。中气虚怯则气短，甘草能补中气，故主之。伤脏咳嗽，则脾虚而肺气亦馁，故曰伤脏，甘草补脾，自能止咳。凡咳之因于气虚而无风寒外邪者，非补中不为功，如保元、四君、六君等方，皆是主剂，则甘草洵虚咳之要药。止渴者，甘以养胃，自能生津也。

《本草正义·发明》：甘草大甘，其功止有补土，《本经》所叙皆是也。又甘能缓急，故麻黄之开泄，必得甘草以监之；附子之燥烈，必得甘草以制之。走窜者得之而少敛其锋，攻下者得之而不伤于峻，皆缓之作用也。然若病势已亟，利在猛进直追，如承气急下之剂，则又不可加入甘草以缚贲育之手足，而驱之战阵，庶乎奏功迅捷，覆杯得效。

编者按：甘草为至甘之味，为补益脾土之主药，以其"协土德，和众气"，故可和百药。甘草治病之功，"治药"之妙，生用与炙用之别，经方运用得丰富多彩！

【经方用药论】 经方使用甘草的方剂达124首。甘草是临床医生十分常用的药物，开完处方，医生往往信手添上一味甘草。至于甘草在方中起什么作用，学习一下仲景运用甘草的经验，将对我们大有裨益。

甘草不仅是"国老"能调和诸药，用之为主药还可以治疗多种病证。经方如何取甘草调剂、治病之功用？如何区别应用生甘草与炙甘草？哪些病证禁用、慎用甘草呢？

1. 调和诸药堪称"国老" 国老德高望重，能调和百官之悖，使政通人和，甘草得中和之性，能调和诸药之偏，使合乎病情。甘草如此之功能，《本经疏证》简要概述说："《伤寒论》《金匮要略》两书中，凡为方二百五十，用甘草者一百二十方（注：编者统计为124方）。非甘草之主病多，乃诸方必合甘草，始能曲当病情也。凡药之散者，外而不内（如麻黄、桂枝、青龙、柴胡、葛根等汤）；攻者，下而不上（如调胃承气、桃核承气、大黄甘草等汤）；温者，燥而不濡（四逆、吴茱萸等汤）；清者，冽而不和（白虎、竹叶石膏等汤）；杂者，众而不群（诸泻心汤、乌梅丸等）；毒者，暴而无制（乌头汤、大黄䗪虫丸等），若无甘草调剂其间，遂其往而不返……讵（注：在此为文言副词，即难道，岂）诚决胜之道耶！"编者将邹澍之论衍义如下。

（1）散剂，外而不内者合甘草 此类方剂较多，经方大略有四类。首先是治疗太阳病中风表虚证的桂枝汤类，桂枝汤是其主方，类方12首都是以桂枝汤为基础，因此这些方使用甘草的目的均与桂枝汤相似。第二是治疗太阳病伤寒表实证的麻黄汤类，麻黄汤是其主方，还有麻黄加术汤、麻杏甘石汤、麻杏薏甘汤与麻黄附子甘草汤4方，皆与麻黄汤使用甘草相似。第三是治疗太阳病伤寒表实证并邪客太阳经的葛根汤，以及治疗太阳与阳明合病的葛根加半夏汤。第四是青龙汤类。这一类方剂包括治疗外感风寒、内有郁热的大青龙汤；治疗外感风寒，肺有伏饮的小青龙汤与饮郁化热的小青龙加石膏汤；治疗水气病风水、皮水"当发其汗"的越婢汤、越婢加术汤、甘草麻黄汤；治疗肺胀咳嗽上气的越婢加半夏汤；治疗口渴证"兼主微风、脉紧、头痛"的文蛤汤。皆取甘草调和之功用。

（2）攻剂，下而不上者合甘草 在攻下剂中不需要猛攻急下者，必得甘草以缓之，如调胃承气汤、桃核承气汤、大黄甘草汤。

（3）温剂，燥而不濡者合甘草 以燥热药为主组成，具有温阳散寒、回阳救逆的四逆汤、四逆加人参汤、茯苓四逆汤、通脉四逆汤、通脉四逆加猪胆汁汤等四逆汤类方，皆合用甘草甘缓之性，既缓和姜附之燥烈，又解附子之毒。当然，并非凡是以干姜、附子为主的方剂都用甘草，如干姜附子汤与白通汤，即不用甘草，这又另当别论。

（4）清剂，冽而不和者合甘草　清热剂必以寒凉药为主，主方是白虎汤。白虎汤主药生石膏重用一斤（并用知母六两为臣），其辛寒清透邪热之功才显著，为了佐制其寒凉伤胃之弊，故以甘草与粳米甘味缓中，保护胃气。白虎汤类方还有白虎加人参汤、白虎加桂枝汤、竹叶石膏汤。

（5）杂剂，众而不群者合甘草　杂剂，是将表与里、寒与热、消与补、燥与润等不同气味之多种多样的药物混合为一方，如此杂合之剂，往往是针对复杂之病而设，配合得当，有相成之妙。这类方剂，根据需要，应以"甘草调剂其间"，代表方剂有三类。一是柴胡剂，首先是治疗少阳病的主方小柴胡汤，还有柴胡桂枝汤、（小）柴胡加芒硝汤以及柴胡桂枝干姜汤三方，皆取甘草调和诸药。二是泻心类，如半夏泻心汤、生姜泻心汤、甘草泻心汤这三泻心汤，而黄连汤、旋覆代赭汤、厚朴生姜半夏甘草人参汤等亦属此例。三是乌梅丸，该方虽然是一首辛甘酸苦、寒热补泻等杂而不群之典型方剂，但方中却没有用甘草，有待研究。但邹澍论述乌梅丸属于"杂剂"而有甘草，不知是否另有所本。

（6）毒剂，暴而无制者合甘草　常言道"是药三分毒"。中医"毒药攻邪"的含义有二。一者，药性峻烈，对人体有害之药；二者，中药四气五味之偏，亦称之为毒。经方毒剂合用甘草者可列举两方。首先是治疗寒湿历节病的乌头汤，仲景方中乌头、附子之剂，多配合甘草，皆是为解其毒并缓和其燥烈之性。再者是主治五劳七伤，因虚致瘀证候的大黄䗪虫丸。

以上散剂、攻剂、温剂、清剂、杂剂、毒剂这六类方剂，基本上概括了经方中用甘草起"国老"作用之诸方，但尚未全部论及，读者师其大义，举一反三，触类旁通可也。但必须明确，经方用甘草，并非局限于"国老"之任，有不少方剂以甘草担当治病之主药。

2.作为主药治疗多病　经方以甘草为主药治咽痛、痈脓、心病、产后病、肺痿病、脚挛急及金疮等，分别论之。

（1）解毒利咽治咽痛　甘草不仅如《别录》所云"解百药毒"，并且如《本经》所云，本来就有"解毒"功用。以甘草生用性气偏凉，能清热毒，治咽痛。经方即用一味甘草治咽痛，方名"甘草汤"此为后世治疗咽喉肿痛诸方剂的鼻祖。

（2）解毒排脓治痈脓　以上所述的桔梗汤不但能治咽痛，而且能疗肺痈，可知甘草与桔梗并用具有排脓解毒功用。

（3）至甘补益治心病　《本草正》说："甘草味至甘，得中和之性，有调补之功。"甘味归脾补中见后文，在此解析甘草补益养心治心病之功。这样的方子至少有三个。①甘麦大枣汤。②桂枝甘草汤，该方桂枝与甘草二味，辛甘合化，阳气乃生，以救护过汗损伤之心阳。此外，桂枝甘草龙骨牡蛎汤（主治"火逆下之，因烧针烦躁者"），亦以桂枝甘草汤为母方，再加龙骨、牡蛎潜镇心神、收敛心气。③炙甘草汤，该方用通阳复脉、滋阴补血之九味药组成，以炙甘草为方名，必有其特殊功用。《伤寒类要》用一味甘草治"伤寒心悸，脉结代者"，可见其治心病有专功，这种专功也被现代研究所证实。

（4）补益脾气治产后中虚　《金匮要略》曰："妇人乳中虚，烦乱呕逆，安中益气，竹皮大丸主之。"这是讲产后中气虚，虚热扰胃的证治。竹皮大丸的方药组成有一个特点，即重用甘草七分以大枣肉为丸，只用桂枝一分，重甘微辛，辛甘化气以"益气"，并以小剂量的竹茹、石膏、白薇一二分，甘寒清虚热以"安中"。此方是对《别录》所云"甘草……主温中下气，烦满短气"之功的恰当应用。

（5）补益肺气治肺痿　《伤寒论》有一个小方，即由炙甘草四两与干姜二两组成的甘草干姜汤"以复其阳"。甘草干姜汤在《金匮要略》中重复应用，主治肺痿属于虚寒者。《别录》曰甘草主"伤脏咳嗽"，《本草正义》解释说："脾虚而肺气亦馁，故曰'伤脏'，甘草补脾，自能止咳。"

（6）甘以缓之治脚挛急　《伤寒论》曰："脚挛急……芍药甘草汤与之，其脚即伸。"芍药甘草汤由芍药、炙甘草各四两组成，为酸甘化阴，和血养筋，缓急止痛之小方。后世医家发挥应用之，以治疗血不养筋所致的周身内外诸多痉挛或（和）痛证，详见编者著《伤寒杂病论研究大成》。

（7）长肌肉而治金疮　《金匮要略》曰："病金疮，王不留行散主之。"该方用药九味，其主药王不留行等前三味各十分，后五味各二三分，独重用甘草十八分。如何理解治金刃所伤的方子重用甘草呢？这只能从经方用药之本源找答案，《本经》曰甘草能"坚筋骨，长肌肉，倍力"，并治"金疮"。甘草如此主治功用已被人们忽视了！应重视起来，使经方发挥效力。

3. **甘草有益亦有弊**　前已论述，甘草调和诸药堪称"国老"，且用之得当，可作为主药治疗多病。但甘草用之不当，亦有弊端，列举如下。

（1）以方为例　大承气汤不用甘草者，用之不利于急下也；十枣汤不用甘草者，用之不利于逐水也；黄芪桂枝五物汤不用甘草者，用之补中，不利于补外也。

（2）以证为例　中满者忌甘草，呕家忌甘草，酒家忌甘草，为何？以三者皆湿热蕴结于中，若以至甘之甘草治之，其至甘味厚之壅补，必恋湿助热而增病也。

（3）以病为例　经方治疗痰饮病、水气病的不少方剂虽然配伍甘草，但只是用之为辅助药，不可用为主药。这是因为，甘草大量、长期应用，必有恋湿增肿之弊。用现代药理解释，大剂量甘草可造成水钠潴留而"恋湿增肿"也。

徐灵胎说："甘草、人参误用致害，皆毒药之类也。"（《医学源流论·用药如用兵论》）因此，善用经方的良医，在于熟知方中每味药之利弊宜忌，明确辨证，用之得当，才能立于不败之地。

最后总结说明，甘草之用，《本经》《别录》不分生用、炙用（《别录》曰"二月、八月除日采根，暴干"），经方始分别用之。《说文解字》曰："炙，炮肉也。从肉在火上，凡炙之属皆从炙。"即炙之本义为烤肉。故甘草炙之，应理解为不加辅料烤之，可引申为炒之。据考证蜜炙甘草始见于唐代孙思邈《千金翼方》以及宋代《太平圣惠方》。一般而言，需要清热解毒、利咽、排脓及治金疮，皆应生用；取其补益之功、调和诸药时，则宜用蜜炙甘草。

大 枣

【基原与药材】 为鼠李科植物枣的成熟果实。果实略呈卵圆形或椭圆形，表面暗红色，带光泽，有不规则皱纹。外皮薄，肉质松软，如海绵状，黄棕色，果核纺锤形。气微弱，味香甜。以色红、肉厚、饱满、核小、味甜者为佳。

【用法与用量】 内服：煎汤，6~30枚；或捣烂作丸。外用：煎水洗或烧灰存性研末调敷。

【本草经求索】

《本经》：大枣，味甘，平，无毒。主心腹邪气，安中养脾，助十二经，平胃气，通九窍，补少气，少津液，身中不足，大惊，四肢重，和百药。久服轻身，长年。叶，覆麻黄能令出汗。生平泽。

《别录》：大枣，无毒。补中益气，强力，除烦闷，治心下悬、肠澼。久服不饥神仙。一名干枣，一名美枣，一名良枣。八月采，暴干。三岁陈核中仁，燔之，味苦，主治腹痛，邪气。生枣，味甘、辛，多食令人多寒热，羸瘦者，不可食。生河东。又，枣叶，散服使人瘦，久即呕吐；揩热痱疮至良。

《本草经疏》：大枣纯得土之冲气，兼感天之微阳以生。《本经》味甘，气平，无毒。东垣、孟诜言温。气味俱厚，阳也。入足太阴、阳明经。经曰：里不足者，以甘补之。又曰：形不足者，温之以气。甘能补中，温能益气，甘温能补脾胃而生津液，则十二经脉自通，九窍利，四肢和也。正气足则神自安，故主心腹邪气，及大惊。中得缓则烦闷除，故疗心下悬急，及少气。脾得补则气力强，肠胃清，故主身中不足及肠澼。甘能解毒，故主和百药。脾胃足，气血充，后天生气借此而盈溢，故久服轻身长年，不饥神仙也。然亦指辟谷修炼者言之，非恒人所能耳。

编者按： 从《本经》《别录》所述可知，大枣是一味补中养脾，助正达邪，调和百药之佳品。邹澍《本经疏证》说大枣"之和百药也，实与甘草之解百药毒殊，又与石蜜之和百药异矣"。甘草"解百药毒"已如前述，蜂蜜"和百药"详见后文。

【经方用药论】 经方使用大枣的方剂有 64 首，其应用要点分析如下。

1. 甘润养营用于表证 《伤寒论》《金匮要略》调和营卫之剂用大枣使营阴得养，用生姜使卫阳得助，枣姜并用则养营助卫，以利祛邪外出。前论甘草调和诸药功用之一的"散剂"归纳了五类，即桂枝汤类、麻黄汤类、葛根汤类、青龙汤类及柴胡汤类。这五类只有麻黄汤类用甘草而不用大枣、生姜，其他四类多是三味药并用，以达安内攘外，扶正祛邪，调和营卫之目的。

2. 培土固本调和百药用于里证 上面解析了邪气在表者，宜用大枣甘润养营以助正祛邪。若邪气在里而正气已虚者，亦应用大枣培土固本之功、调和百药之能，以利除邪气，愈诸病。《本经》明文大枣具有"治心腹邪气，安中养脾……和百药"等诸多功用，总之为助正气、和百药而祛邪气也。经方治里证使用大枣起到如此功用的方剂，可归纳为以下两类。

（1）治内生病邪为主的方剂 如此方剂有三类。①用于水气病，如越婢汤、越婢加术汤、防己黄芪汤。②用于痰饮病，如桂枝去芍药加麻黄细辛附子汤、桂枝去桂加茯苓白术汤、茯苓桂枝甘草大枣汤、十枣汤。③用于咳嗽上气病，如越婢加半夏汤、射干麻黄汤、皂荚丸、葶苈大枣泻肺汤。

（2）治正气不足为主的方剂 如此方剂有七类。①用于血痹病，即主方黄芪桂枝五物汤。②用于虚劳病，如桂枝加龙骨牡蛎汤、小建中汤、黄芪建中汤、薯蓣丸。③用于心脏虚损病，如炙甘草汤、甘麦大枣汤、桂枝去芍药加蜀漆牡蛎龙骨救逆汤。④用于脾胃虚弱病，如麦门冬汤、橘皮竹茹汤、竹皮大丸，而旋覆代赭汤、吴茱萸汤亦属此类。⑤用于中虚寒热错杂病，如"三泻心汤"及黄连汤。⑥用于中虚腹痛证，如前所论及的小建中汤、黄芪建中汤之外，还有桂枝加芍药汤、桂枝加大黄汤、附子粳米汤。⑦用于血虚寒凝证，如当归四逆汤、当归四逆加吴茱萸生姜汤。

上述两大类方剂，或用大枣培土固本，或用大枣调和诸药，或二者兼之。需要进一步深入探讨的是，上述有的方剂重用大枣，或用枣膏为丸，其特殊效用为何？解析如下。

3. 用大枣特殊剂量、剂型方

（1）重用大枣的汤剂方 重用大枣之特殊功用，列举四方。①炙甘草汤，用大枣三十枚，为何？一是重用其滋脾营而养心血以治虚损之病，二是取其甘温之性佐制方中重用的生地黄、麦门冬寒凉滑肠之药。②当归四逆汤、当归四逆加吴茱萸生姜汤，前方为桂枝汤去生姜，重用大枣二十五枚，加当归、细辛、通草而成。本方主治的"手足厥寒，脉细欲绝"为血虚寒凝证，故重用大枣"安中养脾，助十二经……补少气、少津液，身中不足"（《本经》）也。后方治前方证兼"内有久寒者"，故加吴茱萸二升，生姜半斤以温通内寒，仍重用大枣二十五枚，既取上方之功用，又取其佐制吴茱萸之极苦，生姜之辛散也。③十枣汤中，用"大枣肥者十枚"。肥者，即枣之大而肉厚者也。取之煮汁去滓，纳峻下逐水之芫花、大戟、甘遂三味药末适量服之。该方本为逐水之剂，以大枣名方者，由于大枣具有顾护胃气、缓峻药毒性，令邪去而不伤正之特殊效用。④葶苈大枣泻肺汤，此方药仅两味，其泻肺而治肺痈、支饮咳喘之功在于葶苈子，却以大枣名方者，以其甘缓护正也。

（2）大枣为丸及枣膏方　此类方剂有三首。①皂荚丸。主治"咳而上气，时时吐唾浊，但坐不得眠"。此为痰浊黏肺，有胶固难拔之势，故以除痰之力最猛的皂荚扫除之，但此病为痰浊盛而正气虚，故皂荚"末之，蜜丸如梧子大，以枣膏和汤服三丸"，蜜与枣甘润能顾护脾胃，使痰除而不过伤正气。②薯蓣丸。主治"虚劳诸不足，风气百疾"。此为虚劳患者气血虚损，易感外邪者。该方以补脾为主，并用补益气血药扶正气，以及祛风气与调气之药，共用药 21 味为末，以"大枣百枚为膏"及"炼蜜为丸"。如此枣膏、炼蜜为丸，补中养脾，缓以图之。③竹皮大丸。主治"妇人乳，中虚，烦乱呕逆"。此为妇人产后中虚而虚热内扰证，法当"安中益气"。该方用小剂量的竹茹、石膏、白薇清虚热以"安中"，以甘草七分与桂枝一分，重甘微辛，并用枣膏和丸以"益气"。上述三方主治病证不同，但取枣膏甘润扶脾，以顾护后天之本则同。

最后，综合探讨一下经方用大枣之剂量。周岩说："仲景法，和营卫以生姜三两，大枣十二枚为相当之数。"仲景治表证和营卫诸方姜枣并用，确实如周岩所说之剂量比例。但现代各地大枣的大小悬殊，汉代的大枣是多大呢？编者曾参观过长沙马王堆出土的汉代墓葬品，其中大枣完好如初，个大约 2cm×3.5cm。如此大小十二枚的重量（编者称重）约 72g。《长沙药解》深入分析大枣功用说："其味浓而质厚，则长于补血，而短于补气。人参之补土，补气以生血也；大枣之补土，补血以化气也，是以偏补脾精而养肝血。凡内伤肝脾之病，土虚木燥，风动血耗者，非此不可。而尤宜于外感发表之际，盖汗血一也，桂枝汤开经络而泄荣郁，不以大枣补其荣阴，则汗出血亡，外感去而内伤来矣。故仲景于中风桂枝诸方皆用之，补泻并行之法也。十枣汤、葶苈大枣数方悉是此意。唯伤寒荣闭卫郁，义在泄卫，不在泄荣，故麻黄汤不用也。"以上所述使我们明确大枣长于补脾养血，表证得之能益营血，配生姜则和营卫，适宜于外感病营卫不和，特别是营阴不足者，故麻黄汤不用大枣。内伤杂病用大枣的方子数量不一，视病情需要而定，一般十枚左右，少则六七枚，多者二三十枚。

现代药理研究表明大枣能增强机体免疫力，对细菌、真菌有抑制作用，能防癌、抗癌、抗过敏，能镇静、催眠，有保护肝脏，增强肌力等作用。

蜂 蜜

【基原与药材】 为蜜蜂科昆虫蜜蜂所酿的蜜糖。药材为稠厚的液体，白色至淡黄色（白蜜），或橘黄色至琥珀色（黄蜜）。夏季如清油状，半透明，有光泽；冬季则易变成不透明状，并有葡萄糖的结晶析出，状如鱼子。气芳香，味极甜。以水分小，有油性，稠如凝脂，用木棒挑起时蜜汁下流如丝状不断，且盘曲如折叠状，味甜不酸，气芳香，洁净无杂质者为佳。

【用法与用量】 内服：冲调，3~30g；或入丸剂、膏剂。外用：涂局部。

【本草经求索】

《本经》：石蜜，一名石饴。味甘，平，无毒。主心腹邪气，诸惊痫痉，安五脏诸不足，益气补中，止痛，解毒，除众病，和百药。久服强志，轻身，不饥，不老。生山谷及诸山石中。

《别录》：石蜜，微温，无毒。主养脾气，除心烦，食饮不下，止肠澼，肌中疼痛，口疮，明耳目。久服延年神仙。生武都、河源山谷，及诸山石中，色白如膏者良。

《本草经疏》：石蜜，蜂采百花酿成。故《本经》味甘，气平。《别录》微温无毒。得草木群英之精华，合露气以酿成，故其气清和，其味纯甘。施之精神、气血、虚实、寒热、阴阳、内外诸病，罔不相宜。经曰：里不足者，以甘补之。甘为土化，土为万物之母。石蜜具天地间至甘之味，故能安五脏诸不足，及益气补中除众病也。心经有热，则为诸惊痫痉，得甘缓之气则心火降，烦热除，诸惊痫痉平矣。诸痛痒疮疡，皆属心火，故又能止肌中疼痛及口疮也。甘主解毒，故能和百药。甘主入脾，故能养脾气。脾气得所养，而饮食自下，肠澼止矣。五脏足，气血充，则耳目聪明，不饥不老，轻身强志，延年神仙所自来矣。

编者按：《本经》《别录》所言"石蜜"，即蜂蜜。上古时多野蜂之蜜，野蜂筑巢于岩石上，故称石蜜。后世养蜂盛行，所用皆家养蜂所产之蜜，故言蜂蜜。

蜂蜜之功用特点，《本草纲目》总结说："其入药之功有五：清热也，补中也，解毒也，润燥也，止痛也。生而性凉，故能清热；熟而性温，故能补中；甘而和平，故能解毒；柔而濡泽，故能润燥；缓可以去急，故能止心腹肌肉疮疡之痛；和可以致中，故能调和百药而与甘草同功。"

【经方用药论】 经方中共有24方用及蜂蜜。概括其功效有如下五个方面。

1. 润肠治便秘 《伤寒论》曰："阳明病，自汗出，若发汗，小便自利者，此为津液内竭，虽鞭不可攻之，当须自欲大便，宜蜜煎导而通之。"用蜜煎导（将蜜以微火煎如饴状，稍凉捻成栓，大如指），以其润燥之性，治津枯肠燥便秘。此乃世界上最早的栓剂，这是药剂学史上的一项发明。李时珍说："张仲景治阳明结燥，大便不通，蜜煎导法，诚千古神方也。"蜜煎导与当今开塞露均能润肠导便，但功用有所不同。另外，治疗"小便数……大便坚，其脾为约"的麻子仁丸，以蜜为丸，亦润肠也。

2. **甘缓而止痛** 蜂蜜甘缓，具有良好的"止痛"（《本经》）作用。取蜂蜜甘缓止痛的经方，可列举 2 首。①猪肤汤：该方用白蜜协助猪肤治疗肾阴枯燥，肺失滋润所致的咽喉疼痛。②甘草粉蜜汤：该方主治蛔虫病腹痛，即用蜂蜜配合甘草缓急止痛。

3. **缓峻药之性** 《伤寒论》之大陷胸丸，乃治结胸之偏于上者。水热互结非峻药不能破结逐饮，然邪居高位，又非缓攻之法不能祛在上之邪，所谓"在上者治以缓"，故此药不仅为丸，而且以白蜜与水合煮取汁，送服峻下之药，使药力逗留于上，峻药而缓用之也。另外，治脾约的麻子仁丸、治痰浊壅肺咳喘的皂荚丸、治产后瘀血内结腹痛的下瘀血汤（炼蜜和为丸，以酒煎之）等，皆用蜂蜜为丸，亦有峻药缓攻之意。

4. **解峻药之毒** 蜂蜜不仅缓峻药之性，又能解峻药之毒而减轻其副作用。列举如下。①大乌头煎、乌头汤、乌头桂枝汤等方，均用蜂蜜煎煮乌头。乌头是治寒湿痹痛与阴寒性腹痛的良药，但毒性很大，与蜜同煎可减轻其毒性，还可增强其止痛之功，以及延长其药效时间。②甘遂半夏汤用蜂蜜（蜜与药汁同煎），亦取其缓解甘遂之毒性。③大半夏汤用蜂蜜（水蜜同煎），一取其养脾润燥，补中益气，一取其减轻半夏之燥，亦属解药毒之例。

5. **甘润养脾阴** 补养为蜂蜜的本来功用。《本经》曰蜜能"安五脏诸不足，益气补中"。《别录》曰蜜"主养脾气"，皆言其滋养之功。《本草纲目》总结蜂蜜的功用之一是"柔而润泽，故能润燥"。总之，甘润乃蜂蜜的功效特点，"味甘主补，滋养五脏"（《药品化义》），更专重滋脾。如此功用在经方中以大半夏汤为代表方。此方主治脾阴胃阳两虚所致的"胃反呕吐者"。此病主症特点是"朝食暮吐，暮食朝吐，宿谷不化"，并可见心下痞闷饱胀、大便干燥如羊屎等。方用半夏"体滑性燥"（《本草经疏》）为君降逆止呕，人参补脾气，用蜂蜜煮药，既养脾阴，又润燥通便。

6. **黏合诸药为丸，以"除众病，和百药"** 经方炼蜜为丸者共计 15 方，分别是皂荚丸、下瘀血汤、麻子仁丸、赤丸、乌梅丸、八味肾气丸、薯蓣丸、大黄䗪虫丸、乌头赤石脂丸、理中丸、栝楼瞿麦丸、桂枝茯苓丸、当归贝母苦参丸、半夏麻黄丸、己椒苈黄丸等。可治疗痰浊喘咳、产后瘀血腹痛、脾约、寒疝腹痛、蛔厥、虚劳病、胸痹心痛、霍乱、消渴、妇人癥病、妊娠小便不利、心悸、痰饮等诸病证。这就是《本经》所说有"除众病，和百药"之义。蜂蜜不仅具有良好的滋养作用，而且味甘能矫味。炼制后的蜂蜜不仅黏合力强，而且表面不易硬化，可塑性强。现代研究证明，蜂蜜含大量还原糖，能防止药材有效成分的氧化变质，制成的丸药圆整、光洁、滋润、含水量少，崩解缓慢，作用持久。

蜂蜜的服用方法，在经方中也是丰富多彩的。有炼蜜为丸者，有与药共煮者，有先煮别药，去滓，纳蜜再煎者，有与药丸和药末共煮服之者，有先炼蜜为丸，后以酒煮之者，还有外用栓剂者，等等。

现代药理研究证明，蜂蜜中含有多种生理活性物质，有滋补强壮作用，能提高机体抵抗力，增加呼吸量及血糖，体外试验有杀菌作用，并有解毒作用，还有保肝、抗肿瘤作用。

粳 米

【基原与药材】 为禾本植物稻（粳稻）的种仁。稻的类型很多，按米粒的黏性不同，可分为粳稻、灿稻、糯稻等三种。粳稻植株较矮，秆硬，叶狭，谷粒较短圆，米的黏性较强，胀性小。灿稻植株较高，秆软，叶宽，谷粒细长，米的黏性差，胀性大。糯稻在以上两种类型中都有，其米粒中含有多量糊精，黏性最强，胀性小。

【用法与用量】 内服：煎汤 30~60g。

【本草经求索】

《别录》：粳米，味甘、苦，平，无毒。主益气，止烦，止泄。

《本草经疏》：粳米，即人所常食米，感天地冲和之气，同造化生育之功，为五谷之长，人相赖以为命者也……其味甘而淡，其性平而无毒，虽专主脾胃，而五脏生气，血、脉、精、髓，因之以充溢周身；筋、骨、肌、肉、皮肤，因之而强健。《本经》益气止烦止泄，特其余事耳。

编者按： 粳米首载于《别录》，为甘平之品，功善补益脾胃以充养周身，故《灵枢·五味》篇曰："脾病者，宜食杭（注：音义同"粳"）饭。"

【经方用药论】 经方中有 8 方明确用粳米。还有甘草粉蜜汤所用之"粉"与蛇床子散所用之"白粉"，以及 5 方用"白饮和服"与 16 种丸、散提出"饮和服"，为何？探讨如下。

1. 热病方中用之益气生津 在经方中用粳米治疗热证的方剂有 6 首，主要用于下列几种情况。①用于治疗阳明胃热证为主的白虎汤、白虎加人参汤、白虎加桂枝汤。三方以白虎汤为基础，皆取粳米益气养胃，并使石膏、知母清热而不伤胃。气阴两伤者加人参，即白虎加人参汤；兼表寒体痛者加桂枝，即白虎加桂枝汤。②竹叶石膏汤，用于热病余热未清，而见"虚羸少气，气逆欲吐"者，其用粳米的目的亦为了补中，并防止石膏之寒凉伤胃。③麦门冬汤，用于治疗肺胃阴虚火逆证。该方重用麦门冬之甘寒，养肺胃而清虚火，用粳米配合人参、甘草、大枣养胃益气，另以半夏下气降逆。《本经疏证》："仲景用粳米者六方，煮法凡分三等。于白虎汤、白虎加人参汤、麦门冬汤、附子粳米汤，则米药俱下，米熟汤成；于桃花汤，则先煮米汁，后入他药；于竹叶石膏汤，则先煮药物，后方入米。"上述粳米三种煮法，灵活用之可也。

此外，百合病篇中有一方为百合洗方，其方后曰："洗已，食煮饼。"尤在泾认为"煮饼"是粳米或小麦制成。

2. **寒证方中用之益气和中**　在经方中使用粳米治疗脾肾虚寒证的方剂有 2 首。①附子粳米汤：适用于脾肾虚寒，水湿内停的寒疝腹满痛等症，方中附子助阳驱寒，半夏降逆化湿，其使用粳米的目的是与甘草、大枣相配健脾和中，兼可缓急止痛。②桃花汤：适用于少阴虚寒"下利便脓血"等。该方中赤石脂、干姜温中涩肠，其用粳米的目的是益气补中，并可加强涩肠止利之效，此即《别录》之"益气……止泄"之意。

3. **其他**　首先，粳米粉在经方中还被用作黏合剂。《金匮要略》蛇床子散方曰："蛇床子仁，上一味，末之，以白粉少许，和令相得，如枣大，绵裹纳之，自然温。"程林注说："白粉，即米粉，借之以和合也。"其次，经方中还有散剂 5 方（三物白散、牡蛎泽泻散、五苓散、四逆散、半夏散）明确提出用白饮和服。丹波元简说："白饮，诸家无注，医垒元戎作白米饮，始为明晰。"白米即粳米。另外，还有 16 种丸、散剂提出"饮和服"或"饮服"。饮究指何物，注家无注，编者以为应当是指粳米或粟米饮，因为两者大体相似。为什么要用它送服呢？编者总括前人之说，大体有两个原因。一者，《本草纲目》说："按罗天益《宝鉴》云，粳、粟米粥气薄味淡，阳中之阴也。所以淡渗下行，能利小便。"故经方中通利小便之方，用粳米送服，可起协同作用，方如五苓散等。二者，丹波元简说："白饮服，取其适胃。"故药物峻烈，易伤脾胃之气的丸散剂，用粳米饮送服，方如三物白散等。

小　麦

【基原与药材】　为禾本科植物小麦的种子。

【用法与用量】　内服：小麦 30~60g 煎汤，或煮粥。外用：小麦炒黑研末调敷；小麦面干撒或炒黄调敷。

【本草经求索】

《别录》：小麦，味甘，微寒，无毒。主除热，止燥渴、咽干，利小便，养肝气，止漏血唾血。以作曲，温。消谷，止痢。以作面，温，不能消热，止烦。

《本草经疏》：小麦禀四时中和之气，故其味甘，气微寒，无毒。入手少阴经。少阴有热，则燥渴咽干，解少阴之热，则燥渴咽干自止。心与小肠为表里，脏气清，腑病亦自除，故利小便。肝心为子母之脏，子能令母实，故主养肝气。甘寒走二经而能益血凉血，故止漏血、唾血也。

编者按：小麦首载于《别录》，味甘性凉，主要作用是养阴润燥，清热补虚。

【经方用药论】　经方中有 3 方直接用小麦组方，有 1 首方后加减用及，共 4 方。主要功用如下。

1. **养心阴**　经方中用小麦养心阴安心神的方剂有 2 首。一是甘麦大枣汤，该方用小麦既能养心安神，又能润肝缓急，心肝得养，则躁急可止。这是《别录》谓小麦"养肝气"的最好解释。二是百合洗方，该方适用于百合病口渴，是由于阴虚内热较甚者。用百合洗方清热养阴，方后曰"洗已，食煮饼"。多数注家认为"煮饼"之饼为粳米或小麦制成，可见小麦具有养阴安神之功。

2. **润肺燥**　经方治疗咳喘上气的厚朴麻黄汤中有小麦。本方适用于饮邪夹热上迫于肺而致咳喘。热邪迫肺，必伤肺阴，小麦甘凉养阴润燥（《医林纂要》中说小麦"润肺燥"），协助石膏清热润燥除烦。本方的重点在于化寒饮，用小麦亦可防止方中辛燥之品伤肺阴。

3. **和胃气**　白术散方后曰："若呕，以醋浆水服之；复不解者，小麦汁服之。"程林注："若呕者，复用浆水，服药以止呕；呕不止，再易小麦汁以和胃。"可见小麦能和胃止呕。

大　麦

【基原与药材】　为禾本科植物大麦的果实。

【用法与用量】　内服：煎汤，30~60g；或研末。外用：炒研调敷或煎水洗。

【本草经求索】

《别录》：大麦，味咸，微寒，无毒。主治消渴，除热，益气，调中。又云令人多热，为五谷长。

《本草经疏》：大麦功用与小麦相似，而其性更平凉滑腻，故人以之佐粳米同食，或歉岁全食之，而益气补中，实五脏，厚肠胃之功，不亚于粳米矣。陈士良云：补虚劣，壮血脉，化谷食，止泄泻，不动风气，久食令人肥白，滑肌肤。为面无燥热，胜于小麦。苏恭云：平胃止渴，消食疗胀满。其为效可知。

编者按：大麦首载于《别录》，为甘咸凉之品，功似小麦，但性更偏凉滑润。

【经方用药论】　经方中有 3 方用之。一是主治黑疸的硝石矾石散"以大麦粥汁和服方寸匕"，取其消减硝石、矾石副作用而护胃气。二是主治产后气血郁滞腹痛的枳实芍药散"以麦粥下之"，取其和胃气并舒肝气。三是"妊娠养胎，白术散主之……渴者，大麦粥服之"。取其"除热，益气，调中"以养胎也。

胶饴（饴糖）

【基原与药材】 为米、大麦、小麦、粟等粮食经发酵糖化制成的食品。饴糖有软硬之分。软者为黄褐色浓稠液体，黏性很大；硬者系软饴糖经搅拌，混入空气后凝固而成，为多孔之黄白色糖饼。味甘，药用以软饴糖为佳。

【用法与用量】 内服：烊化冲入汤药中30~60g；熬膏或入丸剂。

【本草经求索】

《别录》：饴糖，味甘，微温。主补虚乏，止渴，去血。

《本草经疏》：饴糖……甘入脾，而米麦皆养脾胃之物，故主补虚乏，仲景建中汤用之是也。肺胃有火则发渴，火上炎迫血妄行则吐血。甘能缓火之标，则火下降而渴自止，血自去也。

编者按： 胶饴首载于《别录》。陶弘景注云："方家用饴糖，乃云胶饴。"胶饴甘温而富含营养，《长沙药解》谓其"补脾精，化胃气，生津养血，缓里急，止腹痛"。

【经方用药论】 经方中使用胶饴的方剂有3首，均治疗虚性腹痛。《药征续编》总结性说："胶饴之功，盖似甘草及蜜，故能缓诸急。考小建中汤证，曰腹中急痛，又曰里急，又曰妇人腹中痛。大建中汤证，曰上下痛而不可触近。黄芪建中汤证，曰里急。依此三方，则胶饴能治里急，夫腹中急痛，腹中痛，岂非里急矣乎？"

建中三方简析如下。①小建中汤：方中重用胶饴，补虚养血，缓急止痛，配桂枝、炙甘草能温中补虚，合芍药、甘草缓急止痛，又以大枣、生姜健胃而和营卫。②黄芪建中汤：方中增加黄芪与胶饴相配，甘温益气之力更强。因此，其补虚之力优于小建中汤。③大建中汤：方中胶饴配人参，甘温益气，缓急止痛，合干姜、蜀椒，温中散寒，通彻上下，以祛沉寒痼冷，散寒而止痛。

综上所述，胶饴甘温濡润，和脾补虚。营虚者，合芍药；气虚者，伍黄芪、人参；寒盛者，与蜀椒、干姜配伍。

热 粥

热粥历代医家不注，其成分可能是粟米（异名粟谷、谷子等，为禾本科植物粟的种仁。目前多称之为小米）或粳米，也可能是大麦或小麦。但从中国人的传统来看，北方人以粟米为多，南方人以粳米为多。不管是何种谷物，都具有补益脾胃，建立中气的作用。

【经方用药论】《伤寒杂病论》之方后注有许多食疗法，值得重视。其中，饮粥疗法就有很多学问，列举三个方子探讨如下。

《伤寒论》首方桂枝汤之方后注曰："服已须臾，啜热稀粥一升余，以助药力，温覆令一时许，遍身漐漐，微似有汗者益佳……"

第二个方是理中汤，指出："……服汤后，如食顷，饮热粥一升许，微自温，勿发揭衣被。"

第三个方是《金匮要略》第十篇第 14 条的大建中汤，强调服药后"如一炊顷，可饮粥二升，后更服。当一日食糜，温覆之"。

以上三方的饮粥疗法，可归纳为以下四个要点。①饮粥时间：服药"须臾"即服药后，或"如食顷"即吃一顿饭的时间，或"如一炊顷"即烧一顿饭的时间，约 30 分钟。②饮粥之量："一升许""一升余"或"二升"。汉代一升折合现今约200ml，大概一碗粥。③饮粥温度：强调饮"热稀粥"，即温暖可口而偏热、偏稀（不宜太黏稠）的小米粥。④饮粥后一定要加衣或盖被"温覆"以保暖。

以上三方服药后饮热粥的目的如下。桂枝汤证是"以助药力"而发汗解表；理中汤证与大建中汤证皆为助药力而补脾温里。总之，"五谷为养"而补充胃气，胃气强则有利于内外诸病的祛除。

饮粥食疗法不止以上三方，还有服了十枣汤"得快下利后，糜粥自养"，服了三物小白散，"不利，进热粥一杯；利过不止，进冷粥一杯"等，大有学问。

羊　肉

【基原与药材】为牛科动物山羊或绵羊的肉。

【用法与用量】内服：以适量煮食或煎汤。

【本草经求索】

《别录》：羊肉，味甘，大热，无毒。主缓中，字乳余疾，及头脑大风汗出，虚劳寒冷，补中益气，安心止惊。

《本经疏证》：论羊肉者多以《金匮真言论》"南方赤色，入通于心，其畜羊"为证，谓火畜性热，可以已虚寒，又为血肉，可以补形之不足……羊之体驯扰（注：指驯服柔顺）易制，为发于火，充于土，其究为适口可悦之物，故首主缓中，缓者急之对，急即仲景所谓"寒疝，胁痛里急""产后腹中疞痛"者，藉其阳足以抉阴，而阴仍比阳，不受阳之伤也。西北弥寒，生羊弥丰肥，南方所生则瘠而味劣，故又能于虚劳寒冷中补中益气，藉其气之生长宜于寒也。胎生之易者，无逾于羊，故又主字乳余疾，字乳必伤血肉，乃有余疾，藉血肉之充以补之也。羊目无神，反有远视（《五行传》注：羊畜之远视者），是其阳直达于上，以与阴济而能远烛，故又主头脑大风汗出，藉其阳能和阴，不使阳加于阴也。安心止惊，则《无羊》之诗，所谓"矜矜兢兢，不骞不崩（注：基业牢固，不会亏损或崩坏），驯扰之得宜，眠食之所得"，固有与人相从而无忤者，亦取其意为虚弱之躯，思患预防之治耳。

编者按：羊肉甘而温热，功能补虚，特别是长于主治虚寒性病候。对妇人病用之，《千金要方·食治卷》说："主暖中止痛，利产妇。"对内科病用之，《日用本草》说："治腰膝羸弱，壮筋骨，厚肠胃。"由于羊肉为血肉有情之温补食品，故更长于补血之虚，补形之不足。李杲说："故曰补可去弱，人参、羊肉之属是也。人参补气，羊肉补形也。"

【经方用药论】 羊肉乃血肉有情之品，经方仅 1 方用之，取其补虚止痛之功，治疗血虚受寒引起的腹痛、胁痛症。

《金匮要略》曰："寒疝，腹中痛，及胁痛里急者，当归生姜羊肉汤主之。"又曰："产后腹中疞痛，当归生姜羊肉汤主之；并治腹中寒疝，虚劳不足。"如上所述，其所治腹痛乃血虚及气，气虚生寒，或再因外界寒邪侵袭之所致。本方用羊肉，一取其味，与当归相配，温补阴血；一取其气，与生姜相合，气味辛香，既可温阳散寒，又可开胃进食以益生血之源。

羊肉性热，外感时邪与有内热者忌服。

当　归

【基原与药材】 为伞形科植物当归的根。干燥的根，可分为三部。根头部称"归头"，主根称"归身"，支根及支根梢部称"归尾"。以主根大、身长、支根少、断面黄白色、气味浓厚者为佳。主根短小、支根多、气味较弱及断面棕红色者质次。

【用法与用量】 内服：煎汤，4~9g；浸酒、熬膏或入丸、散。

【本草经求索】

《本经》：当归，一名乾归。味甘，温，无毒。主咳逆上气，温疟，寒热洗洗在皮肤中，妇人漏下绝子。诸恶疮疡，金创。煮饮之。生川谷。

《别录》：当归，味辛，大温，无毒。主温中止痛，除客血内塞，中风痉，汗不出，湿痹，中恶，客气虚冷，补五脏，生肌肉。生陇西。二月、八月采根，阴干。

《本草正义》：当归味辛而甘，其气温，故能胜寒；气味俱厚，故专入血分，而亦为血家气药。《本经》主咳逆上气，温散寒饮之法也。主温疟寒热，则温润以疏外感之邪也。洗洗，读为洒洒，即洒淅恶寒之意。《大观》本洗音癣，亦拟其音。孙氏《问经堂》本"洗"字不重，而以大观音癣分注之，恐是脱一"洗"字。妇人漏下绝子，则为血虚不足者言，当归温经益血，固其专职。《金匮》芎归胶艾汤，本是妇科血虚气寒之主药，局方四物汤之所自出也。疮疡金创，皆伤耗血液之病，温养补血，溃疡虚证，是其所宜。而肿疡初起，气滞血凝，温通活血，亦能散肿。惟血热实邪所宜斟酌，弗重任以助温升可耳。《别录》温中止痛，以中气虚寒，络脉结滞者言之，辛温补虚，宣通血气，固其所宜。除客血者，则血行失道，瘀滞未通者耳。归尾辛温善行，辅以行瘀之品，即为疏逐恶血主将。"内塞"二字，虽似为瘀滞而言，然文字似嫌不典，或"塞"为寒字之误，则当归建中一法，固是正宗。中风痉者，即角弓反张之风痉（注：痉是古字，痉即痉之隶变。《玉篇》虽有痉字，训恶，然汉隶"至""圣"不别，敷见不鲜，实即一字凿凿可据）。古人不知有气血冲脑之病源，凡治此证，多主温升以驱外风，势必利少害多，助纣为虐。当归治痉，虽能活络，必与血冲脑经之理背道而驰，不可不更弦改张，庶几为二千年医学补此缺陷。补五脏者，脏本属阴，以血为体，当归补血，于理最纯。生肌肉者，气血和煦，自然丰肌泽肉耳。

编者按： 综合多家本草学说，当归之功效有三论。有分药用部位而论之者，有不分部位而全用论之者，还有将当归与其他药合用论之者。第一，分而论之，如《汤液本草》："当归……头能破血，身能养血，尾能行血，用者不分，不如不使。"这是强调归头、归身、归尾皆入血而功效不同。第二，全当归论，如《本草正》："当归，其味甘而重，故专能补血；其气轻而辛，故又能行血。补中有行，行中有补，诚血中之气药，亦血中之圣药也。"这是说全当归具有行血与补血双重功用。《本草经疏》谓当归为"活血补血之要药"。但当归辛甘而温，《本草正义·发明》言以"温和煦煦为功"，对"气血虚寒"性病证，用之更相适宜。第三，若全当归与其他不同功效的药物合用，则其功效因配伍不同而异，如《汤液本草》："当归……若全用，在参、芪皆能养血；在牵牛、大黄皆能破血，佐使定分，用者当知。从桂、附、茱萸则热；从大黄、芒硝则寒。"《韩氏医通》："当归主血分之病……血虚以人参、石脂为佐；血热配以生地黄、姜黄、黄芩。"《本草正》总结性地说："当归……大约佐之以补则补……佐之以攻则通。"

《本经》《别录》所论与经方中所用之当归，皆未分归头、归身、归尾，而所论、所用者为全当归，全当归集归头、身、尾之综合功用，既行血活血，又养血补血，可以用"和血"两字概之。当归和血之功，会随经方配伍不同而功用不同。

【经方用药论】 经方中使用当归者共计 16 方，方药配伍不同，功效各异，分述如下。

1. 和血养肝 人体血液，源本于脾，主导在心，贮藏于肝。肝主藏血，肝血不足，仲景多用当归，并与芍药、川芎相配，和血养肝。

（1）治奔豚气病 肝郁化热导致的奔豚证，仲景用奔豚汤治疗。肝郁化热必然要伤及肝血，故奔豚汤用当归与芍药、川芎相配，补血调肝，以甘李根白皮、黄芩、葛根、半夏等清肝降逆制冲。

（2）治胎动不安 《金匮要略》曰："妇人妊娠，宜常服当归散。"该方适用于血虚湿热胎动不安证。胎靠血养，肝血不足则胎失所养，加之湿热扰动，故而胎动不安。当归散用当归配芍药、川芎养血调肝，白术、黄芩健脾清热。本方对肝血虚而兼湿热胎动不安者，颇为切合。

（3）治妊娠腹痛 《金匮要略》曰："妇人怀妊，腹中㽲痛，当归芍药散主之。"此乃肝脾不和所致的腹痛证，该方以当归、芍药、川芎养血调肝，以茯苓、白术、泽泻健脾渗湿。该方对肝血不足而脾虚湿盛之妊娠腹痛颇为适合。

2. 和血止血 《本经》曰当归主"妇人漏下"，当归非止血药，但具有和血止血之功。

（1）治漏下 用当归治疗漏下的方剂有2首。一是胶艾汤：适用于"冲任脉虚而阴气不能内守也"（尤在泾）。该方重用干地黄，配合芍药、阿胶、艾叶等温补冲任而摄血，其用当归有两个目的。一可助地黄补血，一可与川芎相配行血中之气。当归如此和血之功，使全方补阴止血而不留瘀。②温经汤：适用于冲任虚寒而夹瘀血所致的漏下等症。该方中当归与诸药合用，功能温煦冲任、益气养血而活血化瘀也。

（2）治便血 《金匮要略》曰："下血，先血后便，此近血也，赤小豆当归散主之。"此证下血乃大肠湿热蕴结、迫血下行而致。方用赤小豆配合当归，清利湿热，和血止血。

3. 和血散寒 当归辛甘温而气味俱厚，故仲景将当归用于血虚寒凝之证。血虚受寒，必然血流迟滞。气为血帅，血为气母。气主煦之，血主濡之。血流迟滞，经络脏腑失去气血的温煦与濡润，故出现肢体欠温与胁腹挛痛等内外病候。治应温养气血以散寒。

（1）治手足厥寒 《伤寒论》曰："手足厥寒，脉细欲绝者，当归四逆汤主之。""脉细欲绝"与"脉微欲绝"不同。尤在泾说："脉细欲绝者，血虚不能温于四末，并不能营于脉中也。"当归四逆汤诸药共奏养血通脉，温经散寒之功。血盈寒散，气血流畅则厥寒自温。后人以该方治疗冻疮、脉管炎、雷诺病等都取得了较为满意的疗效。《伤寒论》承接上条曰："若其人内有久寒者，宜当归四逆加吴茱萸生姜汤。"李荫岚说："久寒不但滞在经络，而更滞在脏腑，故用吴茱萸、生姜，直走厥阴经脏，以散其久滞之陈寒也。"乌梅丸用当归，取其与桂枝、细辛、附子、干姜等相配，能温煦阳气并调和血脉。

（2）治寒疝腹痛 《金匮要略》曰"寒疝腹中痛，及胁痛里急者，当归生姜羊肉汤主之"。又曰"产后腹中㽲痛，当归生姜羊肉汤主之；并治腹中寒疝，虚劳不足"。寒疝是血虚寒凝于里所致。尤在泾说："血虚则脉不荣，寒多则脉细急，故腹胁痛而急也。当归、生姜温血散寒，羊肉补虚益血也。"《别录》说当归能"温中止痛"，正是指此而言。

上述可知，当归和血散寒，适用于体表经络与内部脏腑多种病变。

4. 和血治疮 《本经》曰当归治"诸恶疮疡"，说明当归能祛血中蓄毒。经方取如此之功者有三。①治阴阳毒的升麻鳖甲汤。不论阴毒还是阳毒，都是疫毒侵入血分，血热蓄毒伤及阴血则血滞难行。方中用当归协助鳖甲滋阴养血而散瘀。②治狐惑病日久的赤小豆当归散。本方证亦为血热蕴毒所致，由于热盛湿郁，瘀血不散酿而成脓。该方用当归活血化瘀，祛瘀生新，配合赤小豆渗湿清热，解毒排脓。两者相合，更能清血中之热，化瘀消肿。近年来临床报道用该方为基础，治疗阴部溃疡取得了满意的疗效，可见经方虽简，其效不可诬也。③治"喉咽不利，唾脓血"等症的麻黄升麻汤。该方重用当归为主药之一，是否是取其和血益阴之功，以资麻黄发汗之源，即《别录》所云"汗不出"者耶？

5. 和血补虚 仲景借当归和血之功，还用于治疗以下病证。①治妊娠小便难及大便难。《金匮要略》曰："妊娠，小便难，饮食如故，当归贝母苦参丸主之。"该方以当归为君和血润燥。由于当归具有通润大便的功用，故本方亦可用于便秘者。②治气血两虚证。当归是一味良好的和血药，与益气之品相配，可用于气血两虚之证。

综上所述，当归和血之功广泛，配伍得当，可用于治疗内、妇、外科诸多病证。

现代药理研究证明，当归对子宫具有双向调节作用（即兴奋及抑制），能保护肝脏，防止肝糖原减少，能增强冠状动脉的血流量，预防心肌缺血，有镇静、镇痛和消炎作用，煎剂对多种细菌如志贺菌属、溶血性链球菌等有抗感染作用。

芍药（赤芍、白芍）

【基原与药材】 芍药现分白芍药与赤芍药两种。①白芍药的基原为毛茛科植物芍药（栽培种）的根。干燥根呈圆柱形，粗细均匀平直，质坚实而重，不易折断，断面灰白色或微带棕色，木部放射线呈菊花心状，气无，味微苦而酸。以根粗长、匀直、质坚实、粉性足、表面洁净者为佳。②赤芍药的基原为毛茛科植物芍药（野生种）、草芍药、川赤芍等的根。干燥根亦呈圆柱形、两端粗细近乎相等，质硬而脆易折断，断面平坦，粉白色、黄白色或呈粉红色，中央部分小，木质部射线明显，有时有裂隙。气微香，味微苦涩。以根条粗长、外皮易脱落、皱纹粗而深、断面白色、粉性大者为佳。

【用法与用量】 内服：煎汤 6~12g；或入丸、散。

【本草经求索】

《本经》：芍药。味苦，平，有小毒。主邪气腹痛，除血痹，破坚积，寒热，疝瘕，止痛，利小便，益气。生川谷及丘陵。

《别录》：芍药，味酸，微寒，有小毒。主通顺血脉，缓中，散恶血，逐贼血，去水气，利膀胱、大小肠，消痈肿，时行寒热，中恶腹痛，腰痛。一名白木，一名余容，一名犁食，一名解仓，一名铤。生中岳及丘陵。二月、八月采根，暴干。

《本草崇原》：芍药，气味苦平……风木之邪，伤其中土，致脾络不能从经脉而外行，则腹痛，芍药疏通经脉，则邪气在腹而痛者，可治也。心主血，肝藏血，芍药禀木气而治肝，禀火气而治心，故除血痹。除血痹则坚积亦破矣。血痹为病，则身发寒热；坚积为病，则或疝或瘕，芍药能调血中之气，故皆治之。止痛者，止疝瘕之痛也。肝主疏泄，故利小便。益气者，益血中之气也。益气则血亦行矣。芍药气味苦平，后人妄改圣经而曰微酸，元、明诸家相沿为酸寒收敛之品，凡里虚下利者，多用之以收敛。夫性功可以强辨，气味不可诬传，试将芍药咀嚼，酸味何在？又谓新产妇人忌用芍药，恐酸敛耳。夫《本经》主治邪气腹痛，且除血痹寒热，破坚积疝瘕，则新产恶露未尽，正宜用之，若里虚下利反不当用也。

《本草正义》：芍药，古无赤白之分，而功用自别。白者苦而微酸，能益太阴之脾阴，而收涣散之大气，亦补益肝阴，而柔驯肝气之横逆。《本经》主邪气腹痛，寒热疝瘕，止痛益气。《别录》所谓缓中者，无一非养毓肝脾两脏之真阴而收摄两脏之逆气。斯邪气退脏，正气裨益，腹痛及心胃之痛皆除；中气和调，寒热自已，疝瘕自定，皆白芍药养脾柔肝之功用也。赤者行滞破血，直达下焦。《本经》所谓除血痹，破坚积；《别录》所谓通顺血脉，散恶血，逐贼血，消痈肿，中恶腹痛，皆惟赤芍药行滞逐瘀足以当之。利小便，去水气，利膀胱大小肠，亦赤芍的泄导之功。

编者按： 芍药于六朝以后始分为赤白两种。近代凡开白花者称为"白芍"，开红花者称为"赤芍"。白芍药多系家栽，赤芍药多系野生。二者为同一科属植物，其根外观亦无大区别，故六朝以前统称为芍药。综观《本经》及《别录》对芍药之记载，其性味应为苦而微酸微寒，其功用为养血敛营，柔肝止痛，活血化瘀。后世临床医家通过临床经验得出如下结论。赤芍性偏苦寒，功擅通泄；白芍偏于微寒，功擅和血。经方中由于未分赤白，在临证时应根据具体病机，或取白芍，或用赤芍，以取效为准。

【经方用药论】　经方中用芍药者54首，方后注加减法用芍药者3方，共计57首。其制剂有汤、丸、散三种。主要用于下列五个方面的病证。

1. 和营调卫治时行寒热　《别录》说芍药主"时行寒热"，此即四时外感病。芍药苦酸寒，何以能除时行寒热呢？这一点令人难以理解。现代药理研究表明，芍药具有抗感染、抗病毒及解热等作用，这佐证了其治疗"时行寒热"之机制。再看一下仲景方，便会茅塞顿开。

（1）治太阳中风表虚证　桂枝汤是治疗太阳中风表虚证的基本方剂，也是《伤寒论》第一方，被后人誉为群方之冠。芍药在桂枝汤方中与桂枝配合，解肌祛风，调和营卫，是方中的臣药。《医宗金鉴》分析两药的配伍意义说："桂枝君芍药，是于发汗中寓敛汗之旨；芍药臣桂枝，是于和营中有调卫之功。"以桂枝汤为基础组成的十几个类方所用芍药之目的均同属桂枝汤之例。

（2）治太阳伤寒表实变证　有下列四种情况。①本为伤寒表实证，经麻黄汤发汗之后，由于发汗不当，或复感外邪，重新形成太阳病，因腠理已疏松而应改用桂枝汤治疗。如《伤寒论》曰："伤寒，发汗已解，半日许复烦，脉浮数者，可更发汗，宜桂枝汤。"尤在泾说上述情况"不宜麻黄之峻剂，而宜桂枝之缓法，此仲景随时变易之妙也"。②太阳伤寒表实证而正气较虚者，由于体弱，亦经不起麻黄汤之峻汗，所以，也不得不使用桂枝汤，如《伤寒论》曰："太阳病，外证未解，脉浮弱者，当以汗解，宜桂枝汤。"文中所言之太阳病，包括太阳中风与太阳伤寒两种类型。③太阳伤寒表实而兼项背强者，经方用葛根汤治疗，而葛根汤则是桂枝汤加麻黄与葛根而成。在该方中，芍药的作用主要在于与甘草、大枣相协，酸甘化阴，既可防止麻黄、桂枝、葛根、生姜发散太过，又可濡润失养之经筋。④太阳病当小发其汗或微发其汗者，方用桂枝麻黄各半汤、桂枝二麻黄一汤及桂枝二越婢一汤这3方，这些方剂中均用芍药，防止麻黄、桂枝之过汗，使之成为有制之师。以上治疗太阳伤寒表实变证用芍药的目的在于敛营固卫。

（3）治少阳病　少阳病"热结在里，复往来寒热者，与大柴胡汤"。本方用芍药与大黄、枳实、黄芩等相合治重于里，清泄里热，则"往来寒热"自平。

2. 养血止痛治多种痛证　《本经》明确指出芍药能"止痛"，仲景也极善于使用芍药止痛之功。现代药理学证明本品能解痉镇痛，并能镇静中枢神经，故有较好的止痛作用。仲景将芍药用于多种疼痛之症。经过适当配伍，芍药既用于不通则痛者，又用于不荣则痛者。分别解析如下。

（1）治腹痛　《本经》曰芍药"治邪气腹痛"，确实，仲景对肝木凌脾的腹痛以芍药治之，而对于脾阴虚、脾阳虚的虚性腹痛亦用芍药。《本草正义》对腹痛者用芍药作了深入分析，引录如下："芍药专治腹痛，仲圣之法，实即秦汉以前历圣相传之法。说者每谓腹痛是肝木凌脾，芍能助脾土而克肝木，故为腹痛之主药。要知肝秉刚强之性，非借阴液以涵濡之，则暴戾恣睢，一发而不可制。当其冲者，实惟脾土先蒙其害，凡心胃痛、腹满痛、胸胁刺痛、支撑胀闷，无一非肝木凌脾之病。宋元以来，治此者多尚香燥气药，以刚济刚，气行而通则不痛，非不暂图目前之效，然愈燥而阴愈耗，肝愈横，频发加剧，卒至肝脾之阴两竭，而燥药且不可复施。此行气伐肝，适以变本加厉，非徒无益，而又害之矣。仲圣以芍药治腹痛，一以益脾阴而摄纳至阴耗散之气，一以养肝阴而和柔刚木桀骜（注：傲慢，不驯顺）之威，与行气之直折肝家悍气者，截然两途，此泻肝与柔肝之辨。而芍药所以能治腹痛胀满，心胃刺痛，胸胁胀痛者，其全体大用，即是此法，必不可与伐肝之剂作一例观也。"《本草正义·广义》引录仲景云"太阴为病，脉弱，其人续自便利，设当行大黄芍药者，宜减之，以其人胃气弱，易动故也。是指太阴虚证而言。可见凡腹痛之当用芍药者，皆太阴气滞，肝络郁结不舒为病，非属于虚寒一边，而中气虚寒，则又有建中法在，非芍药一味之所能治"。以下分四点谈经方治不同成因的腹痛。

先说治邪气腹痛。《伤寒论》曰："本太阳病，医反下之，因尔腹满时痛者，属太阴也，桂枝加芍药汤主之。大实痛者，桂枝加大黄汤主之。"如果说前者"腹满时痛"的成因有虚有实，那么，后者"大实痛"则纯为邪实无疑，故加大黄是为了泻实，而方中倍用芍药则是为了止痛。《伤寒论》之黄芩汤（黄芩、芍药、炙甘草、大枣）主治下利，以方测证，并结合临床，此方证应有腹痛，邪气所致也。另外，小柴胡汤方后曰："若腹中痛者，去黄芩，加芍药。"以芍药柔肝和络止痛也。

再说治脾阴虚腹痛。《金匮要略》虚劳病篇："虚劳里急，悸，衄，腹中痛，梦失精，四肢酸疼，手足烦热，咽干口燥，小建中汤主之。"综合《金匮要略》《伤寒论》其他有关小建中汤证的条文可知，小建中汤主治的证候虽多，但主症是腹中痛。其腹痛的成因为脾之营阴不足，不荣则痛。该方以桂枝汤倍芍药，加胶饴，既益脾营之虚以治本，又止痛以治标，一药两用而标本兼顾。接着下一个条文曰："虚劳里急，诸不足，黄芪建中汤主之。"此为脾阴不足，阴损及气，脾气虚衰证候，以小建中汤加黄芪补益脾气，仍重用芍药养脾阴止腹痛也。

三说治脾阳虚腹痛。《伤寒论》治疗少阴病虚寒重证的通脉四逆汤方后注曰："腹中痛者，去葱，加芍药二两。"接着下一条治疗阳郁四逆等证的四逆散方后曰："腹中痛者，加附子一枚，炮令坼。"四逆散方为炙甘草、枳实、柴胡、芍药各十分组成。凡用附子、干姜为主药组成的方子所治之病必是阳虚证候。上述两方皆针对"腹中痛"，或加芍药，或加附子，结果都是芍药与附子并用以治腹痛，且这两个方证的主方中都有炙甘草，如此看来则是芍药、炙甘草、附子三味同用，这正巧是经方之一的"芍药甘草附子汤"。此方之母方是芍药甘草汤，《医学心悟》说芍药甘草汤"治腹痛如神"。但还是要强调说明，芍药苦酸而寒，属阴柔之品，阳虚者宜慎用。如真武汤方后加减法曰："若下利者，去芍药，加干姜二两。"便为示例。

四说治胎前产后腹痛。《金匮要略》妇人妊娠病篇共 11 条，处方 10 首，有 6 首方用芍药，这 6 首方中有 3 首方证有腹痛。治疗阳虚寒盛的附子汤（炮附子二枚，茯苓、芍药各三两，白术四两，人参二两）；治疗肝脾不调的当归芍药散（当归三两，芍药一斤，川芎半斤，茯苓四两，泽泻半斤，白术四两）；治疗冲任脉虚的胶艾汤（川芎、阿胶、甘草各二两，艾叶、当归各三两，芍药四两，干地黄四两）。产后病篇治疗"产后腹痛，烦满不得卧，枳实芍药散主之"。此方由枳实（烧令黑，勿太过）、芍药等份组成，治疗产后气血郁滞者。以上治疗腹痛的四个方证，既有虚证（阳虚、血虚），又有实证（肝郁、血滞）。由此可知，妇人诸病腹痛者，皆可在辨证处方中配伍芍药，或治腹痛之本，或治标，或标本兼治。

（2）治身痛　芍药治疗以身体肢节疼痛为主症的方证有 4 方。①《伤寒论》曰："发汗后，身疼痛，脉沉迟者，桂枝加芍药生姜各一两人参三两新加汤主之。"此虚人发汗后营血亏损，经脉失养而身痛者，该方重用芍药养营止痛。②《伤寒论》曰："少阴病，身体痛，手足寒，骨节痛，脉沉者，附子汤主之。"前面论阳虚寒盛妊娠腹痛提及附子汤，此阳虚外寒而身痛者，亦用附子汤治之。③《金匮要略》曰："病历节，不可屈伸，疼痛，乌头汤主之。"此寒湿偏胜，阻痹肢节经脉，不通则痛。乌头汤（麻黄、芍药、黄芪、炙甘草各三两，川乌五枚以蜜煎之）中芍药虽非主药，但取其协助"止痛"作用是可以肯定的。④《金匮要略》曰："诸肢节疼痛……桂枝芍药知母汤主之。"此历节病日久正虚邪痹，病性虚实错杂，病情证候复杂，方取芍药与诸药配合，以止痛为急务，以祛病为目的。上述四个方证，寒、热、虚、实不同，而身痛主症相同，方中配伍芍药"止痛"亦相同。

（3）治脚挛急而痛　《伤寒论》第 29 条是一条随证变法处方的范文。其中曰"脚挛急……芍药甘草汤与之，其脚即伸"。该方是由芍药、炙甘草各四两组成的小方，用之得当，治小腿部腓肠肌阵发性痉挛性疼痛，确有一二剂而解痉止痛之神效。这种功效机制已被现代药理研究证实。芍药甘草汤不仅治"脚挛急"而痛，并且对多种原因引起的多处痉挛证或痛证，以其原方或适当加味，都有良效（详见《伤寒杂病论研究大成》）。如果加以总结就会发现，上述治痛证诸方，多数是合用芍药与甘草。由此可以得出芍药甘草汤酸（苦）甘化阴，养血止痛，是治疗多种痛证的基本小方。

现代学者容小翔对经方用白芍治痛证总结得较好，引述如下。仲景方中运用白芍治疗痛证有以下九个要点。①和营补血治外感头项强痛。②敛阴养血治虚劳腹痛。③养阴和里滋水通便治便秘腹痛。④破坚除积治癥瘕腹痛。⑤调经活血止血治疗妇科痛证。⑥调肝和营治痹证。⑦柔肝活络治痉挛疼痛。⑧调气柔肝治胁肋胀痛。⑨和血活络治四肢逆冷疼痛证。总之，白芍和血养阴，柔肝缓急，既补又泻，可散可敛，凡是阴血不足之证悉可用之。对于里虚不足引发的诸种痛证，更适宜用之。

3. 活血行瘀治瘀血病证 《本经》曰芍药"除血痹，破坚积，寒热，疝瘕"。《别录》进一步曰"主通顺血脉……散恶血，逐贼血……消痈肿"。可知汉代及以前的医家已经认识到芍药有活血行瘀消坚之功。以上经文所述芍药主治应当用赤芍药。下列四种病证，即以赤芍药为宜。

（1）治妇人瘀血证 经方中使用芍药治疗妇人瘀血病的方剂有3首。①土瓜根散：主治经水不利腹痛，方以芍药配土瓜根、䗪虫、桂枝四味为散，用酒送服，活血化瘀通经。②桂枝茯苓丸：主治妊娠宿有癥病而漏下者，方用芍药配桂枝、牡丹皮、桃仁化瘀消癥，另加茯苓补益脾气，且制成蜜丸，从小量开始，提示祛邪切勿伤及胎元。③温经汤：主治半产之后冲任虚寒兼有瘀血的病证，方以芍药配牡丹皮、川芎、当归、阿胶养营化瘀，吴茱萸、桂枝、生姜温经暖血，人参、甘草等益气，这是一首治疗妇人血虚寒凝而瘀的良方，后人一直沿用不衰。

（2）治疟母证 经方中治疟母的名方鳖甲煎丸中也有芍药，取其配软坚散结化瘀之鳖甲、赤硝等共奏化瘀消癥之功。

（3）治疮痈证 疮痈的形成多是气滞血瘀肉腐所致。因此，及时行气活血，未成脓者可使其消散；已成脓者，有利于脓液的排出，祛瘀生新，使其尽快收口痊愈。芍药能和血化瘀，故可用来治疗疮痈，这样的方剂有2首。①王不留行散：用芍药配合王不留行等活血化瘀，故可治疗金疮肿痛。由于本方能消瘀止血镇痛，故小疮可外敷，大疮可内服。方后注曰"产后亦可服"，即产后瘀血性腹痛出血不止者，亦可用之。②排脓散：用芍药配枳实、桔梗、鸡子黄组成，方取芍药除血痹，可以协助桔梗、枳实排脓，适用于疮痈成脓已溃者。

（4）治血痹虚劳病 《金匮要略》血痹虚劳脉证并治篇处方7首中有5首用芍药，其中大黄䗪虫丸主治"内有干血"（干血为瘀血日久者），是一首去瘀生新为主的方子。方中将草木类药与虫类活血化瘀通络药并用，用芍药兼顾养阴血与行瘀血。

4. 重视芍药"利小便"与通大便之功用 《本经》曰芍药"利小便"，后世多忽视之。独张锡纯重用白芍（45~180g）主治阴虚性水肿取得良效。可知《本经》记录的文字，字字真言也。那么，经方中有无用芍药"利小便"的方子呢？真武汤温阳利水治"水气"，该方中芍药是否取其"利小便"？仲景无言，而言在《本经》也。

《伤寒论》第280条曰："太阴为病，脉弱，其人续自便利，设当行大黄、芍药者，宜减之，以其人胃气弱，易动故也。"经文将芍药与通里攻下的大黄并列，并曰"易动故也"，可知芍药有通大便之功用。编者临证处方用芍药剂量较大时，则大便次数增多，故有意用芍药治阴血虚而便秘的患者。

5.**其他** 上述应用芍药的方证之外，还有许多方子用芍药，罗列如下。《伤寒论》之治脾约证的麻子仁丸；治伤寒误下邪陷的麻黄升麻汤；治心肾不交的黄连阿胶汤；治血气虚寒而手足厥冷的当归四逆汤；治外寒内饮的小青龙汤；治下利的黄芩汤等。《金匮要略》治痉病的栝楼桂枝汤、葛根汤；治血痹的黄芪桂枝五物汤；治虚劳的桂枝加龙骨牡蛎汤、薯蓣丸；治奔豚病的桂枝加桂汤、奔豚汤；治黄汗的桂枝加黄芪汤、黄芪芍药桂枝苦酒汤；治血虚湿热所致胎动不安的当归散，以及防己黄芪汤方后云"胃中不和者加芍药"等。这些方证若细加分析，其用芍药的目的不外和营、养血、活血三个方面。

现代药理研究证明，白芍具有较好的解痉、镇痛、镇静、抗惊厥、降压、解热、抗溃疡、保肝、改善血液流变性，抗病毒、抗感染作用强，尚有抗过敏、降低尿素氮、降低自由基及耐缺氧作用。

白芍应用时，平肝宜生用，养血敛阴宜炒用。

阿 胶

【基原与药材】 为马科动物驴的皮去毛后熬制而成的胶块。质坚脆易碎，断面棕黑色或乌黑色，平滑，有光泽。气微弱，味微甜。以色乌黑、光亮、透明、无腥臭气、经夏不软者为佳。

【用法与用量】 内服：6~9g 开水烊化入汤药汁，或适量入丸、散剂。

【本草经求索】

《本经》：阿胶，一名傅致胶。味甘，平，无毒。主心腹内崩，劳极，洒洒如疟状，腰腹痛，四肢酸疼，女子下血，安胎。久服轻身益气。

《别录》：阿胶，微温，无毒。主丈夫少腹痛，虚劳羸瘦，阴气不足，脚痠不能久立，养肝气。生东平郡，煮驴皮作之。出东阿。

《本草经疏》：阿胶……主女子下血，腹内崩，劳极洒洒如疟状，腰腹痛，四肢酸疼，胎不安及丈夫少腹痛，虚劳羸瘦，阴气不足，脚痠不能久立等症，皆由于精血虚，肝肾不足，法当补肝益血。《经》曰：精不足者，补之以味。味者阴也，补精以阴，求其属也。此药得水气之阴，具补阴之味，俾入二经而得所养，故能疗如上诸证也。血虚则肝无以养，益阴补血，故能养肝也。入肺肾补不足，故又能益气，以肺主气，肾纳气也。气血两足，所以能轻身也。今世以之疗吐血、衄血、血淋、尿血、肠风下血、血痢、女子血气痛、血枯、崩中、带下、胎前产后诸疾，及虚劳咳嗽、肺痿、肺痈脓血杂出等证神效者，皆取其入肺、入肾、益阴滋水、补血清热之功也。

编者按： 阿胶为血肉有情之品，质黏腻，擅补阴血，并能止血。《本经》及《别录》所述之症，俱为虚劳血虚所致。经方所用，亦不离此。

【经方用药论】 经方中有 10 首用及阿胶。

1. 补阴气不足 仲景主要取其补阴血之功，治疗阴血不足之心烦失眠、下利、脉结代、心动悸、虚劳及疟母。

（1）治心烦失眠 《伤寒论》曰："少阴病，得之二三日以上，心中烦，不得卧，黄连阿胶汤主之。"本证之心烦失眠为阴虚火旺，虚实并重之症，故用芍药、鸡子黄协助阿胶填补真阴，同时用黄芩、黄连清心泻火。还有猪苓汤，亦治少阴真阴亏所致的心烦失眠，但猪苓汤证以水热互结为主，故在清热利水药中，仅用阿胶一味滋补阴血，安神除烦。可见，阿胶对阴血亏损所致的心烦失眠有较好的疗效。

（2）治血虚下利 《金匮要略》曰："产后下利虚极，白头翁加甘草阿胶汤主之。"本条所述下利发生在产后，热毒炽盛，并气血两虚。该方用阿胶有两个用意。一是养血扶正，补产后之血虚（动物实验证明，对失血性贫血，用阿胶溶液灌肠能促进红细胞和血红蛋白的增长速度）；二是协助白头翁疏导大肠滞留之热毒。李时珍说："阿胶乃大肠之要药，有热毒留滞者，则能疏导。"说明阿胶虽为补品，但无留滞之弊。

（3）治脉结代，心动悸 《伤寒论》曰："伤寒，脉结代，心动悸，炙甘草汤主之。"此证乃心之气血两虚。心失所养则悸动不安，脉来结代。炙甘草汤乃滋阴养血，通阳复脉之方。该方用阿胶配麦门冬、生地黄等滋阴补血、养心充脉，合桂枝、生姜、人参、大枣温经通脉。说明阿胶能养血充脉，可治脉结代，心动悸。

（4）治久病虚劳及疟母 由于阿胶无留邪之弊，故对久病正虚而邪气未尽者，仲景往往用其扶正祛邪。经方薯蓣丸与鳖甲煎丸皆用阿胶，即是此意。薯蓣丸证以虚为主，虚则易招致外感，故用阿胶配伍大队益气养血之品，以扶正为主，并加入少量疏风散邪之药。鳖甲煎丸证乃久病癥瘕不化，气血受损，故鳖甲煎丸在大队行血软坚散结之药中，用人参与阿胶益气养血。

2. 止多种出血 《本经》说阿胶治"女子下血"，说明阿胶有止血之功。仲景除用于"女子下血"之外，也用于大便下血及尿血。

（1）治妇人下血 《金匮要略》之妇人病篇的胶艾汤证与妇人杂病篇的温经汤证，为不同年龄、不同成因导致的女子下血过多，均用阿胶养血止血。但胶艾汤证为冲任虚损，阴血不能守内，故配地黄、芍药、当归、川芎、艾叶，重在补血调冲任。温经汤证为冲任虚寒，兼有瘀血阻滞，故与吴茱萸、桂枝、人参、甘草、牡丹皮、川芎等相配，重在散寒补虚化瘀。

（2）治二便出血　《金匮要略》曰："下血，先便后血，此远血也，黄土汤主之。"黄土汤用阿胶养血止血治其标，灶心黄土、白术、附子温中健脾治其本。脾能摄血，脾气恢复，血自归经，便血自止。此外，猪苓汤方中配有阿胶，故亦可用于小便尿血，不可不知。

3. **反佐祛邪之剂**　水气凝滞于内，治当利水。为了防止利水伤阴，经方中往往在利水剂中加入阿胶。《伤寒论》曰："若脉浮发热，渴欲饮水，小便不利者，猪苓汤主之。"该条既见于《伤寒论》阳明病篇，又见于《金匮要略》消渴病篇。渴欲饮水是阳明气热的表现，小便不利是水湿内蓄的依据。治当利水泄热。但为了防其伤阴化燥而加阿胶，使邪去而正不伤。《金匮要略》中的大黄甘遂汤为"妇人少腹满如敦状，小便微难而不渴，生后者，此为水与血俱结在血室"而设。该方用阿胶主要是为防止大黄、甘遂逐水破血而不损伤真阴。同样属于反佐之例。

阿胶在经方中多入汤剂，共计8首，仅2首入丸剂。入煎剂用烊化法，此法一直沿用至今。

现代药理研究证明阿胶有加速血液中红细胞和血红蛋白生长的作用，能恢复动物体内钙的平衡，促进钙的吸收，有助于血清中钙的存留，能预防和治疗进行性肌营养障碍，还能对抗创伤性休克。

天门冬

【**基原与药材**】　为百合科植物天门冬的块根。味甘微苦。以肥满、致密、黄白色、半透明者为佳。

【**用法与用量**】　内服：煎汤，6~12g；熬膏或入丸、散。

【**本草经求索**】

《本经》：天门冬，一名颠勒，味苦，平。无毒。主诸暴风湿偏痹，强骨髓，杀三虫，去伏尸。久服轻身，益气延年。生山谷。

《别录》：天门冬，味甘，大寒，无毒。保定肺气，去寒热，养肌肤，益气力，利小便，冷而能补。久服不饥。二月、三月、七月、八月采根，暴干。

《本草正义》：天门冬肥厚多脂，《本经》虽曰苦平，其实甚甘，气薄味厚，纯以柔润养液为功。《本经》主暴风，盖指液枯内动之风而言，滋润益阴，则风阳自息，此即治风先治血之义。痹亦血不养筋之病，正与风燥相因而至，故治风者亦能治痹，非以祛外来之风痹。惟湿为阴寒之邪，痹病固亦有因于湿者，然必无甘寒阴药可治湿痹之理，盖传写者误衍之。天门冬柔润，岂可以疗阴霾之湿邪痹著?《本经》又曰强骨髓,则固益液滋阴之正旨。三虫伏尸,即血枯液燥之劳瘵,甘寒清润,厚以滋燥泽枯,是以治之。《别录》谓保定肺气,则以肺热叶焦,燥金受灼而言,甘寒润燥,本是补肺正将。去寒热者,亦阴液耗之乍寒乍热,非外感邪甚之寒热可知。养肌肤,益气力,皆阴液充足之义。利小便者,肺金肃降而水道之上源自清,亦津液霁霈而膀胱之气化自旺,固非为湿热互阻之水道不利言也。而结之以冷而能补一句,则可知天冬偏于寒冷,惟燥火炽盛,灼烁阴液者宜之,而阳气式微者,即有不胜其任之意。此《别录》所以有大寒二字,而六朝以来诸家本草,固无一非以治燥火之症也。

编者按: 天门冬性寒而多汁,《别录》云"冷而能补",故其功效为"阴润寒补,使燥者润,热者清"(《本草汇言》)。为清热益阴之良药。若不配伍,脾胃虚寒者忌用。《长沙药解》说:"天冬润泽寒凉,清金化水之力,十倍麦门冬,土燥水枯者甚为相宜。"故大肠燥结不通者宜之。

【经方用药论】 经方仅麻黄升麻汤1方用及天门冬,主要针对肺热郁闭,热壅肉腐之咽喉不利及唾脓血。正如《长沙药解》所说:"天门冬……清金化水,止渴生津,消咽喉肿痛,除咳吐脓血。《伤寒论》麻黄升麻汤用之,治厥阴伤寒,大下之后,咽喉不利,吐脓血,泄利不止者,以其清火逆而利咽喉,疗肺痈而排脓血也。"后人用天门冬治疗肺热咳喘及肺痈咳唾脓血证,概源于此也。

现代药理研究证明,天门冬对多种细菌有不同程度的抑制作用。体外试验对急性淋巴细胞白血病、慢性粒细胞白血病及急性单核细胞白血病患者白细胞的脱氢酶有一定的抑制作用,并能抑制急性淋巴细胞白血病患者的白细胞而具有抗肿瘤作用。用于治疗痈肿、带状疱疹、乳房肿瘤等均获取佳效。

麦门冬

【基原与药材】 为百合科植物沿阶草的块根。药材分杭麦冬、川麦冬、土麦冬三种。均以表面淡黄白色、肥大、质软、气香、味甜、嚼之发黏者为佳。

【用法与用量】 内服:煎汤6~12g;或入丸、散。

经方汤剂中麦门冬用量以容量计多者7升,少者1升,以重量计者半斤。折合现今用量,其多者为一百多克,少者几十克(古人用的有可能是鲜品)。由此可知,对肺胃阴虚燥热证,"麦门冬之妙用……必须多用,力量始大"(《本草新编》),疗效才好。编者曾以麦门冬汤治慢性咽炎属阴虚证,重用麦门冬90g取效。当然,用量大小以中病为宜。

【本草经求索】

《本经》:麦门冬,味甘,平,无毒。主心腹结气,伤中伤饱,胃络脉绝,羸瘦短气，久服轻身，不老不饥。生山谷及堤坂。

《别录》：麦门冬，微寒，无毒。主治身重目黄，心下支满，虚劳客热，口干燥渴，止呕吐，愈痿蹶，强阴益精，消谷调中，保神定肺气，安五脏，令人肥健，美颜色，有子。秦名羊韭，齐名爱韭，楚名乌韭，越名羊蓍，一名禹葭，一名禹余粮。叶如韭，冬夏长生。生函谷及堤坂肥土石间久废处。二月、三月、八月、十月采，阴干。

《本草正义》：麦冬富有脂液，清润甘凉，得土之正味，故为养胃生津之专品。《本经》主心腹结气，乃燥热津枯而气结不利之病。麦冬甘润，滋燥清热，是其专职。若痰湿郁窒之结气，非其治矣。伤中伤饱，胃络脉绝，羸瘦短气，皆指胃液不充，食少中虚之证，故宜于滋养阴液，非食积之伤饱、痰壅之短气，亦可以麦冬作消食化痰用也。石顽已谓非开豁痰气，消克食积。其说甚是。《别录》疗心下支满，盖亦属于燥热津枯而心胸不舒之证，方合麦冬之寒润。然本文则谓身重目黄，明是湿热蕴积为病，而即继之以心下支满，又是痰湿互相结合，麦冬黏腻，大非所宜。虽曰古书奚堪尽信，其治虚劳客热，口干燥渴，则滋虚退热，解渴生津，固是正治。止呕吐者，以清胃热而降气火，然非舌质干红之燥火为病，即宜审慎。或夹痰浊，则柔润之品，夫岂所宜？愈痿蹶者，足痿多由阳明燥热，灼烁津液，以致筋枯骨痿，所以古人有治痿独取阳明之说。则麦冬柔润，以解燥热而滋脉络，正其专长。魏玉璜氏一贯煎，为治燥热痿弱主方，正合此意。倘是寒湿，即为大禁。若所谓强阴益精，消谷调中，保神定肺，安五脏诸功效，则无非养胃生津，育阴滋液之余义而已。寿颐谓"消谷"二字，当指中消之善食易饥而言。凡消谷能食，无非胃火极旺，必以甘寒大剂，清胃解渴，麦冬固在必需之列者也。

《本草正义·发明》：麦冬产于西北土脉深厚之地，入土深远。其味大甘，得坤土之正而膏脂浓郁，故专补胃阴，滋津液，本是甘药补益之上品。凡胃火偏盛，阴液渐枯，及热病伤阴，病后虚羸，津液未复，或炎暑烁津，短气倦怠，秋燥逼人，肺胃液耗等证，麦冬寒润，补阴解渴，皆为必要之药。但禀西北严肃之气，偏于阴寒，则惟热炽液枯者，最为恰当，而脾胃虚寒，清阳不振者，亦非阴柔之品所能助其发育生长。况复膏泽厚腻，如其脾运不旺，反以碍转输而有余。而湿阻痰凝，寒饮停滞者，固无论矣。《本经》《别录》主治，多就养胃一层立论，必当识得此旨，方能洞达此中利弊。不然者，拘执伤饱支满，身重目黄等说，一概乱投，自谓此亦古人精义所在，岂不益增其困？《别录》又以麦冬主痿蹶者，正是《内经》"治痿独取阳明"之意。胃主肌肉，而阳明之经，又自足而上，阳明经热，则经脉弛缓而不收；胃液干枯，则络脉失润而不利，补胃之津，而养阳明之液，是为治痿起废之本。但亦有湿流关节，而足废不用者，则宜先理其湿，又与滋润一法，遥遥相对，不知辨别，其误尤大。《别录》又谓其定肺气，而后人遂以麦冬为补肺主药。盖以肺家有火，燥烁津液，洵是正鹄（注：射箭的靶子）。

编者按： 麦门冬气味，《本经》曰"味甘"，《别录》曰"微寒"，故麦门冬应为味甘微寒之品。主要功能为益胃生津，润肺养阴，清心除烦。《本草正义》与《本草正义·发明》分析经文切中本义，并对"身重目黄，心下支满"一句提出质疑。如此尊经而不盲从的精神，令人钦佩。

【经方用药论】 经方虽仅5方使用麦门冬，但已详述其功用。

1. 甘寒养阴治燥热证 《别录》曰麦门冬主"虚劳客热，口干燥渴，止呕吐……消谷调中……定肺气"，即指麦门冬清养肺胃之功用。经方用麦门冬治疗肺胃津亏燥热的方剂有2首。一是麦门冬汤，一是竹叶石膏汤。《金匮要略》曰："火逆上气，咽喉不利，止逆下气者，麦门冬汤主之。"该方重用麦门冬润肺养胃兼清虚火，配人参、甘草、大枣、粳米益胃气而生津液，为开源之法，少佐半夏止逆下气。竹叶石膏汤即麦门冬汤去大枣，减麦门冬之量，再加竹叶、石膏而成，适用于热病后期，肺胃津伤，而余热未清者。其用麦门冬的目的有三。一与人参相配，益气生津以治"虚羸少气"；二与半夏相合润胃降逆，以除"气逆欲吐"；三与竹叶、石膏相伍清热养阴而除烦。总之，麦门冬汤偏重于滋润阴津，竹叶石膏汤则偏于清未尽余热。前者重用麦门冬七升为君，后者只用麦门冬一升为辅佐。

2. 扶助正气治虚损证 麦门冬用于虚证的方剂有3首。①治疗心悸而气阴两虚证的炙甘草汤，该方用麦门冬"与地黄、阿胶、麻仁同为润经益血，复脉通心之剂"（寇宗奭）。又因心阳宣通无力，故又与桂枝、人参、炙甘草、大枣、生姜相伍，阴阳并补，治疗"脉结代，心动悸"。②治虚劳诸不足而外感的薯蓣丸，该方用大队健脾益气养血药配伍麦门冬，以治"虚劳诸不足"，并用调气祛邪药治"风气百疾"。③治疗冲任虚寒兼夹瘀血所致崩漏的温经汤，该方在吴茱萸、生姜、桂枝、川芎、牡丹皮、当归、芍药和营行瘀散寒的基础上，用麦门冬、阿胶与人参、甘草益气养阴。上述三方均用麦门冬、阿胶配人参、甘草益气养阴。炙甘草汤证为心血虚不能充脉，心气虚不能通脉，故重用地黄配桂枝、清酒补血通脉；薯蓣丸证久病而势缓，故在补养气血同时，重用薯蓣、大枣理脾胃，缓中求功；温经汤证则以虚寒血瘀为主，故以温中散寒化瘀为主。

《本经疏证》对经方用麦门冬5方综合分析后说："盖麦门冬之功，在提曳胃家阴精，润泽心肺，以通脉道，以下逆气，以除烦热，若非上焦之证，则与之断不相宜。"可谓要言不烦。

百 合

【基原与药材】 为百合科植物百合、细叶百合、麝香百合及其同属多种植物鳞茎的鳞叶。质坚硬而稍脆，折断面较平整，黄白色似蜡样。气微，味微苦。以瓣匀肉厚、色黄白、质坚、筋少者为佳。

【用法与用量】 内服：煎汤 10~30g；蒸食或煮粥食。外用：捣敷、水煎沐浴。

【本草经求索】

《本经》：百合，味甘，平，无毒。主邪气腹胀，心痛，利大小便，补中益气。生山谷。

《别录》：百合，无毒。除浮肿，胪胀，痞满，寒热，通身疼痛，乳难，喉痹肿，止涕泪。一名重箱，一名重迈，一名摩罗，一名中逢花，一名强瞿。生荆州。二月、八月采根，暴干。

《本草正义·发明》：百合乃甘寒兼苦，滑润之品。《本经》虽曰甘平，然古今主治皆以清热泄降为义，其性可见。《本经》主邪气，《别录》主寒热，皆以蕴结之热邪言之。主腹胀心痛，利大小便，除浮肿胪胀，痞满疼痛，乳难，喉痹，皆滑润开结，通利泄导之功用。《本经》又以为补中益气。《日华》又有安心益志等说，皆谓邪热去而正气自旺，非径以甘寒之品为补益也。仲景《金匮》以主伤寒后之百合病，《外台秘要》中更多此法。则百合病者，本为伤寒病后余热未清之证，所以神志恍惚，莫名所苦，故谓之"百脉一宗，悉致其病"。百合能清泄肺胃之热，而通调水道，导泄郁热，是以治之。然则凡膜胀浮肿等症，必系热阻气郁，百合方为正治，而寒湿交滞、肝脾肾阳衰者，皆与禁之。

编者按：《本草经疏》解析《本经》《别录》所述诸病，认为其皆因"邪热"所致。《本草正义·发明》亦认为经文所述证候皆因"热邪"为病。百合为滑润之品，故其功用乃"清热泄降"也。

【经方用药论】 经方中有 6 方用及百合，皆治疗心肺虚热引起的百合病及其各种变证。

《金匮要略》曰："百合病，不经吐、下、发汗，病形如初者，百合地黄汤主之。"该方为"百合病正治之法也"（尤在泾）。关于百合病的成因，《医宗金鉴》说："伤寒大病之后，余热未解，百脉未和，或平素多思不断，情志不遂，或偶触惊疑，卒临景遇，因而形神俱病。"可见百合病是热病余热未清，或情志失调，气郁日久而化火，消烁阴液而成。尤在泾说："百合色白入肺而清气分之热，地黄色黑入肾而除血中之热。"另外，久病必然耗伤阴血，百合地黄二药不但能清热，而且均具有滋阴养血之功。百合清而润，且兼能利小便，又能导热邪从小便而去。为了加强清热利水之功，本方还特别强调用泉水二升煎之，由此可见仲景清热益阴，导热下行之用心也。

《金匮要略》云："百合病一月不解，变成渴者，百合洗方主之。"这是百合病的发展，出现口渴后的外治法。内服百合地黄汤滋润心肺，凉血清热，因肺与皮毛相合，外用百合汤沐浴，内外相通，无疑大大增强了其除热止渴的功效。此外"百合病变发热者，百合滑石散主之"。百合病误用汗、下、吐后的救逆方，如百合知母汤、滑石代赭汤、百合鸡子黄汤这3方均用百合。

魏荔彤分析说："盖古有百合病之名，即因百合一味而瘳此疾，因得名也。"说明百合这味药对百合病具有特殊疗效。仲景治百合病七个方剂中有六首以百合为主药而组方，完全可以说明这一点。

为了进一步明确百合对百合病的特殊疗效，再引录两家注解如下。《本经疏证》说："要之，百合病之邪是余邪，以其多在发汗、吐、下后也。百合所治之邪是虚邪，以其利大小便，仍不失返顾根本也。"对"余邪"未尽，正气已虚之"虚邪"，仲景治之，一定是祛邪不忘护正，兼顾虚实之方法。《本草求真》分析得更为具体，其首先概要说"百合柔滑，清心肺余热"。随后具体分析说："百合专入心、肺，甘淡微寒。功有利于肺心，而能敛气养心，安神定魄。然究止属清邪除热利湿之品，因其气味稍缓，且于甘中有收，故于心肺最宜，而不至于血有碍耳。是以余热未清，坐卧不安，咳嗽不已，涕泪不收，胸浮气胀，状有鬼神（等），用此治其余孽，收其残虏，安养抚恤，恩威不骤，故能安享无事。岂非宁神益气之谓乎？仲景用此以治百合病证，义亦由此。"

葳蕤（萎蕤，玉竹）

【基原与药材】　为百合科植物玉竹的根茎。干燥者质坚硬，角质样则脆，受潮则变柔软。折断面带颗粒性，黄白色。气微弱，味略甜，有黏性。以条长、肉肥、黄白色、光泽柔润者为佳。古籍常写为"萎蕤"。

【用法与用量】　内服：煎汤6~9g；熬膏或入丸、散。

【本草经求索】

《本经》：味甘，平，无毒。主中风暴热，不能动摇，跌筋结肉，诸不足。久服去面黑䵝，好颜色，润泽，轻身不老。生川谷及丘陵。

《别录》：萎蕤，无毒。治心腹结气，虚热，湿毒，腰痛，茎中寒，及目痛眦烂液出。一名荧，一名地节，一名玉竹，一名马薰。生太山及丘陵。立春后采，阴干。

《本草经疏》：萎蕤禀天地清和之气，而得稼穑之甘，故《本经》味甘平无毒，主诸不足。久服好颜色润泽，轻身不老。《别录》又主心腹结气，虚热，腰痛，茎中寒，目痛眦烂泪出。甄权主内补不足，去虚劳客热，头痛不安，加而用之良。《日华子》谓其除烦闷，止渴，润心肺，补五劳七伤虚损，腰脚疼痛。详味诸家所主，则知其性本醇良，气味和缓……故可长资其利，用而不穷。正如斯药之能补益五脏，滋养气血，根本既治，余疾自除。夫血为阴而主驻颜，气为阳而主轻身。阴精不足，则发虚热；肾气不固，则见骨痿及腰脚痛；虚而火炎，则头痛不安，目痛眦烂泪出；虚而热壅，则烦闷消渴；上盛下虚，则茎中寒，甚则五劳七伤，精髓日枯，而成虚损之证矣。以一药而所主多途，为效良多，非由滋益阴精，增长阳气，其能若是乎？迹其所长，殆亦黄精之类欤？其主中风暴热，不能动摇，跌筋结肉湿毒等症，皆是女萎之用。以《本经》二物混同一条故耳。

编者按： 女萎与葳蕤确实为不同药物。葳蕤为百合科植物的根茎；女萎为毛茛科植物女萎的茎。《唐本草》说女萎"味辛，温。主风寒洒洒，霍乱泄痢，肠鸣游气上下无常，惊痫，寒热百病，出汗。"目前很少应用。

《本草正义》：玉竹味甘多脂，为清热滋润之品。《本经》主中风暴热，不能动摇，是甘寒清热，柔润息风之功效。《千金》葳蕤汤，主风温自汗，即本斯旨。跌筋结肉，盖灼热伤阴而筋肉拘挛之证，寒胜热，润除燥，所以主之。然"跌筋"二字，甚不可解，则古人传写，容有讹误，读古书者，以意逆之，自能得其会通，正不必拘泥字面，反多窒碍。"诸不足"三字，张隐庵谓申明以上诸症，皆属津液不足，最是确论。盖玉竹阴柔腻滞，必非能治诸虚不足之药，而浅者泥之过矣。《别录》主心腹结气，亦指燥热之证，非痰湿凝结所宜。主虚热，则阴柔养液之功；主目痛眦烂泪出，则息风退热之力。其治腰痛者，盖指肾经燥热，阴液不充之病，非虚寒腰痛可比。唯"湿毒"及"茎中寒"二条，显与玉竹之柔润不合，疑有误字，不敢强作解，自欺欺世。

《本草正义·发明》：玉竹，味甘多脂，柔润之品，本草虽不言其寒，然所治皆燥热之病，其寒何如？古人以治风热，盖柔润能息风耳。阴寒之质，非能治外来之风邪。凡热邪燔灼，火盛生风之病最宜。今惟以治肺胃燥热，津液枯涸，口渴嗌干等证，而胃火炽盛，燥渴消谷，多食易饥者，尤有捷效。

《本草正义·正讹》：《本经》"诸不足"三字，是总结上文暴热诸句……乃昔人误认为泛指诸虚不足而言……皆误读《本草经》"诸不足"三字之咎。

编者按： 葳蕤性味甘寒，"为清热滋润之品"。由于其补而不碍邪，故对邪热伤阴者亦可用之，对肺胃燥热之证，尤为适宜。

【经方用药论】 经方中仅麻黄升麻汤1方用葳蕤，取其滋阴润燥的作用，协同知母、天门冬润肺清热，以治疗咽喉不利，唾脓血。因其补而不碍邪，故无碍麻黄等宣肺祛邪。后世将葳蕤用于阴虚兼表之证。

鳖　甲

【基原与药材】 为鳖科动物中华鳖的背甲。质坚硬，衔接缝处易断裂，气微腥，味咸。以个大、甲厚、无残肉、洁净无腐臭味者为佳。

【用法与用量】 内服：煎汤 9~24g，熬膏或入丸、散。外用：研末撒或调服。

【本草经求索】

《本经》：鳖甲，味咸，平，无毒。主心腹癥瘕坚积，寒热，去痞、息肉、阴蚀、痔、恶肉。生池泽。

《别录》：鳖甲，无毒。主治温疟，血瘕，腰痛，小儿胁下坚。肉，味甘，治伤中，益气，补不足。生丹阳，取无时。

《本草经疏》：鳖甲……主消散者，以其味兼乎平，平亦辛也。咸能软坚，辛能走散，故《本经》主癥瘕坚积寒热，去痞疾、息肉、阴蚀、痔核、恶肉。《别录》疗温疟者，以疟必暑邪为病，类多阴虚水衰之人，乃为暑所深中，邪入阴分，故出并于阳而热甚，入并于阴而寒甚，元气虚羸则邪陷而中焦不治，甚则结为疟母。甲能益阴除热而消散，故为治疟之要药，亦是退劳热在骨，及阴虚往来寒热之上品。血瘕腰痛，小儿胁下坚，皆阴分血病，宜其悉主之矣。劳复、女劳复为必须之药；劳瘦骨蒸，非此不除；产后阴脱，资之尤急。

编者按： 鳖甲味"咸能软坚……能益阴除热而消散"。《本草新编》说"鳖甲善能攻坚，又不损气，阴阳上下有痞滞不除者，皆宜用之。但宜研末调服，世人皆炙片入汤中煮之，则不得其功矣""鳖甲杀虫，而又补至阴之水，所以治骨蒸之病最宜"。

【经方用药论】 经方中仅 2 方用及鳖甲，取其软坚散结去寒热，以及凉血滋阴之功。

1. 消癥益阴治疟母 《金匮要略》曰："病疟，以月一日发，当以十五日愈；设不瘥，当月尽解；如其不瘥，当云何？师曰：此结为癥瘕，名曰疟母，急治之，宜鳖甲煎丸。"该方以鳖甲为君，其用意有二。一是软坚散结，《本经》曰鳖甲"主心腹癥瘕坚积"，其配伍大队虫类药物行血化瘀，消结破坚之力更胜；二是久疟发热阴分必伤，鳖甲功能滋阴清热，《本经汇言》说"鳖甲除阴虚热疟"，即指此而言，也是鳖甲治"寒热"的体现。

2. 凉血益阴治阴阳毒 《金匮要略》曰阴阳毒病的主治方是升麻鳖甲汤，该方鳖甲一是配升麻清热凉血解毒，二是合当归益阴养血散瘀。

现代药理研究证明，鳖甲能抑制结缔组织增生，起到软化肝、脾的作用，故对肝硬化、肝脾肿大有治疗作用。此外尚可增强机体的免疫功能，临床上对多种慢性虚弱性（特别是阴虚）疾病兼有血瘀癥积者最为相宜。

鸡子黄

【基原与药材】 为雉科动物家鸡所产卵之卵黄。

【用法与用量】 内服：生服、煮食或以药汁冲服。外用：调药涂或煮熟熬油涂敷。

【本草经求索】

《本经》：鸡子，主除热，火疮，痫，痓。可作虎珀神物。

《本草经疏》：鸡子禀生化最初之气，如混沌未分之形，故卵白象天，其气清，其性微寒。卵黄象地，其气浊，其性微温。卵则兼清浊而为体，其味甘，气平无毒。凡痫痓皆火热之病，鸡子之甘，能缓火之标，平即兼凉，能除热，故主痫痓及火疮，并治伤寒少阴咽痛，神效。

编者按：鸡子首载于《本经》，无鸡子黄、鸡子白之分。

鸡子黄，《千金要方·食治卷》谓其"微寒"；《本草从新》谓其"味甘，性平，无毒"。《药性论》说："醋煮，治产后虚及痢，主小儿发热。"李时珍说鸡子黄"气味俱厚，故能补形，昔人谓其与阿胶同功，正此意也"。鸡子黄主要功能在于填精补血，其所以能退热，亦在于此。

【经方用药论】 经方中有 3 方用此，皆取其填精补血之功。

1. **滋养阴血除虚热** 《本经》曰"除热"，实指阴虚火旺之热。仲景用其养阴清热之功治疗两种病证。一是百合病。《金匮要略》说百合鸡子黄汤治疗"百合病，吐之后者"。百合病本是心肺阴虚，百合地黄汤为主治方。若误用吐法伤胃，则以百合清养肺阴，并用鸡子黄滋润胃阴。②少阴心烦不眠。《伤寒论》曰："少阴病，得之二三日以上，心中烦，不得卧，黄连阿胶汤主之。"该方用鸡子黄配合阿胶、白芍填精补血而安神，合用黄连、黄芩苦寒清热泻火。

2. **大补精血治疮疡** 《金匮要略》排脓散取枳实、芍药、桔梗为散，与一枚鸡子黄揉和服之。脓乃精血腐败而成，溃脓久不愈合必然精血受损，故用鸡子黄大补精血以扶正，共成养血排脓之功。

《长沙药解》对上述三个方证论述说："《伤寒论》黄连阿胶汤，用之治少阴病，心中烦，不得卧者，以其补脾而润燥也。《金匮》百合鸡子汤，用之治百合病吐之后者，以其涤胃而降逆也。排脓散，用之以其补中脘而生血肉也。"

鸡子黄中含有多种营养成分，是较好的营养品。

鸡子白

【基原与药材】 为雉科动物家鸡所产卵之卵白。

【用法与用量】 内服：生服、煮食，或与药汁调服。外用：涂敷。

【本草经求索】

《别录》：卵白，微寒，治目热赤痛，除心下伏热，止烦满，咳逆，小儿下泄，妇人产难，胞衣不出。醯（注：即醋）渍之一宿，治黄疸，破大烦热。

编者按：《别录》所列鸡子白主治诸症，多因热而致，故鸡子白具有清热解毒之功，如体表炎症（早期疖肿、外伤性肿胀等）以鸡子白（清）外敷，具有消炎、止痛及防止化脓的作用。经文曰主"妇人产难，胞衣不出"句，百思难解，莫非言其补益滑润之功耶？

【经方用药论】 经方中仅苦酒汤 1 方用及鸡子白，治疗咽喉溃烂之症。

《伤寒论》曰："少阴病，咽中伤，生疮，不能语言，声不出者，苦酒汤主之。"《日华子诸家本草》说鸡子白"能开喉声失音"。《医宗金鉴》说其"敛疮"。据此可知，苦酒汤用鸡子白，一是取其清热之功可佐制半夏辛燥之性，二是营养疮面，助苦酒敛疮而消痈肿。

第十三章　收涩药与方通释

本章收涩药6味，前3味乌梅、五味子、山茱萸临床常用，皆味酸而性偏温，皆宜于需要收敛之虚证。如涩肠止痢用乌梅最好；敛肺止咳用五味子最好；补肝扶正用山茱萸最好。后3味诃子、赤石脂、禹余粮临床用之较少，均味涩而有涩肠之功，但诃子味兼苦酸又能敛肺下气，赤石脂与禹余粮味兼甘又有一定的补虚固脱及止血功用。

乌　梅

【基原与药材】　为蔷薇科植物梅的干燥未成熟果实。干燥果实呈扁圆形或不规则球形，表面棕黑色至乌黑色，皱缩，凹凸不平。果肉质柔软。核坚硬，色棕黄，内含淡黄色种仁1粒，形状及气味极似杏仁。气特异，味极酸。以个大、肉厚、核小、外皮乌黑色、不破裂露核、柔润、味极酸者为佳。

【用法与用量】　内服：煎汤，3~6g；或入丸、散。外用：煅研干撒或调敷。

【本草经求索】

《本经》：梅实，味酸，平，无毒。主下气，除热烦满，安心，肢体痛，偏枯不仁，死肌，去青黑痣，恶肉，能益气，不饥。生川谷。

《别录》：梅实，无毒。止下痢，好唾，口干。生汉中，五月采，火干。又，梅根，疗风痹，出土者杀人。梅实，利筋脉，去痹。

《本草经疏》：梅实，则今之乌梅也……经曰：热伤气，邪客于胸中，则气上逆而烦满，心为之不安。乌梅味酸，能敛浮热，能吸气归元，故主下气，除热烦满，及安心也。下痢者，大肠虚脱也。好唾口干者，虚火上炎，津液不足也。酸能敛虚火，化津液，固肠脱，所以主之也。其主肢体痛，偏枯不仁者，盖因湿气浸于经络，则筋脉弛纵，或疼痛不仁。肝主筋，酸入肝而养筋，肝得所养，则骨正筋柔，机关通利而前证除矣。其主去死肌，青黑痣，恶肉者，白梅之功也。白梅味咸，咸能软坚故也。

编者按：后世医家对经文的发挥应用，《本草求真》论述如下："乌梅酸涩而温……入肺则收，入肠则涩，入筋与骨则软，入虫则伏，入于死肌、恶肉、恶痣则除，刺入肉中则拔，故于久泻久痢、气逆烦满、反胃骨蒸，无不因其收涩之性，而使下脱上逆皆治。"

【经方用药论】《伤寒论》和《金匮要略》仅1方用及乌梅,即乌梅丸。

乌梅丸以乌梅之酸,黄连、黄柏之苦,干姜、炮附子、蜀椒、桂枝、细辛、当归之辛,功在安蛔,又以人参补虚也。全方为酸苦辛甘并用法,君药乌梅治肝为主。乌梅丸为治蛔厥之专方,又为厥阴病主方。

乌梅味酸、涩而性平。功善敛肺止咳,涩肠止泻,安蛔止痛,生津止渴。清代名医刘鸿恩自号"知梅学究",凡各种慢性病见虚损之象、衰脱之征或由肝经之患引发的病证,只要未有积滞夹瘀,皆用之收敛、滋养。

现代研究表明,乌梅对多种致病菌皆有抑制作用,并能使胆囊收缩,促进胆汁分泌,具有抗蛋白过敏及抗组胺作用。

五味子

【基原与药材】 为木兰科植物五味子的果实。果肉气微而特殊,味酸。种子破碎后有香气,味辛而苦。以紫红色、粒大、肉厚、有油性及光泽者为佳。

【用法与用量】 内服:煎汤,3~6g;或入丸、散。外用:研末或煎水洗。

【本草经求索】

《本经》:五味子,一名会及。味酸,温,无毒。主益气,咳逆上气,劳伤羸瘦,补不足,强阴,益男子精。生山谷。

《别录》:五味子,无毒。主养五脏,除热,生阴中肌。一名会及,一名玄及。生齐山及代郡。八月采实,阴干。

《本草经疏》:五味子……主益气者,肺主诸气,酸能收,正入肺补肺,故益气也。其主咳逆上气者,气虚则上壅而不归元,酸以收之,摄气归元则咳逆上气自除矣。劳伤羸瘦,补不足,强阴,益男子精。《别录》养五脏,除热,生阴中肌者,五味子专补肾,兼补五脏。肾藏精,精盛则阴强,收摄则真气归元而丹田暖,腐熟水谷,蒸糟粕而化精微则,精自生,精生则阴长,故主如上诸疾也。

《本草正义》:五味子虽具五味,而以酸收为主,故补五脏之阴,而注重于摄肾纳气。又其气温和,味阴而气阳,故于补阴之中,亦寓通阳之意。《本经》以益气为主治之纲领者,是收摄涣散,以为补益元气之用,亦阴长阳生而气自充之义。益气二字,所赅者广。缪氏《经疏》谓肺主诸气,补肺所以益气,偏于一边,甚非古人真旨。主咳逆上气,则专以肝肾不纳,气不归元而泛溢上逆者言,得此酸收摄纳而逆上自已。止就虚证一边着想,故即继之以劳伤羸瘦不足诸症。而痰热室塞,气涌促急之实病,必非其治。强阴益精,则补阴而兼能通阳之效耳。《别录》所谓养五脏,即《本经》补不足益气之义。又谓除热,则阴虚内热得此益阴收摄，而热自除，与实热之宜于凉泻者不同。又谓生阴中肌，则义不可解，盖有误字，是当存而不论。

《本草正义·发明》：五味子酸而性温，本是温和之温，与温燥不同。生津止渴，润肺胃而益肾阴，功用皆在阴分……《别录》以除热为一大纲。甄权《药性论》亦谓除热气，《日华子》称其除烦热，其意固皆在虚热一边，本非以治实火之大热证，独寇宗奭惑于《本经》性温一说，竟谓治肺虚寒，不取其除热一说。而又曰今食之多致虚热。盖用之不当，酸收太过，闭而生热，是为不善用药之咎，必非药性之真，且亦误解《本经》性温之旨。惟东垣又谓此为火热必用之药，治嗽以之为君，则又大有语病矣。丹溪谓黄昏嗽，乃火气浮入肺中，不宜用凉药，宜五味子、五倍子敛而降之。寿颐按：此即阴火上冲、激肺之嗽。阴虚火浮，故当黄昏阴盛之时，虚焰发动，乃始作嗽，宜以收摄肺肾为治。然惟脉虚舌红无痰者乃合。若舌腻有痰，亦当知所顾忌。

编者按：上述解析经文，颇能启发思路，指导临证用之。"五味子虽具五味，而以酸收为主"，故可收敛肺虚之咳逆上气，摄纳肾虚之喘促，用之关键在于补虚也。"五味子酸而性温，本是温和之温，与温燥不同"。由于其"味阴而气阳"，故偏于补阴分之虚，兼能温阳之弱。

【经方用药论】　以上经方中有 9 首用五味子，另有 3 首为方后加减用之，共计 12 首。主要取其敛肺止咳，温肾降冲，以及敛气的作用。

1. 收肺气治咳逆上气　五味子在经方中主要用于咳喘证。仲景常用五味子、细辛、干姜相配治疗肺部停饮之咳喘证，一散一收，一升一降，正合肺气的宣发与肃降的功能活动状态，这可以说是仲景治疗寒饮咳喘的一个较为固定的结构。若寒邪郁闭较重者，可与麻黄、桂枝相合，这就是小青龙汤的主要成分；若饮邪有化热之势，兼见烦躁者，加配石膏，即小青龙加石膏汤；若饮热上逆，胸满较甚者，配厚朴、杏仁、石膏，这就是厚朴麻黄汤的主要药物；若痰涎上壅，证见咳喘哮而痰鸣如水鸡声者，配射干、款冬花、紫菀，即构成了射干麻黄汤的主要结构；若肺寒较轻或正气较虚不需发散时，则可不配麻黄、桂枝，而直接与茯苓、甘草相伍，温肺化饮，这便是苓甘五味姜辛汤；若兼胃气上逆而呕者加半夏，即名桂苓五味甘草去桂加姜辛夏汤（即苓甘五味姜辛半夏汤）；若兼形肿者，加杏仁宣肺利水，即名苓甘五味加姜辛半夏杏仁汤；兼面热如醉，是胃热上冲熏其面而致，加大黄泻胃热，即名苓甘五味加姜辛半杏大黄汤。此外，真武汤证水饮上逆犯肺出现咳嗽时，方后曰加五味子、干姜、细辛；四逆散证出现咳者加五味子、干姜；小柴胡汤证若咳者，去人参、大枣、生姜，亦加五味子、干姜。这进一步说明仲景治喘常用五味子配干姜和细辛。现代药理学证实，五味子不仅能镇咳祛痰，而且对老年性气管炎痰液中常见的细菌有不同程度的抑制作用。

2. 敛肾气疗冲气上逆 《本经》云五味子能"补不足，强阴，益男子精"。仲景加以发挥，将五味子用于心肾阳虚，冲脉之气上冲证。如此方证即《金匮要略》茯苓桂枝五味甘草汤证。本方证是以小青龙汤治疗"咳逆倚息不得卧"，由于发越太过，使心肾之阳受损，冲气乘虚上冲，故用五味子收敛肾气以降冲气，桂枝甘草辛甘化阳以镇冲气，茯苓引逆气下行。李东垣说五味子"补元气不足，收耗散之气"，正源于此。

从现代研究看，五味子能增强中枢神经系统的兴奋与抑制作用，调节神经系统的平衡，改善人的智力，提高工作效率。能调节心血管运动，对血压有双向调节作用。能止咳、祛痰、促进胆汁及胃液分泌、改善视听、提高皮肤感受器的分辨力。此外，五味子有类似人参皂甙样作用，能增强机体对非特异性刺激的防御能力。

山茱萸

【基原与药材】 为山茱萸科植物山茱萸的果肉。新货表面为紫红色，陈久者则多为紫黑色，有光泽。质柔润不易碎。无臭，味酸而涩苦。以无核、皮肉肥厚、色红油润者佳。

【用法与用量】 内服：煎汤，5~10g；或入丸、散。

张锡纯说山茱萸"长于救脱"，用于治虚脱危急病证者少则50g，最大量达120g，单味用或用之为主药。

【本草经求索】

《本经》：山茱萸，一名蜀枣。味酸，平，无毒。主心下邪气，寒热，温中，逐寒湿痹，去三虫。久服轻身。生山谷。

《别录》：山茱萸，微温，无毒。主治肠胃风邪，寒热，疝瘕，头脑风，风气去来，鼻塞，目黄，耳聋，面疮，温中，下气，出汗，强阴益精，安五脏，通九窍，止小便利。久服明目，强力长年。一名鸡足，一名思益，一名寇实。生汉中及琅琊、宛朐、东海承县。九月、十月采实，阴干。

《本草经疏》：山茱萸……治心下邪气寒热，肠胃风邪寒热，头风风气去来、鼻塞、面疮者，皆肝肾二经所主，二经虚热，故见前证……此药温能通行，辛能走散，酸能入肝而敛虚热，风邪消散则心下肠胃寒热自除，头目亦清利而鼻塞、面疮悉愈也。逐寒湿痹者……借其辛温散结，行而能补也……气温而主补，味酸而主敛，故精气益而阴强也。精益则五脏自安，九窍自利。又肾与膀胱为表里，膀胱虚寒则小便不禁；耳为肾之外窍，肾虚则耳聋；肝开窍于目，肝虚则邪热客之而目黄；二经受寒邪则为疝瘕，二脏得补则诸证无不瘳矣。轻身强力长年者，益精安五脏之验也。

《医学衷中参西录》：山茱萸，大能收敛元气，振作精神，固涩滑脱。收涩之中兼具条畅之性，故又通利九窍，流通血脉，治肝虚自汗，肝虚胁疼腰疼，肝虚内风萌动，且敛正气而不敛邪气，与其他酸敛之药不同，是以《本经》谓其逐寒湿痹也……凡人元气之脱，皆脱在肝。故人虚极者，其肝风必先动，肝风动，即元气欲脱之兆也。又肝与胆脏腑相依，胆为少阳，有病主寒热往来；肝为厥阴，虚极亦为寒热往来，为有寒热，故多出汗。萸肉既能敛汗，又善补肝，是以肝虚极而元气将脱者，服之最效。愚初试出此药之能力，以为一己之创见，及详观《神农本经》山茱萸原主寒热，其所主之寒热，即肝经虚极之寒热往来也。

编者按：编者将山茱萸功效归纳为两点。一是补肝之圣药。肝藏血，喜条达疏泄，体阴而用阳。肝虚以山茱萸肉治之，其味酸能补肝之血，微辛又能疏肝之气，且性微温并能温肝，一药三用，至善之药也。肝虚得补，正气充实，则因虚所致之"心下邪气"，肝病及胆之"寒热"往来等症，皆可随之而愈。故《本经》所谓"逐寒湿痹，去三虫"者，无非言其扶正以祛邪之功效。此外，《本经》曰山茱萸"温中"，不如《珍珠囊》所谓"温肝"更为确切。

二是扶正之良品。山茱萸扶正之功，《本经》曰"久服轻身"，《别录》谓"强阴，益精，安五脏，通九窍，止小便利。久服明目，强力"，《药性论》说"补肾气，兴阳道，添精髓，疗耳鸣"。《医学衷中参西录》言"大能收敛元气，振作精神，固涩滑脱"。上述种种功效，可一言以蔽之，即山茱萸为扶正气之良品。

总之，山茱萸具有补益肝肾，收敛固脱之功效。用于治疗肝肾亏损之阳痿、遗精、小便失禁、崩漏、月经过多、自汗、盗汗及大汗虚脱等病证。

【经方用药论】 经方中仅八味肾气丸1方用山茱萸。肾气丸在《金匮要略》正文中凡四见。一是虚劳病篇治疗"虚劳腰痛，少腹拘急，小便不利"；二是痰饮病篇治疗"短气有微饮"；三是消渴病篇治疗"男子消渴"；四是妇人杂病篇治疗"转胞不得溺"。上述四篇所治症状不同，但皆由肾虚所致，故皆以肾气丸主之。该方重用干地黄为君药以补肾之虚，配伍山茱萸补肝者，以精血相生，乙癸同源，肾水不足则肝木不荣，故肾虚当间接补肝也。方中并配伍山药甘以补脾，牡丹皮清虚火，茯苓、泽泻利水湿，附子、桂枝助阳气。全方君臣佐使，无一不从补肾而设。

有两个问题有必要深入讨论。一是山茱萸是否去核，古今说法不一。如陶弘景说："山茱萸……既干，皮甚薄，当以合核为用尔。"张锡纯则说"其核与肉之性相反，用时务须将核去净"。其核之功效，古人也有截然不同之认识，如《雷公炮炙论》说"山茱萸核能滑精"。而《渑水燕谈录》中则认为："山茱萸能补骨髓者，取其核温涩能秘精气，精气不泄，乃所以补骨髓。今人剥取肉用而弃其核，大非古人之意，如此皆近穿凿，若用《本草》中主疗，只当依本说。"也就是说，《本经》《别录》并未强调去核，而曰"采实，阴干"。

二是关于山茱萸是否兼辛味。这要从不同角度来说。首先是亲口尝之，则山茱萸"无臭，味酸而涩苦"，并无辛味。但从《本经》《别录》所述功用主治，如曰"逐寒湿痹""通九窍"等，则山茱萸又似乎兼辛味。张锡纯解释说山茱萸"收涩之中兼具条畅之性，故又通利九窍，流通血脉"。上述似乎矛盾的问题，若深入思考，可发现中药学中的一个值得深入思索的问题，即中药之性味与功效的关系。一般而言，中药的功效主治与口尝之五味一般是一致的，而在特殊情况下，某些药物的功效主治与其口尝之五味不同，那就不必拘泥于口尝之味。山茱萸如此，其他药物亦然。中药五味之偏，不可能全部准确解说诸多药物的复杂功效及其特殊主治。因此可以这样认为，中药功效与五味的关系，既要凭口尝，又不能拘泥于口尝，要注重研究而总结其实效。

从用药部位讲，张锡纯力辨治疗"险证"与"固脱"应当去核用肉。有谓其核善通而肉善补，故核肉并用则通补并行，而弃核用肉，则侧重于补涩之功。上述见解有待进一步研究。

现代药理研究表明，山茱萸具有利尿、降压作用；对志贺菌属、金黄色葡萄球菌有不同程度的抑制作用。体外试验能抑制小白鼠腹水癌细胞，对于因放疗、化疗所导致的白细胞下降，山茱萸有促进白细胞升高并有抗组胺等作用。

诃黎勒（诃子）

【基原与药材】 为使君子科植物诃子的果实。干燥果实呈卵形或近圆球形。表面黄绿色或灰棕色，微带光泽，有 5 条纵棱及多数纵皱纹，并有细密横向纹理。质坚实，断面灰黄色，显沙性，陈久则呈灰棕色。内有黄白色坚硬的核，钝圆形。气微，味酸涩。以黄棕色、有光泽、坚实者为佳。

【用法与用量】 内服：煎汤，3~9g；或入丸、散。外用：煎水熏洗。

【经方用药论】 诃黎勒于《本经》《别录》无记载。本品苦酸涩而温，主要功能是涩肠、敛肺、下气。仲景仅诃黎勒散 1 方用之。

《金匮要略》云："气利，诃黎勒散主之。"所谓气利，尤在泾说是"气与屎俱失也"。至于气利的特点，《医宗金鉴》说"所利之气不臭"也。诃黎勒既能涩肠止利，又能宽中下气，故以治疗虚利者为宜。方用米粥饮和服，取其益肠胃而健中气也。

现代研究表明，诃子所含鞣质有收涩、止泻作用，但也含致泻成分，故先致泻而后收敛。诃子素有解痉作用而止咳、止泻，以缓解支气管及肠管平滑肌之痉挛。外用及煎煮内服，诃子能抑制多种杆菌、病毒，可治疗白喉及疥癣疮疡，尤其是乙醇提取液有更高的抗感染及抑真菌效果。

赤石脂（白石脂）

【基原与药材】 为硅酸盐类矿物多水高岭土的一种红色块状体。有泥土气，味淡。以红色、光滑细腻、易碎、舌舐之黏性强者为佳。

【用法与用量】 内服：煎汤，9~12g；或入丸、散。外用：研末撒或调敷。

【本草经求索】

《本经》：赤石脂，味甘，平，无毒。主养心气，下利赤白，小便利及痈、疽、疮、痔。久服补髓，益智，不饥，轻身延年。生山谷中。

白石脂，味甘，平，无毒。主养肺气，补骨髓，排痈、疽、疮、痔。久服不肌，轻身长年。生山谷中。

《别录》：赤石脂，味甘、酸、辛，大温，无毒。主养心气，明目益精，治腹痛泄澼，下痢赤白，小便利，及痈疽疮痔，女子崩中漏下，产难，胞衣不出。久服补髓，好颜色，益智不饥，轻身延年。生济南、射阳，及太山之阴，采无时。

白石脂，味甘、酸，平，无毒。主养肺气，厚肠，补骨髓，治五脏惊悸不足，心下烦，止腹痛，下水，小肠澼热溏，便脓血，女子崩中漏下，赤白沃，排痈疽疮痔。久服安心，不饥，轻身长年。生太山之阴，采无时。

《本草经疏》：赤石脂禀土金之气，而色赤则象火，故其味甘酸辛，气大温无毒。气薄味厚，降而能收，阳中阴也。入手阳明大肠，兼入手足少阴经。经曰：涩可去脱。大小肠下后虚脱，非涩剂无以固之，故主腹痛肠澼，及小便利，女子崩中漏下也。赤者南方之色，离火之象，而甘温则又有入血益血之功，故主养心气，及益精补髓，好颜色也。血足则目自明，心气收摄则得所养而下交于肾，故有如上功能也。痈疽因荣气不从所生，疮痔因肠胃湿热所致，甘温能通畅血脉，下降能涤除湿热，故主之也。其主难产胞衣不出者，以其体重下降，而酸辛能化恶血，恶血化则胞胎无阻滞之患矣。东垣所谓胞衣不出，涩剂可以下之。此之谓也。不饥轻身延年，乃方士炼饵之法耳。凡泄利肠澼，久则下焦虚脱，无以闭藏，其他固涩之药性多轻浮，不能达下，惟石脂体重而涩，直入下焦阴分，故为久利泄澼之要药。

编者按：石脂《本经》与《别录》均载有五种，五种石脂其性味功效大体相近，正如《本草纲目》所言："五色脂，涩而重，故能收湿止血而固下。甘而温，故能益气生肌而调中……五种主疗，大抵相同，故《本经》不分条目。《别录》虽分五种，而性味主治亦不甚相远，但以五味配五色为异，亦是强分尔。赤白二种，一入气分，一入血分，故时用尚之。"《本经逢原》说："赤石脂功专止血固下。《本经》养心气，明目益精，是指精血脱泄之病而言，用以固敛其脱，则目明精益矣。疗腹痛肠澼等疾，以其开泄无度，日久不止，故取涩以固之也。治产难胞衣不出，乃指日久去血过多，无力进下，故取重以镇之也。"总之，赤石脂涩肠止泻，收敛止血，"功专止血固下"（《本经逢原》）。

【经方用药论】 经方中有4方用赤石脂，其中风引汤中兼用白石脂。石脂主要用于下列病证的治疗。

1. 固涩止泄澼下利赤白 阳虚不甚而滑脱下利者，可与禹余粮相配，即赤石脂禹余粮汤，功专涩肠止利。若中阳虚甚，下利脓血者，则配干姜、粳米，即桃花汤，温中与固涩兼顾。《本草纲目》："仲景用桃花汤，治下利便脓血者，取石脂之重涩，入下焦血分而固脱；干姜之辛温，暖下焦气分而补虚；粳米之甘温，佐石脂而固肠胃也。"

2. 重镇治风痫 仲景取赤石脂与白石脂质重之性，以治热盛风动者。风引汤即将赤、白石脂加于大队重镇潜阳药中镇肝息风，以治风痫。

3. 疗心痛为佐药 乌头赤石脂丸用于治疗阳虚而阴寒邪甚所致的心痛重症。该方在乌头、附子、蜀椒、干姜四味辛热药协力温阳逐寒的基础上，佐以赤石脂固涩之性以收敛阳气，防止辛热药温散太过。

太一禹余粮

【基原与药材】 为氧化物类矿物褐铁矿的一种矿石。有土腥气，味淡，嚼之无砂粒感。以整齐不碎、赭褐色、断面显层纹无杂石者佳。

【用法与用量】 内服：煎汤，9~15g；或入丸、散。外用：研末撒或调敷。

【本草经求索】

《本经》：太一余粮，一名石脑。味甘，平，无毒。主咳逆上气，癥瘕，血闭，漏下，除邪气。久服耐寒暑，不饥，轻身。生山谷。禹余粮。味甘，寒，无毒。治咳逆，寒热，烦满，下赤白，血闭，癥瘕，大热。生池泽及山岛中。

《别录》：太一禹余粮，无毒。主治肢节不利，大饱绝力身重。生太山，九月采。禹余粮，平，无毒。主治小腹痛结烦疼。一名白余粮。生东海及山岛中，或池泽中。

编者按：《本经》及《别录》均载太一禹余粮及禹余粮两种。至陶弘景时两药已不细分，陶弘景云："今人惟总呼为太一禹余粮。"《唐本草》明确指出："太一余粮及禹余粮，一物而以精粗为名耳。"可见太一禹余粮与禹余粮二者性味功效并无大异。

关于太一禹余粮性味，据仲景所用，当为甘涩性平。其功效主治，主要是固涩下窍。正如李时珍所说："禹余粮手足阳明血分重剂也。其性涩，故主下焦前后诸病。"

【经方用药论】 经方中有赤石脂禹余粮汤及禹余粮丸2方用之，可惜禹余粮丸已散佚。2方治疗下列两种病证。

1. 涩肠治大肠之滑泄 下利原因很多，禹余粮仅适用于中虚不固、下焦滑脱不禁的下利。《伤寒论》曰："伤寒服汤药，下利不止，心下痞鞭，服泻心汤已，复以他药下之，利不止。医以理中与之，利益甚。理中者，理中焦，此利在下焦，赤石脂禹余粮汤主之。"该方两药均属金石之品，相互配合能增强涩肠止泻之功。但两药固涩有余而补力不足，故柯韵伯主张"凡下焦虚脱者，以二物为末，参汤调服最效。"此为经验阅历之谈，可师可法。

2. 敛汗疗小便已阴疼 《伤寒论》曰："汗家重发汗，必恍惚心乱、小便已阴疼，与禹余粮丸。"禹余粮丸虽然已佚，但该方以禹余粮为主药则是肯定的。本证"恍惚心乱、小便已阴疼"的原因是津液外泄、心神浮越、尿道失润所致，治疗的关键是迅速止汗。禹余粮质重而涩，既能镇摄浮越之阳气，又能固涩外泄之阴津。该方治疗小便已阴疼，这是对《别录》曰禹余粮"主治小腹痛结烦疼"的很好注解。

仲景一汤一丸应用禹余粮，其主要作用是固涩，非滑脱不禁者勿用。

第十四章　外用药与方通释

本章五味药，皆为有毒之品，故多外用。中药学所谓毒者有两义。一指气味刚烈者（如麻黄之辛温，大黄之苦寒），用之不当，不良反应较大；二是指部分药物确实含有对人体有害的成分（如乌头、附子之乌头碱，细辛之黄樟醚），用之不慎，后果难料！中医有"以毒攻毒"之说，是说上述两类药物用之得当，都能攻除病邪而安正气也。因此，上述外用药亦可内服。在此说明，此前讲述的各章许多以内服为主的药物，亦可酌情外用。

铅丹（附：铅粉）

【基原与药材】　为用铅加工制成的四氧化三铅。药材为橙红色或橙黄色的粉末，光泽暗淡，不透明，质重，用手指搓揉，先有沙性触及，后觉细腻，能使手指染成橙黄色。有金属性辛味。以色橙红、细腻光滑、无粗粒、见水不成疙瘩者为佳。

【用法与用量】　外用：研末撒、调敷；或熬膏。内服：入丸、散。

【本草经求索】

《本经》：铅丹，味辛，微寒。治咳逆，胃反，惊痫，癫疾，除热，下气，炼化还成九光，久服通神明。生平泽。

《别录》：铅丹，止小便利，除毒热脐挛，金疮溢血。生蜀郡。一名铅华，生于铅。

编者按：铅丹解毒，生肌，坠痰镇惊。《本草纲目》说"铅丹体重而性沉……能坠痰去怯……能解热拔毒，长肉去瘀，故治恶疮肿毒，及入膏药，为外科必用之物也"。

【经方用药论】　经方中仅柴胡加龙骨牡蛎汤1方用铅丹。《伤寒论》曰："伤寒八九日，下之，胸满烦惊，小便不利，谵语，一身尽重，不可转侧者，柴胡加龙骨牡蛎汤主之。"其用铅丹的目的有二。一取其气寒，配合大黄泻胃热，使热不上蒸，则谵语可止，即《本经》所曰"除热下气"；二取其质重，配合龙骨、牡蛎重镇安神，去其烦惊，即成无己所说"收敛神气以镇惊也"。

铅丹有毒，故只宜小量而暂用之。若需久服者，后世多以生铁落或磁石代之，既稳妥，疗效亦佳。

附：铅粉

【基原与药材】 为用铅加工制成的碱式碳酸铅。药材为白色的粉末，或凝聚成不规则的块状，手捻之立即成粉，有细而滑腻感。质重，以色白细腻、无杂质者为佳。

【用法与用量】 内服：1~1.5g；或入丸、散。外用：研末干撒或调敷，或熬膏贴。

【本草经求索】

《本经》：粉锡，一名解锡。味辛，寒，无毒。主伏尸，毒螫，杀三虫。

《别录》：粉锡，无毒。去鳖瘕，治恶疮，堕胎，止小便利。

编者按：《本草经疏》于经文之小字注说粉锡"一名铅粉，一名胡粉，一名官粉"。指出"胡粉虽能消疳逐积，杀虫止痢，然其性冷，走而不守。脾胃虚弱不宜用，娠妇忌之"。

【经方用药论】 经方中没有明确提出用铅粉、粉锡者，仅甘草粉蜜汤中提到用"粉"，有些医家认为是铅粉，但亦有认为是米粉的，两家不仅都能言之成理，而且各有治验病例为证。《本经》言铅粉能"杀三虫"，说明其杀虫的作用是可靠的。临床上使用甘草粉蜜汤，应据具体情况而定，用之缓解腹痛，以米粉为好，若用之杀虫，选铅粉为佳。

另外，还有蛇床子散中的白粉与猪肤汤中的白粉，似为米粉无疑。但后世亦有用铅粉而取得较好疗效的报道，亦不可不知。

雄　黄

【基原与药材】 为硫化物类矿物雄黄的矿石。药材为不规则的块状，大小不一。微有特异的臭气。其中颜色鲜艳、半透明、有光泽者习称"明雄""雄精"或"腰黄"。以色红块大、质松、无石性者为佳。

【用量与用法】 外用：研末撒、调敷或烧烟熏。内服：入丸、散，0.3~1.2g。雄黄煅烧后可生成毒性更大的三氧化二砷（As_2O_3）。故内服一般入丸散剂而不入汤剂，切忌火煅。

【本草经求索】

《本经》：雄黄，一名黄食石。味苦，平，有毒。主寒热，鼠瘘，恶疮，疽，痔，死肌，杀精物、恶鬼、邪气、百虫毒肿，胜五兵。炼食之，轻身神仙。生山谷，山之阳。

《别录》：雄黄，味甘，大温，有毒。主治疥虫，蜃疮，目痛，鼻中息肉，及绝筋破骨，百节中大风，积聚癖气，中恶腹痛，鬼疰，杀诸蛇虺毒，解藜芦毒，悦泽人面。饵服之，皆飞入人脑中，胜鬼神，延年益寿，保中不饥。得铜可作金。生武都、敦煌山之阳，采无时。

《本草经疏》：雄黄禀火金之性，得正阳之气以生。《本经》味苦平，气寒有毒，《别录》加甘、大温，甄权言辛、大毒。察其功用，应是辛苦温之药，而甘寒则非也……寒热，鼠瘘，恶疮，疽痔，死肌，疥虫，蜃疮诸证，皆湿热留滞肌肉所致，久则浸淫而生虫。此药苦辛，能燥湿杀虫，故为疮家要药。其主鼻中息肉者，肺气结也；癖气者，大肠积滞也；筋骨断绝者，气血不续也。辛能散结滞，温能通行气血，辛温相合而杀虫，故能搜剔百节中大风积聚也……雄黄性热有毒，外用易见其所长，内服难免其无害。凡在服饵，中病乃已，毋尽剂也。

编者按：《本草纲目》说"雄黄乃治疮杀毒要药也"。《本草正》谓其"治痈疽腐肉，并鼠瘘、疽、痔等毒"。总之，雄黄功能燥湿，祛风（破伤风、大麻风、急喉风等），杀虫，解毒。编者取雄黄为主药之制剂，治酒渣鼻、痤疮，疗效肯定。

【经方用药论】 经方中用雄黄者有3方，其治疗下列病证。

1. 治蜃疮杀百虫 《本经》言雄黄主"恶疮、疽……百虫毒肿"。《别录》谓其主治"蜃疮"。中医认为湿热壅滞，可以生虫而发生肿痛、溃烂。仲景用雄黄疗疮杀虫，其方有二。①《金匮要略》第三篇雄黄熏方：将雄黄燃后熏肛门，治疗"蚀于肛者"。②《金匮要略》第二十二篇小儿疳虫蚀齿方：取雄黄与葶苈子为末，以槐枝点药烙之。

2. 发散毒热治阳毒 《本经》云雄黄"主寒热"，《别录》言其"主治……百节中大风"，说明雄黄具有发散之功。此外，《本经》与《别录》皆言其有毒，故又可以毒攻毒。《金匮要略》第三篇："阳毒之为病，面赤斑斑如锦纹，咽喉痛，唾脓血……升麻鳖甲汤主之。"该方用雄黄之目的有二。一是加强升麻解毒之功；二是借其升散之力，与蜀椒相配，透邪外出。正如《金匮要略心典》所说："其蜀椒，雄黄二物，阳毒用之者，以阳从阳，欲其速散也。"方后注云"取汗"正是此意。

矾石（白矾、明矾）

【基原与药材】 为矿物明矾石，经加工提炼而成的结晶。药材为不规则的结晶体，大小不一。无色，透明或半透明，表面略平滑或凹凸不平，具有细密纵棱，有玻璃样光泽。质硬而脆、易砸碎。气微，味微甜而涩。以色白、透明、质硬而脆、无杂质者为佳。

【用法与用量】 内服：人丸、散，0.6~3g。外用：研末撒或调敷。

【本草经求索】

《本经》：矾石，一名羽涅。味酸，寒，无毒。主寒热，泄利，白沃，阴蚀，恶疮，目痛，坚骨齿。炼饵服之，轻身不老增年。生山谷。

《别录》：礬石，无毒。除固热在骨髓，去鼻中息肉。使铁为铜。岐伯云："久服伤人骨。"一名羽泽。生河西及陇西、武都、石门，采无时。

《本草经疏》：矾石，味酸气寒而无毒，其性燥急收涩，解毒除热坚浊。盖寒热泄痢，皆湿热所为；妇人白沃，多由虚脱，涩以止脱故也。阴蚀恶疮，亦缘湿火，目痛多由风热。除固热在骨髓，坚齿者，髓为热所劫则空，故骨痿而齿浮，矾石性入骨除热，故亦主之。去鼻中息肉者，消毒除热燥湿之功也。

编者按：矾石又名白矾、明矾，煅后称为枯矾。外用（多煅成枯矾）解毒杀虫，收湿止痒；内服（多用生矾石）祛痰燥湿，敛肺止血。矾石首见于《山海经》，云："女床之山，其阳多赤铜，其阴多石涅。"郭璞注云："即矾石也，楚人为涅石，秦人名为羽涅也。"《本经》亦将矾石称"羽涅"。矾石《本经》曰"味酸寒"，《药性论》云"涩"。其性味当为酸涩而寒。《本草纲目》说"矾石之用有四：吐利风热之痰涎，取其酸苦涌泄也；治诸血痛、脱肛、阴挺、疮疡，取其酸涩而收也；治痰饮、泻痢、崩、带、风眼，取其收而燥湿也；治喉痹痈疽、中蛊、蛇虫伤螫，取其解毒也。"

【经方用药论】 经方有4首用及矾石，用于治疗下列四种病证。

1.除湿热黄疸 《金匮要略》第十五篇曰："黄家日晡所发热，而反恶寒，此为女劳得之。膀胱急，少腹满，身尽黄，额上黑，足下热，因作黑疸。其腹胀如水状，大便必黑，时溏，此为女劳之病，非水也。腹满者难治，硝石矾石散主之。"该方针对黑疸而设，取矾石清热燥湿降气，配硝石破坚消积，使凝结之湿热下行。

2.止湿热白带 《金匮要略》第二十二篇曰："妇人经水闭不利，脏坚癖不止，中有干血，下白物，矾石丸主之。"本方证是由于经水不利，使瘀血停阻于内，瘀血郁为湿热，下注而形成带下病。矾石丸将矾石（烧之，其燥湿更强）与杏仁为末，炼蜜为丸，纳入阴道，其清热燥湿，可去胞宫湿热而除白带。但经闭以瘀血为本，因此应当配合内服活血化瘀消癥之品，标本兼顾，以图根治。

3.治脚气湿气上冲 《金匮要略》第五篇曰"矾石汤，治脚气冲心"。矾石汤仅矾石一味，以浆水煎沸"浸脚良"。尤在泾说："脚气之病，湿伤于下而气冲于上，矾石味酸性燥，能祛水收湿解毒，毒解湿收，上冲自止。"

4.治风痰眩晕 《金匮要略》第五篇曰"侯氏黑散，治大风四肢烦重，心中恶寒不足者"。脾虚内生痰浊，肝阳夹痰浊上蒙清窍则眩，痰浊旁溢四肢则烦重，痰浊痹阻阳气则心中恶寒。侯氏黑散共计14味药，该方重用菊花息风，矾石降气化痰，另配合益气健脾之人参、白术、茯苓等，以治其本。该方提示了矾石可用于痰浊上蒙之证。

矾石主要含硫酸铝钾。本品对多种致病菌有抑制作用，有明显抗阴道滴虫作用，能与蛋白化合成难溶于水的化合物而沉淀，用于局部创伤出血。内服刺激胃黏膜而引起反射性呕吐，故用之宜慎。内服多入丸、散，量不可大。

蜂窝（露蜂房）

【基原与药材】 为胡蜂科昆虫大黄蜂或同属近缘昆虫的巢。质轻，似纸质，略有弹性，捏之不碎，气特殊，味淡。以单个、整齐、灰白色、桶长、孔小、体轻、略有弹性、内无幼虫及杂质者为佳。

【用法与用量】 外用：研末调敷或煎水熏洗。内服：煎汤 3~5g；或烧灰存性研末。

【本草经求索】

《本经》：露蜂房，一名蜂肠。味苦，平，有毒。主惊痫瘈疭，寒热邪气，癫疾，鬼精蛊毒，肠痔。生山谷。

《别录》：露蜂房，味咸，有毒。主治蜂毒，毒肿。一名百穿，一名蜂勒。七月七日采，阴干。

《本草经疏》：蜂性有毒，螫人则痛极，以其得火气之甚也。故蜂房味苦，气平，性亦有毒。《别录》言咸，当作辛咸。辛散苦泄，咸可软坚，故主惊痫瘈疭，寒热邪气，癫疾，鬼精蛊毒，肠痔等证也。疗蜂毒、毒肿者，取其气类相从，以毒攻毒之义也。苏恭以乱发、蛇皮，三物合烧灰，酒服方寸匕，治恶疽附骨痈，根在脏腑，历节肿，出疔肿恶脉诸毒。《大明》目煎水漱齿，止风虫疼痛，洗乳痈，蜂疔恶疮。皆取其攻毒散邪杀虫之功耳。

编者按： 蜂窝，《本经》与《别录》均名"露蜂房"。蜂窝为俗名。《本经》曰其主"肠痔"，《别录》曰其主"毒肿"，可见其有解毒散结之功。露蜂房性平，味苦咸微甘，尚具有祛风定惊、兴阳益肾等作用。既能内服，又可外用。

【经方用药论】 经方中仅1方用之。

《金匮要略》第四篇中治疗癥瘕疟母的鳖甲煎丸，在软坚化癥的基础上，用蜂窝解毒散结。

据现代研究，蜂房有强心、利尿、止血、驱虫等作用。

蛇床子

【基原与药材】 为伞形科植物蛇床的果实。气香，味辛凉而有麻舌感。以颗粒饱满、灰黄色、气味浓厚者为佳。

【用法与用量】 内服：煎汤，3~9g；或入丸散。外用：煎水熏洗；或做坐药（栓剂）；或研末撒、调敷。

【本草经求索】

《本经》：蛇床子，一名蛇粟，一名蛇米。味苦，平，无毒。主妇女阴中肿痛，男子阴痿，湿痒，除痹气，利关节，治癫痫，恶疮。久服轻身。生川谷及田野。

《别录》：蛇床子，味辛、甘，无毒。主温中下气，令妇人子脏热，男子阴强，久服好颜色，令人有子。一名虺床，一名思益，一名绳毒，一名枣棘，一名墙蘼。生临淄。五月采实，阴干。

《本草经疏》：蛇床子，味苦平，《别录》辛甘无毒。今详其气味，当必兼温燥，阳也。故主妇人阴中肿痛，男子阴痿湿痒，除痹气，利关节，恶疮。《别录》温中下气，令妇人子脏热，男子阴强。久服轻身，令人有子。盖以苦能除湿，温能散寒，辛能润肾，甘能益脾，故能除妇人男子一切虚寒湿所生病。寒湿既除，则病去轻身。性能益阳，故能已疾，而又有补益也。

《本草正义·发明》：蛇床子温燥刚烈之品，《本经》虽称其苦平，然主治妇人阴中肿痛，男子阴痿湿痒，则皆以寒湿言之，必也肾阳不振，寒水弥漫，始可以为内服之品。甄权又谓其有毒。濒湖且谓蛇虺喜卧其下，食其子。盖产卑湿污下之地，本系湿热之气所钟，其含毒质可知。观雷敩制法，以浓蓝汁同浸，再以生地黄汁拌蒸，无非监制其燥烈之性。其反能治湿热病者，同气相求，以从其类也。故近今医籍绝少用为内服之药。况市肆中以为贱品，皆不炮制，而可妄用以入煎剂乎？《本经》又谓：除痹气，利关节，癫痫，则刚烈之性本能通行经络，疏通关节，然非寒湿及未经炮制者，慎勿轻投。《本经》又主恶疮，则外治之药也。《别录》又谓辛甘，能温中下气，令妇人子脏热，男子阴强，令人有子，则专温肾阳，更属彰明较著……惟治外疡湿热痛痒，浸淫诸疮，可作汤洗，可为末敷，收效甚捷，不得以贱品而忽之。

编者按：蛇床子内服可温肾助阳，外用祛风燥湿，杀虫止痒。《本草新编》说"蛇床子功用颇奇，内外俱可施治，而外治尤良"。外用治疗多种皮肤病有良效。由于其"温燥刚烈"，故"肾火易动，阳强精不固者勿服"（《本经逢原》）。

【经方用药论】 经方中仅1方用及蛇床子，即取其主"湿痒"，"令妇人子脏热"之功。

《金匮要略》第 22 篇曰："妇人阴寒，温阴中坐药，蛇床子散主之。"尤在泾说："阴寒，阴中寒也，寒则生湿，蛇床子温以去寒，合白粉，燥以除湿也。"其实蛇床子本身即能燥湿。临证以蛇床子治疗阴痒（滴虫性阴道炎）及某些皮肤病有良效。

现代研究证明，蛇床子在试管内对皮肤真菌有抑制作用，动物实验证明其能抑制流感病毒。本品有类似性激素作用。外用治疗皮肤病，有收敛、吸湿、抑制渗出等作用。

第十五章 杂疗药与方通释

本章将不便于归类的 22 味药合之，涉及《本经》上、中、下三品之草部、木部、谷部、石部、虫部等各部。这 22 种药，属于草部者是海藻、白蔹、蜀漆、狼牙、紫参，木部者是甘李根白皮、槐枝，谷部者是瓜蒂、冬瓜子、大豆黄卷，石部者是云母、硝石、戎盐，虫部者是蜘蛛，以及介类文蛤与不便于归类的神曲，再就是与人（人尿）、禽（鸡屎白）、兽（猪胆汁、猪肤、猪膏、马通汁）相关的药物。上述 22 种，有临床常用专治之药，如治外疡之白蔹，疗内痈之冬瓜子，消瘿瘤之海藻，消食之神曲以及善治血证之人尿，而其他则不常用或很少用。

海　藻

【基原与药材】　为马尾藻科植物羊栖菜或海蒿子的全草。药材主要有小叶海藻与大叶海藻两种。均为气腥，味咸。

【用法与用量】　内服：煎汤，5~9g；浸酒或入丸、散。

【本草经求索】

《本经》：海藻，一名落首。味苦，寒，无毒。主瘿瘤气，颈下核，破散结气，痈肿，癥瘕坚气，腹中上下鸣，下十二水肿。生东海池泽。

《别录》：海藻，味咸，无毒。主治皮间积聚，暴癀，留气热结，利小便。一名薅。生东海，七月七日采，暴干。

《本草正义》：海藻生长海中，咸苦而寒，故能软坚散肿。瘿瘤结核，皆肝胆火炎，灼痰凝络所致，寒能清热，固其专长，而阴寒凝聚之结核，非其治矣。痈肿癥瘕，多由血热瘀滞而生，腹鸣水肿，更多湿热停顿之候，凡此诸证之属于阳实有余者，固可治之。而正气不及，清阳不运诸证，不可概施。《别录》特提"结热"二字，最当注意，非谓阳虚血瘀之癥瘕痈肿及寒水泛溢等病，皆可以统同论治也。十二水肿，盖以十二经而言。诸经积水，固皆有湿热不利之一候，此类寒滑泄水之药固可用之。

编者按：海藻之性味为咸苦而寒，其主要作用为软坚散结，通利小便。

【经方用药论】　经方中仅牡蛎泽泻散 1 方用及海藻，主要取其破热结，利水之功。

《伤寒论》第395条曰："大病瘥后，从腰以下有水气者，牡蛎泽泻散主之。"此方证为水气凝结，虽见于大病之后，却属湿热之邪凝结，下焦决渎失职之"有水气"证候。治用逐水清热，软坚散结之法。该方由牡蛎、泽泻、蜀漆、葶苈子、商陆根、海藻、栝楼根组成。其用海藻，取其破结利水之功，一可配合牡蛎软坚散结，破水气之结；二可加强商陆、泽泻等逐水之力。该方破结逐水之力甚强，因此近贤陆渊雷言之"治实肿阳水大验"。虚性水肿，绝非本方所宜。

海藻专"治瘿瘤马刀诸疮坚而不溃者"（张元素）。盖"瘿瘤结核，皆肝胆火炎，灼痰凝络所致。寒能清热，固其专长，按东垣李氏治瘰疬马刀散肿溃坚汤，海藻、甘草两用之，盖以坚积之病，非平和之药所能取捷，必令反夺，以成其功也"（《本草纲目》）。医家多取海藻软坚破结之功，用治瘰疬结核、瘿瘤及疝肿。但如《本草经文》所言，应辨证用之。近年来，药理试验发现其有抗凝物质，因此用于血栓形成之证。

白 蔹

【基原与药材】 为葡萄科植物白蔹的根。质轻，易折断，折断时有粉尘飞出。气微，味甘。以肥大、断面粉红色，粉性足者为佳。

【用法与用量】 外用：研末撒或调涂。内服：煎汤，3~9g。

【本草经求索】

《本经》：白蔹，一名菟核，一名白草。味苦，平，无毒。主痈肿疽疮，散结气，止痛，除热，目中赤，小儿惊痫，温疟，女子阴中肿痛。生山谷。

《别录》：白蔹，味甘，无毒。主下赤白，杀火毒。一名白根，一名昆仑。生衡山。二月、八月采根，暴干。

《本草经疏》：白蔹……苦则泄，辛则散，甘则缓，寒则除热，故主痈肿疽疮，散结止痛。盖以痈疽皆由荣气不从，逆于肉里所致。女子阴中肿痛，亦由血分有热之故。火毒伤肌肉，即血分有热。目中赤，亦血热为病，散结凉血除热，则上来诸苦蔹不济矣。其治小儿惊痫、温疟及妇人下赤白，则虽云惊痫属风热，温疟由于暑，赤白淋属湿热，或可通用，然病各有因，药各有主，以类推之，恐非其任矣，尚俟后哲详之。总之，为疗肿痛疽家要药，乃确论也。

《本草正义》：白蔹苦泄，能清湿热而通壅滞。痈肿疽疮，多湿火为病，古人所谓"痈疽"，本外疡之通称，此疽字，非近世之所谓阴疽。结气以热结而言，苦泄宣通，则能散之。痛者亦热结之不通，经文以止痛与除热并言，则非泛治一切诸痛可知。目赤，乃湿热之上凌；惊痫，多气火之上菀；温疟，本是热痰窒塞；阴中肿痛，亦湿火结于肝肾之络。总之，皆苦泄宣通之作用……《别录》以治赤白，亦泄导湿热之浊垢。曰杀火毒，则约而言之耳。

《本草正义·广义》：《日华子》谓治发背，则古之背疽多是火毒，此与太阳经寒邪凝结之背疽不同，不可含浑。又谓瘰疬而上疱疮，亦即《本经》主痈肿之义。又谓治肠风痔漏，血痢，刀箭疮、扑损，生肌止痛，则于《本经》《别录》之外，多一层凉血破血，化瘀生新之义，又可作疡家外治末药。盖苦而善泄，义固相因。石顽《逢原》谓性寒解毒，敷肿疡疮，有解散之功，以其味辛也。《金匮》薯蓣丸用之，专取其辛凉散结，以解风气百疾之蕴蓄。寿颐谓：《金匮》论虚劳，以血虚而运行不利，必有干血，既主大黄䗪虫丸方，专治干血。而薯蓣丸虽大队补药，然亦以白蔹之宣通清热者为辅，能守能行，乃流利而不滞。

编者按： 白蔹苦辛甘微寒，从《本经》言其"主痈肿疽疮"，可知其主要功能为清热解毒而通壅滞。从其能"散结气，止痛，除热"等作用，可知其有苦泄宣通散结止痛之功。"以流通泄散见长，正与'敛'字之义相反"（《本草正义·正讹》）。

【经方用药论】 经方仅薯蓣丸1方用及白蔹。

《金匮要略》第六篇曰："虚劳诸不足，风气百疾，薯蓣丸主之。"虚则气血易滞，气血郁滞过久则易生热，在薯蓣丸中使用小剂量白蔹配合杏仁、桔梗，疏理肺气而清热散结。这样配伍，也含有补而不滞，防止壅则生热之意。故《本经逢原》说："《金匮要略》薯蓣丸用之，专取其辛凉散结，以解风气百疾之蕴蓄也。"

后世医家主要将白蔹用于治疗痈疮肿毒之患，内服、外用，因病而施，未脓可消，已脓可拔，脓尽可敛，配合得宜，奏效颇佳，是热毒痈肿、烫火灼伤及因热毒留滞，疮口不敛之要药。

蜀　漆

【基原与药材】 为虎耳草植物黄常山的嫩枝叶。体轻而薄，质脆易碎。嗅之有特殊的闷气，味微苦。以无老梗、叶大不破碎、味浓者为佳。

【用法与用量】 内服：煎汤，3~6g；或研末。

【本草经求索】

《本经》：蜀漆，味辛，平，有毒。主疟及咳逆寒热，腹中癥坚，痞结积聚，邪气，蛊毒，鬼疰。生川谷。

《别录》：蜀漆，微温，有毒。主治胸中邪结气，吐出之。生江林山及蜀汉中，恒山苗也。五月采叶，阴干。

《本草正义·发明》：恒山，蜀漆本是一物，气味皆辛苦而寒，泄热破结，降逆下气，开痰逐水，其用皆同。观《本经》《别录》所载主治，其旨可见。《别录》

乃谓蜀漆微温，恐不可信，虽《本经》以治癥坚痞结积聚，似非苦寒之品所能胜任，然此物之能开结破积，皆主痰热而言，本非治凝寒积聚之癥。故所主伤寒寒热，痰结水胀，咳逆，鼠瘘，邪气吐逆诸证，皆属于热痰蕴积一途，不能谓其兼疗寒证。且所谓蛊毒者，本属南方湿热之毒，厉气所钟，尤其明证。惟鬼疟一层，则终是古人神道设教之旨，无稽之言，未堪全信。其专主温疟一证，则凡属疟邪往来寒热，休作有时，皆是凝痰积湿，留于经隧。古人每谓无痰不成疟，无积不成疟，若不先泄化其痰湿积滞，则病根蟠结，寒热终无休止之时。恒山之用，本为开痰逐水，涤湿化积而设，是以《本经》《别录》均以为治疟主要之药。后人泥于仲景小柴胡汤一法，知柴胡主疟者多，而知恒山主疟者少。岂知柴胡治疟，仅主邪在经络之一部，而于痰湿积滞，不能顾及，且惟渐发渐晏者为宜，而早用迟用，皆不切当。恒山治疟，能疏通在内之蕴结，抉其根株，则寒热之邪，无所凭借，而疟自不作。是柴胡尚治其标，而恒山乃治其本也。《仁斋直指》谓疟家多有痰涎黄水，或停潴心下，或癖积胸胁之间，乃生寒热，常山能破其积而下其水，功力不薄。或再以行血之药佐之，如桃仁、蓬术、穿山甲之类，其功尤捷。其有纯热发疟，或蕴热内实之证，更佐以大黄，泄利数行，然后获愈。杨氏此论，发明恒山主疟之真旨，最是洞彻底蕴，勘透渊微。古人又有谓其专主瘴疟者，亦以南方瘴厉之恶毒，无非温热郁蒸，积于经隧，有以酿成此痰浊耳。李焘谓：巅南瘴气感人，其邪多在营卫皮肉之间，欲去皮肤毛孔中瘴邪之根本，非恒山不可。寿颐则谓温厉之毒，多由口鼻吸入，集于肺胃，与凝痰积湿相合，遂生厉阶（注：犹言祸端）。恒山治瘴，亦治其内之湿痰，非祛其在外之邪气。李氏之论，尚属似是而非。景岳并谓其治狂痫癫厥，亦取其开泄痰结，藉以镇定其火逆之上冲。惟恒山在《本草经》固明言其治吐逆，而《别录》于蜀漆条中乃有吐出之一句，后人遂谓其为吐剂中之猛药，几有谈虎色变，望而生畏之意。虽曰蜀漆为苗，恒山为根，草木之性，每有根荄下行，茎苗上行之理，二者性质，容有不同。然《本经》于蜀漆条中，亦自有治咳逆一句，既能治咳逆，则犹是泄降之品，而反谓其吐，得毋《本经》《别录》背道而驰？惟蜀漆固自有腥涎，所以古有鸡尿草、鸭尿草之别名。其在肺胃不肃，痰饮壅积之人，触此腥涎，亦易扰动其浊气，引之作呕，而其实则能降逆开结，并不以上涌见长，抑且痰在上焦，引而越之，亦是正法，藉以祛除蕴积，夫岂不可，又安有爱而不去，养痈贻患之理？然苟洗净其涎，则止以下泄奏功，自无虑其上泛。洁古谓洗去其腥，与苦酸同用，能导胆邪，即是此旨。石顽谓醋炒不吐，亦可参也。濒湖谓常山、蜀漆，有消痰截疟之功，须在既散表邪，提出阳分之后，用之得宜，神效立见，持论极为中肯。盖常山之功，专于开泄痰浊，若邪在表分，本非其力之所及。且降逆散结，又以下行见长，若疟邪已入阴分，则苦寒遏之，愈增抑郁之困，而更无外出之路矣。濒湖又生用多用，则上行为吐；炒熟少用，亦不致吐。正以生用则腥涎未去，易于引呕。炒之则沉降之力愈专，自不上逆。又谓得甘草则吐，得大黄则利，得乌梅、鲮鲤甲则入肝经，得小麦、竹叶则入心经，得麻黄则入肺经，得龙骨、附子则入肾经，得草果、槟榔则入脾经。分途论治，自有至理。惟破降开泄，其力亦峻，宜于实证，不宜于虚人。如久疟气虚，而无痰积者，不可妄试。丹溪已谓其性暴悍，善于驱逐，伤真气，虚怯不可用也。

编者按： 以上论恒山（常山）与蜀漆之功效特点，特别是柴胡与恒山之不同功效特点，即柴胡主疟邪在经络，恒山主疟邪与痰热相混蕴积于内，故"柴胡治其标，而恒山乃治其本也"。明确于此，才可发挥其专攻特效。另外，历代医家对恒山、蜀漆的发挥运用，广开思路，学以致用。

蜀漆之性味，张山雷质疑经典，认为是"辛苦而寒"。其主要作用是消痰截疟与泄热破结。其癥坚痞结是由痰水凝结而成，这从仲景所用蜀漆之方可知。

【经方用药论】 经方有 3 方用及蜀漆。

1. **涤痰截疟疾** 《金匮要略》第四篇曰："疟多寒者，名曰牝疟，蜀漆散主之。"此牝疟寒多，乃疟痰郁滞，心阳不宣而致。蜀漆既能截疟，又能涤痰，故蜀漆散以之为君，配云母可加强其涤痰截疟之功，加龙骨固敛阴津，可防止涌吐太过，耗伤正气。现代药理学证明，蜀漆有良好的截疟解热作用，但因其升发作用太强，有易引发呕吐之副作用，故仲景于蜀漆散中加配龙骨固正以佐制。

2. **涤痰疗惊狂** 《伤寒论》第 112 条曰："伤寒脉浮，医以火迫劫之，亡阳，必惊狂，卧起不安者，桂枝去芍药加蜀漆牡蛎龙骨救逆汤主之。"本方证乃心阳不足，痰饮内生所致。心阳既虚，复被痰扰，心神浮越，故烦躁甚，发为惊狂。该方用蜀漆涤胸中之痰，如《别录》所云"主治胸中邪结气"。桂枝、甘草，温补心阳治其本；龙骨、牡蛎，重镇安神治其标；又因蜀漆易伤胃，故加生姜、大枣和胃护中，共奏温心阳，涤痰饮，重镇安神之功。

3. **升降配伍消水气** 仲景还借蜀漆治"腹中坚，痞结积聚，邪气"之功，破湿热互结之邪，治疗腰以下有水气之病，牡蛎泽泻散即其例。

蜀漆系常山之幼苗，作用基本相似，唯其发散力量更强。因此，极易伤胃而引起呕吐，故用法当遵从仲景而采用散剂，小量服用，并应如《本草正义·发明》所述，学习濒湖经验，即"炒熟少用"。现代多用常山，蜀漆已较少使用。

狼 牙

【本草经求索】

《本经》：牙子，一名狼牙。味苦，寒，有毒。主邪气，热气，疥瘙，恶疡，疮，痔，去白虫。生川谷。

《别录》：牙子，味酸，有毒。一名狼齿，一名狼子，一名犬牙。生淮南及宛朐。八月采根，暴干。中湿腐烂生衣者，杀人。

编者按：狼牙，注家罕见注释，《中药大辞典》未载。现代名医叶橘泉先生经过考证，认定狼牙即仙鹤草根芽（《黑龙江中医药》1983）。有的学者（赵云芳.《北京中医学院学报》1992）报道用狼牙汤（即用仙鹤草根芽）治带下、阴痒（滴虫性阴道炎）取得良效。《本经》言狼牙性味苦寒，功能清热燥湿杀虫，主治疥瘙恶疡。

【经方用药论】 经方仅狼牙汤1方用及。

《金匮要略》第二十二篇曰："少阴脉滑而数者，阴中即生疮，阴中蚀疮烂者，狼牙汤洗之。"少阴主统二阴，脉滑而数，说明湿热下注前阴，可见阴中痒痛糜烂。狼牙一味煎汤，洗涤前阴，可收清热燥湿，杀虫消肿止痒之功。

《千金要方》《外台秘要》《太平圣惠方》多以此方治阴疮、阴蚀、寸白虫。《别录》指出此药"有毒"，近代之人罕用之。

紫　参

【本草经求索】

《本经》：紫参，一名牡蒙。味苦，寒，无毒。主心腹积聚，寒热邪气，通九窍，利大小便。治牛病。生山谷。

《别录》：紫参，微寒，无毒。主治肠胃大热，吐血衄血，肠中聚血，痈肿诸疮，止渴，益精。一名众戎，一名童肠，一名马行。生河西及宛朐。三月采根，火炙使紫色。

《本草经疏》：紫参禀地之阴气，兼得天之寒气，故味苦辛，气寒而无毒。气味俱厚，阴也，降也。入足厥阴，亦入足太阳、阳明。专入血分，为除热散结逐血之要药。故主心腹积聚，寒热邪气，通九窍，利大小便，略同紫草也。苦以燥湿泄热，辛以散结，寒以除邪气，故疗肠胃大热，唾血衄血，肠中聚血。亦主痈肿诸疮者，荣气热则留瘀而成痈肿，血凉而活，则自散也。能散瘀血，故主妇人血闭不通。疟有血蓄则狂。阳明热则鼻衄血。湿热在肠胃，则血瘀滞而成血痢。除热活血，故亦主金疮。

编者按：紫参一药使用的历史也许十分悠久。然而，至陶弘景时，已经很少使用，陶弘景云："今方家皆呼为牡蒙，用之亦少。"宋以后已绝少应用，《中药大辞典》未载，故紫参的科属待考。

【经方用药论】 经方中有2方用及紫参，其作用我们只能根据《本经》《别录》的记载作解。

1. **通里泄热治下利** 《金匮要略》第十七篇曰："下利肺痛，紫参汤主之。"程林说："肺痛未详，或云肺痛当是腹痛。"可参。紫参，《本经》曰"治心腹积聚……通九窍，利大小便"，《别录》曰"主治肠胃大热……肠中聚血"。此证下利而腹痛，说明实邪未去，故用紫参通因通用，配甘草缓急止痛。

2. **泻肺逐水治咳逆** 《金匮要略》第七篇泽漆汤中有紫参，泽漆汤用于"咳而脉沉"者，沉脉说明水饮较盛，可见水肿之症。为了迅速驱逐水饮，泽漆汤借用紫参"通九窍，利大小便"之功，协助泽漆消痰逐水。水为阴邪，非温不化，故方中又配合生姜、半夏、桂枝通阳散饮，白前平喘止咳，人参、甘草扶正培土，标本兼顾；水饮久留，郁久化热，故用黄芩清热。

甘李根白皮

【**基原与药材**】 为蔷薇科植物李根皮的韧皮部。

【**用法与用量**】 内服：煎汤，6~9g。外用：煎水含漱或磨汁涂。

【**本草经求索**】

《别录》：李根皮，大寒，主消渴，止心烦，逆奔气。

编者按：《本经逢原》对甘李根白皮详加考究，指出："《药性论》云入药用苦李根皮，而仲景治奔豚气奔豚汤用甘李根白皮，时珍疑为二种，不知仲景言甘，是言李之甘，《药性》言苦，是言根之苦……"本品苦咸寒性降，故功擅降冲气，即《别录》所指主"逆奔气"之谓也。

【**经方用药论**】 经方仅1方用甘李根白皮。

《金匮要略》第八篇曰："奔豚，气上冲胸，腹痛，往来寒热，奔豚汤主之。"本方证之奔豚气乃由于肝热上冲所致。该方以甘李根白皮配黄芩、葛根清热平肝，与半夏、生姜相配，降其逆气，另用当归、川芎、芍药养血柔肝，甘草调和诸药，共奏平冲降逆，清热理肝之功。

槐 枝

【**基原与药材**】 为豆科植物槐的嫩枝。

【**用法与用量**】 内服：煎汤，3~30g；浸酒或入散剂。外用：煎水熏洗或烧沥涂。

【**本草经求索**】

《别录》：槐枝，主洗疮及阴囊下湿痒。皮，主烂疮。根，主喉痹寒热。生河南。可作神烛。又，八月断槐大枝，使生嫩蘖，煮汁酿酒，治大风痿痹甚效。

《本草经疏》：槐实感天地阴寒之气，而兼木与水之化，故其味苦气寒而无毒。《别录》益以酸咸，宜矣，入手足阳明，兼入足厥阴经。其主五内邪气热者，乃热邪实也。涎唾多者，脾胃有热也。伤绝之病，其血必热，五痔由于大肠火热。火疮乃血为火伤。妇人乳瘕，肝家气结血热所成。子脏急痛。由于血热燥火。槐为苦寒纯阴之药，为凉血要品，故能除一切热，散一切结，清一切火。如上诸病莫不由斯三者而成，故悉主之。久服明目益气，头不白，延年者，血分无热，则目自明矣。热能伤气，除火热则气自益矣。凉血则发不白，热去则阴精不损，故引年也。其花味以苦胜，故除手足阳明、足厥阴诸热证尤长耳。

【经方用药论】《金匮要略》载小儿疳虫蚀齿方用槐枝，做工具点药烙之。

瓜　蒂

【基原与药材】　为葫芦科植物甜瓜的果蒂。干燥的果蒂，其果柄略弯曲，上有纵棱，微皱缩，连接果实的一端渐膨大，即花萼的残基。表面黄褐色，有时带有卷曲的果皮。质柔韧，不易折断。气微，味苦。以干燥、色黄、稍带果柄者为佳。

【用法与用量】　内服：煎汤，3~5g；或入丸、散。外用：研末嗅鼻。

【本草经求索】

《本经》：瓜蒂，味苦，寒，有毒。主大水身面四肢浮肿，下水，杀蛊毒，咳逆上气，及食诸果不消，病在胸腹中，皆吐下之。生平泽。

《别录》：瓜蒂，有毒。去鼻中息肉，治黄疸。其花，主心痛咳逆。生嵩高。七月七日采，阴干。

《本草经疏》：瓜蒂感时令之火热，禀地中之伏阴，故其味苦，气寒，有小毒。气薄味厚，浮而升，阴多于阳，酸苦涌泄为阴故也。入手太阴，足阳明，足太阴经。其主大水，身面四肢浮肿，黄疸者，皆脾胃虚，水气湿热乘虚而客之也。苦以涌泄，使水湿之气外散，故能主之。经曰：在高者，因而越之。病在胸膈，则气不得归元而为咳逆上气，吐出胸中之邪，则气自顺，咳逆止矣。杀蛊毒者，亦取吐出之义。去鼻中息肉者，以其苦寒能除肺家之热也。《日华子》治脑寒热䐐，眼昏吐痰。好古：得麝香、细辛，治鼻不闻香臭，及吐风热痰涎，风眩头痛，癫痫，喉痹，头面有湿气，伤寒客水胸中，伤食胀满，下部无脉等证，皆借其宣发涌泄，引涎追泪之功耳。

编者按：瓜蒂主要有二个功用。一是行水消肿；一是涌吐宿食痰涎。

【经方用药论】经方中有2方用瓜蒂，所治之证与《本经》相合。

1. **涌吐痰涎宿食** 《伤寒论》第166条曰:"病如桂枝证, 头不痛, 项不强, 寸脉微浮, 胸中痞鞕, 气上冲咽喉不得息者, 此为胸有寒(注:'寒'字应理解为'痰'也), 当吐之, 宜瓜蒂散。"本方证为痰涎留滞胸中。《金匮要略》第十篇曰:"宿食在上脘, 当吐之, 宜瓜蒂散。"上脘即宿食存留于胃中。据《黄帝内经》中"其高者, 因而越之"的治疗原则, 痰涎、宿食停于胸脘部, 应当采用涌吐法。《本经》曰瓜蒂主"咳逆上气, 及食诸果不消, 病在胸腹中, 皆吐下之"。故瓜蒂散以瓜蒂为君, 与赤小豆相配, 正与"酸苦涌泄"之经旨相合, 再以香豉汤送服, 香豉轻清宣泄, 更能加强催吐作用, 是以瓜蒂散成为古今涌吐方剂的代表。方后曰:"不吐者, 少少加, 得快吐, 乃止。"是说要防止过服而伤正, 此经验十分重要。瓜蒂过量中毒毙命者, 近年亦见报道于杂志, 不可不防。

2. **用于暑湿证** 《金匮要略》第二篇曰:"太阳中暍, 身热疼重, 而脉微弱, 此以夏日伤冷水, 水行皮中所致也, 一物瓜蒂汤主之。"程林解读说:"脉虚身热, 得之伤暑, 此证先中于热, 再伤冷水, 水气留于腠理皮肤之中, 则身热疼重也, 与瓜蒂汤以散水气。"本方证正与《本经》所载瓜蒂"主大水身面四肢浮肿, 下水"相合, 可见仲景用药不离《本经》。

以瓜蒂散涌吐之法治病虽有神功, 但"诸亡血、虚家, 不可与瓜蒂散"(《伤寒论》第166条)。

(冬)瓜子

【基原与药材】 为葫芦科植物冬瓜的种子。干燥的种子呈扁平的长卵圆形或长椭圆形。外皮黄白色, 一端钝圆, 另一端尖。剥去种皮后, 可见乳白色种仁, 有油性。气微, 味微甜。以白色、粒饱满、无杂质者为佳。

【用法与用量】 内服:煎汤, 3~12g; 或研末。外用:煎水洗或研膏涂敷。

【本草经求索】

《本经》:白瓜子, 一名水芝。味甘, 平, 无毒。令人悦泽, 好颜色, 益气不饥。久服轻身, 耐老。生平泽。

《别录》:白瓜子, 寒, 无毒。主除烦满不乐, 久服寒中。可作面脂, 令悦泽。一名白瓜子。生嵩高。冬瓜仁也, 八月采之。

编者按:《本经》《别录》对瓜子功效的论述, 后人论之罕见, 却提出了新的功用。如《本草经疏》言之"能开胃醒脾"。《本草述钩元》说"主腹内结聚, 破溃脓血, 凡肠胃内壅, 最为要药"。陈念祖言之"能润肺化痰, 兼益胃气"。而《本草纲目》谓其"治肠痈", 则与经方用之切合。

【经方用药论】 经方中仅治疗肠痈的大黄牡丹汤1方用及瓜子。方由瓜子配大黄、牡丹皮、桃仁、芒硝所组成，具有泄热破瘀，散结消肿之效。该方用大黄、芒硝荡涤实热，宣通壅滞，牡丹皮、桃仁凉血逐瘀，而应用瓜子的目的是排脓散痈。仲景该方用之，创新了《本经》《别录》对瓜子的应用。后人在此启发下，用瓜子治疗肺痈，如千金苇茎汤即用之。因此，瓜子是治疗内痈的一味常用之药。

大豆黄卷

【基原与药材】 为豆科植物黑大豆的种子发芽后晒干而成。气无，味淡，有油腻感。以粒大饱满、色黑褐、有皱纹及短芽者为佳。

【用法与用量】 内服：煎汤，9~15g；捣汁或入散剂。

【本草经求索】

《本经》：大豆黄卷，味甘，平，无毒。主湿痹，筋挛，膝痛。

《别录》：大豆黄卷，无毒。主治五脏胃气结积，益气，止痛，去黑皯，润泽皮毛。

《本经疏证》：大豆黄卷以黑大豆于壬癸日浸井华水中，候生芽，长五寸，取出阴干，或取皮用……夫湿痹而筋挛膝痛，则为下部病矣，湿闭于下者宜升，禀金水之气者则降，故必以饱火土之气者升而散发之，湿不闭则筋自舒，筋既舒则膝自不痛……既治筋挛，又欲其湿升者，舍大豆黄卷无别物矣。所以者何？湿流关节，关节之大者无如膝，而又最近于腹，湿既痹于此，势不能下，又不能升，与其逐而下之，乃无出路，莫若就近使上于腹，或从小便，或从汗出而解。仲景薯蓣丸治风气百疾，取此与柴胡、桂枝、防风、白敛为伍，亦岂不以其能发耶？

编者按：古代本草学家对大豆黄卷的解析，以《长沙药解》最为简明扼要，引录如下："大豆黄卷，专泄水湿，善达木郁，通腠理而逐湿痹，行经脉而破血癥，疗水郁腹胀之病，治筋挛膝痛之疾。"当今之医对大豆黄卷很少使用。市场上有黑大豆芽出售，医者用之，可自行晒干即成。

【经方用药论】 经方中仅薯蓣丸1方用大豆黄卷。

《金匮要略》第六篇曰："虚劳诸不足，风气百疾，薯蓣丸主之。"该方使用大豆黄卷，注家具有不同见解，如魏荔彤在《金匮要略方论本义》中说该方"薯蓣为主，专理脾胃，上损下损，至此可以撑持，以人参、白术、茯苓、干姜、大豆黄卷、大枣、神曲、甘草助之，除湿益气，而中土之令得行矣"。邹澍说"仲景薯蓣丸治风气百疾，取此与柴胡、桂枝、防风、白敛为伍，亦岂不以其能发耶"（《本经疏证》）。张秉成说盖"豆卷……浸水生芽，则有生发之气，故亦能解表"（《本草便读》）。编者认为，豆卷于薯蓣丸之用，具有理中与解表双重之功。

云 母

【基原与药材】 为硅酸盐类矿的云母。药材是规则的片状，无色透明或是白色玻璃样光泽。有泥土气，无味。以易剥离、片大、透明者佳。

【用法与用量】 内服：煎汤9~15g；或入丸、散。外用：研末撒或调敷。

【本草经求索】

《本经》：云母，一名云华，一名云英，一名云菜，一名云珠，一名云砂，一名磷石，味甘，平，无毒。主身皮死肌，中风寒热，如在车船上，除邪气，安五脏，益子精，明目。久服轻身延年。生山谷山石间。

《别录》：云母，无毒。下气坚肌，续绝补中，治五劳七伤，虚损少气，止痢。久服悦泽不老，耐寒暑，志高神仙。一名云珠，色多赤。一名云华，五色具。一名云英，色多青。一名云液，色多白。一名云砂，色青黄。一名磷石，色正白。生太山、齐庐山，及琅琊北定山石间，二月采。

《本草经疏》：云母……石性镇坠，能使火下，火下则水上，是既济之象也，故安五脏，益子精，明目。《别录》主下气坚肌，续绝补中，疗五劳七伤，虚损少气，皆此意也。其曰止痢者，久痢则肠胃俱虚，甘温足以回其虚，下坠足以去其积，故亦主之也。

编者按： 云母性味，《本经》曰为"甘平"，后世谓其甘温。云母具有纳气坠痰，止血敛疮之功。

【经方用药论】 仲景方中仅蜀漆散1方用及云母。

《金匮要略》第四篇曰："疟多寒者，名曰牝疟，蜀漆散主之。""疟多寒"指疟疾的症状是寒多热少。《长沙药解》说："云母，利水泄湿，消瘀除疟。《金匮》蜀漆散，用之治牝疟多寒，以其泄湿而行痰也。疟以寒湿之邪，结于少阳之经，与淋沥之证，皆缘土湿而阳陷，云母泄湿行痰，故治牝疟而除淋沥。"

硝石（朴硝）

【基原与药材】 为矿物硝石经加工炼制而成的结晶。药材为无色透明六角斜方形的柱状晶体，或为白色晶状粉末。质脆易断。

【用法与用量】 内服：入丸、散，1.5~3g。外用：研末点目、吹喉或水化罨敷。

【本草经求索】

《本经》：消石，一名芒硝。味苦，寒，无毒。主五脏积热，胃胀闭，涤去蓄结饮食，推陈致新，除邪气。炼之如膏，久服轻身。生山谷。

《别录》：消石，味辛，大寒，无毒。主治五脏十二经脉中百二十疾，暴伤寒，腹中大热，止烦满消渴，利小便及瘘蚀疮。天地至神之物，能化成十二种石。生益州，及武都、陇西、西羌，采无时。

《本草经疏》：朴硝乃初次煎成者，其味气烈于芒硝，主治皆同。总为除邪热，逐六腑积聚，结固留癖，胃中食饮停滞因邪热结，停痰痞满，破留血闭绝之要药。与芒硝功用曾无少别，文具芒硝条下，兹不复疏。

编者按：《本经》曰"消石（注：古代有的辑本'消'作'硝'），一名芒硝"。如何分辨硝石与芒硝，以及朴消等，先引古代文献如下。陶弘景："按《神农本经》无芒硝，史有消石名芒消尔。后名医别载此说，其疗与消石正同，疑此即是消石。"《唐本草》："晋宋古方多用消石，少用芒硝。"《开宝本草》："芒硝，此即出于朴硝，以暖水淋朴硝取汁炼之令减半，投于盆中，经宿乃有细芒生，故谓之芒硝也。"《本草蒙筌》："按七硝（朴硝、芒硝、英硝、马牙硝、硝石、风化硝、玄明粉）气味相同，俱善消化驱逐，但朴硝力紧，芒硝、英硝、马牙硝力缓，硝石、风化硝、玄明粉缓而又缓也。以之治病致用，病退即已。《本经》载能炼服补益，岂理也耶？"

总之，硝石与芒硝以及朴硝等功用相近。由于硝石与芒硝，其外观及功效大体相似，唐宋以前多不能分辨，所以《本草纲目》云"古方有相代之说"。关于硝石的性味功效，多数医家认为与芒硝相近，功能为破坚散结泻火。

【经方用药论】 硝石在经方中有 3 首用之，主要取其破结泄热之功，用于下面两种病证。

1. 泻实退黄疸　黄疸病主要为湿热蕴结所致。《金匮要略》第十五篇治黄疸病用硝石者有两方。一是大黄硝石汤；二是硝石矾石散。若热盛里实，出现"黄疸腹满，小便不利而赤，自汗出，此为表和里实，当下之，宜大黄硝石汤"。该方用硝石配大黄攻下湿郁之热实，再配黄柏、栀子清热泄湿，使湿热之邪迅速从二便而去。若黄疸病后期演变成"黑疸"，则以硝石与矾石相合，方名硝石矾石散，功能消瘀除湿，亦可使湿热之邪从二便而去。

从大黄硝石汤所用硝石之量及服法看，此硝石很可能为今之芒硝。因其用量与大黄、黄柏相等，均为四两，且入煎剂，而今之硝石用量不宜过大，也不宜入煎剂。此外亦有旁证。《千金要方》卷第十"伤寒发黄"篇述证同本条，而主以大黄黄柏栀子芒硝汤，方用："大黄三两，黄柏四两，栀子十五枚，芒硝四两。右四味，㕮咀，以水六升，煮取二升，去滓，内芒硝，复煎取一升，先食顿饮之。"《脉经》卷八多为仲景遗文，于本证后亦云"宜大黄黄柏栀子芒硝汤"。硝石矾石散中之硝石，量小而又不入煎剂，则很可能为硝石，而非芒硝。硝石于《本草纲目》称"火硝"，遇火则燃也。

2. 破坚化疟母　鳖甲煎丸一方用赤硝，陶弘景云："硝石……三月采于赤山。"此赤硝之由来。《金匮要略》第四篇曰："……此结为癥瘕，名曰疟母，急治之，宜鳖甲煎丸。"该方赤硝与君药鳖甲用量相等，大大多于方中其他药品，是协助鳖甲破坚消积的主要药物。冉雪峰说："润便则芒硝为优，攻坚则硝石为强。"故该方所用之赤硝，当为今天之硝石。

戎盐（食盐）

【基原与药材】　为卤化物类矿物石盐的结晶。质硬，可砸碎，断面洁净而光亮。气微，味咸。以纯净、色青者为佳。

【用法与用量】　内服：煎汤 1~1.5g；或入丸、散。催吐用宜炒黄，10~20g。外用：研末揩牙或水化漱口、洗目。

【本草经求索】

《本经》：戎盐，主明目，目痛，益气，坚肌骨，去毒蛊。

《别录》：戎盐，味咸，寒，无毒。主心腹痛，溺血，吐血，齿舌血出。一名胡盐。生胡盐山，及西羌北地，及酒泉福禄城东南角。北海青，南海赤。十月采。大盐，味甘、咸，寒，无毒。主肠胃结热，喘逆，吐胸中病。生邯郸及河东。

《本草经疏》：戎盐禀水中至阴之气凝结而成，不经煎炼而生于涯埃坂墟之阴。其味咸，气寒，无毒。入手足少阴经。经曰：热淫于内，制以咸寒。血热则目痛不明，咸寒能入血除热，故主目痛明目也。心腹痛者，心虚而邪热客之也。吐血、齿舌上出血者，火迫血妄行，溢出于上也。咸主润下，俾火气不上炎，则有坎离交之象焉，故能主诸证也。溺血者，小肠热也，心与小肠为表里，心火降则小肠热自除也。经曰：热伤气。又曰：肾主骨。热则气散骨消筋缓，咸能入肾，寒能除热，故主益气坚肌骨也。咸为水化，诸毒得水则解，故又能去毒蛊。《日华子》云助水脏，益精气，除五脏癥结，心腹积聚者，取其入肾及软坚除热之功耳。

编者按：戎盐，即食盐。据以上《本经》《别录》所述，"戎盐"乃言"盐"之产地。盐之主要功效为"软坚除热"。

【经方用药论】　经方中用戎盐 1 方，还有 1 方用盐，可能为戎盐，也可能为大盐。二者相近，不必强分。用于下列病证。

1. 入肾润下治小便不利　《金匮要略》第十三篇曰："小便不利……茯苓戎盐汤并主之。"该方所治小便不利指劳淋而言，证见饮食减少，身体羸弱，腰膝软，小便涩少，脉沉无力。该方用戎盐目的有二。一是咸以入肾，《黄帝内经》云："肾欲咸，肾病宜食咸。"《本草纲目》说："服补肾药用盐汤者，咸归肾，引药气入本脏也。"二是咸能润下。茯苓戎盐汤重用茯苓与小剂量白术，以健脾渗湿利小便，用少许戎盐引药入肾润下也。

2.**咸走血而治头风** 《金匮要略》第五篇之头风摩散方，用炮附子与盐等份，"为散，沐了，以方寸匕，以摩疾上，令药力行"。所谓头风，乃风寒之邪客于头部经络，气血不通而发病。该方以附子大辛大热，盐能软坚走血，引附子入经络而达血脉，两药合用，祛风通络，血络通而外邪解，则头风愈矣。

蜘 蛛

【基原与药材】 为圆网蛛科动物大腹圆网蛛等的全虫。

【用法与用量】 内服：入丸、散。外用：焙干研末撒、捣汁涂或调敷。

【本草经求索】

《别录》：蜘蛛，微寒。主治大人小儿癀。七月七日取其网，治喜忘。又，疗小儿大腹、丁奚，三年不能行者。

编者按：《别录》云蜘蛛"主治大人小儿癀。"程云来说："癀，疝也。"为疝气之一。

【经方用药论】 经方中仅蜘蛛散1方用及。

《金匮要略》曰："阴狐疝气者，偏有大小，时时上下，蜘蛛散主之。"该方所治阴狐疝气，乃厥阴经寒凝气滞所致。治疗当用辛温通利法治之。蜘蛛散中蜘蛛能行气退疝，桂枝入厥阴经而散寒。二药共奏行气散寒退疝之功。

蜘蛛种类甚多。善用虫类药的朱良春先生常用的有两种。一为仲景书"蜘蛛散"中之黑色"草蜘蛛"，即大腹圆网蛛；一则为苏州及浙江山区特产之"花蜘蛛"。二者之形态不同，功效亦不相同。

草蜘蛛：处处有之。性微寒，有小毒，入肝经。具有破结通利作用。仲景书"蜘蛛散"治阴狐疝气甚效。又善化瘀解毒，消肿止痛，凡疗疮或蜂虿蜈蚣螫人肿痛，急取蜘蛛置肿痛处，能吸取其毒而瘥。以其大者烧灰存性，配合于拔毒生肌药中，可加强药效。

花蜘蛛：体形较黑蜘蛛略小，有红、绿、黄等色之条状斑纹，外貌甚美，故称之为"花蜘蛛"。性微温，入肾经。功擅兴阳益肾，对于阳痿有显著疗效。一般微焙用之，多入丸、散剂，每日一只即可。

文 蛤

【基原与药材】 为帘蛤科动物文蛤的贝壳。质坚硬而重，断面显层状。气无，味淡。以光滑、黄白色、无泥垢者为佳。

【用法与用量】　内服：煎汤，6~12g，或入丸、散剂。外用：研末调敷。

【本草经求索】

《本经》：文蛤，味咸，平，无毒。主恶疮蚀，五痔。

《别录》：文蛤，味咸，平，无毒。主治咳逆胸痹，腰痛胁急，鼠瘘，大孔出血，崩中漏下。生东海，表有文，取无时。

《本草经疏》：文蛤即花蛤，大小背上有斑纹。得阴水之气，故其味咸，气平无毒。经曰：硬则气坚，咸以软之。文蛤之咸，能消散上下结气，故主咳逆胸痹，腰痛胁急也。恶疮蚀，五痔，鼠瘘，大孔出血，崩中漏下，皆血热为病，咸平入血除热，故主之也。更能止烦渴，化痰，利小便。

编者按：文蛤咸而微寒。功能清热、利水、化痰、软坚。

【经方用药论】　经方中有 2 方用及文蛤，用于治疗下列病证。

1. **治热渴饮水**　《金匮要略》第十三篇曰："渴欲饮水不止者，文蛤散主之。"该方只文蛤一味为散剂而温服之。尤在泾说："文蛤味咸性寒，寒能除热，咸能润下，用以折炎上之势，而除热渴之疾也。"

2. **治寒闭肺热**　《伤寒论》第 141 条所云文蛤散证之病机，乃因太阳病以冷水喷淋身体，可知为寒闭肺热。从"意欲饮水，反不渴"及后文曰"若不瘥者，与五苓散"，说明肺虽有热，但兼有水蓄不化。肺为水之上源，肺热气机不降，则水气不得下行而内蓄。因此，治疗此病应清降肺热，兼以利水。仲景用一味文蛤治之，说明文蛤不仅能清降肺热，并有轻微的利尿作用。李时珍说文蛤"能止烦渴，利小便"。其利尿作用很小，若服文蛤散仍小便不利，应改服五苓散。

3. **治吐后贪饮**　《金匮要略》第十七篇曰："吐后，渴欲得水而贪饮者，文蛤汤主之。兼主微风，脉紧，头痛。"该方证之所以出现呕吐，是饮热闭肺，肺胃气逆所致。"吐后渴欲得水而贪饮"之成因有二。一是肺胃之热未除，热能灼津；二是气机未得宣通，饮热未散，不能化湿润燥，故而出现"消渴"之症。文蛤汤用文蛤仍是清解肺热，与石膏配伍可使肺胃之热两清，麻黄、杏仁、生姜等宣肺开腠。服之后肺气下降，小便通利，热散饮化，呕吐贪饮等症自除。

曲（神曲）

【基原与药材】　为辣蓼、青蒿、杏仁等药加入面粉或麸皮混合后，经发酵而成的曲剂。呈方形或长方形的块状。有陈腐气，味苦。以陈久、无虫蛀者为佳。

【用法与用量】　内服：煮汤，6~12g；或研末入丸、散。

编者按：曲，《本经》及《别录》皆不载。据《重修政和经史证类备用本草》采收《食性本草》及《本草拾遗》记载云："曲，味甘大暖，疗脏腑中风，调中下气，开胃，消宿食。主霍乱心膈气，痰逆，除烦，破结及补虚，去冷气，除肠胃中塞，不下食，令人有颜色。六月作者良，陈久者入药，用之当炒令香。六畜食米胀欲死者，煮曲汁灌之立消。落胎并下鬼胎。又神曲无毒，能化水谷宿食，癥气，健脾暖胃。"

《本草经疏》说："古人用曲，即造酒之曲。其气味甘温，性专消导，行脾胃滞气，散脏腑风冷。神曲，乃后人专造，以供药用，力倍于酒曲。"盖经方所用之曲，当为酒曲。其性甘温，能行脾胃滞气，散脏腑风冷。

【经方用药论】 经方中仅薯蓣丸1方用及曲。

薯蓣丸适用于中虚气血不足之虚劳病兼夹外感者。方中重用薯蓣、甘草、大枣补中益气，并配伍补气养血之品和散风驱寒之药。其中配用"曲"的目的是宣通脾胃，令补而不滞。

人 尿

【基原与药材】 取健康人的小便，去头尾，用中间一段。一般以10岁以下儿童的小便为佳，名为"童便"。

【用法与用量】 内服：取新鲜者温饮1~2杯，或和汤药内。

【本草经求索】

《别录》：人尿，治寒热，头疼，温气，童男者尤良。

《本草经疏》：人尿为除劳热骨蒸、咳嗽吐血及妇人产后血晕闷绝之圣药……故其味咸而走血，咸寒能伏虚热，使火不上炎而血不妄溢，是以能疗诸血证也。苏恭主久嗽上气，失声，及《日华子》止劳渴、润心肺……悉由此故。《本经》主寒热、头疼、温气者，咸寒能除邪热故耳。法当热饮，热则于中尚有真气存在，其行自速，冷则惟存咸味，寒性矣。

编者按： 人尿《本经》不载，首见于《别录》。童便用之"法当热饮"为宜。童便咸寒，具有滋阴降火，止血消瘀之功用。《重庆堂随笔》："童子小便，最是滋阴降火妙品，故为血证要药。必用童子者，尤须澹泊滋味，不食荤膻，去其头尾，但以中间一段清澈如水者，始有功效。"

【经方用药论】 经方中仅白通加猪胆汁汤1方用人尿。

《伤寒论》第315条曰："少阴病，下利，脉微者，与白通汤。利不止，厥逆无脉，干呕烦者，白通加猪胆汁汤主之。服汤，脉暴出者死，微续者生。"该方所治为阳虚寒盛，虚阳上越之戴阳证。服用辛热的白通汤之后，病无转机，反有加重之势，故在白通汤中加猪胆汁和人尿。方后曰："若无胆，亦可用。"说明人尿必不可缺。人尿咸寒而降，既可滋阴潜阳，引浮越之阳下潜，又可引阳药入阴，防止发生格拒。人尿之气与病性相同，正合《黄帝内经》"甚者从之"之意。由于人尿与津液、血液同源，其主要作用为滋阴降火，引火归原，故治疗戴阳证有特效。

鸡屎白

【基原与药材】 为雉科动物家鸡粪便上的白色部分。

【用法与用量】 内服：本品晒干，文火焙炒，炒时撒入白酒少许，研末为丸、散内服，每日 3~6g。外用：醋或酒浸外敷。

【本草经求索】

《本经》：屎白，治消渴，伤寒寒热。

《别录》：矢白，微寒。破石淋及转筋，利小便，止遗溺，灭瘢痕。

《本草经疏》：鸡屎白，微寒……《素问》云：心腹满，旦食不能暮食，名为鼓胀。治之以鸡矢醴，一剂和，二剂已。王太仆注云：《本草》鸡矢，并不治蛊胀，但能利小便，盖蛊胀皆生于湿热，湿热胀满则小便不利。鸡屎能通利下泄，则湿热从小便而出，蛊胀自愈。故曰治湿不利小便，非其治也。《本经》：主石淋，利小便，止遗溺者，正此意耳。转筋者，血热也；伤寒寒热及消渴者，热在阳明也。瘢痕者，血热壅滞肌肉也。寒能总除诸热，故主之也。

编者按：鸡屎白性味苦咸微寒。功能利水，泄热，解毒。《本草纲目》："蛊胀生于湿热，亦有积滞成者。鸡屎（白）能下气消积，通利大小便，故治鼓胀有殊功，此岐伯方也。"

【经方用药论】 经方中仅鸡屎白散 1 方用。

《金匮要略》第十九篇曰："转筋之为病，其人臂脚直，脉上下行，微弦，转筋入腹者，鸡屎白散主之。"该方取鸡屎白一味为散温服之，取其性寒下气，通利大小便，利水泄热。《黄帝内经》鸡矢醴方，即用鸡矢白治疗鼓胀，张景岳注释说："鸡矢之性，能消积下气，通利大小二便，盖攻伐实邪之剂也……凡鼓胀由于停积及湿热有余者，皆宜用之。"

猪胆汁

【基原与药材】 为猪科动物猪的胆汁。

【用法与用量】 内服：煎汤，取汁冲服 3~6g；或入丸、散。外用：涂敷、点眼或灌肠。

【本草经求索】

《别录》：豚胆，治伤寒热渴。

《本草经疏》：胆，味苦气寒。经曰：热淫于内，寒以胜之，苦以泄之。故主伤寒热渴也。

编者按：《别录》云猪胆汁"治伤寒热渴"，说明其性为寒，胆汁味苦属水，当为苦寒益阴之品。

【**经方用药论**】 经方中有 3 方用猪胆汁。

1. **治津枯便秘** 仲景首创导法，即今之灌肠法，其中 1 方用猪胆汁治疗津枯便秘。《伤寒论》第 233 条曰："大猪胆一枚，泻汁，和少许法醋，以灌谷道内，如一食顷，当大便出宿食恶物，甚效。"猪胆汁苦寒而润，与醋相配，正合酸苦涌泄之旨。《本草经疏》："仲景胆导法：以猪胆汁和醋少许，灌谷道中，通大便神效。"

2. **治霍乱阳亡液脱** 《伤寒论》第 389 条曰："吐已下断，汗出而厥，四肢拘急不解，脉微欲绝者，通脉四逆加猪胆汁汤主之。"该方在通脉四逆汤回阳救逆的基础上加猪胆汁。一可借其性寒而降，引姜、附大辛大热之品入阴，防止阴寒之病格拒辛热药物而不受，具有"甚者从之"之意；二可借其质润而滋液，既可补益吐下后之液竭，又可防生姜、附辛热伤阴劫液之弊，取益阴和阳之效。

3. **反佐辛热之药而制止格拒** 《伤寒论》第 315 条曰："少阴病，下利，脉微者，与白通汤。利不止，厥逆无脉，干呕，烦者，白通加猪胆汁汤主之。"该方证为阴盛戴阳证，服了白通汤之后，病无改善，加猪胆汁与人尿，用猪胆汁协助人尿引阳入阴。徐灵胎说："因寒热而反用之方，此之谓行间之术。"亦即《黄帝内经》"甚者从之"之意。

猪胆汁苦寒，对于阳虚寒盛者用于反佐，用量宜小，如白通加猪胆汁汤用一合，通脉四逆加猪胆汁汤仅用半合。但用于灌肠通便则用量较大。

说明一下，猪与羊、牛、鸡、蛇之胆汁，功效大体相似，故有的医家注云"无猪胆以羊胆代之"。

近年来对猪胆汁的研究较为深入，发现它具有镇咳、平喘、消炎、抗过敏、抑菌等作用。

猪 肤

【**基原与药材**】 为猪科动物猪的皮肤。

【**经方用药论**】 猪肤，《本经》《别录》不载。关于本品性味，成无己说"味甘，寒"。猪肤甘凉多脂，经方中仅 1 方用之。

《伤寒论》第 310 条曰："少阴病，下利，咽痛，胸满，心烦，猪肤汤主之。"本证乃肾阴亏损，燥热为患。本方取猪肤甘凉濡润，滋燥清热，以治上焦虚浮之火，和白蜜、白粉之甘，润肺和脾，共奏水升火降，上热下行之目的。《本草经疏》："仲景治足少阴下利，咽痛，胸满心烦者，有猪肤汤。用猪肤一斤，水一斗，煮五升，取汁，入白蜜一升，白粉五合，熬香，分服。成无己注云：猪，水畜也，其气先入肾，解少阴客热。加白蜜以润燥除烦，白粉以益气断利也。"

猪　膏

【基原与药材】 为猪科动物猪的脂肪。

【本草经求索】

《别录》：豚肪膏，主煎诸膏药，解斑蝥、芫青毒。

《本草经疏》：肪膏即脂油也。味甘寒，性滑泽。能凉血解毒润燥，故主煎诸膏药，及解斑蝥、芫青毒也。又能利肠胃，通大小便，能散风热，疗恶疮。

编者按： 猪膏首见于《别录》，云"肪膏"。李时珍说："凡凝者为肪为脂，稀者为膏为油。"可见猪脂、猪膏为同物异名，均俗称猪板油。猪脂的主要成分为脂肪，其性味与猪肤相同，亦为甘寒。

【经方用药论】 经方中有 2 方用猪膏，治疗下列病证。

1. 润燥利肠治黄疸及阴吹 《金匮要略》第十五篇曰："诸黄，猪膏发煎主之。"第二十二篇又曰："胃气下泄，阴吹而正喧，此谷气之实也，膏发煎导之。"两条病证不同，但病机一致，均属阴虚血燥，湿浊瘀滞。猪膏发煎用猪脂润燥利肠而和中，中气和则郁结开而黄可愈，阳明之气下行而阴吹自已。

2. 解毒杀虫治小儿疳虫蚀齿 《金匮要略》第二十二篇小儿疳虫蚀齿方，是治疗小儿疳热齿部生虫之病证，其用猪脂作为基质，助雄黄、葶苈子行气活血，消肿解毒而杀虫。

清代吴仪洛在《本草从新》中说："脂膏，润燥利肠，散风解毒，杀虫。"这是对经方用猪脂的总结。

马 通 汁

【本草经求索】

《别录》：白马屎，名马通，微温。治妇人崩中，止渴，及吐下血，鼻衄，金创，止血。

《本草经疏》：白马通，《本经》（注：当为《别录》）虽云微温，然必是苦而凉者也，惟其苦凉，所以能疗诸血热证、止渴。

编者按： 据《别录》所述，马通汁应是一味清热凉血止血药。

【经方用药论】 经方中仅柏叶汤 1 方用之。《金匮要略》第十七篇曰："吐血不止者，柏叶汤主之。"该方以干姜、艾叶温中摄血，侧柏叶清降止血，以马通汁煮药，意在如《别录》所言治"下血"而"止血"之功。

马通汁或曰为马屎水浸后取清汁，或曰是马尿。此药自古以来罕见应用，现代一般不再入药，其成分亦未见报道。在临证之中，以柏叶汤治吐血，改用童便代之更为切实。

第十六章　水、酒、醋、粥

　　本章综合论述仲景书处方之中所用的各种水，以及酒、醋、粥等。所用之水为7种，可归纳如下。一是地下之泉水（泉水、井花水）；二是地上之流水（甘澜水、东流水）；三是从天而降之雨水，即潦水；四是烧开之水，即麻沸汤；五是将煮熟的米浸水发酵而成之浆水。目前从实际出发，只要清洁卫生的水都可用来煎药。酒有数种，只有米酒适宜入药。醋是以米为主酿成的。粥能养胃，用"药食同源"的多种药物煮成粥，可治疗许多病证。

浆　水

【基原与药材】　为用粟米加工，经发酵而成的白色浆液。

【用法与用量】　内服：冲水煎汤或煮粥。

　　《本经》《别录》未载浆水。关于浆水的制法与功用，《本草蒙筌》："熟炊粟饭，乘热投磁缸内，冷水浸五六朝，味渐酸而生白花，色类浆，故名浆水。或酷热当茶饮下，或薄暮作粥啜之，醒睡除烦，消食止渴，调和脏腑。"

【经方用药论】　经方中有5方提及浆水，其名或曰浆水，或曰清浆水，或曰醋浆水，此皆浆水也。《本草纲目》称浆水名"酸浆"。功用如下。

　　1. **调和脾胃治呕吐**　浆水可以和胃止呕，经方中治疗呕吐的方剂有3方用浆水。①《金匮要略》第十七篇之半夏干姜散，要求以浆水煮散服之，即取其和胃止呕的作用。②白术散方后曰："……心烦、吐、痛，不能食饮，加细辛一两，半夏大者二十枚。服之后，更以醋浆水服之；若呕，以醋浆水服之。"白术散为妊娠脾虚寒湿，胎动不安而设。心烦、吐、痛是寒饮阻于中焦所致，加细辛、半夏温中散寒降逆化饮。服后若烦、吐、痛止，可服醋浆水和胃；若仅见呕吐，则可用浆水送服白术散，显然是取浆水和胃止呕之功。③治牝疟的蜀漆散亦提出用浆水送服。蜀漆易致呕吐，故用浆水送服，取其和胃止呕的功效，以减轻蜀漆对胃的伤害。

　　2. **调和脏腑治热证**　在经方治疗热证的方剂中有2首提到使用浆水。一首是治疗劳复的枳实栀子豉汤，该方要求以清浆水煎药，适用于热病后因过劳余热复聚，留扰胸膈胃脘。热扰胸膈可见心烦，热壅胃脘可见胃脘痞塞纳呆之症。枳实栀子豉汤具有清热除烦、宽中下气之功，用浆水煎药，取其通关开胃之功，增强枳实宽中下气之力。另一首是赤小豆当归散，适用于狐惑病酿脓或便血者，用浆水送服。该方证是由湿热蕴结所致，赤小豆当归散具有清热利湿、排脓解毒之功，两味药为散剂用浆水送服。另外，《金匮要略》第五篇治脚气冲心之矾石汤用法曰："上一味，以浆水一斗五升，煎三五沸，浸脚良。"需要考证的是，《金匮要略》"救卒死而壮热者方：矾石半斤，以水一斗半煮消，以渍脚令没踝"。无"浆"字。因此，矾石汤用法之"浆"字是否错简，尚难确定。

泉　水

泉水的性味、功能、主治于宋代《嘉祐本草》中记载："泉水，味甘而偏凉，无毒，主消渴，反胃、热痢、热淋、小便赤涩……久服祛邪调中，下热气，利小便。"可见，泉水甘而偏凉，功善下热气，利小便。

《本草纲目·水部》曰为"井泉水"，并解析说："井泉地脉也，人之经血象之，须取其土厚水深，源远而质洁者，食用可也。"指出水质乃"性从地变，质与物迁，未尝同也"。确实，水深不同，水质有别。泉水清洁，优良之水也。

【经方用药论】 经方仅《金匮要略》第三篇治疗百合病的4首方用泉水煎药。百合病是一种阴虚内热证，治疗应当采用滋阴清热法，其中百合地黄汤、百合知母汤、滑石代赭汤、百合鸡子黄汤这4方，仲景均明确要求以泉水煎服。盖取泉水"下热气，利小便"，即导热下行之义也。另外，水属阴，故亦有利于阴液之恢复。

井花水

井花水又称"井华水"。其于《嘉祐补注神农本草》说："井花水，味甘无毒，主人大惊，九窍出血……此水井中平旦第一汲者。"关于井花水的功能，《本草从新》概括前人论述说："凉能清热，甘可助阴，宜煎补阴药及气血痰火药。"可见井花水味甘性凉，能清热益阴，破气血痰火之结。

《本草纲目》井泉水集解说："无时初出曰新汲水，将旦首汲曰井华水。"就是说，早晨从井里第一次打的水为"井华水"，随时打的井泉水为"新汲水"，总之，二者都是井泉水。

【经方用药论】 经方中仅风引汤1方要求以井花水煎服。风引汤治疗肝胃火盛、热盛生风之证，热盛也易生痰涎，用井花水煎服，可以取其清热益阴消痰火之功，有利于清息内风。

甘澜水

《本草纲目·水部》于"流水"说:"千里水、东流水、甘烂(注:《说文解字》中说'烂,热也'。今通作'澜')水(一名劳水),气味甘平,无毒。主……伤寒后欲作奔豚。"并解说甘澜水的制法:"劳水即扬泛水,张仲景谓之甘烂(澜)水,用流水二斗,置大盆内,以杓高扬之千万遍,有沸珠相逐,乃取煎药。盖水性本咸而体重,劳之则甘而轻,取其不助肾气而益脾胃也。"

【经方用药论】 经方中仅茯苓桂枝甘草大枣汤1方用甘澜水煎。方后曰"甘澜水法:取水二斗,置大盆内,以杓扬之,水上有珠子五六千颗相逐,取用之"。该方是治疗心阳不振,不能制约肾水,肾水欲动之证。苓桂甘枣汤具有温通心阳,化气行水之功,其用甘澜水煎药,盖取其益脾胃以制水,以防肾水妄动,协助方药以化水。

东流水

东流水即江河自然东流之水。可以这样理解,经方之绝大多数,凡未言特殊需要之水煎煮的方子,都是用江河自然流动的清洁水煎煮。

《金匮要略》第七篇之泽漆汤,先将"泽漆三斤,以东流水五斗,煮取一斗五升",再纳入其他9味药煮取五升,分次温服。

潦 水

潦水为何?《本草纲目》说:"降注雨水谓之潦,又淫雨为潦。"并认为其"气味甘,平,无毒。煎调脾胃,去湿热之药"。《本草从新》则认为,潦水应为"降注雨水",而"淫雨为潦,反助湿热,不可用"。

【经方用药论】 经方中仅《伤寒论》第262条主治"伤寒,瘀热在里,身必黄"的麻黄连轺赤小豆汤1方,要求用"潦水"煎服。该方是治疗湿热发黄兼表证之有效方药,为什么要求用潦水煎药呢?成无己注云:"取其味薄则不助湿气也。"

可以这样来理解,经方之大多数用地上流动的清洁水煎之,也可用天降之雨水煎之。

麻沸汤

在经方中，麻沸汤亦称沸汤，即滚开之水。《本草纲目》称之为"热汤"，说"按汪颖云：热汤须百沸者佳。若半沸者，饮之反伤元气，作胀"。

【经方用药论】 经方中有3方提到用麻沸汤或沸汤。一是大黄黄连泻心汤用"麻沸汤二升渍之"。二是附子泻心汤中之大黄、黄连、黄芩三味药亦提到用"麻沸汤二升渍之"。为什么用麻沸汤渍之呢？《本草纲目》说："取其气薄而泄虚热也。"另外，理中丸要求"以沸汤数合和一丸，研碎，温服之"。理中丸是温补中焦阳气之方，将药丸用滚开的水泡烂研碎，温服之以"助阳气，行经络"（《本草纲目》）。

酒

【基原与药材】 为米、麦、黍、高粱等和曲酿成的一种液体。

【用法与用量】 内服：温饮、和药同煎或浸药。外用：淋洗、漱口或涂擦。

【本草经求索】

《别录》：酒，味苦、甘、辛，大热，有毒。主行药势，杀百邪恶毒气。

《本草经疏》：酒，品类极多，醇醨不一，惟米造者入药用。经云：酒者，热谷之液，其气悍。弘景云：大寒凝海，惟酒不冰。明其性热，独冠群物。制药多用之，以借其势。人饮多则体弊神昏，是其有毒故也。《博物志》云：昔三人冒雾晨行，一人饮酒，一人饱食，一人空腹。空腹者死，饱食者病，饮酒者健。此酒势辟邪恶毒气之效，胜于他物也。藏器：主通血脉，厚肠胃，润皮肤，消忧发怒，宣言畅意。无非取其横行经络，走散皮肤，开发宣通之功耳。

编者按： 我国造酒历史悠久。然而，以酒入药始于《别录》。据《唐本草》云，古时酒类甚多，"惟米酒入药用"。烧酒是元代发明的，故经方所用之酒应为米酒。米酒呈琥珀色，一般称为清酒。在经方中还有一种称为白酒者，这是米酒初熟，其色白，故称白酒。

酒之功用，通血脉，御寒气，行药势。《养生要集》："酒，能益人，亦能损人。节其分剂而饮之，宣和百脉，消邪却冷也。若升量转久，饮之失度，体气使弱，精神侵昏。宜慎，无失节度。"总之，好喝酒者，总以少饮为宜，"少饮未至有损，多饮自必见害"（《本草纲目》）。若沉湎无度，过饮致醉，"解烧酒毒，莱菔汁、青蔗浆随灌，绿豆研水灌，或以枳椇子煎浓汤灌"（《随息居饮食谱》）。所述"莱菔汁"，即萝卜绞成汁。"绿豆研水灌"法，可以绿豆煮水饮之。若酒醉急性中毒之重者，陷入昏迷状态，则应立即就医，并注意保温。

【经方用药论】 经方中提到用酒的方剂达 22 首，主要取其如下几种作用。

1. 辛热助阳散邪

（1）治疗阳虚内寒证 酒性辛甘大热，能够增强温阳药物的作用，所以在经方中一些温阳散寒的方药，往往用酒来送服。这样的方剂有 4 首。天雄散、八味肾气丸偏于温补肾阳；赤丸、白术散偏于温脾阳。其用酒来送服，可以散阴邪之凝结，行温阳药之力以强其功。

（2）治疗风邪在表证 防己地黄汤适用于血热如狂兼风寒袭表之证。方中祛风散邪之品防风、桂枝、防己、甘草要求以酒浸绞汁，然后与清热凉血之地黄汁相合服用，说明其用酒的主要目的在于协助表散之药疏风散邪。《汤液本草》说酒"为引导，可以通行一身之表"，即指此而言。此外，侯氏黑散、薯蓣丸 2 方用酒送服，亦含此意。

2. 辛热走窜通痹

（1）治疗胸痹证 在经方中用酒治疗胸痹的方剂有 2 首。一是栝楼薤白白酒汤；一是栝楼薤白半夏汤。前方适用于痰饮较轻者，故不用半夏；后方适用于痰饮较重者，故加用半夏。两方均具理气豁痰，通阳散结之功，只不过后者力量更强大一些。两方使用白酒的目的相同，均是借其辛散上行之力以疏通胸膈之气，兼可温煦胸阳。《本经疏证》说："白酒，酒之新者也，其色白，其性甘辛，其气轻扬，故为用在上焦之肺而治胸痹。"较准确地阐明了两方使用白酒的意义。

（2）治疗血脉痹阻证 清酒用于血脉痹阻的方剂主要有 2 首。①炙甘草汤，适用于心之气阴两虚而致心脉运行无力的"脉结代，心动悸"证。②当归四逆加吴茱萸生姜汤，适用于血虚寒凝而致之"手足厥寒，脉细欲绝"兼内有久寒者。两方均取清酒与水共煎药物，其取用清酒的目的均在于散寒通阳，振奋血行，以通血脉之痹阻。

（3）治疗瘀血证 由于酒能通阳亢奋血行，所以经方亦用酒治疗瘀血证。这样的方剂有 5 首。①治疗干血劳的大黄䗪虫丸。②治疗经水不利及痛经的土瓜根散。③治疗产后腹痛及经水不利证的下瘀血汤。④治疗癥瘕疟母的鳖甲煎丸。⑤治疗腹中血气刺痛的红兰花酒。五方所用药物及所治证候尽管不尽相同，但其治疗的关键都是破除瘀血。五方使用酒的目的都是和血行气，助其活血化瘀之功。

3. 其他

（1）用以宣达药力 经方中治疗妊娠病的当归芍药散、当归散均要求以酒送服。丹波元简说："酒服，取其宣达。"即借酒宣达之性，以助药力迅速发挥疗效。

（2）用以修制药性 大、小、调胃三承气汤中之大黄，均要求以酒洗，目的是制约其寒凉之性，并增强其"推陈致新"（《本经》）之力。

（3）用以行补药之迟滞　仲景方中凡是重用生地者，均用酒。如炙甘草汤、芎归胶艾汤等，用酒以行补药之滞。后人说"地黄得酒良"，正是对仲景用酒经验的总结。

在经方中使用酒的方剂达22方之多，其中标明剂量者9方，即炙甘草汤、当归四逆加吴茱萸生姜汤、鳖甲煎丸、防己地黄汤、栝楼薤白白酒汤、栝楼薤白半夏汤、下瘀血汤、红兰花酒、芎归胶艾汤。其他则未标明用量，以适量为度。

在经方中酒的使用方法亦有多种，介绍如下。①酒煎药物法，如下瘀血汤、栝楼薤白白酒汤、栝楼薤白半夏汤、鳖甲煎丸、红兰花酒。②水酒混合煎药法，如芎归胶艾汤、炙甘草汤、当归四逆加吴茱萸生姜汤。③酒浸药物绞取汁法，如防己地黄汤。④酒洗药物法，如大承气汤、小承气汤、调胃承气汤。⑤酒送服丸散法，如白术散、薯蓣丸、大黄䗪虫丸、土瓜根散、天雄散、侯氏黑散、当归散、八味肾气丸、赤丸、当归芍药散。

现代应传承仲景以酒入药的方法，其用量应因人而异，适量为度。

附文：酒的由来和应用

有的学者（罗元恺.《新中医》1996）对于酒的由来和应用进行了考究。节录如下。

据史书记载，我国在四五千年前已能造酒。《说文解字》酒字注释云："古者仪狄作酒醪，禹尝之而美，遂疏仪狄、杜康作酒。"酒与医直接有关。《说文解字》在医字注释云："医殳，病声，酒所以治病也。"故医字医殳之下从酉，酉，即酒字。《释名》云："酒，酉也，酿之类，酉泽久而味美也。"古人作字，往往是根据实际情况创作出来，现存最早的医学经典著作《黄帝内经》中有汤液醪醴论篇，该篇云："自古圣人之作汤液醪醴者，以为备耳。"说明原始制酒是以备治病之用。其后更有多种药物和砭石、针灸等来综合治疗，效果更好。酒之医疗作用便退居次要地位。

酒的品种很多，有高粱酒、麦酒、米酒、葡萄酒、苹果酒、药酒、啤酒等等，不胜枚举。我国北方以高粱酒为多，南方以米酒为主，英国以麦酒有名，如威士忌（Whisky），法国以葡萄酒为优，如白兰地（Brandy），至于风行世界的啤酒，则以啤酒花为主要原料。酒，因原料、酿造、加工、贮藏等条件不同，其成分差别较大。但凡酒类都含乙醇，其含量多少各不相同，有高达70%者，也有低于10%者。一般蒸馏酒比非蒸馏酒度数较高，其中以高粱酒最高，啤酒最低。乙醇对中枢神经系统、循环系统、消化系统和局部组织都有一定的影响和刺激作用，其毒副作用也在于乙醇。中毒轻者可出现神经兴奋，心跳加快，呕吐等；重者陷入昏睡状态，甚则死亡。近年来有因酗酒过度而致死亡者多例，这是值得注意和警惕的。酒量大小各人不同，很难定出一个限制数量。孔子自谓"为酒无量，不及乱"，即是此意。饮量多少，一方面要看酒的度数高低，一方面要根据各自身体的情况来掌握和控制。

酒在药用方面，古方有以酒煮药者；有以水与酒共同煮药者；有以酒送下丸、散者；有以一种药物或多种药物浸酒者；有以酒洗某药或酒炒某物然后与其他药物煎煮或制成丸、散者。这是酒在药治方面的运用方法。至于膳食方面用酒作为佐料，厨师使用颇为普遍，目的是增进菜式的香味和改变食菜腻滞。

苦酒（醋）

【基原与药材】 为以米、麦、高粱或酒、酒糟等酿成的含有乙酸的液体。

【用法与用量】 内服：入汤剂或拌制药物。外用：烧热熏嗅、含漱或和药调敷。

【本草经求索】

《别录》：醋，味酸，温，无毒。主消痈肿，散水气，杀邪毒。

《本草经疏》：醋，惟米造者入药，得温热之气，故从木化，其味酸，气温无毒。酸入肝，肝主血，血逆热壅则生痈肿，酸能敛壅热，温能行逆血，故主消痈肿。其治产后血晕，癥块血积，亦此意耳。散水气者，水性泛滥，得收敛而宁谧也。杀邪毒者，酸苦涌泻，能吐出一切邪气毒物也。

编者按：醋，首载于《别录》。本品应为酸苦而温之品，因有苦味，故经方称之为"苦酒"。醋之功用散瘀，止血，解毒，杀虫。《本草纲目》说"大抵醋治诸疮肿积块，心腹疼痛，痰水血病，杀鱼肉菜及诸虫毒气，无非取其酸收之义，而又有散瘀解毒之功"。《本草汇言》说"凡诸药宜入肝者，须以醋拌炒制，应病如神"。醋在妇人产科方面还有特殊功用，例如，"产妇房中常得醋气则为佳，醋益血也"（《本草衍义》）。更具体来说"以火淬醋入鼻，则治产后血晕"（《本草求真》）。

【经方用药论】 经方中有 3 方用及醋。

1. **消痈肿治咽喉生疮** 《伤寒论》曰："少阴病，咽中伤，生疮，不能语言，声不出者，苦酒汤主之。"该方组成及用法不作解析，用苦酒煎药，取其酸敛之性收阴中热淫之气，以敛疮消痈肿。此乃《别录》说的"主消痈肿"也。

2. **散水气治黄汗** 《金匮要略》黄芪芍药桂枝苦酒汤主治黄汗证。黄汗是由于"汗出入水中浴，水从汗孔入得之"。该方用苦酒配合桂枝、黄芪解肌腠之邪而散水气，这是《别录》言苦酒"散水气"之谓也。另外，苦酒之苦与芍药之酸相合，又可增强泄营中之郁热的作用。

3. 取醋之酸安蛔治蛔厥　仲景之《伤寒杂病论》对乌梅丸一证有详细记载。乌梅丸适用于蛔厥证，方中用苦酒浸渍乌梅一宿。如此可增强乌梅之酸，以安抚蛔虫。据《三国志·魏书·方技传》记载，与仲景同时代的东汉名医华佗，即以醋治蛔厥。

粥

【基原与药材】　用米、面等煮成的比较稠的半流质食物。

【用法与用量】　服药后片刻，饮温暖可口的适量糜粥（200~400ml），以助药力，或服药后"糜粥自养"。

【经方用药论】　《伤寒杂病论》之方后注有许多食疗法值得重视，其中，饮粥疗法就很有学问，列举三个方子探讨如下。

大家最熟悉的一个方子就是桂枝汤，方后注曰："服已须臾，啜热稀粥一升余，以助药力，温覆令一时许，遍身漐漐微似有汗者益佳……"

第二个就是第 386 条之理中汤，指出："……服汤后，如食顷，饮热粥一升许，微自温，勿发揭衣被。"

第三个是《金匮要略》第十篇第 14 条的大建中汤，强调服药后"……如一炊顷，可饮粥二升，后更服（注：指再服药）。当一日食糜，温覆之"。

以上三方的饮粥疗法可归纳为以下四个要点。①饮粥时间：服药"须臾"，即服药后"如食顷"（吃一顿饭的时间），或"如一炊顷"（烧一顿饭的时间），20~30 分钟。②饮粥之量："一升许"，或"一升余"，或"二升"。汉代一升折合当今约 200ml，大概一碗粥。③饮粥温度：强调饮"热稀粥"，即温暖可口而偏热、偏稀（不宜太黏稠）的玉米面粥，或小米粥，其他如面片汤、挂面汤等亦可。④饮粥后一定要加衣或盖被"温覆"以保暖。

以上三方服药后饮热粥的目的：桂枝汤证是"以助药力"而发汗解表；理中汤证与大建中汤证皆为以助药力而补脾温里。总之，"五谷为养"而补充胃气，胃气强则有利于内外诸病的祛除。

饮粥食疗法不止以上三方。诸如服用十枣汤"得快下利后，糜粥自养"；服用三物小白散"不利，进热粥一杯；利过不止，进冷粥一杯"等，则另有学问。

《本草纲目·谷部》对"粥"的"发明"一项，采集诸家之说，将粥的养生功用与"诸谷作粥（注：以谷类为多）……治病"做了详细论述，现将其相关内容引录如下。

按罗天益宝鉴云："粳、粟米粥，气薄味淡，阳中之阴也。"所以淡渗下行，能利小便。韩懋医通云："一人病淋，素不服药。予令专啖粟米粥（注：粟米即谷子去皮后的小米），绝去他味。旬余减，月余瘥。此五谷治病之理也。"又张耒粥记云："每晨起，食粥一大碗。空腹胃虚，谷气便作，所补不细，又极柔腻，与肠胃相得，最为饮食之良。"妙齐和尚说："山中僧，每将旦一粥，甚系利害。如不食，则终日觉脏腑燥涸。盖粥能畅胃气，生津液也。大抵养生求安乐，亦无深远难知之事，不过寝食之间尔。故作此劝人每日食粥，勿大笑也。"又苏轼云："夜饥甚，吴子野劝食白粥，云能推陈致新，利膈益胃。粥既快美，粥后一觉，妙不可言也。此皆著粥之有益如此。"诸谷做粥，详见本条。古方有用药物、粳、粟、粱米做粥，治病甚多。今略取其可常食者，集于下方，以备参考云。

赤小豆粥：利小便，消水肿脚气，辟邪疠。

绿豆粥：解热毒，止烦渴。

御米粥：治反胃，利大肠。

薏苡仁粥：除湿热，利肠胃。

莲子粉粥：健脾胃，止泻痢。

芡实粉粥：固精气，明耳目。

菱实粉粥：益肠胃，解内热。

栗子粥：补肾气，益腰脚。

薯蓣粥：补肾精，固肠胃。

芋粥：宽肠胃，令人不饥。

百合粉粥：润肺调中。

萝卜粥：消食利膈。

胡萝卜粥：宽中下气。

马齿苋粥：治痹消肿。

油菜粥：调中下气。

菾菜粥：健胃益脾。

波薐菜粥：和中润燥。

荠菜粥：明目利肝。

芹菜粥：去伏热，利大小肠。

芥菜粥：豁痰辟恶。

葵菜粥：润燥宽肠。

韭菜粥：温中暖下。

葱豉粥：发汗解肌。

茯苓粉粥：清上实下。

松子仁粥：润心肺，调大肠。

酸枣仁粥：治烦热，益胆气。

枸杞子粥：补精血，益肾气。

薤白粥：治老人冷利。

生姜粥：温中辟恶。

花椒粥：辟瘴御寒。

茴香粥：和胃治疝。

胡椒粥、茱萸粥、辣米粥：并治心腹疼痛。

麻子粥、胡麻粥、郁李仁粥：并润肠治痹。

苏子粥：下气利膈。

竹叶汤粥：止渴清心。

猪肾粥、羊肾粥、鹿肾粥：并补肾虚诸疾。

羊肝粥、鸡肝粥：并补肝虚，明目。

羊汁粥、鸡汁粥：并治劳损。

鸭汁粥、鲤鱼汁粥：并消水肿。

牛乳粥：补虚羸。

酥蜜粥：养心肺。

鹿角胶入粥食：助元阳，治诸虚。

炒面入粥食：止血痢。

烧盐入粥食：止血痢。

编者自 2012 年退休后，被海南省中医院聘为特聘专家，从事门诊、查房、讲学等工作。这期间发现，海南人民有一种特色饮食——粥。其粥的做法丰富多样，既用各种蔬菜熬粥，又用各种海鲜、肉食等熬成各种粥。喝上一碗不同口味的粥，就是一顿饭。如此以粥为主食，或前面说的以粥防病治病，以及用粥作为辅助疗法，都值得重视与研究，并加以推广，造福苍生。

附录 论用好经方的十九大关系及案例

　　首先说明，这篇文章的初文是四十多年前在河北省中医院撰写的，名曰"用经方须知"，载于《河北中医学院学报》。几十年来，数次修改增补之。这次收录，修改的内容有三：一是对全文内容系统修改；二是对剂量、炮制、煎法、服法这四项补充了内容；三是新增了"经方与脉诊、舌诊的关系"。

　　四十多年来，编者潜心研究经典与经方，经过多年的理论研究和临床实践，深刻领悟到，欲用好经方，涉及方方面面。以下系统探讨用好经方的十九大关系，这是用好经方必须明确和做到的，其中的医案是理论联系实践，可以加深对经方理论的理解。

一、经方与《黄帝内经》《难经》的关系

　　秦汉时期的"四部经典著作"，为中医药学之根基。其中《黄帝内经》《难经》侧重中医基本理论、治则治法及针灸学等研究。《本经》乃专门研究药物，为中药学之典籍。《伤寒杂病论》则是"勤求古训，博采众方"，并结合实践，创建了中医学融汇理、法、方、药于一体的思想体系，开辨证论治之先河。

　　推本溯源，仲景书勤求的"古训"，乃是《汉书·艺文志》所记载的"医经七家"等古典医籍，其中肯定有《黄帝内经》《难经》，这就是《伤寒杂病论·原序》所说的"撰用《素问》《九卷》(《灵枢》的早期名称)《难经》"。由此可以推断，仲景书之理论、治法及针灸等内容，皆学本《黄帝内经》《难经》。下面列举仲景书一段原文与一个"焦"字之本义的推求，便可得到印证。

　　先说一段原文。《金匮要略》第一篇第1条的第1个自然段首先"问曰：上工治未病，何也？师曰：夫治未病者，见肝之病，知肝传脾，当先实脾，四季脾王不受邪，即勿补之。中工不晓相传，见肝之病，不解实脾，惟治肝也。"这是论述治未病之防病传变的思想。该段条文与《难经·七十七难》颇类似，故此文之最好的解读是求本《难经》。其《难经·七十七难》曰："经言上工治未病，中工治已病者，何谓也？然：所谓治未病者，见肝之病，则知肝当传之于脾，故先实其脾气，无令得受肝之邪，故曰治未病焉。中工治已病者，见肝之病，不晓相传，但一心治肝，故曰治已病也。"了解了此文可以判定，仲景学术思想乃源本于《难经》。

再说一个"焦"字。《金匮要略》第一篇第1条的第2个自然段曰："夫肝之病，补用酸，助用焦苦，益用甘味之药调之。"这是论述肝虚证的治法。其中"补用酸"与"益用甘"都好理解。而"助用焦苦"之"焦"字颇费解，故古今注本有不同的理解，或者曲解之。若求索《黄帝内经》，则可辨识其真谛。《素问·金匮真言论》中有这样的问与答"帝曰：五脏应四时，各有收受乎？岐伯曰：有。东方青色，入通于肝……其味酸……其臭臊。南方赤色，入通于心……其味苦……其臭焦。中央黄色，入通于脾……其味甘……其臭香。西方……北方"。通于鼻者，谓之气；在口者，谓之味。"臭"，鼻闻之；"味"，口尝之。仲景原文本义是说，治肝虚之病，重在酸、苦、甘三味，而非臊、焦、香三气。故"焦苦"二字为偏义复词，重在"苦"。意在说明治疗肝血不足之虚证，理应以酸味药为主补肝，还应少用点苦味药清心（阴虚生内热，故清之），甘味药补脾（补脾的目的是间接调补肝）。由此可知，仲景原文是继承了《黄帝内经》五味入五脏的思想，从五脏相关的整体观，确立了肝虚证的整体治法。

方从法出，法由证立。上述例证可知，研究仲景书之方证，必须从《黄帝内经》《难经》之理法入手。

二、经方与《本经》的关系

《本经》是中药学之典籍，为经方制剂用药之本。据史料记载，《汉书·艺文志》所述的"经方十一家"之伊尹的《汤液经法》，为仲景"博采众方"的本源。故林亿等《伤寒论·序》说："是仲景本伊尹之法，伊尹本神农之经。"这就说明了仲景、伊尹、神农三者的"血缘"关系。由此可以说，仲景是神农之学再传之人。还可以明确，研究经方之用药本义，必须求索《本经》。例如：①经方治腹痛及周身多处疼痛，多用芍药，以《本经》曰芍药"治邪气腹痛……止痛"。②枳实栀子豉汤证方后曰："若有宿食者，纳大黄如博碁子五六枚，服之愈。"以《本经》论述大黄的功效之一就是"调中化食"。③当今中药书皆将厚朴列为行气药，医者皆知厚朴有行气之功，却不知厚朴又能治疗表证，对表里同病证最为适宜。以《本经》首曰"厚朴味苦，温，无毒。治中风，伤寒，头痛，寒热"。《伤寒论》之桂枝加厚朴杏子汤证、厚朴生姜半夏甘草人参汤证，《金匮要略》之厚朴麻黄汤证、厚朴七物汤证这4个方证，都有一个共同特点，即都是表里同病，或以厚朴为君，或加厚朴。为何？以厚朴苦温，"苦能下泄，然苦从乎温，则不下而为温散。若苦从乎寒，则直下泄，如枳实是已"（《本经疏证》引刘潜江语）。试问，若不读《本经》，不明厚朴气味相合之妙，如何明晰经方之精义呢？

总之，研究经方用药之本义、精义，必须求之于《本经》。

三、经方与原文的关系

仲景"辨某某病脉证并治"之思想，贯穿于原文之中。所以，要用好经方，首先要熟悉其原文。只有把原文背熟，胸有成竹，临证时面对患者才能触发思路。《金匮要略方论·序》说："尝以对方证对者，施之于人，其效若神。"这是对当时医生应用经方疗效的客观总结。编者亦有同感：临证用经方，常常是由于患者所述病情与某条原文的方证正合或相类，而后想到用某方。方证相对，常能获得意想不到的神奇疗效。举例如下。

几十年来，看过的病例（古今名医的医案与自己的治例）难以计数，而印象最深的还是初步临床的两个案例，都是在河北省中医院内科病房工作期间治过的。一个是 67 岁患者，因冠心病、心绞痛、左心衰竭收入院。住院半个月以来，中西医多种药物治疗，病情不减，心病频繁发作，日趋危重，下了"病危"通知。这是编者主管的患者，一次查房时详问发病情况，诉说每次发作先是感觉胃脘憋闷，轻时几分钟自行缓解，甚则上连胸部闷痛，以及向左肩、臂、背、颈部传导，20~30 分钟才能缓解。从其心痛初发时的症状特点，想起《伤寒论》一个条文曰："心下痞，按之濡，其脉关上浮者，大黄黄连泻心汤主之。"再四诊合参，诊断为痰热中阻，浊气攻心证。请示上级医师同意，处方为大黄、黄连、黄芩各 10g，用麻沸汤（滚开水）渍之待温，分温三服。服之一剂，大便数次而发作减轻，7 剂后心病发作能控制。此是治疗心病通腑的成功案例。

另一个患者 26 岁，主诉间断性发热、关节病 5 年，伴周身浮肿半年，加重 7 天，因"狼疮性肾炎"收入院。住院半个月后，又复发热，体温在 39℃上下，用中西医退热药而发热时轻时重，反复不退。几天来详细观察病情，时至初夏五一节前后，患者虽发热而喜衣被，并阵阵肌肉跳动，头晕欲倒等。因思其发热特点即《伤寒论》第 11 条所述的"病人身大热，反欲得衣者，热在皮肤，寒在骨髓也"。其肉跳、头晕之特点，即《伤寒论》所述的"头眩，身瞤动，振振欲擗地"等真武汤证候，请示"肾病研究组"专家名老中医同意，以真武汤治之，一剂即汗出热退。

上述案例让编者认识到经典原文在临床上的指导作用及其重要性。这激发了编者背诵条文的积极性，抓住一切可以利用的时间背条文，如在病房的阳台上背、在下班后回家的路上背、在门诊没有患者的时候背……总之，发扬古人"三上"（马上、厕上、枕上）精神，在经典上下功夫。

编者以为，仲景书条文的创作，是在"勤求古训，博采众方……并平脉辨证（即临床实践）"的基础上，将千变万化、错综复杂的热病与杂病，经过精心分析及系统归纳，根据其规律性，总结出证候群，以条文成书。因此，熟悉原文是用好经方的基本功与出发点。

四、经方与治法的关系

中医学诊治疾病的基本思路是辨证论治，辨证论治主要体现在理、法、方、药四个环节。即在中医理论指导下诊断疾病→明确辨证→立法→选方→用药。反过来说，药据方选，方从法出，法随证立。具体来说方与法的关系，《医宗金鉴·凡例》说得好："方者一定之法，法者不定之方也。古人之方，即古人之法寓焉。立一方必有一方之精意存于其中，不求其精意而徒执其方，是执方而昧法也。"这是对方与法两者关系的精辟论述。治法是制方遣药的法则，《黄帝内经》论之甚详，仲景用之最精。仲景治法的精要之处，可以从具体条文中求之。经方之法，有的寓于方名之中，如白虎汤、大小青龙汤、大小承气汤、大小建中汤、通脉四逆汤、肾气丸、下瘀血汤等。有的条文中已注明，如《伤寒论》第16条曰："桂枝本为解肌。"可知桂枝汤虽为汗剂，乃通过调和营卫以解肌发汗。何谓"解肌"？方有执说："肌，肤肉也。"解肌指发肌肉之汗以祛风（寒）邪，这与麻黄汤发皮肤之汗有所不同。

30年前的一个案例让编者记忆犹新，那是1985年，编者的大学同窗刘某来省中医院进修，感冒服药后，汗出而寒热稍减，仍表邪不解，病已4日，上午到门诊找编者，意欲服汤药治疗，我们两人商量，根据《伤寒论》原文第57条所曰："伤寒发汗，已解，半日许复烦，脉浮数者，可更发汗，宜桂枝汤。"开了桂枝汤，用桂枝、白芍、生姜各30g，炙甘草20g，大枣12枚。编者中午回家为同学煎了1剂，并熬了一锅粥，一起送到宿舍，告之分3次温服（"半日许令三服尽"）。同学为求速效，竟一次服下，过了一会儿把玉米粥喝了，盖被入睡，大约2小时后醒来，周身热乎乎、暖烘烘的，已微微汗出，由此周身酸软、头痛等诸症消失，体温基本正常，唯稍感咽干微痛。吃点水果，清淡饮食以善后调养。从此领会到桂枝汤之神奇及其方后注的重要性，学会了用桂枝汤。

上述可知，临证运用经方，理解其制方之法很重要。仲景制方法则，或贯穿于原文之内，或寓于方名之中，有的还需要从全书原文中去悟，于无字处求之。真正掌握仲景治法及依法制方的思路，是用好经方的重要内容。

五、经方与辨病的关系

张仲景撰集的《伤寒杂病论》包括伤寒病与杂病两大类别。伤寒病是因感受多种外邪为主的复杂病证，杂病是以内伤杂病为主的各科病证。根据伤寒病的发病规律，仲景将其分为太阳病、阳明病、少阳病这三阳病与太阴病、少阴病、厥阴病这三阴病。杂病包括了大约40种内科病、三大类妇科病及四类外科病。这诸多热病与杂病之某一种病，都有其特有的发病原因、发展过程、传变规律、治疗法则及卓有成效的方药。仲景对伤寒病六大系统病辨证论治的篇名均曰"辨某某病脉证并治"，将各科杂病分为22篇，每篇之篇名均曰"某某病脉证并治"。上述可知，仲景诊治疾病首先是辨病，然后辨证、立法、处方、选药。这就是说，仲景创立的诊治疾病的思想体系，首要的是辨病，然后围绕着这种病进行辨证论治。

以发热为例。首先要分辨是外感病之发热，还是内伤杂病之发热。如果疾病不明，内外不分，真伤寒与"类伤寒"不辨，势必迷失了治病的主攻方向。曾经接治一例发热50天持续不退的老年患者。诊治过程如下。患者先后在海口社区门诊与市级、省级医院住院，多种检查均无异常，经抗感染等多种西医疗法及中药治疗，体温不退，最高达41℃。高热时采取冰敷降温与激素治疗，体温降后复升。由于查无结果，治无疗效，故自动出院，经人推荐，到编者门诊（海南省中医院）治疗。《素问·至真要大论》曰："必优其所主，而先其所因。"大意是说，凡诊治诸病，必须求病之本而有所制伏之，但当先探求患病之病因。编者详问病因，乃由于劳累、大汗出后冲澡而受风着凉，外邪束表，本可扶正祛邪，"必蒸蒸而振，却发热汗出而解"（《伤寒论》第149条）。西医治疗过程，未经发汗，或发汗不当，或发汗太过，都达不到祛邪作用，高热时冰敷疗法则冰伏其邪，激素发汗降温或可取效，却并非良善、万全之策。总之，外邪不去，伤及正气，正气日虚，外邪乘虚内侵气分，影响血分，正邪相争，气不去，正气不复，邪热起伏不退。编者初诊时体温39℃，脉沉滑有力略弦（心率约100次/分），舌黯红苔薄腻微黄，大便每日1次不成形，口干，疲乏不欲睁眼。治法宜清热透邪，扶助正气。处方用白虎加人参汤再加解毒及"透热转气"药。服药2剂后体温下降至38℃以下，振寒消除，精神好转，食欲增加，两目有神，脉象较前缓和，心率减少至90次/分。效不更方，守方继服5剂，体温已降至37℃以下，舌略红苔微黄，脉略滑，面带笑容，言语间饱含感激之情！改拟竹叶石膏汤清补法善后调理。

以上案例可知，中医学强调治病求本，亦强调治病求因。中医治疗方法与西医不同，有自己独特的理论与高妙的治疗方法，真正学好中医、干好中医，则中医就能治疗西医治不了、治不好的病。

六、经方与辨证的关系

在此首先要明确"辨病"与"辨证"的联系与区别。所谓"辨病"，是指要了解某种病的全过程。所谓"辨证"，是指要明确某种疾病某个阶段病情之关键点，即《黄帝内经》反复强调的"治病必求于本"的那个"本"，亦即"谨守病机"（《素问·至真要大论》）之"病机"。要治病求本，明辨病机，则必须明确三个要点。一是病性，即疾病的性质，如气虚、血虚、血瘀、气滞、气血两虚、气滞血瘀等；二是病位，如心气虚、肝血虚、肾阴虚、肝气郁滞、血脉瘀阻等，此乃"病性＋病位"；三是病势，如心火亢盛、肝气上逆、中气下陷、肾水上泛、木火刑金等，此乃"病位＋病性＋病势"。上述病机的两个或三个要点明确了，治病就有了目标，就抓住了根本。"辨证"之"证"结所在明确了，处方才能"有的放矢"，我们追求的"方"与"证"相对才能有望实现。

例如有一个42岁的男性患者，体态较胖，嗜食厚味，近两年查体有脂肪肝、高脂血症，近三四个月阵发气短，并感到胸骨后有点憋闷，几分钟可自行缓解，曾请西医专家诊治，查胸片、心电图及心脏彩超均无异常，只给予降脂治疗。诊脉弦滑，舌黯偏红苔薄黄腻。此何病？《金匮要略·胸痹心痛短气病》篇第2条曰："平人无寒热，短气不足以息者，实也。"第3条曰"胸痹之病，喘息咳唾，胸背痛，短气，寸口脉沉而迟，关上小紧数，栝楼薤白白酒汤主之。"联系条文综合分析可知，患者为胸痹病之轻证。病情属实，病位在心，为痰瘀痹阻心脉（心脉不畅，故胸闷。心病及肺，故气短）。处方：栝楼根40g，薤白15g，丹参20g，川芎10g，以黄酒100ml与水同煎。每日1剂，告之一定要饮食清淡，加强运动。服药一个月，气短、胸闷不再复发。隔日1剂再服半个月，以泻实务尽。

总之，"证"是热病与杂病发展过程中的不同证候群，"辨证"即根据六经辨证与脏腑辨证等辨证方法，明确病机，进而施以相对应的方药。

七、经方与主症的关系

许多伤寒学家都强调一个要点，即抓主症。编者理解所谓"抓主症"的含义有三。第一，抓主症就是上面讲的辨病机，即"辨证"之"证"；第二，抓主症是指善于抓住患者的主要"症状"，以"对症用药"；第三，以上二者兼顾。在此所讨论的主要是第二个含义。这就要问，张仲景也"对症治疗"吗？回答是肯定的。以桂枝汤证为例，《伤寒论》第2条："太阳病，发热，汗出，恶风，脉缓者，名曰中风。"所述"三症""一脉"就是太阳病中风的主症特点。太阳病之"中风"与"伤寒"鉴别的要点是有汗与无汗。再以桂枝汤加减法为例。桂枝汤证候，若兼见"项背强"之经络不利者，加葛根以疏通经脉；兼见"汗出，遂漏不止"等卫阳不固者，加附子以顾护卫阳；兼见"腹满时痛者"，倍用芍药以缓急止痛；兼见"大实痛者"，再在桂枝加芍药汤方中加大黄（即桂枝加大黄汤）以通腑泄实。桂枝汤类还有不少随症加减之方，不再全述。通读仲景书可知，不仅桂枝汤证如此，诸如麻黄汤证、白虎汤证、承气汤证、柴胡汤证、栀子豉汤证、四逆汤证等十几类方证皆如此。

需要明确，仲景针对"主症"所用之药，是因为该药对某症有特殊疗效，即"专药"之功。而如此"对症用药"绝不违背"辨证·论治"的原则。例如，《本经》

记载芍药"治邪气腹痛……止痛"。仲景书在许多方证之方后注曰"腹痛"者加芍药。而在《伤寒论》第279条（本太阳病，医反下之，因尔腹满时痛者，属太阴也，桂枝加芍药汤主之；大实痛者，桂枝加大黄汤主之）之后的第280条曰："太阴为病，脉弱，其人续自便利，设当行大黄、芍药者，宜减之，以其人胃气弱，易动故也。"这告诫医者，脾胃虚弱之人，腹痛便溏者，在使用芍药"止痛"时应慎用为宜。因为，芍药为阴柔之品，易伤胃气而动大便也。

在此可做个小结。仲景治病处方的最高境界，是将"辨病""辨证"及"抓主症"三者联系起来，以发挥方药之最佳疗效。

八、经方与脉诊、舌诊的关系

上述应用经方与辨病、辨证，离不开脉诊、舌诊，强调抓主症以选方遣药，也要四诊合参，同样离不开脉诊、舌诊。切脉与望舌是中医学诊察疾病的两大特色，这也是中医区别于西医的独特诊法。通读《伤寒论》《金匮要略》可知，仲景书是详于脉诊而略于舌诊。关于仲景书脉诊与舌诊的整体内容，在本丛书第五册第一章编者撰文两篇，即"仲景书脉诊与脉诊源流述要""仲景书舌诊与舌诊源流述要"，可参阅。在此以六经病为纲简要讨论热病之脉诊、舌诊，随后举例论及杂病内容。

太阳病的脉为"浮"。《伤寒论》第1条曰："太阳之为病，脉浮，头项强痛而恶寒。"太阳伤寒表实证为脉浮而紧，中风表虚证为脉浮而缓。以寒性收引，寒邪束表，正气抗邪，故脉浮而紧，且急数也。风性轻扬，邪在肌腠，正邪相搏，故脉浮而缓，且略数也。太阳伤寒与中风，其感邪有轻重、体质有不同，但皆为外邪袭击，而"病人脏无他病"，故舌象尚属正常。若外邪入里化热，或内有郁热又复感外邪的大青龙汤证、桂枝二越婢一汤证等，则舌象有变，多见舌红而苔黄。

少阳病主脉为"弦"。其小柴胡汤证以脉"弦细"为特点。第265条曰："伤寒，脉弦细，头痛发热者，属少阴。"第97条曰："血弱气尽，腠理开，邪气因入，与正气相搏……小柴胡汤主之。"其大柴胡汤证之脉应为弦滑有力。第140条曰："伤寒十余日，热结在里，复往来寒热者，与大柴胡汤。"大小柴胡汤证皆为外邪清里之内外兼病，内脏有病，必舌象有变。小柴胡汤证为里虚证并夹热，故舌质偏淡或偏红、舌苔薄黄或黄白相兼。大柴胡汤证为里实热证，故舌红苔黄。

阳明病主脉为"大"。第186条曰："伤寒三日，阳明脉大。"第180条曰："阳明之为病，胃家实是也。"阳明病为里实热证，其脉必大而有力，此邪盛之脉也。阳明病有经证与腑证之不同。经证以白虎汤主之，此乃邪热充斥于里，影响于表，故第176条曰："伤寒，脉浮滑，此表有热，里有寒（注：应理解为'邪'，热邪也），白虎汤主之。"仲景恐学者误用了白虎汤，故第170条曰："伤寒，脉浮，发热，无汗，其表不解，不可与白虎汤。"阳明病腑证以承气汤主之，此乃有形病邪阻结于里（肠），"胃中必有燥屎五六枚也"。邪实阻之，正气必奋力驱之，正邪抗争，其脉必大而有力。"脉实者，宜下之……与大承气汤"，或"脉数而滑者，实也。……宜大承气汤"，或"脉迟而滑者，实也……宜大承气汤"。阳明腑实证，邪气盛也，其脉必滑大有力，应指充实，曰"脉数"者主热，曰"脉迟"者非主寒。里实热证，必舌红苔黄，甚者苔黄燥起刺，"舌黄未下者，下之黄身去"。

太阴病主脉为缓弱。李中梓说："缓为胃气，不主于病。"并具体解释说："缓脉以宽舒和缓为义……和平之脉也。故曰缓而和匀，不浮不沉，不大不小，不疾不徐，意气欣欣，悠悠扬扬，难以名状者，此真胃气也。"（《古代脉学名著与名医脉案导读》第106页）。编者编成歌诀："从容和缓如春风，和平之脉不主病。诸脉和缓有胃气，唯考兼脉断病情。"联系仲景书原文："伤寒脉浮而缓，手足自温者，是为系在太阴。"第280条曰："太阴为病，脉弱……"弱脉以沉细少力为特点，主气虚。脉缓而弱，脾气虚衰之象。《素问·太阴阳明论》曰："阳道实，阴道虚。"即实则阳明，虚则太阴之义。太阴病脾气虚寒证，其脉缓弱，甚者迟缓，其舌质淡或淡胖、苔白润或白腻。"当温之，宜服四逆辈"，或宜理中汤（丸）。

少阴病主脉为"微细"。第281条曰："少阴之为病，脉微细，但欲寐也。"少阴病为心肾虚衰证，由于病因与体质有别，有寒化证与热化证之不同。少阴寒化证为阳气虚衰，其脉微弱，其舌质淡或淡青而苔白，治宜四逆汤类。少阴热化证为阴虚内热者，其脉细数，其舌红少苔或苔黄，可用黄连阿胶汤。《伤寒论》少阴病多寒化证。《温病学》所述的少阴病多热化证。

厥阴病之脉为弦。《素问·玉机真脏论》曰："春脉者肝也，东方木也，万物之所以始生也，故其气来，耎弱轻虚而滑，端直以长，故曰弦，反此者病。"《素问·平人气象论》曰："平人之常气禀于胃……春胃微弦曰平，弦多胃少曰肝病，但弦无胃曰死。"又曰："平肝脉来，耎弱招招（注：即柔软而长之义），如揭长竿末梢，曰肝平，春以胃气为本。病肝脉来，盈实而滑（注：脉来充实硬满而滑利），如循长竿，曰肝病。死肝脉来，急益劲，如新张弓弦，曰肝死。"《素问·宝命全形论》曰："人以天地之气生，四时之法成。"四时季节的改变，人体应之，脉象便会有微细变化。以上引录的诸论，以形象的比喻，讲述脉象在春季的特点，以及肝病、肝死（危重之时）的弦脉特点。如此特点，是古人长期临床观察、体验的结果，确能指导临床。足厥阴肝病与足少阳胆病皆以弦脉为主，但由于病因病机有许多不同，故兼脉多变。厥阴病以虚证为主，虚实夹杂，病机复杂，故舌无定象。《伤寒论》厥阴病的问题最多，注家感叹"是千古疑案"，认为"是杂凑成篇"。一千多年来，温病学家们接力相承地深入研究，不断丰富完善了厥阴病的辨证论治，理应学习，以提高诊治水平。

以上简要论述了伤寒六经病诊治的脉诊、舌诊，而杂病为主的脉诊、舌诊则更为复杂，于此仅举例如下。

上文说太阳病主脉为"浮"，但脉浮并非仅见于表证，亦见于杂病之里证。《金匮要略·血痹虚寒病》篇第4条曰："男子面色薄者，主渴及亡血、卒喘悸，脉浮者，里虚也。"里虚证候之脉浮，必轻取软，按之虚，不比表证脉浮之搏指有力也。

上文说阳明病主脉为"大"，必大而有力，邪气盛也。杂病之虚劳病的主脉之一亦为大脉，为浮取波幅宽阔，按之力减，此貌似有力、本质不足，正气虚也。仲景书虚劳病之原文曰："夫易子平人，脉大为劳，极虚亦为劳。"

再举脉沉主病之一与危重病之"脉暴出""脉浮大"。《水气病》篇第10条曰："脉得诸沉，当责有水，身体肿重，水病脉出者死。"四肢水肿患者，其脉必沉，若高度水肿，病情危重者，其"脉暴出者死"。《咳嗽上气病》篇第3条曰："上气面浮肿，其脉浮大，不治。"危重患者，上气喘促（呼多吸少），面肿如妆，其脉浮大无根，如亡气衰微，阴阳离决之脉，故曰"不治"。

古人云："时病重舌，杂病重脉。"所谓"重"，并非顾此失彼，而是根据具体病情有所侧重。时病，包括伤寒与温病诸多热性病证。读过叶天士《温热经纬·外感温热篇》可知，其对于卫、气、营、血四个阶段的辨证诊断，虽然四诊舍参，但特别重舌诊。

元代滑寿《诊家枢要》篇首说："脉者，气血之先也。气血盛则脉盛，气血衰则脉衰，气舌转热则脉数，气血寒则脉迟，气血微则脉弱，气血平则脉治。"《素问·调经论》曰："人之所有者，血与气耳。"又曰："血气不和，百病乃变化而生，是故守经隧焉。"古圣先贤之论，何等简明扼要！欲学习与研究脉学，可参阅编者撰著的《古代脉学名著与名医脉案导读》（人民卫生出版社，2020年）。

九、经方与剂量的关系

高深莫测、妙不可言的处方剂量可以从仲景书中探索之。

我们还以芍药为例。仲景书治腹痛及身痛的许多方子中都用芍药，而有的是倍用或重用。如"腹满时痛者"，用桂枝加芍药汤，即桂枝汤倍用芍药；小建中汤治"虚劳里急……腹中痛"亦倍用芍药；治"妇人怀娠，腹中疞痛"之当归芍药散中，芍药剂量最大。由此可知，在方证相对的前提下，适当加大方药剂量，可以提高疗效。不仅芍药如此，再举两例。一是大小承气汤。两方相同的三味药为大黄、厚朴、枳实。这三味药在大承气汤中剂量依次为四两，半斤，五枚；小承气汤中是四两，二两，三枚。大承气汤取其峻下，故重用厚朴、枳实，大黄后下，并用芒硝，取大其制，功专力宏；小承气汤取其缓下，故厚朴、枳实减量，与大黄同煮，取小其制，泻下之功力缓也。二为四逆汤与通脉四逆汤。两方用药相同，只是剂量不同。四逆汤中炙甘草二两，干姜一两半，附子一枚；通脉四逆汤依次是二两，三两，大者一枚。很显然，后者之干姜倍用，附子大者则剂量更重。所以然者，以通脉四逆汤证病至"脉微欲绝……或利止脉不出"之衰竭状态，阴盛阳衰至极，故用重剂以回阳复脉，可望脉"微续者生"。

下面讲述编者用四逆汤医治母亲的经过。母亲高寿，94 岁而终。去世前半年不慎跌倒，骨头虽未受伤，但从此卧床。三个多月后老家长兄来电话说，近几天母亲不吃不喝，懒言声微，渐至两目闭合，病情重危，要编者尽快回去。编者心念母亲，但编者不只是儿子，又是医生，应尽力救治，编者想到四逆汤是中医回阳救逆之首方，人参是挽救危证之主药，编者又基本了解母亲身体状况，便开了四逆加人参汤，处方为炮附子 30g，干姜 20g，炙甘草 15g，人参 20g。3 剂，每剂煎取 3 袋。取药后坐长途汽车，约 3 个小时于下午 5 点赶到家。母亲盼儿归来，心生欢喜，睁开眼睛，编者取出汤药，还温和可口，当即慢慢喂服一袋，晚上精神好转，又服了一袋，第二天清晨更好转，上午与下午各服药一袋，竟然进食并坐起来了！并且与来探亲的外孙女们有说有笑了。

需要明确，处方用药以中病为宜，并非越大越好，若不加辨证，盲目加大剂量，会适得其反。有些方剂，特别是丸剂（如桂枝茯苓丸）、散剂（如五苓散），常以小剂量取得良效。治疗内伤杂病、久病痼疾，常常是"王道无近功"，应遵守"治慢性病如相"的原则，以适当的处方剂量治之。

总之，临床治病，在辨证准确，处方遣药得当的前提下，其方药用量是否恰到好处，至关疗效。关于经方用药剂量大小的规律，可以归纳为如下七点。

1. 方剂配伍，君药量宜大，佐使药量宜小　如此，方可谓"有制之师"。

2. 小方剂量宜大，大方剂量宜小　小方少则一二味，多不过三四味，需要适当加大用量，才能起到方小力专效宏之目的。大方者乃多味药相须配伍，可协同增强疗效，故每一味药物的用量不宜太大。

3. 危急重症剂量宜大，慢性久病剂量宜小　治疗急性病，药量太小则如杯水车薪，扬汤止沸，无济于事。治疗慢性病，药量太大则实（证）不受攻，或虚不受补，欲速不达，反而无功。

4. 质重、平和药剂量宜大，剧毒、峻猛及质轻药剂量宜小　一般矿物、贝壳类药物质地沉重，量轻难以取效；平和无毒之药，药性力量轻缓，非大量不足以奏效。而剧毒药如乌头，峻猛方如十枣汤，皆毒大性烈之品，如炮制不得法，用药量稍大，轻者中毒，甚则毙命！质轻如花叶之类一般用量宜小。

5. 年轻体壮剂量宜大，老年幼儿剂量宜小　年轻体壮，血气方刚，抗邪力强，患病之后，非大量不足以祛其邪。而老年人体质渐衰，幼儿体小质嫩，均难以胜药，故用量宁小勿大，要恰到好处。现代儿科名医董廷瑶谈小儿用药六字诀，即轻、巧、简、活、廉、效。其中用药"轻"是指处方用量应轻，并宜选用轻清疏解之药。患儿越幼小，药量越要轻（小）。

6. 汤剂量宜大，丸、散剂量宜小　一般来说，汤剂用于治疗急性病，以"卒病贼邪，须以汤荡涤"（《备急千金要方·方例》）；丸、散剂多用于慢性病的治疗，而对不便作汤剂之药和不便用汤剂所治之病，亦用丸、散。但就同一味药而言，汤剂用量宜大；丸、散剂用量宜小。张锡纯说过："一钱大黄散剂之力可抵煎汤者四钱。"

7. 方药用量大小，还有地区、季节的差异　例如，北方严冬，外感风寒表实证，发汗药用量宜大，麻黄用15g不算多；南方酷夏，外感风热表虚证，发汗药用量宜小，麻黄用3g不算少。故温病学家创辛凉之剂如银翘散、桑菊饮，发展了仲景学说。

以上七个方面，密切相关，应综合分析，全面考虑。不可顾此失彼，抓住一点而不考虑其他。名医、学者都感叹一句话，即"中医不传之秘在于剂量"，可见用好剂量之难！但只要掌握上述用量大小之原则，在临床上善于灵活运用，经方剂量之秘不难破解。

十、经方与剂型的关系

在《伤寒论》与《金匮要略》前22篇，经方总数共计252首。经方剂型，以汤剂最多，散剂次之，丸剂更次之。①在252首方剂中，汤剂189首。当年张仲景宗族死于"伤寒十居其七"（原序），可见其治病以伤寒为多。"卒病贼邪，须汤以荡涤"（《备急千金要方·方例》），故多用汤剂。②散剂35方。散剂有节约药材、携带方便、便于服用等优点。③丸剂20方。张仲景使用丸剂是为了使峻药缓攻、顾胃、护胎，或治疗虚证、痼疾，或抢救急症。丸剂类型不仅有蜜丸，还有枣膏和丸、姜汁糊丸、酒煎为丸等。服法上除常规服法外，根据病情，还有空腹酒服、饭后服，以及先服少量，不知稍增之等法。这些内容至今仍为医者所借鉴。此外，尚有其他剂型方法，如外洗、外敷、外擦、外导、阴道坐药、烟熏、扑粉法、点药法、含咽法、搐鼻法以及舌下用药法、脐疗法12种，这种种剂型，各有讲究，详见相关原文。

需要探讨和明确的是，同一个方中的同一味药，其剂型不同，则剂量及其功效等亦有所不同。以大黄、细辛为例。张锡纯在《医学衷中参西录》中说大黄"若轧作散服之，一钱之力可抵煎汤者四钱"。这的确是经验之谈。编者曾研究过几个科研项目，其中以大黄为主药，经过一定的制药工艺，做成散剂，装入胶囊，主治高血压病、高脂血症。每次服 1~3g，每日 2~3 次，当日就会出现大便次数增多。

　　说到细辛，大家自然就想到"细辛用量不过钱"这句话，为何不能过钱呢？过了一钱又会如何？追根求源，"细辛不过钱"一说始于宋代陈承《本草别说》，原书已散佚。《本草纲目》记载"承曰：细辛若单用末，不可过一钱，多则气闷塞不通者死"。这就明确规定，细辛不过钱是指"单用末"，即单味用，作散剂服。若用于汤剂加入复方，则另当别论。需要说明，目前的细辛商品多为全草，而古人用细辛是用其根部。上述可知，所谓"细辛不过钱"应有三个先决条件。一是用单味；二是用散剂；三是用根部。如果是用细辛的全草并加入汤剂复方中，则不必受"细辛不过钱"的限制。为了进一步明确这个问题，有必要对经典医籍进行探讨。仲景书用细辛的方剂共 19 首，有 3 种剂型。一是入复方汤剂，用量 1~3 两；二是入复方丸剂；三是入复方散剂。其中以汤剂居多，共 15 方，丸与散各 2 方。关于汉代与现代药物用量的折合量，考证说法不一，有说汉代一两折今 3g、10g、15g 等不同认识。以最小折合量计算，汤剂在汉代用 1~3 两，当今用 3~9g，亦并非"细辛不过钱"。而仲景所制丸、散剂之细辛用量，经折算后均少于 3g，可见其丸剂与散剂确实是"细辛不过钱"。说到此，有的问题明确了，但为何丸、散剂与汤剂用量不同呢？现代药理研究证实，细辛所含挥发油具有明显的镇痛、镇静、解热、抑菌、抗炎、抗惊厥、局部麻醉等多种作用，但其挥发油中的有毒成分黄樟醚（根末中的成分明显高于全草煎剂）用之过量，则会导致呼吸中枢麻痹等不良反应，甚至死亡。由此可见，古人"细辛不过钱"的戒律与剂型密切相关。

　　下面举两个方中用细辛的案例。先说成功的，这是一个十四五岁的男孩子，有过敏性支气管哮喘病史，每因感冒发烧而哮喘复发，喉中痰鸣，鼻涕不断，多次发病，曾请几位名医教授诊治。编者于 1988 年由河北省中医院调到中医学院不久，与孩子父母相识，这次发作由编者诊治，其病情如上述，两肺听诊有哮鸣音。联系病史与发病特点，其病情符合《伤寒论》中讲的"伤寒表不解，心下有水气……小青龙汤主之"，又符合《金匮要略》讲的"肺胀，咳而上气，烦躁而喘，脉浮者，心下有水，小青龙加石膏汤主之"之大体病机。遂处方以小青龙加石膏汤原文剂量的十分之一，即细辛用了三钱，也就是 9g。其父亲略知中医，接过处方看后生畏，说吕老师，怎么细辛用这么大量？不是都说"细辛不过钱"吗？编者根据上述内容做了解释，他理解了就去取药了。服了一剂即见效，三剂显效，汗出表解，热退喘止，诸症缓解。他父亲说，这个方子的效果比以前几位医生开的方子疗效都好。编者都不是比其他医生高明，而是编者用的是医圣张仲景之经方。

　　另一个是服了细辛中毒的案例。这是一个大四学生，经常跟编者随诊。他在2013 年夏天，因为牙痛自行诊脉（沉紧），便自己开了一个方子，即麻黄附子细辛汤加味，处方用麻黄 6g，炮附子 10g，细辛 6g，桂枝 10g，当归 10g，荆芥、防风、川芎各 8g。在门诊取药 1 剂代煎，中午十二点半左右将一剂药一次喝完，觉得药物难喝，有细辛的辛辣味。下午跟编者到了门诊，说有点不舒服，编者让他到内屋休息，大约下午三点半出现恶心而呕不出，腹中不适，如厕却无大便，蹲了大约 10 分钟后吐出，大便泄泻，尔后一个多小时吐了三四次，泻了五六次，自己诊脉沉数。以上服药与中毒情况编者并不知晓。约下午五点知道后，赶紧打车送该学生回其实习医院，路上观察他面色苍白、痛苦表情、恶心欲吐等。到了医院未做处理而回到宿舍，编者回家将甘草、绿豆、生姜三味熬汤送去，当时恶心，难以下咽，勉强喝下，又吃了点梨，大约晚上八点，逐渐缓解。庆幸的是第二天牙不痛了（以上情况由患者张晓雷同学提供）。上述中毒过程有惊无险，其教训应总结记取。问题是方中细辛用量并不大，又是水煎剂型，为何会中毒呢？编者想原因可能有二。一是煎的时间短，没有起到解毒作用；二是用量 6g 一次顿服，剂量较大。还有，方中附子虽然炮制了，但仍有毒性，附子片很硬，没有泡软，煎的时间短，10g 一次顿服剂量亦较大。如此"两味毒药"之毒性叠加，且方中其他药也都是辛温药，又增加了热毒之性，故发生了如上中毒表现。

十一、经方与炮制的关系

炮制是对中药原生药适当加工，制成饮片供处方使用。中药炮制技术是中医药学的重要组成部分。经方非常重视药物的炮制，以提高药效、降低毒性和副作用等，凡方中需要炮制者，均一一加以注明。

经方之药物炮制方法，归纳起来，可分为火制、水制、非水火制三类，分述如下。

（一）火制法

凡药物炮制加工过程中需用火者，都属于火制法。经方中药物的火制法，共有炮、炙、炒、烧、熬、煨这 6 种。举例如下。

1. 炮　即在高温猛火的情况下，将药物在锅内翻动，多以"破"为度。如《伤寒论》中应用附子者 33 方，绝大多数注明"炮"。其中，只曰"炮"者 12 方，曰"炮，去皮"者 2 方，曰"炮，去皮，破"者 11 方（有的更细注"破八片"）；不炮者 8 方，注"生用，去皮，破八片"。附子经炮制后，可降低毒性。近代研究证明，附子中的有毒成分乌头碱，可因高温被破坏。

2. 炙　即药物在隔火翻炒时加入液体辅料的办法。如枳实在《伤寒论》中的应用共有 7 方，均炙用，其中 5 方仅注"炙"，一方称"炙令黄"，一方称"水浸，炙干"。由此可知，经方的炙法多是现在的清炙，其温度不高，仅炙到干燥或药表面色黄即止。其他还有蜜炙、盐水炙、醋炙、酥炙等。

3. **炒** 即药物在锅中翻炒，使药物干燥以缓和烈性等。如蜀椒有2方注"炒去汗"，还有2方仅注"去汗"，此系省略法，即去汗必炒之意。去汗，即用文火微炒逼出药物体内的水分，但又不要将药物炒焦。

4. **烧** 即用火直接燃烧的加工法，主要用于矿物药。经方中注明烧的有矾石、云母等。这种炮制法，大约相当于现代的"煅"法。经方中烧的程度不一，如矾石注明"烧"，云母注明"烧二日夜"，要求烧的时间较长，枳实谓"烧令黑，勿太过"，即烧成炭而存性之意。

5. **熬** 即将药物置锅内干煎，如牡蛎、芫花、水蛭、商陆根等均注明"熬"。但需要注意的是，经方的熬是干煎，并非加水煎熬。熬的程度亦视药物而异，如葶苈子"熬令黄色"、白粉"熬香"、蜘蛛"熬焦"、瓜蒂"熬黄"。

6. **煨** 煨的方法有面裹煨、隔纸煨等，均系隔面或纸，用微火较长时间的加温，使药物脆松、去油，以达到增强疗效，降低刺激性及烈性之目的。经方中诃梨勒注明用"煨"法，后世则有煨甘遂、煨肉豆蔻、煨木香、煨牙皂角等。

（二）水制法

凡药物炮制加工过程中需用水者，均属于水制法。经方中药物的水制法，共有洗、浸、渍三种。举例如下。

1. **洗** 药物经清水冲洗，可使其纯净清洁，且去其异味等。经方中海藻注曰"洗，去咸"，蜀漆则注明用"暖水洗，去腥"，半夏仅注"洗"。总之，凡言"洗"者，即用水洗。大黄则注用"酒洗"，酒有医疗作用，酒洗之药则其功用有所改变。

2. **浸、渍** 二者均为用水浸沤，或用其他溶剂浸渍。如赤小豆注"浸令芽出，曝干"，大黄黄连泻心汤"以麻沸汤二升渍之"，即用滚开水浸之，乌梅则用"苦酒渍"，即用醋浸渍。

（三）非水火制法

此类炮制，是指在药物的加工过程中，既不用水，也不用火，故称非水火制。非水火制法在经方中有十几种。其中，用于加工植物药者，有㕮咀、切、擘、破、去皮或皮尖、去心、去毛、去节、碎等。加工动物药者，有去足或去翅足。加工矿物药者，碎之。分述如下。

1. **㕮咀与切** 㕮咀即将药物咬碎，切是指用工具把药物切开。如桂枝汤方后曰"右五味，㕮咀三味（指桂枝、芍药、炙甘草）"，而生姜注明"切"。所谓"凡㕮咀药欲如豆大，粗则药力不尽"，说明㕮咀与切的目的，在于将药物制成"饮片"，以易于煎出有效成分。有的学者访日时，曾考察日本应用中药情况，发现日本的饮片细切成绿豆至米粒大小。日本的这种用法介于我国的煮散与饮片之间，不失为既好又省的办法。对于这种情况，我国古代医药学家早就有所认识，所以在原始的情况下采取用牙咬碎的办法。

2. **擘与破** "擘"即用手把东西分开或折断，如方中凡用大枣均注明"擘"，否则，外有枣皮包裹，则枣肉之味难以煮出，不能充分发挥药效。"破"则是用工具把药物破碎或切开，如附子注明"破八片"。

3. **去皮或皮尖** 注明"去皮"的药物较多。皮在茎类生药中一般指外层木栓层。如桂枝、厚朴主含挥发油，但在木栓层中挥发油含量不高，去外皮可使生药中挥发油含量增高，作用更强。附子去皮是为了减轻毒性。杏仁、桃仁等种子类生药去皮尖，则是为了利于有效成分的浸出。

4. **去心** 注明"去心"的如麦门冬。后世还有乌药、巴戟天、远志、天门冬、莲子、川贝母等，如《炮制药歌》说："乌药门冬巴戟天，莲心远志五般全，并宜剔去心方好，否则令人烦躁添。"在实际应用中，一般用麦门冬并不去心，但亦无"令人烦躁"之弊。但远志用量较大确有"令人烦"者，可能与不去心有关，有待研究。

5. **去毛** 注明"去毛"的如石韦。古人有"如去毛不尽，反令人嗽也"之说。去毛可避免因其毛留在药汤中刺激咽喉而致咳嗽，并非毛茸中含有致咳成分。后世注明需去毛的药物尚有枇杷叶、狗脊、骨碎补、三棱、金樱子等。

6. **去节** 凡用麻黄，均注明"去节"。古人认为"麻黄去根节，大能发汗。根节能敛汗"。麻黄根确能敛汗，但麻黄节是否能敛汗有待研究。

7. **去足或翅足** 虫类药，或注明"去足"，或注明"去翅足"（如虻虫），此系当时习惯用法。去与不去有何不同，有待研究。

8. **碎** 即将完整块大的药物碎成零碎的小块，多为矿物药。如代赭石、石膏、滑石、赤石脂、禹余粮等，皆宜"碎"，这样有利于煎出有效成分。碎之后，更有注明"绵裹"者，绵裹可使药汤清澈。

十二、经方与煎法的关系

经方汤剂，煎法不同，其中法度，不可忽视。徐灵胎说得好："煎药之法，最宜深讲，药之效不效，全在乎此。"（《医学源流论》）徐灵胎如此强调煎药之法，意在说明煎法的重要性。经方煎法，十分讲究，关系着疗效。例如，大承气汤是先煮枳实、厚朴，去滓，纳大黄，去滓，纳芒硝。柯韵伯解释本方煎法说："生者气锐而先行，熟者气钝而和缓。仲景欲使芒硝先化燥屎，大黄继通地道，而后枳、朴除其痞满。"现代研究表明，参照大承气汤的原始煎法比大黄后下法及群药混煎法疗效为优（详见编者编著的《大黄治百病辑要·总论》）。再说炙甘草汤，《本草经集注》说生地得"清酒良"。《本草纲目》说生地"酒制则不碍胃"。编者临床观察到炙甘草汤为辨证治疗"心律失常"的良方妙剂。但其中生地黄用至40~50g，服之后可见大便次数增多而便溏，或（和）胃中不适。采用原文说的水与酒合煎法，加入黄酒100ml，则上述副作用减缓。诸如煎煮过程中的溶媒（栝楼薤白白酒汤之"白酒"）、容器（忌用铜、铁、锡等金属容器，崇尚砂锅）、火候（文火、武火）、时间（包括先煎、后下）等，都会影响药物效能的发挥而直接影响疗效。关于经方的具体煎法与溶剂的选择，分述如下。

（一）经方的几种不同煎法

仲景对汤剂的煎煮，善于根据病情与方药的不同而选择不同的煎法。丸、散多直接服用，但也有煮服者，如抵当丸、半夏干姜散等。以下介绍几种具体煎法。

1. 浸渍法 即用开水浸泡。如大黄黄连泻心汤"以麻沸汤二升渍之须臾，绞去滓，分温再服"。麻沸汤，即滚开的水，以其浸渍，意在取其微苦轻清之气（大黄水煎则苦重），泄热以荡中焦之邪。此法可引申扩大应用于其他疾病的防治。

2. 急煎法 一般煎去溶液的一半或小半即可。例如芍药甘草汤"以水三升，煮取一升五合"。甘草干姜汤、四逆汤、四逆加人参汤、通脉四逆汤，亦都以水三升，煮取一升五合或一升二合。茯苓四逆汤"以水五升，煮取三升"。凡急煎之汤方，大多用于急症。

3. 久煎法 即以较多的溶液煎药，加热煎煮较长的时间，一般煎去三分之二至四分之三的水分。例如温经汤、橘皮竹茹汤都是"以水一斗，煮取三升"。桂枝新加汤"以水一斗二升，煮取三升"。炙甘草汤乃是"以清酒七升，水八升，先煮八味，取三升，去滓，内胶烊消尽，温服一升，日三服"。久煎法多用于治疗病久而病情较缓者。

由于古代难以准确计时，因而采用控制加水量与煎取量的比例来掌握不同方药的不同煎法，这在当时不失为切实可行的办法。

4. 去滓再煎法 大柴胡汤、小柴胡汤、半夏泻心汤、甘草泻心汤、生姜泻心汤及旋覆代赭汤等，都是先以水煎煮诸药，去滓后再煎。治疗百合病的滑石代赭汤、百合知母汤是将方中药物分别煎煮，去渣后再将药液混合煎。关于去滓再煎的目的，有待研究。

（二）经方中特殊药物的几种不同煎法

仲景对汤剂中特殊药物采取先煎、后下、烊冲、兑冲等不同方法。

1. **先煎** 即将某方中的某一味药先行煎煮。例如有麻黄的处方中，其煎法皆须"先煎麻黄，减二升，去沫"。这是因为，麻黄先煎去沫是为了防止令人心烦。药理研究证明，麻黄含有较大比例的麻黄碱，能兴奋大脑皮层及皮层下中枢，如麻黄用量太大易引起失眠、不安等。若先煎去沫，能破坏麻黄碱，减少副作用。故张锡纯说麻黄先煎去沫"所以使其性归和平也"。再如蜀漆（即常山的嫩枝叶。常山为秋季采挖根部入药），《本草纲目》谓其有毒，"生用则上行必吐"。近来药理研究表明，常山碱可刺激胃肠黏膜，引起恶心呕吐、腹痛等副作用。桂枝去芍药加蜀漆牡蛎龙骨救逆汤为"先煮蜀漆，减二升"，如此煎法是为了破坏部分常山碱，减少其毒性。

2. **后下** 即将方中的某一味药在其他药煎煮一定时间后纳入再煮，以免久煎破坏其有效成分而影响疗效。例如栀子豉汤、栀子甘草豉汤之后下香豆豉，是为了更好发挥香豆豉宣透作用；桂枝人参汤后下桂枝，是为了更好发挥桂枝解表作用；大承气汤后下大黄，是为了更好发挥大黄的泻下作用。

3. **烊冲** 即将方中其他药物先煎，去渣后，再纳入易溶的药物加热烊消。如调胃承气汤、大承气汤、大黄牡丹汤、木防己去石膏加茯苓芒硝汤等方的芒硝，均是先煎其他药，"去滓，内芒硝，更上火微煮令沸"。小建中汤为"去滓，内胶饴，更上微火消解"，大建中汤、黄芪建中汤的胶饴，亦均烊化入药。炙甘草汤之阿胶是"去滓，内胶烊消尽"。胶饴与阿胶烊化的目的，是为了避免其黏附在药渣上造成浪费，又可防止同煎时这些胶体药物溶化后，其浓度过高而影响其他药物有效成分溶出。

4. **兑冲** 即把某些方剂中的特殊药加入已煎成的药液中服用，如白通加猪胆汁汤为"去滓，内胆汁、人尿"，通脉四逆加猪胆汁汤为"去滓，加入猪胆汁"。黄连阿胶汤、百合鸡子黄汤均为"去滓，内鸡子黄"。桃花汤之赤石脂一半煎煮、一半研末和入药液搅和服，亦属兑冲法。

（三）溶剂的选择

溶剂，即制剂时所用的各种溶液，使药物的有效成分溶于其中，然后服用。溶剂的适宜与否，与制剂的质量与疗效密切相关。有关原理的阐明虽系现代之事，而仲景方中对此早已十分重视，令人叹为观止。

仲景所用煎药的溶媒有清水、潦水、甘澜水、浆水、泉水、井花水、麻沸汤、酒、苦酒、蜜10种。前面的7种溶剂均系水。水是廉价而优质的溶剂，仲景方中应用最多。药物有效成分，除少数（如生物碱、高级醇和脂油等）外，大多可溶于水。中药复方在水煎过程中，某些原来不溶于水者也可能变为可溶于水。例如小青龙汤中的五味子含有机酸，可与麻黄所含的生物碱结合成盐，从而加大在水中的溶解度。甘草的助溶作用，在现代药剂学上有很多的证明。更为重要的是，中药复方在水煎过程中不但是各种有效成分的混合，而且可能引起复杂的化学变化而产生新的物质，发挥更好的疗效。关于煎药之各种溶媒的具体功用，详见本丛书第3册。

十三、经方与服法的关系

经方服法，灵活多变，丰富多彩，对后世影响深远。徐灵胎说："方虽中病，而服之不得其法，非特无功，反而有害。"实践正是如此，即使理、法、方、药各个环节处理得都很得当，若服药不得法，便会影响疗效，或出现不良反应等。经方具体服药法，可以归纳为如下12法。

1.**一次性服药法** 此法又分两法。一是一剂一次服完，即"顿服"，如桂枝甘草汤、泻心汤；二是一剂药分数次服，但一日只服一次，如十枣汤、大乌头煎。以上服法，前者多用于急症，后者则为峻剂而设。

2.**分两次服药法** 根据服药时限、服用量的不同，可区分为三种用法。一是一日服二次，如桂枝二麻黄一汤、四逆汤、栝楼薤白白酒汤、肾气丸，此种服法较多，涉及各类方剂，似无特殊选择，乃一般服法；二是一日服二次，先服四分之一煎液，如茯苓四逆汤，意在重剂慎用，以免致误；三是先服二分之一，需要时再服，如大、小承气汤，提示祛邪剂应中病即止，以防伤正。

3.**分三次服药法** 亦有三种不同用法。一是日服三次，如小柴胡汤、小建中汤，应用此法的方剂最多，涉及汤、丸、散三种剂型，治病广泛，可见凡无特殊要求者，均可以本法为常规服药法；二是日服三次，先服少量，如桃核承气汤，为慎用之法；三是分三次服，限时用完，如桂枝汤"半日许令三服尽"、麻黄连轺赤小豆汤"分温三服，半日服尽"，均意在集中用药，以加强效力。

4.**分四次服药法** 如柴胡加龙骨牡蛎汤。

5.**分五次服药法** 如当归四逆加吴茱萸生姜汤。

6.**分六次服药法** 如猪肤汤。

7.**分十次昼日服完法** 如泽漆汤。

8.**昼夜服药法** "日再夜一服"，如桂枝人参汤；或"昼三夜一服"，如麦门冬汤；或"昼三夜二服"，如黄连汤。昼夜服法的目的，在于保证药效的连续性，以提高疗效。

9.**逐步加量法** 如乌梅丸、桂枝茯苓丸、乌头桂枝汤。目的是因人制宜，摸索最佳用量，这种"稳扎稳打，步步为营"的服药方法值得借鉴。

10.**对发作性病证在发作前服药法** 如治疗疟疾的蜀漆散，意在截断病势，先发治病。

11. 一服邪尽，余药不可再服法　如桂枝汤、瓜蒂散、大陷胸汤、大小承气汤、桃花汤。前4个方为汗、吐、下祛邪之剂，取其"勿使过之，伤其正也"。而桃花汤为温涩之方，避免过涩反生瘀阻之弊。

12. 少少吞咽法　如苦酒汤、半夏汤，主要用于咽喉病，以发挥局部效应。治疗呕吐患者，亦可采取此法。

此外，还有服药后吃粥（如桂枝汤、大建中汤），或服药后多饮暖水（如五苓散），以助药力，以及服用十枣汤"得快下利后，糜粥自养"等，皆可谓法外之法。

在上述服法中，以一剂分日三次服用的方剂最多，其次是一剂分日二次服用。在仲景书252首方中，半数以上的方子是日三次或日二次服用。由此可知，日三次或二次服药法是传统的常规服药方法，而其他服药方法，则是根据具体病情，灵活变通，以切合病情、治愈疾病为目的。

十四、经方与禁忌的关系

禁忌之法，可分为服食之禁与服药之禁。服药之禁实际上是强调临床治病必须要方与证相对，若方不对证，则难免误治成"坏病"。而服食之禁则是强调饮食护理问题，护理不当，便会影响疗效，或瘥后食复。

服食之禁，如桂枝汤"禁生冷、黏滑、肉面、五辛、酒酪、臭恶等物"。乌梅丸"禁生冷、滑物、臭食等"。

服药之禁，有麻黄汤、桂枝汤、大青龙汤、小建中汤、瓜蒂散等禁例。如大青龙汤本为发汗峻剂，"若脉微弱，汗出恶风者，不可服之。服之则厥逆，筋惕肉瞤，此为逆也"。又如桂枝汤本为解肌发汗而止汗之方，"若其人脉浮紧，发热汗不出者，不可与之也。常须识此，勿令误也"。

十五、经方与护理的关系

以上所述14个方面，前11点主要是医生的职责，后3点则需要护理者的配合。医护合作十分重要，医生开出了方子，下了医嘱，下一步则需要精心而适当的护理。若护理不当，就是好医生开出的好方，也难以取得好的疗效，甚至导致医疗事故。仲景书在"方后注"中讲了许多护理内容。最详细的是《伤寒论》第一方桂枝汤方后注。如"啜热稀粥……温覆……半日许令三服尽"，让患者全身微微发汗，以及饮食禁忌等，都需要护理人员去完成。许多条文的方后注中曰："如桂枝汤法将息及禁忌。"不只桂枝汤类解表剂需要精心护理，还有许多经方的应用，都需要密切观察病情变化及服药反应。列举两方的用法如下。

大承气汤的用法是一剂药"分温再服。得下，余勿服"。小承气汤亦是一剂药

"分温再服。初服汤当更衣，不尔者更服之，若更衣者勿服之"。以上所述的"得下""更衣"，是应用承气汤之泻下法"中病"的反应，不可过剂，用得泻下太过则伤正。

乌头桂枝汤的方后注曰："……得一升后，初服二合，不知，即服三合，又不知，复加至五合。其知者，如醉状，得吐者，为中病。"所述"如醉状，得吐者"，是说服了乌头桂枝汤之后"中病"而"瞑眩"反应。《尚书·说命》："药弗瞑眩，厥疾勿瘳。"服了乌头桂枝汤之后的"瞑眩"反应实乃方中乌头的中毒现象。古人在长期临床实践的经验教训中观察到，乌头这样的毒性药，只有用到一定的"中毒现象"，才能达到最佳疗效。为了在使用乌头时既能取得良效，又不至于发生中毒事故，古人采取了十分慎重和讲究的用法，这从《金匮要略》中使用乌头的五个方剂可以体现出来，其科学的乌头减毒法可归纳为以下六点。①久煎。②与蜜、甘草、姜同煮。③从小剂量开始逐渐加量。④根据不同体质掌握剂量之大小。⑤饭后服药。⑥适当炮制。

以上所述服了承气汤之后的"中病"反应与服了乌头桂枝汤之后的"瞑眩"反应，需要医生与护理人员各尽其责，即医生明确的医嘱与护理人员密切的观察。仲景书中有关护理的内容，十分丰富，可以总结成一本"仲景护理学"。

十六、经方与预后的关系

一个医生是否高明，不仅在于他该治好的病能够治好，还在于判断病入"膏肓"的危重患者的预后。例如《伤寒论》所述少阴篇之"欲愈""可治""不死""难治""不治""死"。《金匮要略》所述水气病之"水病脉出者，死"，黄疸病之"腹满者难治""腹如水状不治"等，均为判断病情预后之词。若不知其死，焉知其生？不明生死，盲目处方，焉为良医？

《医宗必读·卷九·喘》中有一个病案，体现了明代医家李中梓判断预后之真知灼见，引录如下："社友孙某某令爱，久咳而喘，凡顺气化痰、清金降火之剂，几于遍尝，绝不取效。一日喘甚烦躁，余视其目则胀出，鼻则鼓煽，脉则浮而且大，肺胀无疑矣。遂以越婢加半夏汤投之，一剂而减，再剂而愈。余曰：今虽愈，未可恃也，当以参术补元，助养金气，使清肃下行。竟因循月许，终不调补，再发而不可救药矣。"此病案发人深省，示人以大法及预后于按语之中。潜心读之可知，此病案病机必属上盛下虚，本虚标实，故以越婢加半夏汤治标救急，缓则"当以参术补元，助养金气"，以固根本。急则治标，缓则治本，医者皆知，但施治不当，仍然无效。如此案前医治法亦属治标，为何"绝不取效"？关键在处方不准，方证不对，故而无效。

预后之测，还有一层意思，就是明了服药之预后。例如，服大青龙汤后，"一服汗者，停后服。若复服，汗多亡阳，遂虚，恶风，烦躁，不得眠也"。服五苓散后，"多饮暖水，汗出愈"。服白通加猪胆汁汤后，"脉暴出者死，微续者生"。服小柴胡汤后，"必蒸蒸而振，却发热汗出而解"。上述皆判断服药之预后，非学验俱丰者，难有如此真知灼见。

此外，《伤寒论》第58条曰："凡病，若发汗，若吐，若下，若亡血，亡津液，阴阳自和者，必自愈。"第59条曰："大下之后，复发汗，小便不利者，亡津液故也，勿治之，得小便利，必自愈。"此皆判断病情之预后，非良医莫为。

十七、经方与时方的关系

这个题目似乎超出了仲景书的范围。但是，为了与时俱进，为了明确经方与时方的关系，为了更好地用好经方与时方，这个题目有必要谈一谈。

经方是医圣张仲景方，时方乃汉代之后至清代诸贤之方。刘渡舟先生晚年发表《古今接轨论》一文（高飞著《伤寒习悟》，收录刘渡舟教授"古今接轨"续），探讨的就是经方与时方的关系以及二者如何"接轨"，很值得学习。

经方与时方的关系如果比作"母子"，则经方是母（方），时方是子（方）。如果比作"树干与树枝"的话，则经方是树干，时方是树枝。汉代之后至清代的历代中医学家在长期的临床实践中，以经方大法为根本，发挥他们的聪明智慧，创立了自己的经验方，这诸多名医的经验之方，我们称之为"时方"。

上述可知，经方与时方有密不可分的"血缘关系"。这种关系从一个经方"黄芪桂枝五物汤"与一个时方补阳还五汤之联系可体现出来。黄芪桂枝五物汤（黄芪、芍药、桂枝各三两，生姜六两，大枣十二枚），载于《金匮要略·血痹虚劳病》篇，主治血痹，病因是营卫不足，外邪乘虚痹于肌肤血络，而表现"身体不仁，如风痹状"。补阳还五汤（生黄芪四两，归尾二钱，赤芍一钱半，地龙、川芎、桃仁、红花各一钱）载于《医林改错》，主治"元气亏五成"所致的中风"半身不遂，口眼歪斜，语言謇涩，口角流涎，大便干燥，小便频数，遗尿不禁"等。这两方无疑一是经方，一是时方，创制的年代相隔一千多年，有无联系？有何联系？《医宗金鉴·杂病心法要诀》之相关论述说："黄芪（桂枝）五物汤，治因虚召风，中人经络而病半身不遂者。然审其人若舌强难言，神气不清，则是痰火为病，不宜此方。若心清语蹇，舌软无力难言者，乃是营卫不足之病，宜用此方……此方屡试屡效者，其功力专于补外，所以不用人参补内，甘草补中也。"这就清晰表明吴谦等医家发挥了黄芪桂枝五物汤的临床应用，用于治疗中风"中人经络而病半身不遂者……屡试屡效"，真良善之方也。晚于吴谦时代的王清任创制补阳还五汤，王清任是否师经方（黄芪桂枝五物汤）之大法，是否了解吴谦对黄芪桂枝五物汤的发挥应用，其《医林改错》未见表述，故不得而知。王清任著书行文特点是直述经验，不引经据典。并强调说"余著《医林改错》一书，非治病全书，乃记脏腑之书也"（见《自序》）"因前人创著医书，脏腑错误"（《上卷·医林改错脏腑记叙》）。这说明，王清任之"改错"，改的是前人对脏腑认识之错误。总之，经方黄芪桂枝五物汤与时方补阳还五汤之制方大法基本相同。但王清任之方创新了方药剂量而有独到疗效，现今治疗中风（脑梗死）广为应用。编者根据"治未病"的思想，对高血压病中晚期以气虚血瘀证为主者，以补阳还五汤治之，取得调控血压，缓解症状及预防中风之疗效。

十八、经方与现代药理研究的关系

近半个多世纪以来，随着现代科学的发展，以现代科学手段研究中医中药越来越深入，取得了某些成果。对方药的研究，开始是单味药的研究，逐步提高到复方的研究。复方研究主要是经方，取得了成果，开发了市场。在这方面，日本、韩国走在了我们前头，不可等闲视之，要有危机意识与历史责任感！

广州的陈纪藩教授说："经典名方以其多途径、多环节、多靶点的作用特点和较少的毒副作用，引起高度重视，经方研究热潮正在世界范围内方兴未艾……中医药走向世界已是大趋势……随着科技的进步和研究的不断深入，经方必将为人类健康事业作出更大的贡献。"（《经方临床应用》）这是对经方科学内涵的肯定与开发前景的展望。

借助现代科学技术研究经方取得的成果，展示了经方的科学性，显示了中医药学古而不朽、老而不衰的无限生命力。这提高了我们学好经方、用好经方的积极性。

需要明确的是，仅凭借药理研究能不能用好经方呢？我的回答是不能。药理研究只能作为认识、运用经方的参考，用好经方必须以正确理解原文为主。编者曾经有过教训，走过弯路。那是几十年前在河北省中医院病房工作期间，有一个从河北医科大学第二医院转过来的发热患者，已经一个多月了，由于低热不退、病因不明转来医院。编者当时正热衷于中药的药理研究，就选择具有清热解毒作用的中药组方治之，却低热如故。细心观察患者，舌嫩红少苔，脉细略数。辨证给予甘寒养阴佐以益气方而低热渐退。这让编者领悟到中医治病，关键是辨证。但在辨证选方用药的前提下，再参考现代科学对方药的研究，确能提高疗效。关于经方的现代药理研究，详见本丛书第2册"实验研究"内容。

十九、经方与西医西药的关系

经方乃至整个中医药学，是自古以来中华民族防病治病的主要方法。随着西医学的崛起，西医西药输入我国，打破了中医"一统天下"的局面。目前，面对中西医并存，中西药并用的现实，如何接受新事物，研究新问题，接受挑战，继续发挥中医药的优势，显示经方新奇的疗效，为中国人民乃至世界人民的健康服务，这是我们作为现代中医的神圣职责！公平而论，对于疾病的诊断与治疗，中医与西医各有优势，也各有不足。面对这样的现实，我们要不断地学习，既要像医圣张仲景那样"勤求古训，博采众方""精究方术"，吸收古今名医大家及"走方郎中"各家之长，又要吸取现代科学、西医学优秀成果，为我所用，"扬长避短"，以利于救治患者。有临床经验者都会有这样的体会，西医西药治不了、治不好的疑难杂病与危急重症，我们中医治疗可能会有"山重水复疑无路，柳暗花明又一村"的奇迹！这峰回路转而脱离绝境的"诀窍"是什么？就是中医药学蕴藏的智慧，就是辨证论治，就是方证相对，就是经方的神奇！这样的例子何止一二，何止成千上万！在《伤寒杂病论研究大成》之"验案精选"一项，收录了古今名家、现代学者及编者大量的运用经方的案例，请参考。

结　语

本文乃根据编者几十年的经典研究与临床经验，全面探讨了用好经方涉及的方方面面，这诸多方面归纳为十九大关系，也就是十九点须知，即须知经方与《黄帝内经》《难经》、与《本经》、与原文、与治法、与辨病、与辨证、与主症、与脉诊及舌诊、与剂量、与剂型、与炮制、与煎法、与服法、与禁忌、与护理、与预后、与时方、与现代药理、与西医西药这十九大关系。这十九大关系，体现了医者研究经典的功夫与临床运用经方的水平，有的方面，如煎法、服法、禁忌等，需要护理人员的密切配合，需要有学贯古今的学识和与时俱进的意识。

总而言之，仲景书之方，不论小方、中方、大方，均配伍严谨，各有法度。"药有个性之特长，方有合群之妙用"。药物经过有法度的配伍后，则不只是各个单味药的作用，也不只是各药作用简单的相加之和，而是"许多力量融合为一个总的力量而产生的新力量"（马克思语）。而经方的"精"就在于此。正因为经方是古圣先贤智慧的结晶，我们才有必要下一番功夫研究之，融会贯通之，学以致用，提高疗效，以服务众生。

主要参考书目

书　名	编著者	出版社（出版时间）
神农本草经辑注	马继兴　主编	人民卫生出版社（1995）
名医别录辑校本	梁·陶弘景　集 尚志钧　辑校	人民卫生出版社（1986）
黄帝内经素问校释	山东中医学院　河北医学院　校释	人民卫生出版社（1982）
灵枢经校释	河北医学院　校释	人民卫生出版社（1982）
本草经疏	明·缪希雍　撰	中国中医药出版社（1987）
本经疏证	清·邹澍　撰	学苑出版社（2009）
本草正义	清·张山雷　撰	山西科学技术出版社（2013）
中药大辞典（上下册、附册）	江苏医学院　编	上海人民出版社（1977）
伤寒贯珠集	清·尤怡　注	人民卫生出版社（1982）
金匮要略心典	清·尤怡　著	上海人民出版社（1975）
伤寒论十四讲	刘渡舟　编著	天津科学技术出版社（1982）
高等医药院校教材·伤寒论讲义	李培生　主编	上海科学技术出版社（1985）
高等医药院校教材·金匮要略讲义	李克光　主编	上海科学技术出版社（1985）
经方用药研究	王永庆　吴凤全　编著	黑龙江科学技术出版社（1991）
仲景方药古用应用·上部（第2版）	吕志杰　主编	中国医药科技出版社（2016）
经方用药法律	吕志杰　著	人民卫生出版社（2017）
中华人民共和国药典	国家药典编委会　编	中国医药科技出版社（2022）